U0380595

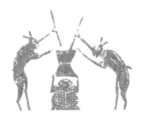

玉兔捣药图拓片

西汉，石质，1978 年山东嘉祥
满硐宋山村出土。玉兔捣药的故事，
反映了当时人们追求延年益寿之风。

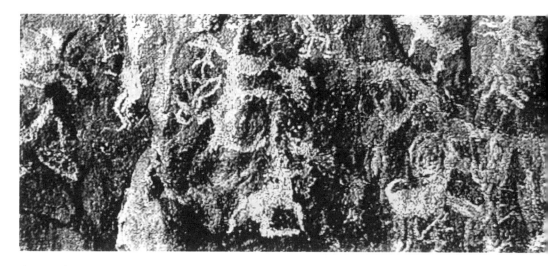

| 围猎图 |

内蒙阴山新石器时代岩画，反映了其时人群合作狩猎的生动画面。

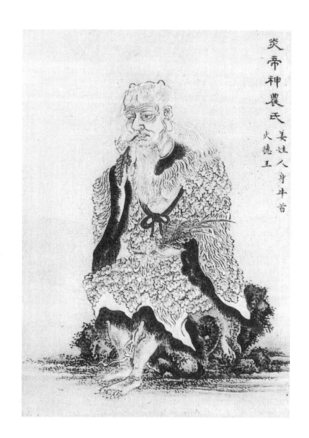

| 神农氏画像 |

神农氏即炎帝，我国三皇之一，为中华民族的农业与医药发展做出了巨大贡献。除农业外，"神农尝百草……始有医药"。

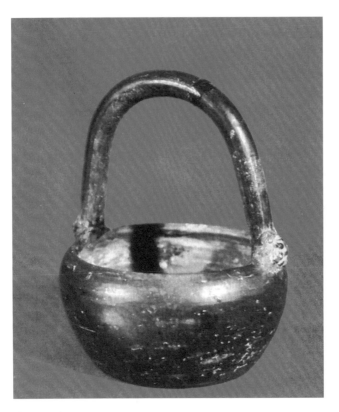

｜黑陶篮｜

　　黑陶篮在中国新石器时代晚期之大汶口、龙山文化遗址中常有发现。该篮底有烬痕，当为传递保存火种之器物。

｜舞蹈纹彩陶盆｜

　　1973年青海大通上孙家寨出土。盆内壁为五人一组携手舞蹈纹画，共三组，线条简洁流畅。其中人物携手并肩，翩翩起舞，场面欢快而生动。舞蹈是活动筋骨、畅快心胸、增强人体祛病能力的一种健身疗病方法。

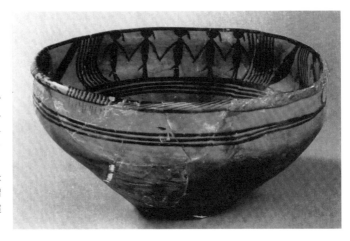

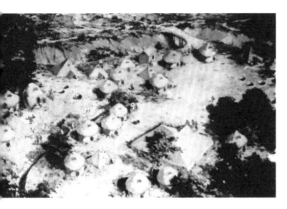

　　陕西西安半坡村遗址，大约形成于公元前5000年仰韶文化时期。本图系据发掘四十余座之圆形半穴居、方形地面建筑设计制作之想象图。聚落外围有壕沟以防野兽侵袭，半穴居旁有葬死婴之陶罐，半穴居中央有面向广场的大房子，可能系公共活动之氏族共有建筑。

| 青铜匜 |

　　1972年河南罗山县高店村出土，高20.7厘米，长37厘米，兽形，并有一兽形鋬，春秋时黄国公族"单"用器。系个人卫生盥洗器物，盥洗时，以匜倒水，以盘承接，既方便又清洁。

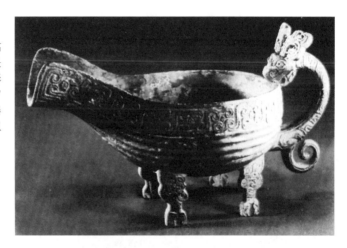

| 青铜盘 |

　　与青铜匜同时出土于1972年河南罗山高店村，高17厘米，口径41.8厘米，附耳、平底，四卧兽承托圈足，内底有铭文，亦"单"之用器。为盥洗接污水之器具。

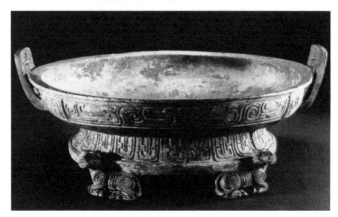

医和、医缓像

清人绘、纸质，高134厘米，宽30厘米，医和、医缓为春秋时期秦国名医。此像为清代岭南派画家苏长春所绘。

（曹仲英捐献，上海中医药大学博物馆藏）

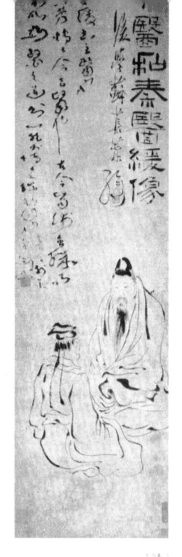

神医扁鹊画像石

东汉，画像石中层为三人依次跪坐，面向神医扁鹊，神医为人面、人手、鹊身。人首鹊身神医，右手似为病人诊脉，或针刺治疗。

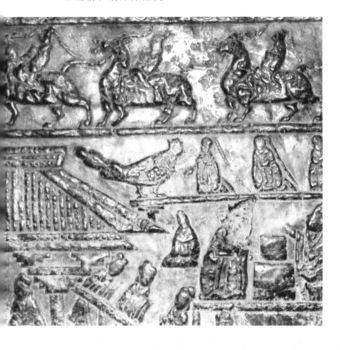

《神农本草经》书影

明卢复辑本，为现存最早的《神农本草经》。《神农本草经》约成书于秦汉时期，一说更早为战国，一说晚在汉末。乃托名神农所撰，载药365种，后遗。明代卢复首辑成册。该书为日本宽正十一年（1799）江户书局刻本。

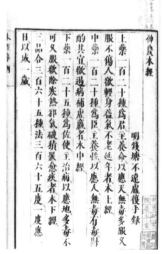

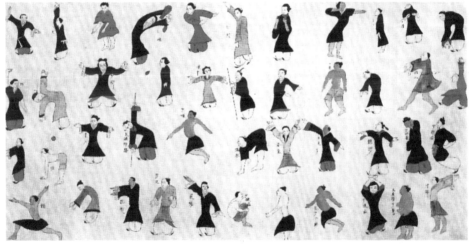

| 帛画《导引图》|

　　1973年湖南长沙马王堆汉墓出土，帛画卷长约一百厘米，宽约五十厘米，全图分四层，每层约十一个姿态各不相同的单人导引图，图侧多有标题，如"熊经""鹞北"等等，或署以"引温病"等说明，每幅画人物高为九至十二厘米。上图为出土原画之整理复原，下图为按原图之复绘图。

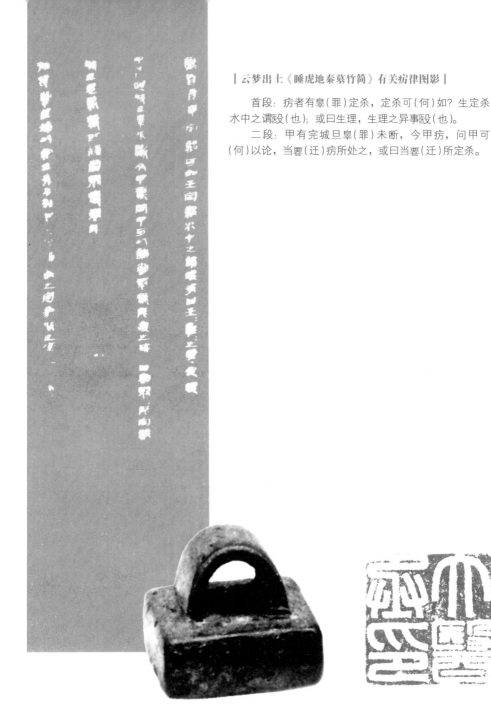

| 云梦出土《睡虎地秦墓竹简》有关疠律图影 |

首段：疠者有辠（罪）定杀，定杀可（何）如？生定杀水中之谓殹（也）；或曰生埋，生埋之异事殹（也）。

二段：甲有完城旦辠（罪）未断，今甲疠，问甲可（何）以论，当暑（迁）疠所处之，或曰当暑（迁）所定杀。

| 汉太医丞印 |

1956年，国家文物局从"万印楼"调拨故宫博物院。铜质，方形，宽2.5厘米，通高3厘米，体重59克，右为印蜕。《后汉书》记有郭玉"和帝时为太医丞"。

华佗，约生于公元2世纪，沛国谯（今安徽亳州）人，精通外科与医疗保健体育。据考他曾对患者进行全身麻醉，以实施腹腔肠吻合手术。他的"五禽戏"是模仿虎、鹿、熊、猿、鸟的动作进行锻炼，以祛病延年。医疗技术除外科手术外，还精通针灸疗法。弟子有吴普、樊阿、李当之，均为当时有名的本草、针灸专家。

（故宫博物院藏）

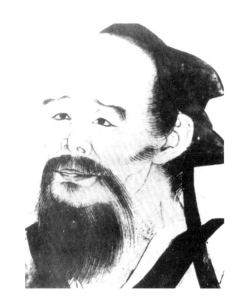

| 五禽戏 |

华佗曾指导吴普说："人体欲得劳动，但不当使极耳。动摇则谷气得消，血脉流通，病不得生，譬如户枢终不朽也。是以古之仙者，为导引之事，熊经鸱顾，引挽腰体，动诸关节，以求难老，吾有一术，名五禽之戏。"后世据以绘制成图，使之流传更广。

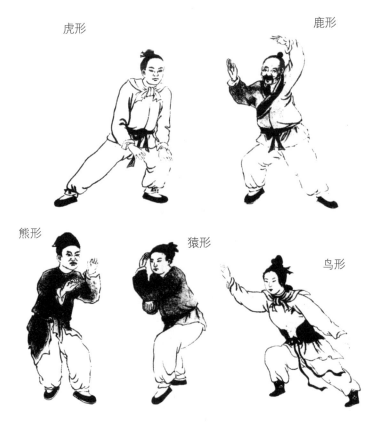

虎形　　　　　鹿形

熊形　　　猿形　　　鸟形

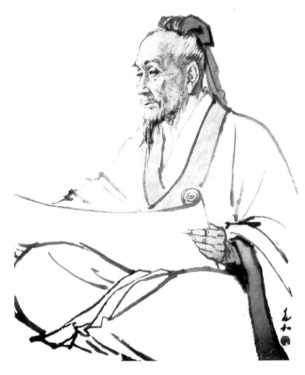

医聖張仲景先師遺像

| 医圣张仲景 |

张仲景（约公元 150～219 年），名机，南阳涅阳人，师从同郡张伯祖，刻苦勤奋，他"勤求古训，博采众方"，总结与疾病斗争的丰富经验，撰成《伤寒杂病论》，经晋代王叔和整理成为《伤寒论》《金匮要略》，提出三因致病说，创用六经辩证治伤寒，脏腑辩证治杂病，深刻批评不学无术之庸医与医疗道德差的医生，后世尊其为"众方之祖"。宋以后被医界尊为"医圣"，于故里建医圣祠。

画像为著名人物画家蒋兆和绘。

（中国医史博物馆藏）

金匱要畧方論卷下　仲景全書二十六

漢　長沙守　張　機仲景述

晉　太醫令　王叔和　集

宋　尚書司封郎中臣林億詮次

明　虞山人　趙開美　校刻

婦人妊娠病脉證并治第二十

證三條　方八首

師曰：婦人得平脉，陰脉小弱，其人渴，不能食，無寒熱，名妊娠，桂枝湯主之。於法六十日當有此證，設有醫治逆者，却一月加吐下者，則絕之。

| 《金匮要略方论》书影 |

汉代张仲景撰，晋代王叔和辑，宋代林亿诠次，明代赵开美校刻于万历二十七年。

葛洪(约281～341)，字稚川，自号抱朴子，丹阳句容(今属江苏)人，少好神仙导引之术，兼习炼丹术，后师事南海太守鲍玄，娶其女鲍姑为妻，晚年隐居罗浮山。撰有《肘后救卒方》(一名《肘后备急方》)等书。

（此像出自杭州西湖葛岭碑刻拓片）

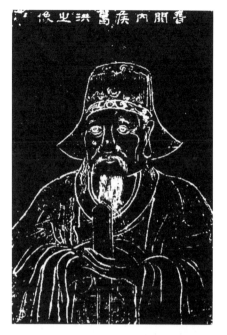

明代万历二年(1574)李栻刻，刘自化校刊本。

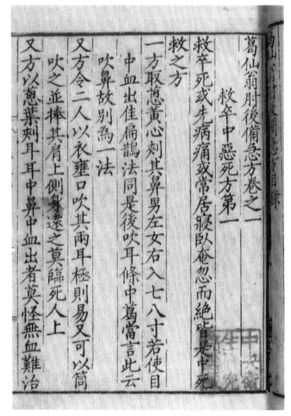

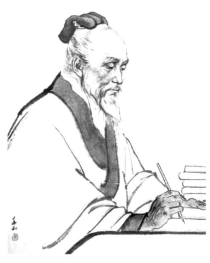

| 王叔和画像 |

　　王叔和，名熙，高平人，曾任太医令，精通经史，穷究医学脉理，撰有《脉经》10卷。编次医圣张仲景《伤寒杂病论》，为《伤寒论》与《金匮要略》，为弘扬张仲景学说做出了巨大贡献。

　　画像为现代著名人物画家蒋兆和绘。

脈經卷第一

朝散大夫守光祿卿直秘閣判登聞檢院上護軍臣林億等類次

脈形狀指下秘決第一
平脈早晏法第二
分別三關境界脈候所主第三
辨尺寸陰陽榮衛度數第四
平脈視人大小長短男女逆順法第五
持脈輕重法第六
兩手六脈所主五藏六腑陰陽逆順第七
辨藏腑病脈陰陽大法第八
辨脈陰陽大法第九
平虛實第十

| 《脉经》书影 |

　　此书影为中国中医科学院图书馆珍藏的明代王肯堂《医统正脉》本。

▌陶弘景像▐

陶弘景(456～536),南北朝梁道教思想家、医学家,字通明,自号华阳隐居,卒谥贞白先生。整理《神农本草经》旧文,增收《名医别录》,合而撰《本草经集注》七卷,收药730种,首创玉石、草木、虫、兽、果、菜、米分类法。整理葛洪《肘后救卒方》,增补为《补阙肘后百一方》。还撰有《养性延命录》等,在中医学发展史上做出了重要贡献。

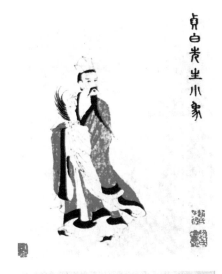

▌雷敩造像▐

雷敩,古代著名中药炮炙专家。宋代赵希弁认为是南北朝人,同为宋代的苏颂则认为是隋人。雷敩所撰《雷公炮炙论》是我国第一部炮炙专著。但已佚。后人尊雷敩为雷公,中药店铺标明其炮炙正宗,多写"雷公炮炙"四字以示。

画像为现代著名人物画家蒋兆和绘。

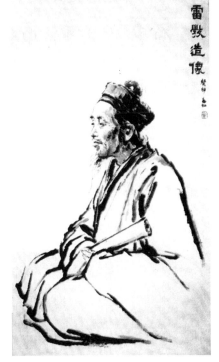

▌齐武帝答陶隐居入山诏▐

齐武帝永明十年(492),陶弘景时年36岁,辞官隐居秣陵茅山,潜心研读养生术与岐黄之学。在陶氏隐居期间,齐武帝萧赜屡有厚赐。其后,梁武帝萧衍也多有请过问国家大事,故世人尊陶氏为"山中宰相"。

图为"齐武帝答陶隐居入山诏"书影。

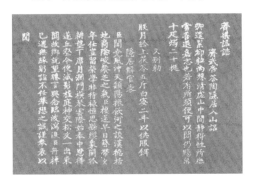

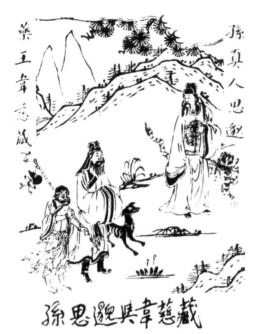

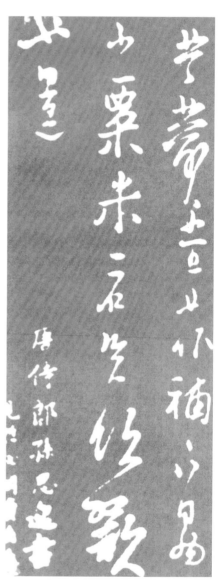

| 孙思邈与韦慈藏像 |

孙真人思邈、药王韦慈藏画像出自洪武初年（1368）李恒《周府袖珍方》。李恒以医名选入太医院，擢周定王府良医。奉周定王朱橚之命，将周府应效者编类成方，分为四卷，门81，方计3077首。此画像出自该书。

| 孙思邈处方手迹 |

见《淳化熙秘阁续帖》，处方有"芎劳不宜滋补，下白，纳少，粟米一石，资饮劳也，思邈。唐侍郎孙思邈书"。

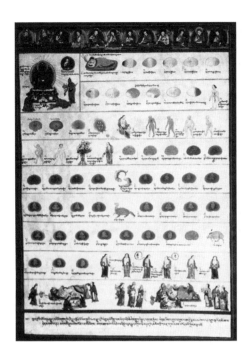

| 藏医人胚胎发育图 |

清亚麻布质精绘，藏医学美术师工笔彩绘，绘图是根据《四部医典》内容设计，形象生动地描绘了人类胚胎发育的鱼期、龟期、猪期三阶段认识。藏医系列 79 挂图之一。约绘于清代早期。

(西藏自治区藏医研究所珍藏)

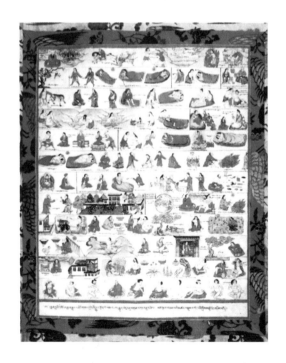

| 藏医起居图 |

此图为人之起居，生活卫生等图。

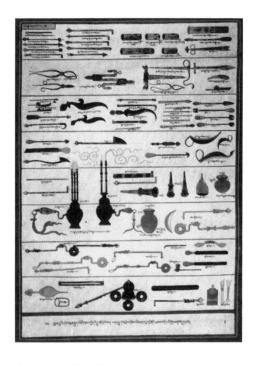

| 藏医医疗器械图 |

该图收绘医疗器械约九十种，包括诊断、手术及医疗技术器械等，反映出藏医学医疗技术已发展到很高水平。约绘于清早期，亚麻布质。

（西藏自治区藏医研究所藏）

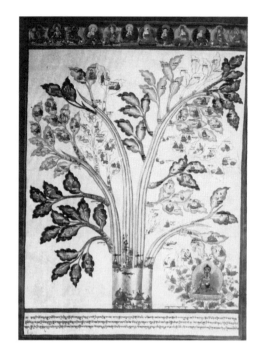

| 藏医食行药察图 |

清，亚麻布质，长103厘米，宽72厘米，是公元17世纪弟斯桑结嘉措在前人注释基础上编成的《四部医典大经蓝琉璃》一书中的绘图。图示病人食物、行为、病因辩证等诊疗病症，形象绘成大树四大主枝，以树之枝叶说明食行药察的情节，并各有图文说明。

（西藏自治区藏医研究所藏）

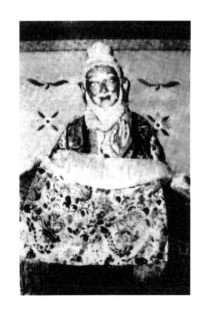

| 宇妥·宁玛元丹贡布塑像 |

宇妥·宁玛元丹贡布(708～833)，吐蕃王朝首席侍医，堆龙格那(今西藏堆龙德庆)人。世医出身，游学全藏、内地与尼泊尔、印度等地，总结藏医理论与经验，参考《医学大全》与《月王药珍》等，历二十余年，撰成《四部医典》，成为藏医学发展的经典，他被尊为医圣。

（西藏自治区藏医院纪念塑像）

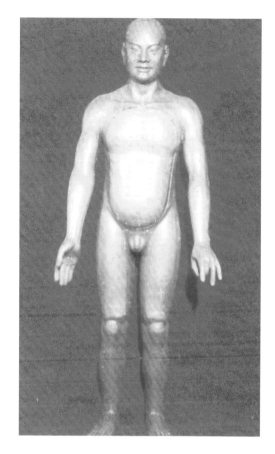

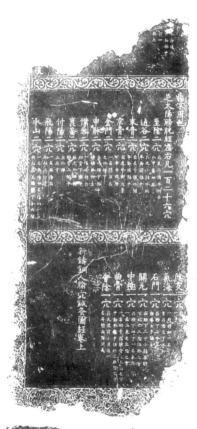

| 仿宋针灸铜人 |

宋代王惟一奉旨于宋仁宗天圣四年（1026）铸造针灸铜人，次年铸成。但约于明代或之后在我国消失，明、清有重新铸造针灸铜人者。该铜人是20世纪70年代由中国医史文献研究所与南京医学院技师合作仿宋复铸之针灸铜人。

（现存中国医史博物馆）

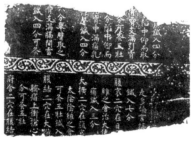

|《新铸铜人腧穴针灸图经》碑拓本影 |

《新铸铜人腧穴针灸图经》是宋代王惟一奉宋仁宗之旨编撰的，同时据以铸造针灸铜人，并刻碑石。图为碑残石，1972年北京西直门瓮城出土。

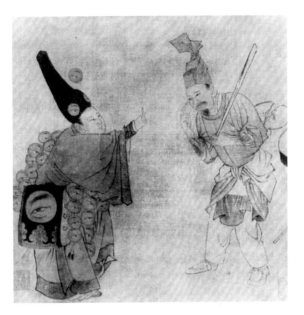

疑为宋明时期眼科医生身着无数眼目幌子，右手持似眼科手术器具，在向演唱老者宣示眼病医疗，老者右手指着右眼，图像生动。

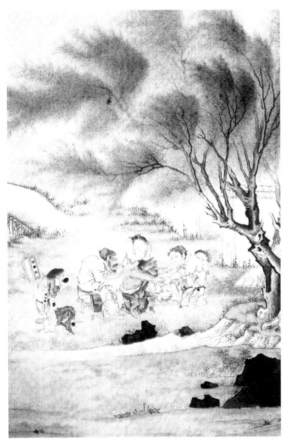

| 灸背图 |

《故宫书画录》："宋·李晞古灸背图，素绢本，著色画，立轴，无款识，上方右角有'乾隆御览之金'玉玺印，绢高二尺一寸二分，广一尺七寸九分。"李晞古，名唐，宋河南人，徽宗朝补入画院，建炎间（1127～1131），授成忠郎画院待诏，善山水，人物，能诗。此画绘民间医生为一老翁施灸背之术，一说为患者施行背疽切开引流敷贴膏药之外科手术。

（中国台北故宫博物院藏）

永乐宫壁画

永乐宫位于山西芮城永乐镇，元统治者为纪念吕洞宾敕建。该宫之纯阳殿、重阳殿壁画，与医药卫生内容有关。图左上显示为婴儿沐浴，图右下显示医者为患者点眼。

（陕西医史博物馆摄藏）

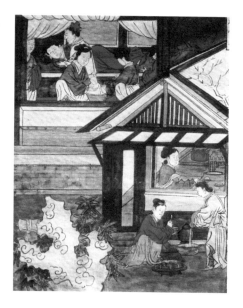

施发《察病指南》脉象图

施发（1190~？），字政卿，中医诊病学家，浙江温州人，撰《察病指南》（1241），系统总结听声、察色、考味等各种诊断方法，尤精切脉。所绘脉象33图，是将切脉诊断图示客观化的第一家。

脉部图脉诀歌

清代朱铭石辑。将七表八里脉象绘图，并以歌诀帮助记忆。其歌诀：浮、芤、滑、实、弦、紧、洪，七表还应是本宗；微、沉、缓、涩、迟并伏，濡、弱相兼八里同。是施发《察病指南》脉图的一次发展。

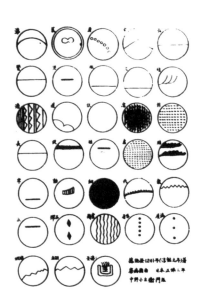

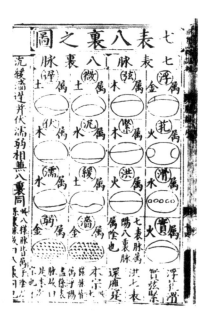

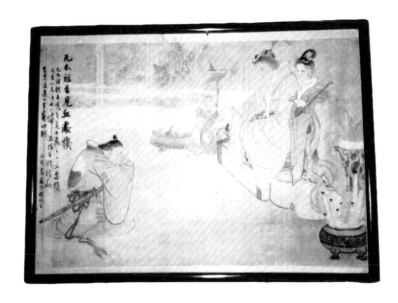

| 丘处机拜见元太祖（壁画）|

丘处机(1148～1227)，金元间道士、养生家，字通密，号长春子，山东栖霞人，其时方士多以"不死药"惑人，实则只能促人速死。元太祖成吉思汗召见于雪山，尊之为神仙，求以长生不老之药，丘对曰："有卫生之道，无长生之药。"可谓卓然不群者，为太祖所赞赏。丘殁后元世祖褒赠"长春演道主教真人"封号，遗骨葬北京白云观。

（此为楼台壁画，本书作者摄于1985年）

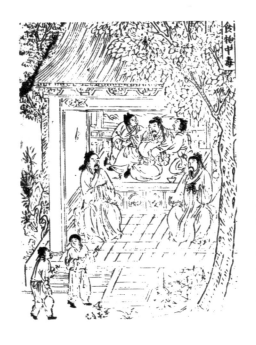

|《饮膳正要》食物中毒图 |

忽思慧，元代饮食营养专家，曾于延祐、天历(1314～1329)年间任宫廷饮膳太医，撰有《饮膳正要》一书，其中列有"食物中毒专篇"，为首次论述。该书论述米、谷、兽、鱼、菜及料物二百三十余种。书成后于天历三年(1330)进呈。此为中毒之医疗场面，其中毒者之痛苦，家人之焦急，医者之沉着，侍者之匆忙，十分生动传神。

（明经厂刻本，中国中医科学院图书馆藏）

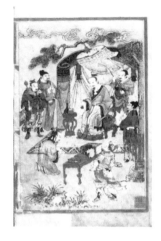 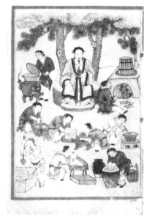 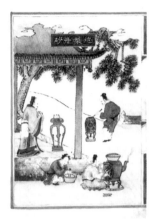

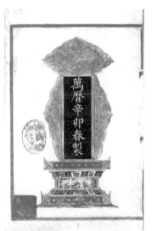 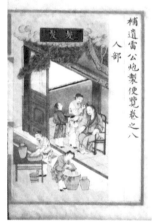 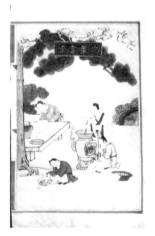

| 《补遗雷公炮制便览》书影 |

　　明代宫廷画师彩绘《补遗雷公炮制便览》图，约成于《本草品汇精要》《食物本草》同一时期，有彩图1128幅。上图中间一幅为雷公端坐正中，两侧与前方共有九人各自进行药物之炮制、加工、烧炼等。

（中国中医科学院图书馆藏）

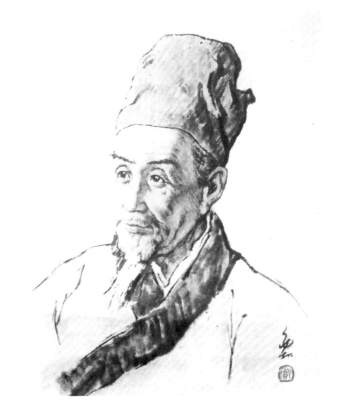

|李时珍画像|

20世纪50年代，中国人物画家蒋兆和先生应邀为苏联莫斯科大学落成所绘世界名人之一。

李时珍（1518～1593），字东璧，号濒湖，湖北蕲春人，历30个春秋，撰成药学巨著《本草纲目》。

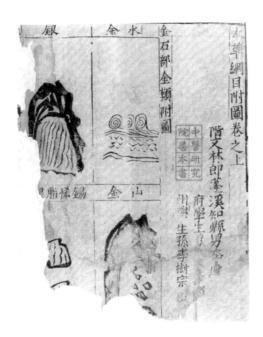

|《本草纲目》书影|

明万历二十四年(1596)金陵首刻本，撰成于万历六年(1578)，全书52卷，收药1892种，计16部62类，附图1109幅。图示金石部金类附图。

（中国中医科学院图书馆藏）

| 王肯堂画像 |

| 王肯堂画像 |

王肯堂(1549～1613)，万历十七年(1589)进士，授翰林院检讨，因上书言抗御倭寇事降调，乃引疾归里，穷研医学而成大家，撰《六科证治准绳》44卷，并辑刻《古今医统正脉全书》(简称《医统正脉》)，收明以前医书44种。

画像，纸质，彩绘，高130厘米，宽75厘米。为金坛王氏家藏，绘于明。

(现藏中国医史博物馆)

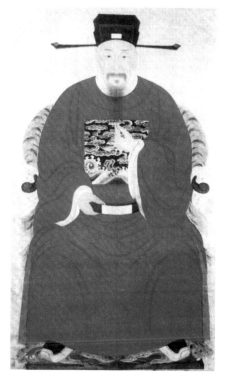

| 方以智画像 |

方以智(1611～1671)，思想家、科学家，字密之，号曼公，桐城(今安徽)人，崇祯十三年进士，曾任翰林院检讨。其著作《物理小识》涉及医学内容颇多，是中西医汇通派先驱者之一。

画像为清人所绘，纸质，设色，见《清史图典》第二册。

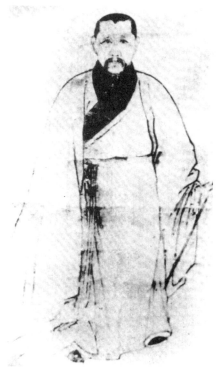

| 太医院印 |

太医㞧印，铜质，乾隆十四年 (1675) 铸，形方，7.6 厘米，印文为满汉两文，"太医㞧印"，㞧即院，印背刻有铸印日期与编号。

（故宫博物院藏）

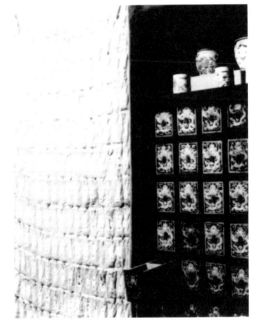

| 御药房药柜、药袋 |

御药房药柜是御药房储存中药饮片之器，每一柜有数十斗屉，每一屉中又分二至三格，每格储中药饮片一种。药袋由数百个小袋各书药名组成，为皇帝出巡携带方便之用。

（故宫博物院藏）

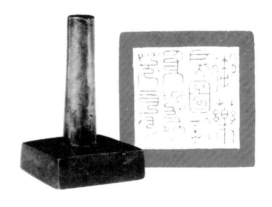

| 御药房图记（印、文）|

清，铜质，柱钮，长 5.6 厘米，宽 5.6 厘米，通高 9.4 厘米。

御药房于顺治十年 (1653) 由太监管理，康熙三十年 (1691) 归内务府，其后或由太医院培养太监学习医学者管理，变迁频频。其主要职责为配制、供应宫中所用之丸、散、膏、丹等中药。

|内景图|

清，纸质，清宫廷如意馆绘。内景，即人体内部脏腑、器官之生理解剖功能变化之意测，道家医学家将人体气功养生比喻为小宇宙，并以比喻图加以说明，故名《内景图》，或有名为《内经图》者，该图可能绘于迷恋道家养生炼丹之雍正帝时期。

（中国医史博物馆珍藏）

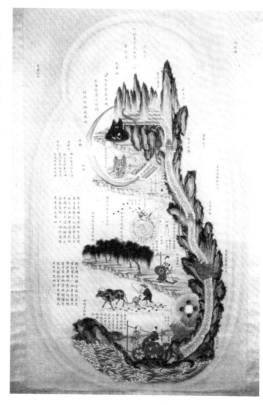

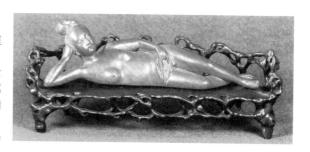

|《温病条辨》书影|

清嘉庆十八年（1813）刊本。

吴瑭（1758～1836），字鞠通，江苏淮阴人，温病学家，嘉庆三年（1798）撰成《温病条辨》六卷，清代总结传染病诊疗经验代表作之一。

（中国中医科学院图书馆藏）

|妇科诊断模具|

清，木质，长16厘米，宽6厘米。古代医生诊断检查妇女疾病时，由于旧礼教影响，不可直接接触妇女身体，故制作此模具，让患者或家属指示患处以助医生诊断。疑为宫廷妇科疾病诊断模具。

（上海中医药大学医史博物馆藏）

| 徐灵胎画像（右） |

徐灵胎(1693～1772)，名大椿，原名大业，字灵胎，号回溪道人，江苏吴江人。清代著名医学家。以医术于乾隆二十六年(1761)、三十六年(1771)两次应召入宫诊疗皇室疾病。官太医院，赠儒林郎。平生撰著甚丰。此像着官服，甚为端庄有神。

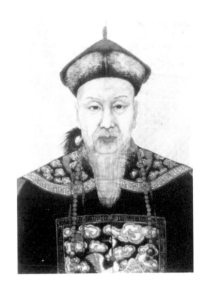

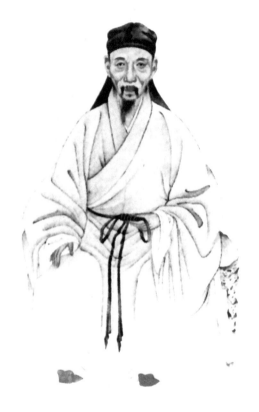

| 吕留良画像（左） |

吕留良(1629～1683)，号晚村，浙江石门人，宣传"华夷之分大于君臣之义"，1732年曾静案发，将吕留良等戮尸示众，文字狱接踵发生。

又医学家，32岁时师高鼓峰，尽得其传，著有《东庄医案》。师古而不泥古。注重议论证治，辨析脉理，法偏于温补，立法处方颇有特色。

（引自《清史图典》第五册）

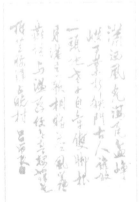

| 吕留良手迹 |

（引自《清史图典》第五册）

清初，纸质，长125.5厘米，宽35厘米。

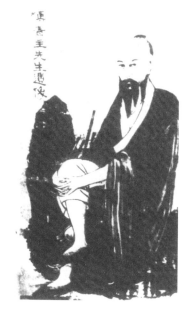

| 傅青主像 |

傅山（1607～1684），明末清初文学家、医学家、书法家，字青主，曲阳（今山西太原）人，医学方面撰有《傅青主女科》《傅青主男科》等。

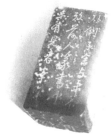

| 傅山刻"寒泉孤月"印章 |

明末清初，印长3厘米，宽3厘米，高8厘米。

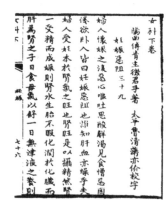

| 《傅青主女科》书影 |

王清任(1768～1831)，字勋臣，河北玉田鸦鸿桥镇人，在医疗之同时，深感医生不明人体脏腑解剖，犹如"盲人夜行"，恭身尸体解剖以改历代之错误，经过42年，解剖死尸30余具，于1830年撰成《医林改错》两卷。木刻像为《医林改错》一书之插页。

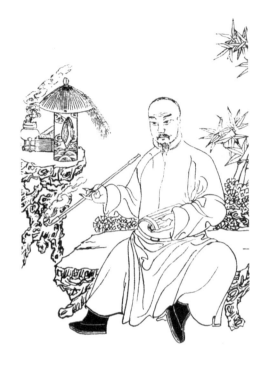

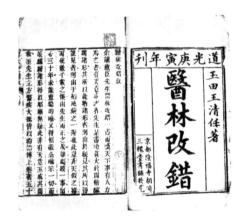

| 《医林改错》书影（上）|

道光庚寅年(1830)首刊本，中国中医科学院图书馆藏。

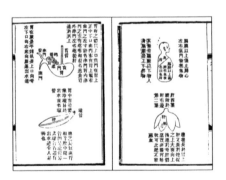

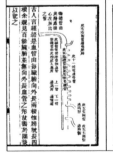

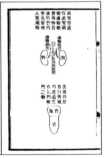

| 《医林改错》之解剖图（右）|

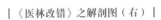

齐白石《采药图》（右）

1942 年秋，白石老人的夫人得血崩症（西医诊为功能性子宫出血）已三月有余，曾遍请当时在京名医诊治而未获效。著名中医刘玉初根据病情，脉症合参，前后经治月余，服药三十余剂，不期霍然而愈。

白石老人欣喜非常，于是便画了此幅采药图，并亲篆"学识天良"四字，赠给了刘玉初大夫。

（现藏刘玉初先生之子刘燕池教授处）

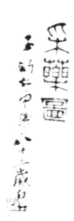

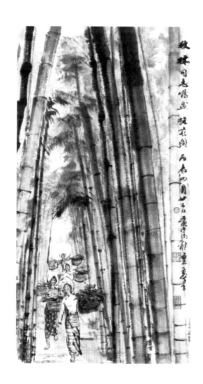

《采药图》（上）

立轴，设色，纸质，91.5 厘米 ×48.5 厘米。

黄胄绘于 1976 年。

题识：秋林同志嘱画，采药图。丙辰四月廿五日于皇亭子。

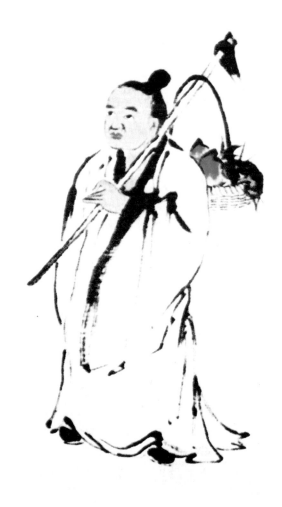

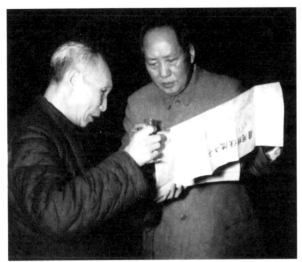

| 吴棹仙向毛泽东主席献《子午流注环周图》 |

著名中医、重庆市第一中医医院院长吴棹仙，于1955年参加全国政协会议时，向毛泽东主席献《子午流注环周图》。

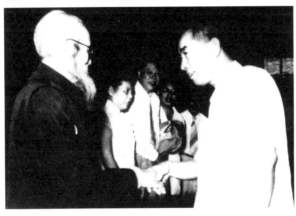

| 周恩来总理接见黄济川 |

黄济川，著名中医痔瘘专家，曾获卫生部奖励。1956年中华医学会会议，周恩来总理接见代表时与黄济川亲切握手，并鼓励："名老中医经验丰富，要多带徒弟。"

中華人民共和國國務院總理辦公室

發揚祖國醫藥遺產，為社會主義建設服務。周恩來
一九五五年十二月十二日

| 周恩来总理为中医研究院成立题词 |

1955年12月，中华人民共和国卫生部中医研究院（现更名为中国中医科学院）正式成立时，周恩来总理题词："发扬祖国医药遗产，为社会主义建设服务。周恩来，一九五五年十二月十二日。"

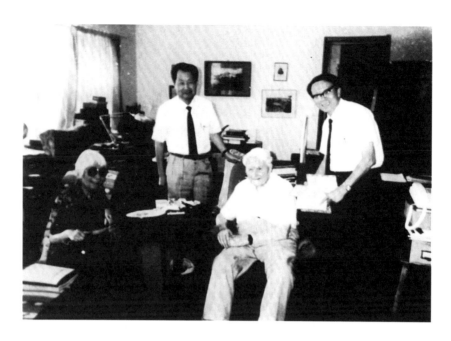

| 医史学家李经纬、蔡景峰祝贺李约瑟博士90寿辰 |

　　1990 年 8 月 5 日，中国现代医史学家李经纬与蔡景峰研究员亲临英国著名中国科学史专家李约瑟博士府，向李老祝贺 90 岁生日。前排右侧坐者为李约瑟博士，左侧坐者为鲁桂珍博士。后排右侧站者为蔡景峰研究员，左侧站者为李经纬教授。

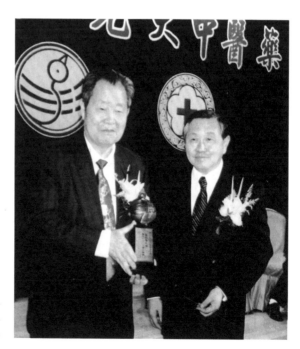

　　2001 年本书作者李经纬教授获立夫中医药著作奖时，与代为颁奖的立夫公（陈立夫先生）三公子陈泽宠合影。

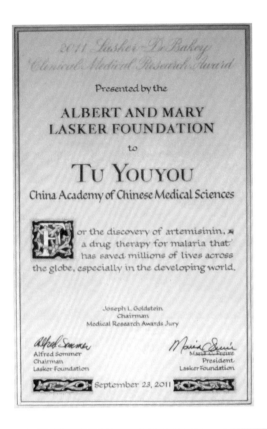

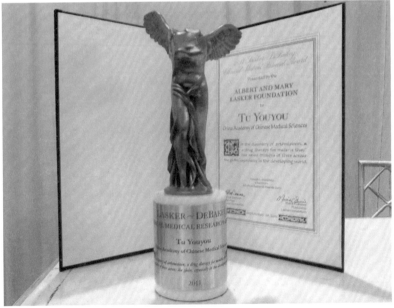

屠呦呦教授的抗疟新药——青蒿素获美国2011年度拉斯克奖，图为获奖证书。

中医史

李经纬/著

海南出版社
·海口·

三版　序

长期以来，我对中医学发展史上十分重要的典籍——《黄帝内经》和《黄帝外经》之成书时代，是存有很大疑问的，总觉得近百年以来，学者将其成书时间定位于战国时期，有着不少的问题。

首先，在如此战乱频仍的年代，哪里有那么多医学家聚于一堂、集思广益，安心于中医学理论之总结、论辩、撰述？岐伯又哪来的权威与同行进行学术探讨？

再者，汉兰台令史班固，根据《七略》撰《汉书·艺文志》，其中提及的医经有《黄帝内经》《黄帝外经》《扁鹊内经》《扁鹊外经》《白氏内经》《白氏外经》等，还在"医经""经方"之后，特别强调指出："方技者，皆生生之具，王官之一守也。"他明确认为："太古有岐伯、俞拊，中世有扁鹊、秦和，盖论病以及国，原诊以知政。汉兴有仓公。今其技术晻[1]昧，故论其书，以序方技为四种。"

很显然，班固将岐伯定位于太古，而将扁鹊定位于中世。如果认为岐伯等撰《黄帝内经》《黄帝外经》之时代为战国，那么战国时期之扁鹊定位于何时？更加不可忽视者，自班固以来，历代史学家、文学家、医学家等数十位学者，几乎异口同声地将《黄帝内经》《黄帝外经》之成书时间，定于远古，即近现代医史学家们认为的三千多年前。

面对如此众多的疑惑，我经过多年之思考、复习、调研，翻阅众多文献，做了一次次梳理，形成了初步的看法，即《黄帝内经》《黄帝外经》首次成书的时间，当不晚于西周时期。

在多年的学习考察中，我十分赞成《周礼》之成书，是周公的重要贡献。《周礼》一书由六部分组成，即《天官冢宰》《地官司徒》《春官宗伯》《夏官司马》《秋官司寇》《冬官司空》。《周礼·天官冢宰》

1　古同"暗"。——编者注

首设"医师","掌医之政令,聚毒药以共医事。凡邦之有疾病者,疕疡者,造焉,则使医分而治之。岁终,则稽其医事,以制其食。十全为上,十失一次之,十失二次之,十失三次之,十失四为下。"必须指出:如此评品医生水平的制度、方法,与《黄帝内经》《黄帝外经》中所述几乎完全一致。

《周礼·天官冢宰》的医事制度,更明确地分医为"食医""疾医""疡医"与"兽医"等,并严格规定各自之职务、级别、分工以及各自之疾病治疗职责等。

这里我们还应注意的一个重要问题是,《周礼》已将巫与医分立了。《周礼》将巫的品位列于第三位。《周礼·春官宗伯》将其职务确定为"掌建邦之天神、人鬼、地示之礼",基本上与医无关,真正相关者仅有"掌疾疫之占卜"——与后之"大傩"相关。

医学与巫术,应该说在《周礼》中,已有了严格之分野,巫已被从医学中分离出去了。这一进步,也与《黄帝内经》《黄帝外经》之论断几乎完全一致。例如《素问·五藏别论》指出:"拘于鬼神者,不可与言至德。恶于针石者,不可与言至巧。"

还有一点,我对《周易》之成书时间比较认同,即伏羲氏画八卦,周文王作卦辞,从而成为《周易》(《易经》)成书之观点。若将《黄帝内经》《黄帝外经》之理论思维、哲学观点,仔细与《易经》对比,其密切之关系是清晰可见的,应该说其思想体系是一致的。

仔细阅读分析,不难看出《黄帝内经》与《周礼》《周易》在思想方法上、内容上多有相关,且彼此互有呼应、互有影响。我研究发现《黄帝内经》(现本《素问》)之成书,其内容重点与《周礼》所论之食医、疾医相关;而《黄帝外经》(现本《灵枢》)与《周礼》之疡医等外治法等相关。《黄帝内经》《黄帝外经》两书之理论思维等哲学观点,甚至论述方法都与《周易》关系密切。

综上所述,《黄帝内经》《黄帝外经》之成书,应当说与《周礼》《周易》之成书在时间上,是相当的。在一定程度上,它们共同为西周之社会、文化增添了重要的色彩。由此,我在学术观点上,逐渐产生了一个猜想,即联系到以后稷为代表之西周农业发展水平,西周时期的中国可能已不是奴隶社会了。中国自西周开始,似乎已开始进入封建社会。这一猜想又促使我去回顾学术界在中国封建社会起始点这一问题上之争论。

在中国社会的发展进程中，对封建社会起于何时，历史学家们存在着较大的分歧，据统计有西周封建说、春秋封建说、战国封建说、秦统一封建说、东汉封建说、魏晋封建说等。

关于西周封建说，我认为有必要提醒的是，1939 年 12 月，毛泽东同志在《中国革命和中国共产党》一文中曾指出："中国自从脱离奴隶制度进到封建制度以后，其经济、政治、文化的发展，就长期地陷在发展迟缓的状态中。这个封建制度，自周秦以来一直延续了三千年左右。""中华民族的发展……经过奴隶社会、封建社会，直到现在，已有了大约四千年之久。""中国过去三千年来的社会是封建社会"。[1]

在这里我还要提到中国历史学家范文澜老先生。

范文澜（1893—1969）是一位马克思主义史学家，抗日战争时由河南到延安，任马列学院历史研究室主任，中央研究院副院长兼历史研究室主任，并应毛主席之邀为干部编撰《中国通史简编》。1949 年之后任中国科学院副院长，中国科学院近代史研究所所长，长期从事《中国通史》的修订。在他的著作中有如下认识："夏商（殷）是奴隶制时代""封建制度开始时代——西周（公元前 1066—前 771 年）"。在有关范文澜先生的相关记录中，还有如下叙述："'文化大革命'时，陈伯达诬范'保皇党'，企图整垮范，毛泽东主席在天安门城楼观礼台，远望范在东头，特地走向范，说'范文澜同志，有人要打倒您，我不打倒您'。公开表示保护。"

"1968 年 7 月 20 日，毛泽东派女儿李讷看望范，并希望范把《中国通史》完成，他让李讷稍话：'中国需要一部通史，在没有新的写法以前，还是按你那种方法写下去。通史不光是古代、近代，还要包括现代。'范老立即组织写作班子，但终因体弱病重，于 1969 年 7 月 29 日病故。"

1　毛泽东：《中国革命和中国共产党》，载《毛泽东选集》，人民出版社，1967 年，第 584—617 页。（《中国革命和中国共产党》是 1939 年冬季由毛泽东同志和其他几个在延安的同志合写的一本书，第一章"中国社会"是其他几个同志起草，经过毛泽东同志修改的。）

"板凳宁坐十年冷，文章不写半句空。"

"《中国通史》在毛泽东主席、周恩来总理关怀下，在助手蔡美彪等通力合作下，终于以十卷本，经人民出版社出版"。[1]

我从事医学史研究六十多年了，却始终对中国社会发展中的封建社会起始问题，一直存有疑惑。近些年来，我有了比较宽裕的时间与精力，可以对之做些思考。但毕竟年岁已九十了，远涉已不可能，仅就自己的藏书与参考资料，对之进行一些考察，分析研究，仅就中医学之发展，对过去随大流的认知做些调整。觉得《中医史》第一、二版均将夏、商、周作为奴隶社会有些不严谨，有必要做一些调整，现将西周时期由原版第二章后移至新版第三章。初步认为：西周时期已从夏、商之奴隶社会，开始步入封建社会。特别是关于《黄帝内经》《黄帝外经》之成书年代，应由春秋战国时期，前移至西周。我深感这一调整十分必要，因为这更符合历史实际。为此，特予说明，并以为序。

李经纬　2020年3月举国上下抗疫之时，于中国中医科学院
中国医史文献研究所，时年九十一

---

1 《作家文摘》，2014年2月21日第五版。该文摘引自《党史博览》，2014年第一期《"文革"中后期图书恢复出版·纪事》。

作者简历

　　李经纬，字成甫，1929 年 7 月 16 日生于陕西咸阳。1950~1955年，就读于西安医科大学。毕业后，于 1955 年 12 月，调卫生部中医研究院（现中国中医科学院）第一届西医离职学习中医研究班学习。1958 年结业，留该院从事医史研究工作至今。1976 年奉命组建医史文献研究室，1980 年组建中国医史文献研究所，任主任、所长至1991 年。1982 年，创办中国医史博物馆，先后任馆长、名誉馆长。在此期间，曾任国家科委预防医学专业组组员、卫生事业管理与医学史专业组副组长、卫生部科委委员、中国中医科学院研究员、多届学术委员会委员、学位委员会委员、医史文献委员会副主任。1979 年以来，历任中华医学会医史学分会副主委、主委、名誉主委，《中华医史杂志》副总编辑、总编辑。2001 年退休时，由中国中医科学院长期返聘为资深研究员，现仍兼任《中华医史杂志》名誉总编辑。

　　1973 年主持国务院下达的武威汉代医简研究项目。1978 年主持卫生部下达的国家科研项目——中医小型、中型、大型工具书编撰，主编《中国医学百科全书·医史学》。1987 年主持卫生部下达的国家级课题——《中国医学通史》（古代卷、近代卷、现代卷、文物图谱卷）四巨册之编撰工作，任常务副总编兼古代卷、图谱卷总编。1989 年，主持卫生部、中医药管理局的中德合作项目——中医学名词术语译释研究。2003 年，牵头完成科技部"国家重点医药卫生文物收集调研与保护"课题研究，整理成 5021 种医药卫生文物精品集。在教学上，先后经国务院学位委员会授予全国首次招收中国医史学硕士、博士研究生导师资格。20 年来，培养医史学专业硕士 15 名，博士 15 名（包括新加坡、韩国和我国台湾博士 7 名），博士后 1 名。多年来，还先后多次接待日、美、德之医学史、科技史学者和教授的进修考察，或帮助他们在中国完成博士论文。先后 20 多次出访泰、日、美、德、英、加、新、马以及我国台湾等国家和地区。

主编或个人论著获奖图书有:《中医名词术语选释》(1972)、《简明中医辞典》(1977)、《中国医学百科全书·医史学》(1987)、《中医人物辞典》(1988)、《中国古代医学史略》(1990)、《中国古代医史图录》(1992)、《中医大辞典》(1995)、《中医文献辞典》(2000)、《中国医学通史》(2000)、《中华医药卫生文物图典》(2019)、《中国古代外科学文明》(2019)等。获全国科学大会奖、国家科技成果(著作类)奖、卫生部科研奖、国家中医药管理局科研奖、中华医学会奖、中华中医药学会奖、中国广州仲景中医药杰出成就奖、立夫中医药学术著作奖(中国台湾)、中国中医科学院基础研究奖等各类奖项近20次。

在国内外期刊发表的医史学论文有:《中国古代外科伟大成就》《中国古代医学科学技术发明举隅》《中国古代免疫思想、技术与影响》《传统医学发展与政策因素》《关于评价医学家学术思想的几个问题》《中国医学史研究的方法论》等近200篇。

在60多年的医史学研究与教学中,素以发掘古代中国医学史上的创造与发明、隋唐医学史研究、疾病史研究、中医学思想史研究、中国养生学史研究、医史文物研究以及主持和主编中医大、中、小型工具书而著称。

多年来,为创办中国医史文献研究所、中国医史博物馆而倾尽心血。该所、馆1982年正式建立与开馆以来,颇受国内外学者关注。我国目前的博物馆事业尚不发达,但各行各业都已有国家博物馆,唯独与13亿中国人息息相关的医学,还没有国家卫生博物馆,希望能尽快引起卫健委和国家领导人的重视,我们医史工作者,已为此做了力所能及的努力。

中国医史学研究近年来取得了不少成就,但距国际医史学研究水平尚有距离。中医学是现今人类唯一完整保存下来的内容极为丰富的传统医学体系,其宝贵的思想和行之有效的治疗方法,曾经由于全盘西化思想的影响,并没有得到较好的继承与发扬。在医史学研究领域,必须集中力量对中医学发展的内在经验进行更加深入的研究,以妥善搜集与保护中医学五千年以来的丰富历史经验与文物遗存。

导　读

　　在 21 世纪中医事业发展再次面临重要契机的时候，李经纬教授所撰《中医史》的问世，有着特别的意义。

　　一门学科的发展总是建立在以往的经验之上的。我们对中医历史的研究，近年来取得了相当重要的成果。四卷本《中国医学通史》就是代表。其中，李经纬教授就是《中国医学通史·古代卷》的主编。在多年的积累和深入的思考之后，李教授又于耄耋之年撰成本书，恰如醪醴陈酿，更见醇和。我以为此书堪称适时之史笔，成功之佳作。

对古代医史的梳理更加精到

　　由于有编撰《中国医学通史》以及主持医史文物研究的基础，作者对医学史中的相关史实和进展掌握得相当扎实，其中尤为显著的是作者曾深入研究过中医外科技术史等内容。与近代西医相比，中医外科手术水平相对落后，以致有人怀疑古书所有关于手术记载的真实性，或者持外国传入说。作者以丰富的旁证资料指出，华佗时代进行腹部外科手术是完全有可能的，还有如晋代的唇裂修补手术、唐代的肿瘤切除手术和义眼镶嵌手术等，都有明确依据。这种观点是正确的。因此，我们不能简单地依据今天的现状来怀疑古人的记述。

　　另外，对本书之命名《中医史》，作者也有严谨的思考。在绪言中，作者对何谓"医"，何谓"中医"以及历代医称都做了详细考证，这是前人未曾重视的问题，很有价值。另外绪言还就医学史研究的任务做了探讨，对后来者有指导意义。

系统回顾20世纪中医史

《中国医学通史》虽有现代卷，但止于 20 世纪末段。现在已步入 21 世纪，有条件对跌宕起伏的 20 世纪的中医学史做一个完整的回顾。本书列《20 世纪中医学发展历程》一章，做专题论述，也是近年中医通史著作之首创。虽然限于篇幅，于史事、史实方面只做粗线条勾勒，但在钩玄评论方面相当深入，可谓是其精华所在。其中包括对中西医汇通的评述、对新中国成立后中西医结合工作的思考，以及作者对"中西医结合科技模式"和"创造中国统一的新医学"的期望等。这体现了作者作为一位医史学学者对中医发展路径及方向的独到理解。例如对中西医汇通，作者指出："(他们)自觉不自觉印证是如何与西医一致，从而证明中医是科学的。虽然不承认，或极力反对西医以不科学、落后为由对中医的批判，但却削足适履称中医如何与西医一样科学，有些给人勉强的感觉。这种倾向，数十年来得到了不断的发展，甚至在今天仍有不断的反映。"这样的评价十分有启迪意义。20 世纪中医走过的历程是十分曲折的，认真总结其成败得失，必定能为 21 世纪的中医事业提供参考，这正是"以史为鉴"的功能。

有史有论，论而中肯

有人说史家当以理性为主，不掺感情因素。其实未必然。撰史者固然不能因为感情因素而曲解历史，但任何著作中最精彩的，一定是作者最动情的地方。本书在评论史实时，往往结合作者个人经历和体会，言论剀切。例如作者原来是西医出身，经过"西学中"而后选择了中医学史作为研究方向，对中西医结合的发展深有体会，正如书中所言："他们(指'西学中'人员)是为了继承发扬中医、创新中医而进行研讨的，而绝非是要轻视或消灭中医。"现代中医、中西医结合都是发展中医的重要力量，关键在于能否正视中医的独特价值，采取合理的方法去研究，决不能以西医学理论为标准衡量中医，这是已为历史证明的事实。

以上几点，是我读《中医史》的一点感想，未必足以概括全书的特色，但其学术价值足以肯定。此外，本书的附录部分，还记载了作者与海外的医史研究者进行学术交流情况，这也是现代医史的重要资料。

本书是李经纬教授毕生心血的结晶，为现代医史学增添了色彩，而且语言通俗，图文并茂，可读性强，相信普通读者也会读之而不能释卷。私以为略有不足之处，即中医"温病"的概念范围要较西医的"传染病"之内涵为大，本书把明清温病学派放入"传染病学派"一节，未必完全恰当。因温病学派虽有诊治传染病之学术经验，但叶、薛、吴、王四家之名著，内涵广博，不只局限于传染病方面，故若能以"温病学派对传染病之贡献"为题目则更为贴切。

最后想说明推荐此书之目的：近年来对中医抹黑者之所为，必须清洗，而读《中医史》便能使广大读者对中医之伟大，有较全面之认识。《中医史》第11章《20世纪中医学发展历程》最后一句说："我们还必须严肃地指出：那些视中医为伪科学的先生们，他们数典忘祖，是全盘西化思想的继承者，我们不能容许他们践踏中华民族优秀的文化遗产。"这是作者的"呐喊"。

《中医史》出版后获得成功是预料中的事情，但未料来得如此之快且广泛，并成为高级西医学习中医的教材。作者应出版社要求进行了必要的修订，以《中医学发展新视野》为题，增叙了第12章，该新内容以政策、50多年来重点科研课题与国际交流等12个论题，进行了朴素、大方、求实的讨论、评估、介绍，其论断、意见比较符合实际，富有参考价值。

百岁老人、国医大师、
著名中医学家、中医近代史学家邓铁涛

2015.1.6.

绪　论

中国医药文明，是五千年光辉灿烂的中华文明的重要组成部分。

在文字尚未创造之时，人们早就口耳相传，述说着非常丰富的医药文明初始的史实。例如：伏羲画八卦、制九针而始有医理针术的传说，神农尝百草而始有药物的传说，黄帝与诸位医臣论医理而始有医学体系的传说。这些传说都生动地反映了中国五千年医药文明的根基源头。

在本书有限的篇幅里，要勾画出中华民族战胜病魔，提高自我保健能力的全貌，不能说没有可能，但实在是非常困难的。我曾主编的约四百万字、近千幅实物照片的《中国医学通史》，仍然不敢以全面自慰。然而，我将力求以概括、选要、例举叙述的方式，以引人入胜的史实与珍贵的文物照片紧密结合，为读者提供富有科学性、知识性、趣味性的中医史。希望读者能够通过本书，了解中国医学家在各个不同历史时期，是如何与疾病作斗争的，是如何取得成就的，又是如何推动医学不断发展的；能够通过本书，一窥他们的创造与发明，他们还为人类卫生保健事业作出了哪些卓越的贡献。可能时，我将提出自己对中医学发展前景的预见，以就正于诸位学人与广大读者。

既以中医史为主题，那么首先有必要讨论一下什么是医，什么是中医。何谓医？汉代许慎《说文解字》在回答这个问题时说："治病工也。"在释"醫"时指出："医之性然，得酒而使，从酉。"醫从殹，病声之意；下为酉，即用酒所以治病也。因此，古代有"酒为百药之长"的说法。另外，"医"字还有一种写法，即"毉"，当是上古巫医未分之状况的反映。春秋左丘明《国语·越语上》："公毉守之。"宋代《苏沈良方》亦记有"毉师只有除翳药，何曾有求明药"。可见，历史上曾存在着医未胜巫的历史事实。应用酒与酒类制剂，应当是医较早用于治疗疾病的有别于巫术的重要手段。《周礼·天官冢宰》："医师掌医之政令，聚毒药以共医事。"在医师管辖之下，又有食医、疾医、疡医与兽医之分。此时的民间称谓，多有一定的随意性，常随医家所长而称呼之。现代人们仍习惯称呼掌握中国传统医疗技术的医生为某某中医。然而，近代以来所说的"中医"，一般有两重含义：一是人称，指掌握中国传统医学理论、技术的医师；一是术称，指在中华文明里绵延五千年的医疗保健学术体系，即中国传统医学。现代含义上的中医称谓，历史并不很久，大概不过一二百年而已。在一二百年前，没有以"中医"称医师者，也没有将中国传统医学称作中医者。"中医"称谓，实际上始于西医传入之后，人们为了将掌握两种不同医学之人及两种不同医学本身加以区分，便逐渐有了中医与西医之人与术的不同称谓。

在一二百年前的中国医学发展史上，是否有人使用过"中医"一词呢？有的，但与近现代所称的"中医"，具有截然不同的内涵。例如，唐代孙思邈称："古之善为医者，上医医国，中医医人，下医医病。"可见，在距今已有一千多年的孙思邈所处的时代，所谓"中医"，与"上医""下医"并用，以评估医师技能的高下。在评估医师诊断水平时，孙氏又说："上医听声，中医察色，下医诊脉。"在评估医师把握诊疗疾病的时机时，强调："上医医未病之病，中医医欲病之病，下医医已病之病。"并特别指出："若不加心用意，于事混淆，即病者难以救矣。"从他精辟的论述可知，当时所谓"中医"，只是界于医术高明的"上医"与水平低下的"下医"之间，属于中等水平的医师群，显然有别于现代所谓"中医"的内涵。

五千年来，中医学文化史上对医师的称呼，有着很大的演变。

中医经典《黄帝内经》一书，大多以黄帝问、岐伯等医家答的体裁论述中医理论，其中提到了僦贷季、岐伯、雷公等十多位上古名医。对这些名家，尚未使用"×医"，或"医×"的称谓。直到殷商时期，在医疗行业中，才出现了居于统治地位的"巫医"，但同时仍以"工"称医。《黄帝内经》等，普遍称医为工，例如"上工治未病"；评价医术高下，则有"良工""上工""中工""下工"或"粗工"等。但以"医"为称者仍很少见。公元前5世纪，秦多名医，如医缓、医和，他们以出色论述晋侯病"在肓之上、膏之下"，明确提出非鬼神致病说，提出阴、阳、风、雨、晦、明六淫致病理论等而名垂千古。和、缓，是其名，医为其职。与此同时，人们以吉祥鸟喜鹊，称谓自己心目中敬重的医师，秦越人之名"扁鹊"即缘于此。这些事例，标志着与巫分立的民间医疗职业在此期已形成。

考古发现之战国钵（玺）中，有"事疡""事痏"，或"王瘖（喑）""郭痤"等。"事疡""事痏"，即从事疮疡、痏疽治疗的医师；"王瘖"，即治疗失音、嘶哑之王姓医师；"郭痤"，即治疗痤疮之郭姓医师。这些记载，反映出战国前后医师的称谓特点。这类称谓习惯，有的沿袭至今，如"小儿王""王小儿"等。这类称呼，在春秋战国时期比较普遍，结合李悝《法经》在叙述农民一年的生活费用时，已有医药费用一项，可以想见，当时已有以医为职业，以收诊疗费、药费为生活来源的专门医师。

秦汉时，为皇帝及整个宫廷提供医疗保健服务的医师，多称之为"太医""侍医""乳医"等，官职有太医令、太医丞、侍医长等。或有以"工"称呼医师者，如"医工""上工""中工""下工"等，这一称呼也沿袭了约千年之久。例如成书于西周之今本《素问》，在强调预知、预防、早期治疗时，明确指出："是故圣人不治已病治未病，不治已乱治未乱，此之谓也。夫病已成而后药之，乱已成而后治之，譬犹渴而穿井，斗而铸锥，不亦晚乎。"强调"上工救其萌芽"。《灵枢》："问其病，知其处，命曰工。""善调脉者，不待于色。能参合而行之者，可以为上工，上工十全九（治愈率达到百分之九十）。""中工十全七"，"下工十全六"。可知在西周至春秋战国时期，医师也被称为"工"，按其水平之高低，又有上工、中工、下工之区别。汉朝中山靖王刘胜墓出土之制药器皿，就有刻着"医工"字样者。出土后该器皿被命名为"医工铜盆"。"医"与"工"，在此一时期均为医师之称谓。

隋唐至明清时期，医师的称呼由于时间、地域与学术水平之不同，有着较大的变化。除了"太医""大医""御医""侍医"在宫廷继续沿用外，民间则多称之为"医生""先生""儒医""世医"等。以地域之别，南方多称之为"郎中"；北方则习惯称之为"大夫"。此外，如"衒推""铃医""走方医""坐堂医"等，则以其兼巫术算命之术，或以其行医招示、行医方式而称之。另外，根据医术高低或有否欺诈，称呼也有区别。例如：明朝徐春甫的《古今医统》中，"俗云：明医不如时医"。徐春甫所说"明医"，即明白之医，或称"名医"。所谓"时医"，即时来运转之医，或靠权贵吹捧而成的名医，一般均系医术并不高明，甚至为庸医之流，却反而门庭若市者。所以，《保生宝鉴》一书评称"委命于时医，亦犹自暴自弃，甘于沟壑者，何异哉？"时医亦称"福医"，即医术低下，但有福气之谓。明朝缪希雍《本草经疏》言："外此则俗工耳，不可以言医矣。"将俗工归之于福医之列。缪氏还在太医与儒医之间画上等号："故昔者太医，今之儒医。"实际上并不尽然。因为太医之中并非均系"读书穷理，本之身心，验之事物，战战兢兢，求中于道，造次之际，罔敢或肆者也"。其中不曾深研医术者并不罕见。儒医，大体上始于宋，他们多受范仲淹"不为良相，便为良医"之影响，因儒仕不通而改业为医。儒医知识渊博，多能系统研读医书，掌握医理、医术，思考、探索与研讨医学理论，他们贡献卓著。而太医多服务于宫廷，在医理、医术研讨上，鲜有能与儒医相比者。

赵从古关于儒医，记有故事一则：

宋仁宗庆历年间，进士沈常，廉洁方直，性寡合，不得志，潦倒场屋。因游东华门，见翰林医官，跃马挥鞭，从者雄盛。叹曰："吾穷孔孟之道，焉得不及知甘草大黄辈也？"始有意学医，奋发攻读，虚心请教名公。因此，孔孟之道，医理技术，有才有行，颇多感悟，"吾闻儒识礼义，医知损益。礼义之不修，昧孔孟之教；损益之不分，害生民之命。儒与医岂可轻哉？儒与医岂可分哉？"

这个故事勾画了儒而为医的转变过程和趋势。

"世医"，也是晋唐乃至明清时期千余年间对世代为医者的一个尊称。其实，"世医"之称谓应当出现得更早。《礼记·曲礼下》："医不三世，不服其药。"何谓三世？综合诸注家之释，不外"父子相承至三世"，或"一《黄帝针经》，二《神农本草》，三《素女脉诀》，不习此三世之书，不得服其药"。如孔子所称之父子相承至三世之医师，可能是中国历史上最早的世医。《汉书·楼护传》："父世医也。"由于楼护出身世医，曾随父由山东到京城长安行医，颇得贵戚、长者之爱重。南北朝时，徐家是世医的杰出代表。其第八代传人徐之才（505~572），继承发扬徐熙、徐秋夫、徐道度、徐叔响、徐文伯、徐践、徐雄等绝学，家学渊源深厚，以高超医术，应北魏帝诏，授金紫光禄大夫等职。由于药石多效，方术益妙，又封西阳郡王，故徐之才又称徐王。徐之才撰有《徐王八代家传效验方》行世。唐朝孙思邈称其"位望隆重"。明代户籍制度沿袭元代，管理更严，户口分为民、军、医、儒、灶、僧、道、匠等。医户之家，必须代代有人继承医业，不许变更。明律规定："不许妄行变乱，违者治罪，仍从原籍""若诈冒托免，避重就轻者，杖八十。"规定太医院每三年要清查造册一次。明代的医户籍，产生了众多世医出身的医生。明代还对医户之世医进行考试定级，优者晋升医官，良者定级医士，较差者名为医生。

什么是中医学史？中医学史是不是一门科学？我们学习和研究中医学，特别是学习和研究中医学发展史，必须对之有一个比较清楚的认识。

中医史是研究中国医学科学起源、进步、成长、发展的过程，并总结其历史经验和规律性的一门科学。为求得对中医史之研究内容有一明确的认识，首先要弄清什么叫中医学。医学是一门科学，并无人提出异议，但对中医学是否科学，有些人受一些西方观念的影响，对中医提出质疑。这实际上是他们缺乏科学态度的一种宗派偏见。中医学与西医学一样，都是旨在通过研究人体的生命活动，以做到防治疾病、增进健康、延长寿命、提高生产力的一种知识体系和实践活动。就此意义而言，说中医学不是科学是毫无理论依据的。他们抓住中医学的某些传统理论与认识方面尚存在着的不完善之处，得出中医非科学的结论，是一种无知的表现。

中医学在其发展过程中，总是要受不同时期的不同哲学思想的影响。因此，要学习研究中医史，总结其发展的历史经验教训，探索其发展的客观规律，就必须运用历史唯物主义作为指导思想，否则就很难对各个历史时期不同哲学思想对医学发展的影响做出正确的判断，也不能对不同时期不同医学家所受到的不同思想意识、宗教观念、社会地位等因素的影响进行正确的分析，进而得出符合历史实际的结论。

中医学的发展，具有很强的继承性。其理论、医疗技术、疾病认识、诊断方法等，每一次的进步或创新，都是在继承前人的基础上实现的。作为一位医学家，欲掌握医学或在医学领域取得创造性成就，就必须系统学习和掌握前人和当代人在这方面积累的知识和经验教训。前人的知识和经验，能为后人提供向上攀登的阶梯，避免后人再枉费心力地平地徒步摸索。研究中医的过去，是为了总结历史经验，给中医史以正确的地位；而更重要的是，为我们现代中医学的发展提供可以借鉴的经验。因此，我们认为，中医与中医史同其他学科一样，是一门科学，是一门发展医学科学和文化事业时必须予以足够重视的科学。

中医史的研究范围十分广泛。首先是中医通史，即以中国各民族医药卫生之形成、发展的全过程为研究对象，以发生、发展的历史时期之先后编年叙述。其次是断代史，即专门研究一个时期的中医学发展历程，如先秦医史、隋唐医史等。再次是医学专科史，例如中医内科学史、外科学史、骨科学史、预防医学史、解剖学史、医疗技术史、针灸学史等，专科史之研究是一个越来越广阔的领域。还有民族医学史，这是在我国近些年来才被日益重视的一个医史领域，例如藏族医学史、维吾尔族医学史、蒙古族医学史等。最后是疾病史研究，这也是医学史研究的一个重要方面，例如传染病学史、天花史、疟疾史、冠心病史等各种疾病的认识历史、治疗发展历史、诊断史、预后认识史等。疾病史既可是一个疾病或多个疾病的系统叙述，也可是一个侧面的历史经验专叙，所以说，疾病史的研究是一个很广阔的领域。医史研究还必须包括理论研究。例如医学的起源问题，医史人物之评价问题，医学发展的历史分期问题，医学发展与宗教、政治、经济、哲学思想等诸种因素的关系，医学发展与外界的交流问题，东西方比较医学史，中国医学思想史等，这些都属于医学史研究的范畴。当然，中医学书籍史，或称之为中医文献史，其内容包括中医书萌芽，最早的中医书，中医书之发展、传抄、刻印、校正、校勘、注释、训诂、辑佚等，以及相关的版本学史、目录学史、教育史等，也都是中医史研究的组成部分或相关部分。

公元20世纪上半叶的中国，是一个社会剧烈动荡，帝国主义列强侵略蚕食，革命反革命斗争激烈的政治变革时期，也是一个由乱到治，由衰败到图强进步对比明显的历史时期。中医史在此期间，既有遭受到残酷取缔的血泪史，也有适逢历史上从未有过的复兴创新的巨大进步的喜笑颜开史。当然，我们既不能忘记血泪斑斑的苦难史，更不能忘记获得巨大复兴进步的来之不易的历史经验与教训，一定要团结一切力量，为继承、发扬和创新中医而共同奋斗，一定要力戒排他、宗派之风，去争取中医更大的辉煌。

学习中医史重要的意义如下所述。第一，它可以增加人们对医学发展历史知识的了解，开阔视野，并可从中吸取和借鉴前人成功的经验和失败的教训。任何一位有成就的医学家，都具备善于吸取前人经验的修养。不懂得医史，对前人积累的知识一无所知的人，是绝对不会在医学领域中取得创造性成就的，更不会成为医学巨人。第二，学习研究历代医学家研究医学的思想方法，并总结其横向和纵向的发展关系，分析他们成功的经验或失败的教训。这对医学生以及广大读者不断改进自己的思维方法和具体研究方法，创造出有利于自己的方法和条件并取得成功，是十分有益的。同时，这样的深入研究，可以帮助自己看清某些事件、学说、理论在历史上的发展过程，有利于认识客观的发展规律。这对选择科研方向，确定突破点，制订近期或较长远的科研计划或规划，将提供十分有益的借鉴和启示。第三，学习和研究医学史上颇有成就的医学家的成长道路、治学态度、工作方法、学术思想等，一定会对我们现代各类人才的培养，具有很好的帮助和促进作用。第四，学习研究中医史，探索社会政治、经济制度，哲学思想，宗教伦理，科学技术对医药卫生发展起到的作用是积极促进，还是消极抑制，并从中总结出历史经验和规律。这对制定和评价我国卫生工作的方针政策，也是一个可供参考的重要方面。第五，通过学习研究中医史，揭示中医学的本质及与其他医学体系相比的特点或优势。这不但可以为我国中医学的继承发扬提供有价值的借鉴，而且也可以为西医学的科研设计、选题、研究方法，提供有益的启示。此举也会有助于让中、西医二者间彼此得出一个比较正确的评判，从而促进中、西医的团结合作和学术交流。最后，我们还必须强调一点，学习和研究中医史，以及进行中医史同西方医学发展史的比较研究，不但可以提高我们的民族自尊心，增强我们的爱国主义情怀和民族自豪感，而且有助于帮助我们克服盲目骄傲和故步自封的思想。这对我们正确对待中医学和西医学的学术和学者，都是非常必要的。

中医史之评价问题。中医史作为一个学科，其发展的历史可追溯到很久以前，但相对于其他成熟的学科来讲，它又是相当年轻而幼稚的。中医史之研究历史，在两千多年前即已开始，例如太史公司马迁撰写我国第一部编年体史书《史记》时，即为春秋战国名医秦越人和西汉名医淳于意专门立传，其实事求是的论述方法和鲜明的褒贬态度脍炙人口。此后，历代治史者继司马迁之遗风，不但撰写了著名医学家的传记，而且增加了医学著作目录、医事管理制度、疫病流行状况，以及医学教育、医家考核、医籍校勘、药典编纂等内容，洋洋洒洒，甚为可观。关于医史专著之出现，据现知者当以唐代甘伯宗之《名医传》为最早。在此之后，相继有宋代周守忠之《历代名医蒙求》，明代李濂之《医史》，清代王宏翰之《古今医史》及徐灵胎之《医学源流论》等。但这些著作，基本上均系名医传记，直到 1919 年，陈邦贤先生之《中国医学史》一书的出版，才填补了编年体医学史的空白，继而有王吉民、伍连德合著的《中国医史》(英文版)，李涛先生的《医学史纲》。笔者认为，中国医学史，既是一门历史悠久的学科，又是一门相当幼稚的学科。作为一门有着悠久历史的学科，后来人就应该继承其优良传统，汲取其经验教训，携手并肩，站在前人搭建的阶梯上前进；作为一门还比较幼稚的学科，我们学习和研究中国医学史时，就要更加勤奋地耕耘，更加深入地探讨中国医学发展的历史经验和客观规律。20 世纪中后期，医史学家的专著相继出版，包括我的《中国古代医学史略》在内，大约已有十余种之多，可谓史无前例之繁荣。但专论中医史者，本书之前，可能没有先例。

如何学习研究中国医学史？要讲清楚这个问题确非易事，这里只能就研究方法问题，举要简介一二，以期诸位医史爱好者，对此有个概括的了解。

首先，对于古代医学人物、事件、制度等，都要做历史的、唯物的分析研究，使自己的认识和研究结论，尽可能符合或接近历史的本来面目。对待中医史，要学会历史地看问题，将人物、事件、制度等，置于其存在和产生的历史时代进行分析，并加以研究，一分为二地评价，恰当地扬弃和继承，既不苛求古人，也不能随意将其现代化。

其次，必须充分收集大量的有关史料，构建学习研究中医史的坚实基础。从事任何医史课题的研究，都必须通过广泛深入的调查研究，尽可能全面地搜集、掌握史料，这是十分重要的。中医史料，有直接史料和间接史料之别。直接史料，也可称之为第一手史料，例如医学家著作手稿、信件、历史档案、考古发掘等。这类史料真实可靠，原始质朴，最有价值，是分析研究的重要依据。间接史料，也称第二手或第三手史料，例如有关书籍文献、研究者评价、文学艺术作品、民间传说故事等。这类史料虽然不如第一手史料真实可靠，但许多无法寻找直接史料的课题之研究，如医学起源问题等，也只能依靠第二、三手史料的搜集整理研究，力求得出比较符合实际的结论。

再次，要学会对史料进行鉴别。史料既有直接、间接之分，又有真、伪之别。所以，对收集到的史料，鉴别其真伪，判定其价值，尤为重要。如果一个医史研究课题缺乏足够的史料，最多只是得不出确切的结论，而如果引用了错误的或虚假的史料作为依据，必将得出错误的结论。靠伪劣史料，不但会使论点没有什么学术价值，甚至还会成为笑柄。

最后，我们应注意学习掌握各种专门的研究方法。这是指各个不同的课题研究，需要各种不同的研究方法。例如研究古代医学家，就必须掌握确定其姓氏、字号、籍贯、生卒年代等的考察方法，必须懂得避讳、干支纪年、古今地名、中国传统纪年与公元纪年的关系等知识。还必须学会正确评价医学历史人物之学术思想、发明创造的原则和方法。要想做出正确评价，必须首先具备正确理解和敏锐识别其学术思想和发明创造的能力，并应学会对其生活时代的社会背景、生活环境、有影响的师友等，进行客观的考察。又如研究古代医学文献，就必须掌握医书版本之鉴定方法、目录学方法、校勘方法等。为了确定一本书的刊刻年代，掌握文字演变的历史知识、避讳知识、造纸和纸质鉴别知识、刻版版式知识等，也是必需的基本功。对于一项医学科学成就，绝不可以孤立地予以评价，必须掌握在其之前的科学发展状况，以确定其发明创造的基础，进而评判其贡献和价值。同时，还应尽量对国外同时代的医学发展水平有所了解，考察国内外医学之间有无直接或间接的相互影响和联系。其他如考古学、统计学、语言学、民俗学等各方面的知识，在相关课题的研究中，也都会发挥不同程度的作用。所以，学习、研究中医史，往往需要比较宽广的知识面、比较完善的知识结构和灵活敏感的思想方法。中医史研究的学科发展，在20世纪后半叶迎来了不曾有过的春天。1951年中央卫生研究院成立时，就创办成立了医史研究室。而中华医学会医史学分会则早在1935年就已创立，《中华医史杂志》也在1947年创刊，但其活动与研究工作时断时续。直到1978年，我作为中国中医科学院医史文献研究室主任，与北京医科大学医史学教研室程之范主任，联合报请中华医学会、卫生部、中国科学技术协会，请求将中止活动近20年的中华医学会医史学分会复会、《中华医史杂志》复刊，得到了有关领导人的及时批复。经过积极筹备，中华医学会医史学分会于1979年正式复会，同时在京召开了全国医史学术会议;《中华医史杂志》于次年正式复刊。虽然遇到的困难委实不少，但医史学分会40多年来坚持正常工作，平均一至两年举办一次全国性学术交流会议，还曾举办了三次规模空前的中华医学会医史学分会国际学术会议。特别在一个时期，《中华医史杂志》由于经费不足，国内外订户明显下降，面临着被迫压缩篇幅、减少刊期，甚至再度停刊的严峻局面，但在大家的共同努力下，终于渡过了难关，保持连续40多年正常出版。1982年，经卫生部批准，在原中国中医研究院医史研究室、中国中医科学院医史文献研究室的基础上，正式筹建了中国医史文献研究所，我被任命为首任所长(任职至1992年)，从此中医史研究走上了康庄大道，医史学科蓬勃发展。在20世纪50年代中期以后陆续建立的全国30多所中医药院校中，医史教学不断加强，中医史博物馆逐渐增多，现已发展到近十所，文物的征集和保管、利用，得到明显的改善。今知中央已批准建立中国中医博物馆，我辈非常高兴。1978年以来，我国在各高校和科研院所设立了多处中国医学史硕士、博士点，先后为国内外培养中医史硕士、博士、博士后近200名。我国医史学家与国外的交流互访也不断扩大，前来进修、考察中医史研究的国外学者、教授，也日益增多。中国专门讲授、研究中国医史学的学者、教授和研究员以及其他行业的医史爱好者，从20世纪上半叶的不足20人，发展到20世纪末的约300人之众。

中医学，或可理解为中国传统医学之简称。中华民族由56个民族组成，各民族都有自己的医疗保健知识体系，故藏族医学、蒙古族医学、维吾尔族医学等，也都是中国传统医学的重要组成部分。所以，本书在论述中也将其作为重点内容。

《中医史》自然要以介绍中医学发展为主体。中医自公元四、五世纪始，先后传入朝鲜、日本、越南、东南亚、阿拉伯与欧美，特别是在日本、朝鲜等国，曾发展成为其主体医学。近半个世纪以来，中医的针灸、中药等，已传至140多个国家与地区，在不少国家与地区，还相继取得了合法地位。中医早已不单是中国人民保健的医学，19世纪前，她已为人类所共享；20世纪50年代以来，她更加广泛地成为人类共享的医学。

本书的研究方法是，首先重视医学内史研究，其次或涉外史问题。着重论述各个历史时期的继承性发展，注重对创新发明事例的记述。关于章节内容，总体作通史体例，每章则大体上以断代论述，其节其目，尽可能以专科、疾病、人物、文献、轶事等内容述评。为使读者易读、易解，力求章节题目能够反映医学发展的时代特点，结合中国朝代与公元纪年的方法，本书分为绪论、中医药起源、早期医疗实践与医巫论争、经验积累与理论形成、中医学术成果的整理水平的提高、医疗实践领域不断扩大、医学发展呈现集大成的特点、医学全面大发展、医学争鸣与少数民族医学融合、中医学发展的革新倾向、医学发展使普及面扩大与发展中的思想阻力、20世纪中医学发展历程及中医学发展新视野，共12章、129节，书后还附有要事年表等，旨在进行比较全面的论述与评介。

《中医史》，是略于西医传入与发展的中国医学通史，是一部中医学发展史。但中医学的发展是难以摆脱西医之影响的，所以，本书虽以《中医史》为名，突出反映中医历史，然而在论述中除了坚持中医的主体性外，却不蓄意掩盖西医之影响，也不故意回避中西医之间若干紧密相关的内容，旨在唤起人们注意引入现代科学、现代医学为中医所用。这或许就是我撰著《中医史》之方法、目的与意义之所在，如果读者能够从中受益，我将感到十分欣慰。

目　录

第三章　经验积累与理论形成　32

春秋战国时期（公元前770~前221）

中医学在《黄帝内经》《黄帝外经》产生的基础上，在扁鹊之后，便再也没有出现过鬼神观念统治医坛的情形，使中医学始终沿着唯物的道路向前发展着。

第四章　中医学术成果的整理与水平的提高　59

秦汉三国时期（公元前221~280）

秦汉时期，是我国医药学取得重大发展的重要时期。张仲景的《伤寒杂病论》及华佗等著名医学家的杰出贡献，使西周时代《内经》所确立的理论原则与临床实践更紧密地结合了起来。

第五章　医疗实践领域不断扩大　96

两晋南北朝时期（265~589）

公元5世纪之中国，已确立了医学校教育体制，使医学教育逐渐由师徒、父子传授制，过渡到了官办医学校的教育，是为一大进步。

第六章　医学发展呈现集大成的特点　125

隋唐五代时期（581~960）

我国是一个多民族国家，汉族以外的少数民族，也都有自己的医疗活动和医药知识，有些还形成了医学体系，积累了丰富的医药学文献，还拥有医学家的传承与发展。这都是今天的"中医"这个概念所不能包括的。

第七章　医学全面大发展　184

两宋时期（960~1279）

北宋诸帝多关注医学，甚至亲自征集医方，治疗病人，编撰医书。仕途不通的知识分子，在"不为良相，愿为良医"的思想指引下，改变了过去以医为小技、为耻之观念，壮大了"儒医"队伍，促进了医学理论水平的提高与技术的普及。

第十章　医学发展使普及面扩大与发展中的思想阻力　342

清时期（1644~1911）

统治者大兴文字狱，促成学术界转而大兴考据之学，医学领域在古文献整理研究上获得进步的同时，思想则遭受到严重的制约。若干创新发展只能昙花一现，即被淹没在保守的思潮之中，这严重阻碍了科学技术和医学科学的发展。

第十一章　20世纪中医学发展历程　434

20世纪前50年，卫生事业的行政管理大权，基本上为国外留学回国的西医所掌握。而人数数十倍于西医的中医，则完全处于在野无权的地位，这种畸形必然造成唯西医科学而排斥中医甚至废止中医的局面。

第十二章　中医学发展新视野　459

中西医结合研究继承了中国传统医学的丰硕成果，50多年来取得了丰富的成就，对世界医学发展的一些重要领域给予了启迪，从而促使许多现代科学家重视中医药并参与研究中医药。中西医的合作研究正在改变着科学家们陈旧的观点。

第一章
中医药起源

（公元前21世纪前）

我们伟大的祖国是世界上最古老的文明古国之一。据现代考古学家和人类学家研究，远在 170 万年前，我国境内就已有了人类居住。自公元前 30 世纪开始，中华民族在自己的生产、生活实践中，为人类文明、文化、科学技术、医药卫生等做出了许多杰出的贡献。中医药学在其发生、发展过程中，无论是其掌握的医疗技术、对疾病的认识，还是诊断技术、药物知识，都曾走在人类医药学发展的前列，为人类健康事业做出过杰出的贡献。但令人遗憾的是，先前中医学由于种种内外因素的影响，未能及时把握自己现代化的时机。然而令人欣慰的一点是，它并未因此而如其他民族的传统医学那样衰落消失。在 20 世纪初期，当现代医学突飞猛进之际，中医学遭到了否定和全面批判，但它没有衰落，也没有被消灭，反而以顽强的生命力，沿着自己的道路在缓慢地发展着，在广大人民的信赖和支持下，不断探索创新发展的新途径。

中医学之研究，不但有着伟大的历史意义，更有着极其重要的现实意义。它的理论，它的医疗经验，在近几十年研究中所取得的成果，已经为世界许多国家的医学家、科学家所重视。他们纷纷与中国学者携手研讨，共同为继承发扬中医学以丰富人类卫生保健事业的伟大实践作出新的贡献。可以毫不夸张地说，我们中华民族的传统医学内容极其丰富多彩，古典医药文献之富，有效医疗技术之多，理论之独具特点等，尚没有其他国家或民族的医学内容能与之相比。所有这一切，读者不禁要问许多个为什么。那么就让中医学发生、发展的文明史来向大家做出历史的客观回答。现在就请大家耐心地从中国医药卫生的起源读起。之所以要求大家有耐心，这是因为医药卫生的起源，往往涉及一些比较枯燥的历史资料，或是若干传说故事、神话之类的追述。只要你有耐心，一定会随着阅读而产生浓厚的兴趣。如此，相信大家会对中国传统医药卫生的起源有一个全新的、比较正确的了解和认识。

第一节　中国考古学研究与猿人的疾病和卫生状况

20 世纪以来，中国考古学家、人类学家的考古研究，取得了举世瞩目的成绩。先是 1929 年 12 月，我国古人类学家裴文中教授在北京周口店发现了北京猿人头盖骨，或称北京人；其次，1964 年在陕西蓝田发现了蓝田猿人的头盖骨；再次，1965 年在云南元谋发现了元谋猿人。元谋猿人生存的绝对年代距今 170 万年左右，他们已能制造和使用石器，可能已会用火。蓝田猿人距今 115 万 ~65 万年，已能打制石器，制造刮削石器。北京猿人，距今约 70 万 ~23 万年，基本上已具有现代人的形体特征，已能制造和使用石器与骨器。从北京猿人生活的洞穴内发现的木炭、灰烬、烧石、烧骨等痕迹，证明北京猿人在用火与保留火种方面，有了很明显的进步。

北京猿人、蓝田猿人、元谋猿人的相继发现，为我们研究中国古人类提供了非常丰富的实证资料，其人体发育、生活遗存等，也为我们研究中国最早的疾病、卫生等，提供了宝贵的依据。

为什么叫作猿人呢？这是因为经过人类学家研究发现，猿人的头脑等既有猿类的特征，同时又具备了人类的特征，他们已从猿类向人类进化，所以人类学家称他们为猿人。猿类进化到猿人，经过了若干个百万年。到了猿人，由于他们已

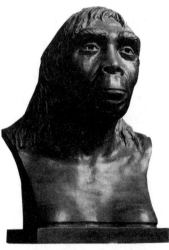

北京猿人复原像

据1929年于北京房山周口店发现的约50万年前的猿人头骨等复原。北京人是中国旧石器时代的早期人类。

能从事一些简单的劳动，并能创造生产价值，特别是对火的利用，让他们的饮食习惯由生食过渡到熟食，加速了脑的发育和消化系统的进化。如此又经历了两百多万年的漫长时间，古猿人进化到了古人。古猿人属于旧石器时代早期，古人则属于旧石器时代中期，距今约二十余万年。我国进入旧石器时代晚期，是古人进化到新人的时期，距今约四五万年，如广西的柳江人、四川的资阳人、内蒙古的河套人、北京房山周口店的山顶洞人。在整个旧石器时代，人们只知运用自然的石块，或只会打制粗糙的石器作为工具，从事狩猎等生产劳动。此外，早期的人类也依靠采集自然界植物的果实、种子、根茎为食。《墨子·辞过》中所记载的"古之民未知为饮食时，素食而分处"，正是这一时期古人生产生活方式的生动写照。到了晚期，由于原始人群已能制造和利用石棒、石矛等简陋生产工具，因而拓展了食物来源，动物性食物增多，此时也就进入了渔猎时期。经过数万年、十数万年乃至数十万年经验的积累，在自觉或不自觉的无数次重复实践中，一些植物的根、茎、叶、果，动物的肉、血、内脏等食用后在人体中的作用以及反应，逐渐被认识。例如何物可以止痛，何物食之令人吐泻，何物能使人眩晕和不适等。这些经验自然而然地被一代一代地传授下来，这种十分朴素的经验积累，应该说是我国最早的医药知识的萌芽。

六七千年前，在中国大地上，已经多有人烟，出现了诸如河姆渡文化、仰韶文化等新石器时代文化。在这个时期，我们中华民族的祖先，已经创造出了比较先进的渔猎工具，更进行了农业水、旱田生产，农业生产工具也在不断改进。渔猎工具不但有鱼叉和石枪，还有渔网。在狩猎方面，最有意义的是已经发明了弓和箭。恩格斯说："弓、弦、箭已经是很复杂的工具，发明这些工具需要有

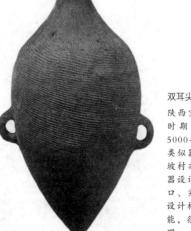

双耳尖底陶罐

陕西宝鸡仰韶文化时期（约公元前5000年）的陶器，类似器具于西安半坡村亦有出土。该器设计巧妙，其小口、尖底与两耳的设计构成了汲水功能，很符合力学原理。

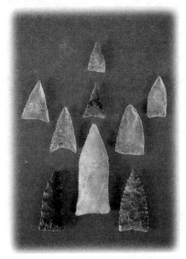

石镞
内蒙古赤锋出土的石镞既是狩猎器，也是原始人针刺、放血、放脓的医疗器具。

长期积累的经验和较发达的智力。"弓箭用于狩猎，从而大大丰富了人们的食物来源，也改变着人们的生产、生活条件。猎取动物特别是猛兽，又给人们带来了外伤，从而产生了外伤治疗的需求。治疗外伤之医疗技术可能就是在这样的基础上发生、发展的。砭石、木刺、石针、骨针，已有考古发现，它们既是生产工具，也可用于医疗。

在我国辽阔的土地上已有大量新石器时代的文化遗址被发现，除上述河南渑池仰韶村之"仰韶文化"（约公元前 5000~ 前 3000 年）外，还有甘肃和政半山与青海民和马丁的"半山—马丁文化"，山东汶河两岸的"大汶口文化"（约公元前 4500~ 前 2500 年），山东历城龙山镇的"龙山文化"（约公元前 2800~ 前 2300 年），等等，都是颇具代表性的氏族社会遗存。"仰韶文化"属母系氏族社会，"大汶口文化"早期属母系氏族社会，晚期则属父系氏族社会，"龙山文化"已属父系氏族社会。我国新石器时代先民所创造的生产、生活工具以及居处的房舍建筑，均较旧石器时代有了很大的进步。

有了人类，就有了人类的医疗保健活动。远在北京人时期，由于外界环境恶劣，人们的生命和健康受到疾病、外伤的严重威胁，据对 40 多个北京人个体的统计，其中约有 13 人只活到 14 岁左右。《吕氏春秋·恃君览》记载："昔太古尝无君矣，其民聚生群处，知母不知父，无亲戚、兄弟、夫妻、男女之别，无上下、长幼之道，无进退

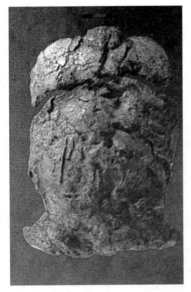

蓝田人头骨化石
1964年，于陕西蓝田公王岭发现的距今约80万年前的蓝田人头骨化石。

揖让之礼，无衣服、履带、宫室、畜积之便，无器械、舟车、城郭、险阻之备。"这段描述是对我国原始社会早期先民群居野处，尚未创造出文明文化时的一个比较系统的论述，当然也还谈不上医疗经验的积累和医药知识的总结。

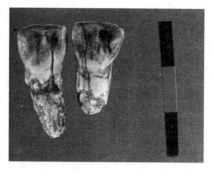

元谋人牙齿化石
1965年于云南元谋发现的约170万年前的直立人牙齿化石。

中国猿人属于晚期直立人。蓝田人脑容量已有 780 毫升，头骨骨壁厚度与北京人相当，牙齿与北京人女性接近。北京猿人脑容量已达 1059 毫升。大脑左半球略大于右半球，说明其使用右手更多。从脑部结构看，北京猿人可能已有了语言。北京人的四肢骨与现代人的基本一致。经研究认为，北京人男子的平均身高为 1.65 米，女子平均身高 1.5 米，稍矮于现代人。在山顶洞人中，共发现 8 个不同年龄的个体，其中婴、童与少年各 1 人，成年 5 人，只有 1 人超过 60 岁，他们的脑容量达到 1300~1500 毫升。男性的平均身高为 1.74 米，女性为 1.59 米，与现代人已无明显差异。通过比较可知，猿人与山顶洞人在体质、智力方面仍存在着比较明显的差别。

关于他们的疾病，我们仅能从骨质化石等的检查研究中略知一二。我国原始人的口齿疾病、创伤疾病与骨关节疾病（牙周病、氟牙症、龋齿、牙槽脓肿、牙磨损，头盖骨外伤甚至严重破裂综叠黏合痕迹），不乏可靠的认识资料。骨质增生、骨折、骨结核的致死率很高，婴幼儿死亡率之高也十分惊人。例如，从半坡 73 具婴幼儿瓮棺中发现，死者平均年龄不足 1 岁。

第二节　关于医药卫生起源的若干论点

医药卫生究竟是如何起源的？这是一个难以做出具体回答的问题。因为没有直接的史料与依据，基本上要根据非常有限的相关史料，作出判断并提出可能的认识意见，或以推断力求得出符合历史实际的看法。

一、语言的产生与医药卫生

人类语言是伴随着劳动生产和生活需要而被创造出来的。恩格斯说："劳动的发达必须帮助各个社会成员更紧密地互相结合起来……这些在形成中的人已经到了彼此间有什么东西非说不可的地步了。"有声语言帮助人们发展自己的思维，交流个体之间的感受，组织人群间的捕猎等生产劳动，传递人们在生产劳动中所积累的经验，包括医疗救护经验等。因此，语言的产生，对于社会的发展，文明的进步，生产、生活与医疗卫生经验的积累等，都有着巨大的推动作用。

二、火的利用与卫生

另一个伟大的发现，就是自然火的使用，特别是发明取火的方法，为人类文明与文化的进步作出了更为巨大的贡献。所以恩格斯作了这样的比喻：火的发明和应用对人类文化的作用，比数千年后发明的蒸汽机的作用还要大。我国考古发掘证明，生长在我国土地上的中国猿人，无论是北京猿人，蓝田猿人，还是元谋猿人，都已经有了用火的经验。尽管那时用火还处于采取天然火种的阶段，但他们已经学会了保留火种的方法。我们的祖先，大约到了山顶洞人时期，已创造出人工取火的方法，这更是一项巨大的创造发明。火的使用，无论是自然火，还是人工取火，都可以使人们食用熟食、取暖和改善潮湿的生活居处条件。熟食缩短了食物的消化过程，从而减少了许多消化道疾病，提高了饮食卫生条件，促进了人脑的发育。火的使用在御寒取暖和

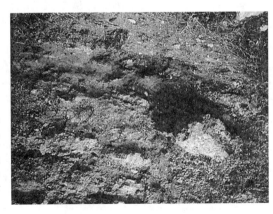

北京人用火的遗迹
在北京房山周口店北京人洞穴中发现了大量木炭、烧石、烧骨等痕迹，其灰烬厚达6米，说明北京人已会用火，而且已经会保存火种了。

改善潮湿居处等有利于人类身体健康方面的作用更是显而易见的。火的使用改变了人类自身的生理结构，提高了人类对自然界的占有程度，不要说火的使用在远古人类生产、生活中的价值，即使今天，又有哪一个人的生活可以无火而自处呢？

在我国古代文献上关于燧人氏钻木取火的记载是很多的，这些记载正是对这一历史阶段中人们生活状态的生动刻画。譬如：《礼含文嘉》中所叙述的"燧人氏钻木取火，炮生为熟，令人无腹疾，有异于禽兽"；《韩非子》中更记载有"上古之世……民食果蓏蚌蛤，腥臊恶臭而伤害腹胃，民多疾病。有圣人作，钻燧取火以化腥臊，而民说之，使王天下，号之曰燧人氏"；《白虎通义》中的"钻木燧取火，教民熟食，养人利性，避臭去毒，谓之燧人也"。燧人氏生活的时代就是我国原始社会从利用自然火进步到人工取火的时代。我国考古发现之元谋人、蓝田人、北京人、山顶洞人，其居处都有用火的灰烬层被发现。联系这些文献记载可知中华民族是最早使用火以改善自己的生理卫生条件的民族之一，他们创造的文明与文化居于人类前列也非偶然。火的使用，特别是人工取火在中华民族的保健史上有着划时代的意义，它使我们中华民族第一次掌握了自然现象，并用以为自身的生活和卫生保健服务。中华民族采用人工取火来御寒、防止冻伤和因严寒而引起的疾病；减少野兽的伤害；进行照明以减少黑暗之生活和眼疾。火的使用改变了茹毛饮血的生活方式，既减少了肠胃疾病，又扩大了食物范围，改善了饮食卫生。"最重要的还是肉类食物对于脑髓的影响……因此它就能够一代一代更迅速更完善地发展起来。"由此可知火的使用对于促进中华民族卫生保健的萌芽是何等重要。

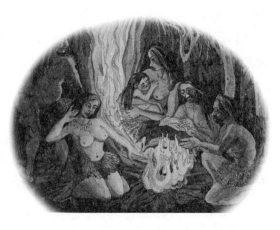

燧人氏钻木取火
今人杨晶据文献绘制
之原始人用火图。

三、房舍建筑与医药卫生

《韩非子》曾对远古的居处卫生起源作过论述："上古之世，人民少而禽兽众，人民不胜禽兽虫蛇，有圣人作，构木为巢，以避群害，而民悦之，使王天下，号曰有巢氏。"《礼记·礼运》也有"昔者先王未有宫室，冬则居营窟，夏则居橧巢"的论述。《墨子·辞过》还作了"古之民，未知为宫室时，就陵阜而居，穴而处"的记述。有巢氏生活于我国历史上的原始社会早期，尚未创造房舍之时。营窟以避严寒和野兽之袭击，构木为巢则能防酷暑和群害。尽管营窟和构巢之居处条件仍然是非常原始的，但比单纯的穴处野居却有了极大的进步。因为，我国原始人群已通过劳动设计而改善了居处条件，使自己拥有了卫生的居住环境并能防止被野兽伤害。以有巢氏为代表的先民所做的这些创造，虽然他们未必认识到这一点，但实际上他们已经创造了中华民族最早的居处卫生。随着社会的进步，中华民族的居处卫生也得到了不断的改善。《周易·系辞》："上古穴居而野处，后世圣人易之以宫室，上栋下宇，以待风雨。"《墨子·辞过》更进一步指出："为宫室之法，曰：'室高足以避润湿，边足以圉风寒，上足以待雪霜雨露。'"

在这漫长的岁月里，中华民族在营窟构巢的基础上，创造了筑土架木，建造半地穴式的圆形、方形小屋或长方形大屋的方法，又经过改进而使这些房屋成为完全的地上建筑。例如在河姆渡文化遗址中发现的7 000多年前的干栏式木结构建筑中，已有榫卯构件，最大的房屋长达20多米。在半坡村遗址的人群居处中，已可见到圆形或方形的房屋建筑，每一房舍均有门，室内中间有生火之炉灶，众多房舍周围还有防止野兽袭击的深沟，并且在围沟（相当于后世的村墙城池）之内、房舍之侧还有埋葬幼儿的陶罐和成人的墓地。所有这些，不但反映了六七千年前我国在房屋建筑方面已达到了相当高的水平，同时也可看出在筑房屋、设壕沟之后，先民们得以避风雨、防虫兽，从而大大增强了适应大自然的生活能力。特别是埋葬制度，无疑达到了预防疾病传播的效果。

四、服饰与医药卫生

衣服，对人们的保健卫生有着重要价值。我国古代文献对原始人创造服饰前后的状况曾有过生动的描述："古初之人，卉服蔽体，至辰放氏，时多阴风，乃教民搴木茹皮，以御风霜，绚发闿首，以去灵雨，而人从之，命之曰衣皮之人。"又说："太古之时，未有布帛，人食禽兽肉而衣其皮，知蔽前，未知蔽后。"《白虎通义》："古之时……能覆前而不能覆后，卧之詓詓，起之吁吁，饥即求食，饱即弃余，茹毛饮血而衣皮革。"所有这些都说明，在人类脱离了猿类之后，劳动、意识、语言和思维活动等的发展，使人类生活和追求的目标日趋进步，在衣着上产生了原始的文明，人们由裸体而进化为半裸体，即所谓"知蔽前，未知蔽后"的衣着状况。在山顶洞人遗址中发现的纺轮和一端带孔的骨针，显然是用以缝制兽皮为衣的工具。在我国许多新石器时代遗址中，都曾发现有纺轮，这是当时的人已能用植物纤维纺线缝制衣服的确凿证据。如在仰韶遗址发现有石纺车、骨针，在西安半坡村遗址发现有陶纺轮。一些出土的陶器上有布纹饰，是当时已可编织结网的有力证据。原始人从赤身露体、没有衣服的生活，发展到以兽皮、树皮为衣，乃至后来创造发明了纺线、编织、缝纫的方法，后又有夏衣冬服，这是人类卫生保健的又一次飞跃式的进步。服饰不仅改善了人们的生活条件，减少了疾病，而且大大增强了人们适应自然界寒暑变化的能力。

以上是对原始社会及先民在语言、用火以及衣、食、住等方面，为中华民族早期的卫生保健所做的卓越创造的一些简要说明。

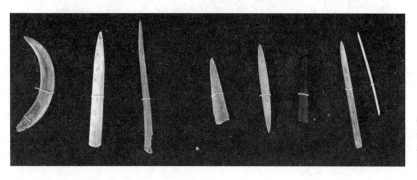

新石器时代的骨针、骨锥、骨镞等，它们既是生活用具，也是医疗保健器具。

第三节　中国汉晋前学者论述中医起源

一、关于医药知识的起源

医药起源由不自觉到自觉，经历了一个十分漫长的历史时期。有关其起源的讨论也已有着十分悠久的历史。西汉刘安在《淮南子·修务训》中曾就中国药物的起源问题做过如下论述："神农……尝百草之滋味，水泉之甘苦，令民之所辟就。当此之时，一日而遇七十毒。"这一论点为许多学者所引用和发挥。《史记·补三皇本纪》认为："神农氏以赭鞭鞭草木，始尝百草，始有医药。"《史记通鉴》也说："神农尝百草，始有医药。"《通鉴外记》也指出："古者民有疾病，未知药石，炎帝始味草木之滋，察其寒温平热之性，辨其君臣佐使之义，尝一日而遇七十毒。"《帝王世纪》的作者，晋代针灸学家皇甫谧在前人论述的基础上，曾做过这样的论述："伏羲氏……乃尝味百药而制九针，以拯夭枉焉。"又说："（黄）帝使岐伯尝味草木，典主医病。"这些有趣的论述，距今虽已有两千

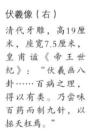
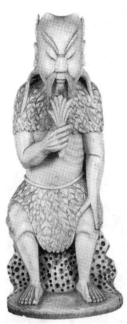
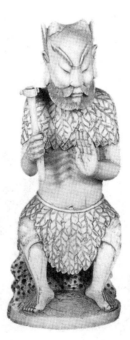
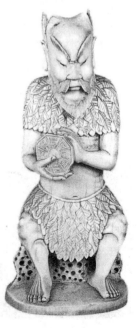

伏羲像（右）
清代牙雕，高19厘米，座宽7.5厘米，皇甫谧《帝王世纪》："伏羲画八卦……百病之理，得以有类。乃尝味百药而制九针，以拯夭枉焉。"

神农像（左）
清代牙雕。

黄帝像（中）
中医学始祖《内经》乃托名黄帝所作。

年，尽管其中不乏神话色彩，但确实是我国原始社会早期及其以后人们在寻求食物过程中逐渐认识某些药物作用的生动描述。大体而言，伏羲氏反映了我国原始社会渔猎畜牧时期的早期；神农氏反映了六七千年前我国原始社会晚期农业出现的时期。无论是渔猎时期的肉食，还是农耕时期的素食，或是更古老时期的采集野生食物，都要有千千万万个人每天进行着多次饮食的实践。所谓"饥即求食，饱即弃余"，哪些植物之种子、块根、枝叶、茎干可食或有毒，哪些动物之肌肤、皮肉、内脏血髓可食或有毒，哪些湖河山泉之水可饮或有毒，先民们必须不断实践，积累经验，这些过程我们是完全可以想象的。可饮食者即逐渐被先民们用以充饥和补充营养。有毒者则逐渐地积累着先民们关于毒性反应的认识：能使人眩晕，能使人呕吐，能使人泄泻，能使人汗出……这些毒性反应，也可视之为先民们对原始药性的感性认识。重复出现多了，积累多了，就会日益由不自觉的经验积累向着自觉的总结认识过渡，虽然这种过渡是十分漫长的，但这种过渡是不可缺少的。偶然的误食使腹胀、胸满等病症减轻或消失，人们便逐渐认识了物质的药性，这正是医药起源的真实历史。这样的实践经验多了，药物也就从而得以丰富起来。

二、关于针刺疗法的起源

有人以为针灸的起源早于药物，这一结论可能是一种主观的想象推断，很难有确切的依据。针或灸的医疗方法，都需要借助医疗工具，且需刺灸人身的一定部位，应该说较难于药物知识的积累。针刺工具之发展，大体上有这样一个过程，即砭石、碱、箴、鍼、针。如此，则其质之发展改进似由砭石到石针、竹针、木刺、骨针、青铜针、铁针、金银针……砭石在远古不仅用于刺病，还更多用于化脓性感染的外科切开放脓，而且这种可能性更大些。晋代郭璞在注解《山海经·东山经》之箴石时说："可以为砥针，治痈肿者。"清代郝懿行《山海经笺疏》认为"砥当为砭字之误"。《南史·王侩儒传》引注，"可以为砭针是也"。汉代许慎

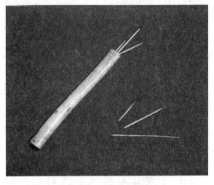

骨针、骨针筒

包头市东郊阿善遗址出土。

在约七八千年前之新石器时代，人们已开始定居生活，制作与使用磨制的石器、骨器，并能烧陶、纺织。当时，磨制的骨针，既是生活工具，也是医疗器物。

《说文解字》注："砭，以石刺病也。"可见，砭石在远古的用处，一是治化脓性感染的脓肿，一是以石刺病，可能包括有针刺穴位的针灸疗法在内，但要确切分清几乎是不可能解决的难题。现在让我们简要引用先贤关于这一问题的有关论述，以为分析研究的依据。

《左传·襄公·襄公二十三年》载有"美疢不如恶石"。东汉经学家服虔在《春秋左氏传·解宜》中注释："石，砭石也。"《山海经·东山经》记有："高氏之山，其上多玉，其下多箴石。"《素问·异法方宜论》叙述疾病的区域性时讲过："故东方之域……其病皆为痈疡，其治宜砭石。"唐代王冰作注时指出："砭石，谓以石为针也。"《汉书·艺文志》有"用度箴石汤火所施"一句。唐代颜师古作注曰："石谓砭石，即石箴也。古者攻病则有砭，今其术绝矣。"现代学者大多认为砭石为针之母体，所以我们在此较多地引述了许多名家对砭石的观点。如果针来源于砭石是正确的，那么要讨论针灸之起源自然就必须弄清砭石之原始用途。我认为针源于砭石的观点是正确的，针灸起源于砭石应该是有道理的。这不但可从文献记载中找出了不少依据，在发掘的原始社会、新石器时期遗址中也有不少砭石存在。数十年前，民间之磁砭等原始医疗方法在若干地区仍有应用，这也是一个有力的佐证。我国考古发掘发现的原始社

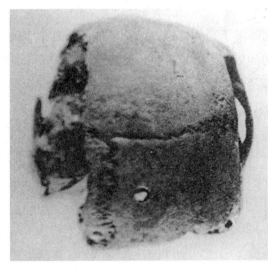

新石器时期头顶骨穿孔的颅骨

青海柳湾1054号墓出土。颅骨右侧中部，有直径7毫米的边缘稍有隆起的圆孔，是我国古代穿颅术的有力见证。

会的砭石、石针、骨针、青铜针等越来越多，它们的形状也大体相似，这给讨论针灸的起源增添了珍贵的资料。根据传统的观点，如《路史》所述"伏羲氏……乃尝味百药而制九针"，很明显，制九针当晚于制针，更晚于砭石之打制和应用。如果伏羲制九针的历史故事有其一定的真实性，那么伏羲处所时代约相当于原始社会的山顶洞人时期，砭石之用于外科、针灸当有数万年的历史。

三、灸疗法的起源

灸疗法当与原始人用烧热的卵石贴身以驱寒，并与把热卵石贴身于某一部位对人体某种不适更有效的经验有关。伴随此类经验的不断自觉积累，灸疗法即从中慢慢诞生。这种推论未必完全符合历史实际，但不无一定的道理。《素问·异法方宜论》在论述灸法的来源时有这样一段话："北方者……其地高陵居，风寒冰冽，其民乐野处而乳食，藏寒生满病，其治宜灸焫。故灸焫者，亦从北方来。"两千多年前医学家如此论述，其根据不得而知，原依据为人们和医学家口耳相传的历史故事，或传说之类的记事也有可能。因此，《内经》中的这段记述，确是我们现代人讨论灸疗法起源的一个重要依据及珍贵的史料。把人们的有关分析、推论，同《内经》仅有的有关论述结合起来考虑，判断灸法始于原始人钻燧取火之后、人们取火用火的领域不断扩大之际，恐怕不会有很大的偏差。

四、关于外治法和按摩导引的起源

原始社会中人们的生活、生产水平低下，为了生存，人与野兽的搏斗，氏族部落之间的争夺，都是经常要发生的。由于格斗，外伤之类的疾患比较多见，加之生活于潮湿环境，甚至无衣服、房舍，外伤、骨折、风湿性疾病等是原始社会人们的常见病。对于环境给人们造成的病害，先民既有一定的认识，也有抵御和预防的思想和措施。关于居处等保健卫生措施已如前述，这里仅引述《吕氏春秋·古乐》中关于原始人歌舞的论述:"昔陶唐之始,阴多滞伏而湛积,水道壅塞,不行其原,民气郁阏而滞着,筋骨瑟缩不达,故作为舞以宣导之。"它真实地描述了远古人们生活于阴暗、潮湿的环境里,因此造成人们郁阏滞着,多患筋骨瑟缩不达的风寒湿痹之关节疾病。于是人们开始用舞蹈的方式运动人体之肌肤关节,预防这些常见的疾病。我国的导引、按摩之发生、发展,与人们在原始社会用以防治疾病的舞蹈有着密切的关系。而用于医疗的按摩、导引技术,历来就与人们锻炼身体、增强体质的武术有着不可分割的关系。按摩、导引既用于人们因过度的体力劳动所引起的肌肉僵硬、关节劳损,也用于因与野兽搏斗或战争搏斗所引起的骨关节折伤脱臼等各种伤害。在原始社会,我国先民在抵御外来袭击和环境带来的病患中,从庆丰收的欢乐歌舞的有益运动中,逐步认识了这些欢乐歌舞对人身的健康和防治上述种种疾病有着较好的作用,由不自觉到自觉地认识、传播,按摩、导引、外治法即逐渐从中诞生。

第四节　中医起源讨论

医学起源问题,虽有各种各样的认识,但在世界医史学界还没有一个统一的观点。中医起源,属于人类医学起源的一个组成部分,在中国学术界早已有不少论述,且富有中国特色。为了综合考察中医之起源,在重视中国学者观点的同时,可结合世界学术界的意见,以期对中医起源作出接近历史实际的结论。

一、关于医学起源于巫的问题

为什么要讲这个问题呢?据我所知,论述医起源于巫者在我国并不多见。的确,我国古代不少文献叙述过巫、巫医等,但他们是被作为一个历史时期的真实存在而被记述的,并没有把医学的起源归之于巫。医源于巫的观点是近代我国一些医史学者从国外引进的。虽然如此,这一观点在我国医史论坛也曾有过较大的影响。大约在一两万年前，我国社会发展到了氏族社会时期，由于生产工具以及先民思想、意识的进步，生产力得到空前发展，一部分人已经可以脱离体力劳动，从事原始的脑力劳动。他们在解释丰收和得来较易的食物时，逐渐产生了对天体、星辰、动物、植物等的推崇膜拜，因而产生了所谓"图腾崇拜"。而氏族间也产生了对自然的崇拜，对祖先的崇拜

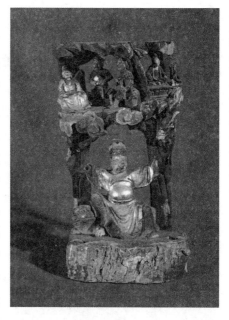

三皇像与药王孙思邈

约明代，木雕，高25厘米，宽15厘米，厚9厘米，分上、下两层。上层自左至右疑为黄帝、伏羲、神农。一说认为黄帝为燧人，但就与医药的关系的密切程度以及衣着来看，当为黄帝。上层之右龛是女娲。下层为药王孙思邈坐虎针龙雕像（残）。

以及神化祖先的行为，在这样的基础上逐渐产生了原始的宗教。我国的不少姓，如牛、马、李、梅、柳等，很可能就是氏族图腾崇拜的遗存。我国的巫及由巫而产生的巫术，大约就是在此时期的基础上逐渐发展起来的。巫是在我国原始社会较晚期产生的，巫医绝不会早于原始社会晚期。关于医学与巫术的关系，我们将在下章专门介绍，这里仅就医是否起源于巫作些简要论述。前面我们已经提过"自从有了人类，就有了医疗活动"，这是比较确切的观点。那么，由于巫是原始社会晚期的产物，将其活动视为医疗活动的起源，就是十分不恰当的结论了。

巫在氏族社会形成时逐渐产生和发展，作为一个社会发展的存在，它曾有过进步的意义，当然不能完全否定其历史作用。巫医既用巫术为人诊治疾病，同时也掌握一定的医疗技术和药物，以解除人们的病痛。但绝不可颠倒历史，把后来产生的巫利用早已有了的医药知识视为医药的起源。巫在医学发展上有过贡献，但绝不是医药知识的创造者、发明者。我们不可以因为巫和巫术曾在原始社会末期和奴隶社会盛行而迷惑了自己的视线。中医源于中国原始社会的人们寻求食物、居处、衣服保健和寻求健康、消除疾病伤害的实践活动中的经验积累，而不

是求神问鬼的灵感所获。

二、关于医源于动物本能和人类的爱的问题

显而易见，关于医源于爱这个观点是舶来品。我们不能否认，人类之间的爱能促使人们为解除他所爱之人的疾痛伤残去寻求医疗方法。然而，有了医药才能去寻求，没有医药之时，只能为寻求食物而认识毒性、药性作用，不会因为爱而遍尝草木果实以寻求医药，这个道理是不难理解的。当然，人类的爱可以促使爱他之人去发展医药，从事医疗活动等。历史上特别是我国古代医学家不乏为了母爱、妻爱、子爱而成为颇负名望的医学大家，但是以为医学起源于人类的爱则过于抽象且不符合历史实际。至于医源于动物的本能，这本身就有一个原则性的错误，即把人与动物等同了起来。主张这一观点的学者确实举了不少例子。譬如，唐代张鷟《朝野金载》曾载："虎中药箭食清泥；野猪中药箭骦荠苨而食；雉被鹰伤，以地黄叶帖之。"又如：猴子会捉虱、拔掉身上的刺，狗腿受伤可以跛行以救护、对伤处进行舌舔清洁。甚至有学者记述埃及鹤便秘时能用长嘴呷水灌肠，非洲熊会食菖蒲治病，等等。这些本能确实是存在的，至少从文

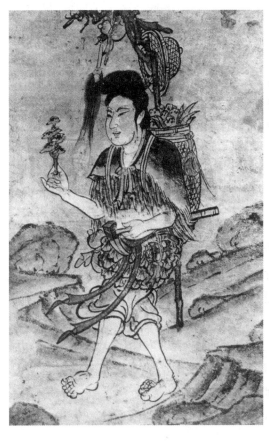

神农像
1974年于山西应县佛宫寺木塔内发现。画像长54厘米，宽34.6厘米，四周刻着里框，彩绘。画中人物，面部丰满，赤足袒腹，披兽皮，围叶裳，负竹篓，右手举灵芝，左手持采药工具，背篓内装满药，其杖上除悬有草帽外，还有药壶等，行于山石间。据考为辽代或以前所绘之神农像。

献中看到过，但可以肯定，动物的这些本能永远不会成长为医药知识。恩格斯曾明确指出："动物也进行生产，但是它们的生产对周围自然界的作用在自然界面前只等于零。"动物的自救本能虽然也能显示其保护作用，但永远只能是本能反射性的保护，不可能有什么医疗经验总结和改进。人类医疗则完全不同。劳动把人同动物区别开来，人们的劳动、语言、意识、思维，可以使自己在劳动中获得原始医疗救护知识，并通过不断地总结经验，自觉地应用观察、交流等，得到不断的改进和发展。因此，简单地把医药之起源归之于动物的本能，显然也是很不妥当的。因为这种观点把人与动物混为一谈，不加区别，而且否定了劳动、经验积累、思维交流的决定性作用。

中国医药卫生的起源问题，是一个十分复杂的问题，由于不可能获得原始资料，要得到完全符合历史实际的结论是非常不易的。然而通过对古代学者的记述和历代医史学家关于这一问题的种种观点的分析研究，得出比较符合历史实际的结论还是有可能的。综观我们古代学者有关燧人、伏羲、神农三皇创造医、药、卫生保健的记述，范文澜先生曾指出："古书凡记载大发明，都称为圣人。所谓某氏某人，实际上是说某些发明，正表示人类进化的某些阶段。"燧人、伏羲、神农、黄帝之创造医药，正是各历史时期的生动写照。其内容虽然也有不足为信的，但就其充分重视来源于劳动、生产、生活中的实践经验之总结这一点而论，这些传说故事的追述确是十分可贵的，很符合我国原始社会医药卫生起源

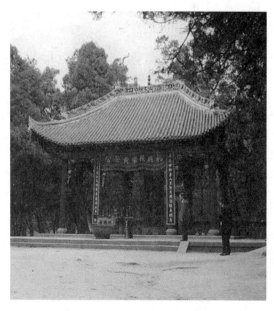

黄帝陵
位于陕西省黄陵县城北桥山上，《史记·五帝本纪》："黄帝崩，葬桥山。"黄帝，中华民族始祖。相传黄帝创始医药，故有黄帝与医药大臣岐伯等论医药而成《黄帝内经》之说。

的历史实际。当然，医药卫生的起源，不可能是一个单一的过程。因此，虽然我们重视人们早期劳动生产的作用，但也不可断然否定其他原因的影响和促进。医药卫生起源很可能是以人们劳动生产、寻求食物、改善居处环境为中心，同时在其他条件、因素的影响下而逐步完成的。这个观点也许更符合或接近中医起源的历史事实。单纯强调源于人类的劳动和生产、生活实践，虽不全面，但也可成立；但若单纯强调巫，或爱，或本能，非但是不全面的，而且很可能是错误的，至少是欠妥的。当然中医起源问题仍然是一个尚待深入研究的问题，不过在研究中我们已可以讨论孰是孰非，通过争鸣去求得更符合历史实际的结论。

第二章
早期医疗实践与医巫论争

夏商西周时期（公元前21世纪~前771）

　　中国文字在此期间已被创造并得到发展和完善。虽然这段时期相关医疗实践的历史遗存资料仍然很少，但较以前却大为改观，特别是殷商甲骨文的大量出土，为探讨其社会、生产、文化艺术和医疗卫生提供了极为宝贵的第一手史料。

　　中国从公元前 21 世纪夏王朝起，原始氏族制即已解体，生产资料的私有制随之确立，社会逐渐分化，并向着奴隶社会过渡，贫富差距也随之产生，奴隶和占有奴隶的奴隶主逐渐成为两个对立的阶级。公元前 16 世纪，黄河中下游的商部落推翻了夏朝，建立了商王朝，300 年后商王朝迁都至殷（今河南安阳县），史称殷商。我国夏商时期的农业和手工业已有长足发展，体力劳动与脑力劳动之分工也已成为可能，从而推进了我国夏商经济和文化的进一步发展，创造了比较先进的古代文化，医药卫生也得到了不断的进步和发展。

　　农业的发展，促进了天文历算的创造和进步，酿酒术也随着农业的进步而发展，所有这些都对医药卫生的进一步发展产生着明显的影响。《淮南子》一书中有这样的记述："清醯之美，始于耒耜。"疾病与季节气候的关系，都是十分密切的。天文历算的进步促进了人们对某些疾病的认识，提高了人们对疾病的防治能力，酒则被广泛应用于疾病的治疗。西周时人们已能测出一年之中的冬至和夏至，继此之后，又能测出一年四季的节气，为人们认识若干疾病之发病与季节气候的关系创造了条件。另一方面，殷商人特别是统治者对鬼神无比崇敬。凡耕种、战争、婚娶、狩猎、疾病等，都要由巫进行占卜以预测吉凶祸福，巫居于一切活动的统治地位。巫的产生曾对社会发展和医药卫生进步，产生过积极的影响，但其后又给医药卫生的发展带来了较大的消极影响。直到西周初期，巫、巫医与医始有分立趋势，尽管此期医学理论尚很幼稚，但出现了医学重新独立发展的萌芽。医与巫决裂已出现了明显的势头，胜利对医学来讲已逐渐成为定局，巫医终于被战胜了。夏、商、西周年间，是中华文化形成的重要时期，石器逐渐为青铜器所取代；冶铜术已很精良，青铜器不断增多。目前已有大量的大型、精美的青铜食器、酒器、祭器以及生产用具在河南、陕西出土。手工业除铜之冶炼铸造外，更有技艺精巧的玉石工、骨雕工等，表明我国在三千多年前文化艺术和青铜冶炼等手工工艺已达到很高的水平。即使在现代科学技术高度发展的今天，人们在参观我国出土的商周青铜器物之后，也无不为其造型之精美、器物之硕大而叹服。然而非常可惜，医药卫生之遗存甚少，不过从这些科学技术、文化艺术之发展状态中，不难推知医药卫生的发展也不会独居其后。

第一节　农业发展促进医药进步

　　夏商时期，农业得到进一步发展。当时人们已发明了木制的耒和青铜的耜、铲等用以进行耕种，并且已经驯服牛来耕田，种植的农作物也已包含谷、黍、麦、稻，可以说中国的农业在当时处于很先进的地位。由于农业的发展，粮食已有剩余，夏代已有用谷物做的酒，商代更有用小麦做酒曲酿制的陈年甜酒。也有用

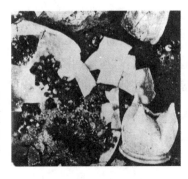

药材（商代）
1973年河北藁城台西村出土，经鉴定有桃仁、郁李仁等，反映了商代用药情况，图为出土时画面。

香草做的香酒，供祭祀时使用。所以，《淮南子》中有"清醴之美，始于耒耜"的记载。又如在《战国策》中也记有"帝女令仪狄作酒，进之于禹"。这充分说明酒的发明与农业之发展有着密切的关系。我国发明造酒已有三千多年的历史，酒

之出现即与医药产生了密切的关系，例如《史记·扁鹊仓公列传》记述："臣闻上古之时，医有俞跗，治病不以汤液醴洒……"醴是甜酒，醴洒为酒剂，也有人认为"洒"是"酒"字之误。

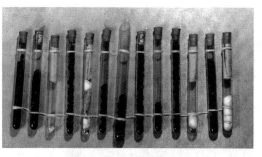

药材标本（商代）
1973年河北藁城台西村出土之桃仁、郁李仁被清理后之标本。

无论如何解释，上古名医俞跗治病不用酒是可以肯定的。秦越人记述俞跗治病不用酒，从行文上看，显然是作为一个特殊例子讲的，所以这可以反证，在上古的医生中，绝大多数治病是要用酒剂的。所以，《汉书》中称酒为"百药之长"。酒和酒剂在医疗上的应用是医学发展史上的一项重大发明，至今仍有着广泛的应用。我们的汉字，已有近五千年的历史，有趣的是，"醫"字，从酉，酉与酒通，生动地体现了酒在医药发展史上的重要意义。

随着人们的农业耕种经验的积累，对何时耕田下种，何时收获，何时种植何种作物可获好的收成等都有了更高的要求，人们对季节气候知识之需要也更为迫切。农业发展对天文、历算提出要求，天文、历算的发展又促进了农业的进步。商朝人已知用星宿测定农业季节，天文、历算正是在这样的情况下发展起来的，其时的农家和从事星宿观测的士，已能把一年分之为春、夏、秋、冬四季和12个月，并已应用干、支相配纪日。这种天文、历算知识不但对农业发展是一大促进，而且能够促进医学家认识疾病与季节、气候的关系。我们可从古文献中关于一年四季的多发病的记述情况发现，商周时期医学家们已在探寻疾病发生、发展与季节气候的关系。

第二节　医食同源与伊尹创制汤液

前已述及中国医药学之起源问题，其中最重要的古代学说之一，就是流传最广、影响最大的"神农尝百草，始有医药"的传

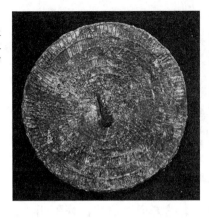

铜镜（商代）
1976年河南安阳殷墟妇好墓出土，直径12.5厘米，商代妇女生活用品。

说。神农氏是以教民农耕而为后代所尊崇的。他尝百草的第一个目的是解决饥饿问题，至于"始有医药"或非自觉的目的，而是寻求食物的不自觉产物。近代学者在论述医药起源问题时，常会自然而然地考虑到这样一种可能：古代先民们在寻找食物的过程中，必然会误食一些有毒或有治疗作用的植物和动物。这些动植物有些使人呕吐、腹泻、发汗，但却意外地治好了某些疾病；有些动植物有止痛、止吐、止泻的作用，当然也有些动植物会导致中毒死亡。先民们在生产劳动与生活中反复多次实践，积累了经验，而这些经验的由来也从不自觉的积累发展到自觉的相互传授，也许这才是神农尝百草的真正内涵。所以说"神农氏"恐怕是一个氏族群体，而并非个体。由此，我们可以得出医食同源（药食同源）的结论。在原始社会，人们对药物作用的认识与寻求食物的过程有着密切的关系。在奴隶社会中这一关系进一步发展，人们从完全盲目地偶然发现，转变为不太盲目地主动寻找药物（并不能完全排除偶然因素，直至今天，某些新药物的发现仍带有偶然性）。商代的建立者汤，与有莘氏通婚。有莘氏陪嫁的奴隶中有一位叫伊尹的，善于烹调。他因为有理政治国的才华而得到统治者赏识，最初汤用他作"小臣"，后为"相"。汤在伊尹的辅佐下，不断积聚力量，终于灭夏而建商。商汤死后，伊尹历佐卜丙、仲壬二王，可见伊尹虽然是出身奴隶的厨师，但也是一位理政治国的政治家。正是由于伊尹出身奴隶，精于烹调，所以能接触和认识到一些植物既是食物又是药物的知识。他不但掌握了精湛的烹调技术，还总结出不少治疗经验。医食同源，可从伊尹的身上得到证明。《吕氏春秋·本味篇》记载伊尹回答商汤提出的有关烹调的问题时曾讲过"阳朴之姜，招摇之桂"。这句话虽然我们今天尚不能做出确切的注解，但姜和桂都是厨师烹调中常用的佐味品，同时又是医师处方中常用的药物。一般群众都有经验，如果突遇风寒或暴雨侵袭，为了预防感冒，普遍会应用姜汤祛风寒。有研究认为，中医最古老的医方可能是桂枝汤。桂枝汤由五种药物组成，其中桂枝、生姜、大枣、甘草四种都是烹调佐料或果品，而且桂、姜正与伊尹所说的"阳朴之姜，招摇之桂"相合。如果说二者有渊源，也并非没有道理。桂枝汤及其加减运用是非常广泛的，至今仍普遍用于临床治疗。

伊尹同商汤论述学问而涉及政事时，曾用医理比照政事，如《吕氏春秋》所说："用其新，弃其陈，腠理遂通。精气日新，邪气尽去，及其天年。"即以人体新陈代谢的道理回答商汤取天下之道。从中也可看出，伊尹不但善理国政，而且精于医理。

医食同源之说，还可以从用中药汤液治病之法中得到证明。远古，人们只能用咀嚼生药的方法治病。后火的应用、陶器的出现，使制作汤液成为可能。汤液比生食草药有更多好处，如扩大了药物应用的范围，有些刺激性药物通过煎煮可减轻刺激性；矿物药应用成为可能，也有利于药物有效成分的充分利用等。同时为单味药向方剂过渡创造了条件。《汉书·艺文志》中已提及论汤液的专书——《汤液经法》32卷。晋代皇甫谧在《针灸甲乙经·序》中指出："伊尹……撰用《神农本草》以为《汤液》"，"仲景论广伊尹《汤液》为数十卷"。皇甫谧把汤液的创造之功归于伊尹，虽不能说是确定的历史事实，但从中药汤剂与人们生活饮食之息息相关的事实来看，还是很有道理的。早在商代之前，火的利用、陶器的出现、烹调技术的发展、对百草的认识等都为汤剂的发明创造了条件。在商代像伊尹这样既精通汤液烹调，又精于医理的人也许不止一个。历史给汤液的创造赋予了可能，至于谁发明了汤液，很可能是许许多多个伊尹式的人物。他们可能是偶然地在不同地点、不同条件下分别创造了汤液。这与神农尝百草有相似之处，所不同的是，伊尹在历史上确有其人，而神农氏则可能是氏族群体的代表，是神圣化了的圣人。

第三节　甲骨文与殷商疾病观

甲骨文是商周时期在龟甲兽骨上所刻的卜辞，即契文，或称作"龟甲兽骨文"。在此应该提到"殷墟文字"和发现甲骨文的故事：清光绪年间，进士、国子监祭酒王懿荣因患疟疾，于1899年从药铺抓药回来查看时，发现名为"龙骨"的中药上有古篆文字。他随即到药铺查看"龙骨"来历，并全部买下中药铺中文字较清晰的"龙骨"回家分辨研究。自此，甲骨文引起学界重视。王懿荣在八国联军攻打北京时英勇抵抗，城破后不愿投降而与妻投井自杀。1904年始有孙诒让（1848~1908）考释研究。1928年后曾多次发掘殷墟，先后出土甲骨达10余万片，内容涉及军事、农业、祭祀、典礼、婚嫁、生育、疾病、田猎、游逸、出入、行止、居处、梦幻、风雨、阴晴等等，其中记有关于疾病者共323片，415辞。这些卜辞年代均属商代早期，即盘庚迁殷到武丁时期，约公元前1395~前1122年。我国甲骨文专家胡厚宣教授曾以《殷人疾病考》为题，发表了他的研究结论。他认为殷人所记录的疾病有：疾首（头病），疾目（眼病），疾耳（耳病），疾言（喉病），疾口（口病），疾齿（牙病），疾舌（舌病），疾身（腹部病），疾止（趾病），尿疾（尿病），育子之疾（妇产病），以及有妇人病、小儿病、传染病等共计16种。另有人统计为22种。由于这批卜辞皆出自殷商王室，因此所记患病之人基本上都是殷商的最高统治者以及王室成员等。记载较多者为殷王武丁，如所记的王疾、王弗疾、王疾身、王疾齿等；其次则是王妃，如武丁之妃育子之疾；再次为王子病之记录，如子㳠（武丁之子）疾目，子弗疾等；此外，还有若干卜辞是问王臣的病如何，只有一条是卜问奴隶会不会死。

从这批甲骨文来看，殷商统治阶级的疾病观是比较简单的，他们认为所有疾病几乎无不为天意、鬼神之作祟和惩罚。这是原始社会晚期和奴隶社会时期鬼神观念兴起之后的必然，因为此一时期巫术在统治阶级中居于统治地位，王室事不分巨细，都要通过巫师向天或祖先问卜。除上述病因认识外，商代人还相信疾病是由统治阶级内部如王妃、王子蓄积蛊毒相互为害引起的，此种观点虽然未必科学，但却比较唯物，较神鬼病因观要进步一些。正因为商代人如此认识疾病，所以治疗方法几乎无不以卜筮求问于上天、祖先，以预测其吉凶祸福，期望祖先赐福，使疾病早日痊愈。由此也可看出巫师之权是何等之大。在此仅摘几例有关疾病的甲骨内容，借以了解其梗概：

"贞旨自疾。"见（乙）2592。

释文：名叫贞的巫师，为病人旨卜问鼻病。

"癸巳卜贞子涣疾目福告子父乙。"见（佚）524。

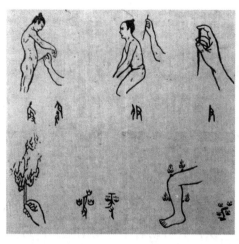

尹、伊、殷、燮、灸字的初文与取象

甲骨文"尹"字，手持针状。

甲骨文"伊"字，手持针刺人背状。

甲骨文"殷"字，手持针刺人腹状。

甲骨文"燮"字，火灸治病状。

金文"灸"字，在人膝关节部位施灸状。

释文：在癸巳这天占卦，一位名叫殷的人问武丁的儿子涣因何患眼病，武丁命臣福祷告子先父小乙。

"□寅卜王疾帚□有古。"（351）

释文：□寅这天占卜殷王武丁之病，询问是否因为武丁的后妃作孽的关系。

"壬子卜宁贞辛亥王八自□王疾有梦唯宅。"（卢静斋藏）

释文：壬子这天占卜，巫师名叫宁，辛亥那天殷王武丁从外归来，病多梦，恐系祸祟所为，特为占卜、卦问。

胡厚宣教授在论述殷人对蛊毒的认识时写道："卜辞言有疾唯蛊，蛊字作𧍪，与《左传》皿虫为蛊之说合，是蛊毒之说。自殷人已信之。殷人虽以疾病之起源为天神所降，或祖妣作宅（祟），但祷告疾病，仅于祖妣，绝不于帝，盖殷人以天神至上独尊，不能以事祖妣之礼事天也。"蛊毒在商周间，乃至春秋战国，多被医家视为病因的重要方面，虽然仍具有神秘的色彩，但从发展上看，较之酷信鬼神作祟之病因观，确是一次不小的进步。由此可见，殷商乃至西周甲骨文字之疾病观念，仍为浓厚的鬼神迷信、巫术所笼罩。奴隶主贵族崇尚鬼神，发展了原始宗教，巫就是在这种特定条件下产生和发展的。巫不但用卜筮的方法占卜吉凶祸福，用祷告去乞求为人灭病免灾，而且还攫取了人们在长期劳动生产、寻求食物的实践中积累的医药卫生知识。他们既用占卜方法，有时也用医药经验，这是奴隶社会晚期巫医的一个特点。所谓巫医

"皆操不死之药"，可见他们并非单纯用巫术为人治疗疾病。

第四节　巫术与巫医的活动

原始社会末期，由于生产力的发展，劳动收获和劳动力有了剩余，社会分工成为可能。人们在为求生存而与大自然斗争的过程中，对于诸如风雨、雷电等许多自然现象以及疾病、死亡等现象，产生了恐惧、疑惑和不解，于是产生了对自然、对祖先、对鬼神的崇拜，进而产生了以能与鬼神相通为特性的职业——巫。巫从体力劳动者中分离出来，从事天象、历法等方面的研究，可算是最早的知识分子。殷周时期，在统治机构中设置了大祝、大卜、司巫等神职官员。这时巫的地位很高，他们不但参与政治、军事之决策，而且还为统治者占卜吉凶祸福。他们认为疾病是一种完全独立的存在，就像衣服一样可以被穿上，也可以被脱下来，而穿和脱完全由作祟者随意掌握。作祟者可能是鬼神，也可能是祖先。要想疾病痊愈，就必须向作祟者祈祷，或者施法术令那些作祟者离去。既然从事"医疗"，就需要寻找病"源"，不过其病源并非客观存在，而是病家或巫师臆想出来的。但一旦确定病因是上神、祖先所为，便设法恳求他们离去，并贡献牺牲，检讨过失，祈祷，使上神、祖先满意而去。他们认为这样病就会痊愈。如果病日益严重，致人死亡，人们则认为是上神、祖先不肯饶恕。如果确认是鬼怪作祟，巫便施术调解，劝告他们离去，如病人有欠于鬼魂的情感、财物，就要清算归还以求谅解。如果认为是妖魔作祟，巫师便要施法术吓唬、驱逐或惩罚他们，以求病人的安宁和疾病的良好预后。

以上巫术，如果说在殷周时期曾治愈过疾病的话，那一方面是因为巫师的祈祷、安抚会对病人起到精神上的医疗作用，使病人问心有愧之类的情志疾病自然而然地因心情轻松下来而痊愈。另一方面，主要是一部分巫医"皆操不死之药以距之"，即他们把劳动者从医疗实践中总结出来的一些药物知识运用于治疗中。例如，《说苑》："吾闻上古之为医者，曰苗父。苗父之为医也，以菅为席，以刍为狗，北面而祝，发十言耳，诸扶而来者，举而来者，皆平复如故。"

《韩诗外传》："俞跗之为医也，搦木为脑，芷草为躯，吹窍定脑，死者复生。"

《尚书·金滕》："周公祷武王之疾，而瘳。"

《山海经》："开明东有巫彭、巫抵、巫阳、巫履、巫凡、巫相，夹窫窳之尸，皆操不死之药以距之。"

《逸周书·大聚》："乡立巫医，具百药，以备疾灾。"

以上文献所记载的，大致是巫、巫医兴盛时期的情况。这时的巫医，俨然是无病不可治愈的大仙。然而实践的检验总是无情的，单凭祈祷、祝由、咒禁之类是不能治病的。近人有将咒禁、祝由视为心理疗法、暗示疗法者，认为应从中吸取有益于调节精神情志者，以使对疾病的治疗获得更好的疗效。同时，巫医甚至"皆操不死之药以距之"，或"具百药，以备疾灾"，其所使用的物质性治疗手段，也会发挥一定的治疗作用。随着时代发展，人们对巫开始怀疑，巫在人们生活中的独尊地位，慢慢发生了动摇，医和巫终于分立，巫医也向医转化。

第五节 医事管理

商代处于奴隶制社会，其官制大约分为三级，政务方面的官员有"尹""卿士"等，位高权重，为辅佐商王者；其次为掌管神权、文化的官员，权位也较高；再次为主管奴隶的事务官，如掌农事的"耤小臣"，管理众人事务的"众人小臣"，管理医事的"疾小臣"。这些小臣官员，实际上只是脱离了奴隶身份的管理者，是商之最低层官员。疾小臣之地位如下所示：

殷王→卿士→疾小臣→巫医

"疾小臣"在甲骨文里作一个字，即"𤕪"，该字由甲骨文专家释为"疾小臣"，是商代宫廷管理疾病医疗的最高官员。随着奴隶社会生产力的发展，社会分工进一步扩大。据《周礼》记载，巫祝与医师已分属于不同职官管辖。医学已摆脱巫术的桎梏，医巫正式

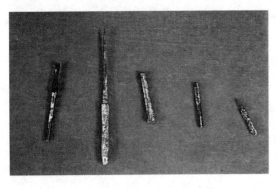

青铜三棱针（西周）
青铜质，分器柄、器身两部分，一枚完整，其他四枚残缺。是商周时期用于切开脓肿排脓和放血疗法之器具。

分离。

《周礼·天官冢宰》："医师掌医之政令，聚毒药以共医事。凡邦之有疾病者、疡疡者，造焉，则使医分而治之。岁终，则稽其医事，以制其食。十全为上，十失一次之，十失二次之，十失三次之，十失四为下。"医师是众医之长，是管理医药行政事务的官员，负责把国中不同病人分配给不同医生治疗，并在年终考查医生的医疗成绩，根据优劣而确定俸禄。医师之下设有士、府、史、徒等职，士负责医疗，府掌管药物、器具和会计业务，史掌管文书和医案，徒供役使并看护病人。当时已有一整套医政组织和医疗考核制度。值得注意的是，此时医案的书写已成为制度，即"凡民之有疾病者，分而治之。死终，则各书其所以，而入于医师"。早在两千多年前就有病历记载和死亡报告的书写，这在人类医学史上是一项很突出的业绩。

《周礼》中不但记载了当时的医政管理制度，还记录了当时医学的初步分科。在医师之下，有食医、疾医、疡医、兽医，各有所司。这是西周宫廷医疗的分科。

医巫分业、医疗分科、医事管理考查制度的建立，是中国医学发展史上的一个伟大转折，是一个全新的起点，为春秋战国至秦汉时期医学大规模发展奠定了科学的基础。

第六节　环境卫生与个人卫生

值得指出的是，在对殷商都城的地下发掘中，发现当时已有城市地下水道的建设，即明渠、暗沟。特别是明渠建设，在污水处理方面大大提高了一步，这种城市环境卫生设施在人类文明史上也是比较先进的。在河南发掘的一处遗址，据说可能是夏王朝

时期的城池。这座城建
在山坡上，为了解决城
市居民饮水问题，已创
造了用陶管引河水入城
的"自来水"工程（有
人认为是春秋战国时期
所造）。其中，水管有
分段之多头闸门、多头
接口和排气孔，有用卵

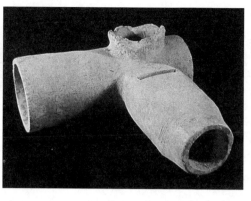

春秋战国时期城市居
民的饮用水引水管
夏商时期，已有城
市排水管道。地下
自来水管道工程，
创始于战国时期，
图示之四通自来水
管，向上者为排气
孔，向前方者为闸
门，可改变水流方
向。管道内径12.3
厘米，格口为套接
式。管道长1.5千
米，即3华里。该引
水管于河南登封阳
城山南麓出土。发
掘的这一自来引
水工程，还有澄滤
池，池底为卵石，
池壁一侧有输水涵
洞，还有贮水坑、
贮水瓮等。

石铺设的沉淀池等。考古学家正在对此进行着最后的论证。因此，
我们说殷商都城的下水道可能并不是我国最早的处理污水的公共
卫生设施。公元前1066年之前，周人在岐山下的周原（陕西岐山
县）建筑城郭室屋，以邑为单位安置归附之人，设立官司，形成
一个初具规模的周国。近年来在周原的地下发掘出了两处周国的
城郭居室，出土了大量青铜食器、酒器和祭礼器物，并有一些甲
骨文出土。与卫生有关者也有多种，如巨大的储水用具——鸭蛋
形水壶，壶口很小，利于加盖（比碗口小），以保持水之清洁，由
于体形和底座均为卵形若鸭蛋，取用时甚为方便。这种形制的储饮
食用水的工具，只在陕西常有出土，他处尚未发现。又如城郭地下
出土的下水道，较商代更为先进，口径达30~40厘米，这在保证
周人城郭之环境卫生方面无疑是一重要措施。1986年在西北大学
召开陕西第一届科技史学术讨论会时，与会者参观了周原博物馆。
大量古朴的珍贵文物，再现了周人生活、生产、饮食、游乐和医
药卫生的风貌，给人留
下了极为深刻的印象。
大家皆因我们的祖先在
三千年前所达到的文明
高度而叹服。

夏商时期是我国的
奴隶社会时期，奴隶们
创造了物质文明和精神

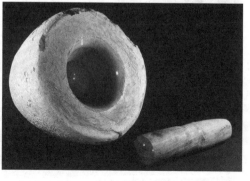

王臼、王杵（商代）
1976年河南安阳殷
墟妇好墓出土，白
高23.2厘米，口径
29.5厘米，孔径16
厘米，深13厘米，
壁厚16厘米。其孔
周壁均有朱砂色染
色痕迹；杵呈圆棍
状，长28厘米，使
用痕迹明显。朱砂
既是染料，更是商
周时期用于驱除病
魔和镇静、安神之药
物。

文明。从奴隶中分化出来的知识分子，一部分业巫，一部分从事着尚原始的天文、星算、历法，以及农耕蚕桑等方面的研究和改进工作，为创造奴隶社会的精神文明和物质文明作出了巨大的贡献。后一部分当然也包括那些从奴隶中分化出来的掌握着医疗经验和技术的人，他们之中一部分为统治阶级服务，更倾向于用巫术为人治病，占卜疾病之吉凶。奴隶群体中的人仍然继续着原始的医疗经验和知识的积累，他们还没有条件设坛占卜以求治愈疾病的能力。尽管在夏商时期用占卜治病问疾很盛行，但医药知识的积累并未停止，否则何以有"巫皆操有不死之药"的记述。到了西周时期，应该说巫已在走下坡路了，人们对巫已不如商代那么推崇。在医药卫生方面，这种倾向也是比较明显的。在个人卫生方面，夏商时期人们已养成了洗脸、洗手、洗脚和沐浴的习惯。

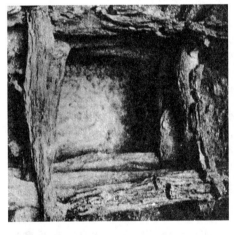

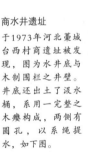

商水井遗址
于1973年河北藁城台西村商遗址被发现，图为水井底与木制围栏之井壁。井底还出土了汲水桶，系用一完整之木瘿构成，两侧有圆孔，以系绳提水，如下图。

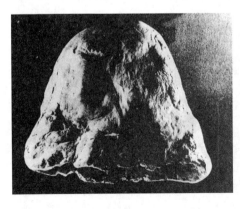

商水井之提水木桶。

这在殷商甲骨文中已有不少有关之记述。1935年在河南安阳发掘的殷王墓中，已有壶、盂、勺、盘、头梳等一整套盥洗用具出土。到了周代，人们已有了定期沐浴的制度，如《礼记》所载："五日，则燂汤请浴，三日具沐，其间面垢，燂潘请靧；足垢，燂汤请洗。"更可贵的是当时已把沐浴与防治疾病联系起来。强调"头有创则沐，身有疡则浴"。而"鸡初鸣，咸盥漱"已成为人们的生活习惯，至少在统治阶级和士阶层是如此。这些习惯在卫生保健上是十分有意义的。与此同时，人们还很注意精神修养以保证健康，如《礼记》强调的"百病怒起""忧郁生疾"，也是很科学的经验积累。在婚姻问题上，明确规定"男三十而娶，女二十而嫁""礼不娶同姓"（《周礼》）。《左传》更进一步强调："男女同姓，其生不蕃。"所有这些见解和规定，对中华民族的繁衍昌盛都曾发挥过有益的影响，至今仍不失其指导意义。

关于环境卫生，前面已讲了城市卫生，这里仅简要叙述一下居民的卫生保健状况。《礼记》曾作过"疾病，外内皆埽"的论述，把打扫室内外卫生与疾病的预防联系在一起，这种论点十分可贵。在甲骨文中还出现了象形牛棚、象形猪圈等字样。甲骨文中还有"庚辰卜，大贞，来丁亥寇帚"的卜辞。意思是丁亥这天要在室内扫除和灭虫。在饮水卫生方面，夏代已有"伯益作井"的记载，"凿井而饮"是由饮用地面水改进为饮用地下井水的表现，对饮用水质之提高是一次划时代的进步。而且，对水井的管理是十分严格的，当时已设专人看管，"刑"字即缘于持刀保护水井之卫生与安全。《诗经》《周礼》等更记述了周代之除虫灭鼠等卫生要求，其方法是打扫室内卫生，抹墙、堵洞、洒灰、药熏等。上述举例已足以说明我国夏商周时期，在城市卫生设施、环境卫生保护、个人卫生、饮水卫生习惯等方面，都已达到先进的水平。

第三章
经验积累与理论形成

春秋战国时期（公元前770~前221）

从公元前771年周幽王被杀，公元前770年周平王被立，历史上的西周时期结束，东周时期开始，直到公元前221年秦始皇统一中国为止的500多年间，史称春秋（公元前770~前476）战国（前475~前221）时期。春秋时期的五霸和战国时期的七雄割据，使得战争不断，社会比较动乱。由于铁器的广泛应用，各诸侯国为扩充自己的实力，不断发展农业、手工业、商业和交通运输，各国都出现了繁华的大都市。与此同时，哲学思想、科学技术、文化艺术、医疗卫生等，在"诸子蜂起，百家争鸣"的局面下，得到迅速的发展。由于农业的发展，天文历算的进步，人们知识水平的不断提高，特别是贵族地位受到动摇后，学术知识逐渐由统治阶级的垄断转向民间传播，使民间出现了自由思潮和学风，最有代表性的便是孔子开始的学问知识私家传授。在孔子的著作中，也曾涉及许多卫生医药保健知识。从春秋时期起，诸子

虢季子白盘

西周晚期青铜器，长130.2厘米，宽82.7厘米，高41.3厘米。清道光年间（1821~1850）于陕西宝鸡虢川司出土，铭文110字，记虢季子白奉周王命征伐有所俘获。此物即虢季子白于周庙受赏之物。据有关学者称，该器或为沐浴用器。（中国国家博物馆藏）

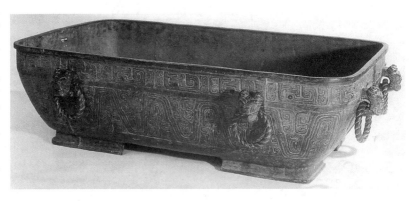

百家几乎无不涉及医药卫生知识之论述，尽管他们多是用以比喻政治或国家管理的，但这些比喻之贴切，说明他们对人体生理、解剖、病理已有了深刻的认识。由此可以证明：我国在这一时期的医学理论水平，必然比我们现在所能知道的和接受的要高。仅仅依靠文献记载的认识是相当片面的，因为想要将当时的文献全部保留下来是根本不可能的，留下来的史料恐怕不及其全豹之一斑。在诸子百家争鸣的影响下，医药卫生日益摆脱巫术的制约而趋于独立发展。由于人们的医疗技术水平不断提高，药物知识不断丰富，对疾病的认识也逐渐由鬼神观念走向客观的探索，我国的医学理论，便在此期间产生并逐渐发展。

第一节　最早的中医学分科

医学分科必须是医学发展到一定水平的产物。医学没有发展到较高的水平是不会有医学分科要求的。《周礼·天官》记载"医师掌医之政令，聚毒药以共医事。凡邦之有疾病者、疕疡者，造焉，则使医分而治之。岁终，则稽其医事，以制其食。十全为上，十失一次之，十失二次之，十失三次之，十失四为下"；"医师，众医之长"。如果把这段卫生管理制度同现在做些比较的话，所说的医师就是最高卫生部门的领导，他负责制定卫生政令、管理药品，在疾病流行时向各地派遣医生，并对医生的工作情况进行考查。关于确定医生的待遇，也已有明确的规定：如果年终时，医生所治之疾病均获良效，那就是最高明的，如果治愈率不到百分之六十，则定为最差的医生。为了医师管理之需要，其行政管理班子还设有士四人、府二人、史二人、徒二十人，以协助医师掌管药物、财务、文书档案以及役使看护等工作。《周礼》还规定分医学为四科，且各有编制和职责范围之分工。例如"食医，中士二人""食医掌和王之六食、六饮、六膳、百羞、百酱、八珍之齐"。可见食医是最高统治阶级的营养医生，专门管理其饮食营养、膳食果蔬之调剂等，可能正是殷商伊尹创汤液等制度的发展。这确实是一项很先进的制度和水平很高的要求。其次，是疾医。

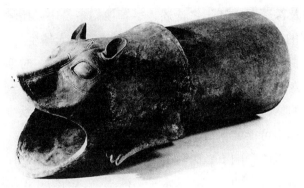

虎头形陶下水道管口
1958年于河北易县
燕下都出土，长120
厘米，高37厘米，
为战国时期（公元
前475～前221年）燕
下都下水道口。道
口呈虎头状，立耳
瞪目，口大张，两
腿平伸，其后圆管
形成子口，以便套
接其他下水管口，
设计生动合理。

"疾医，中士八人"，"疾医掌养万民之疾病……以五味、五谷、五药养其病，以五气、五声、五色眠其死生，两之以九窍之变，参之以九藏之动，凡民之有疾病者，分而治之"。疾医相当于我们今天的大内科医师，其职责是负责宫廷乃至众生之疾病治疗。由"五味""五气"等的论述可知，当时的药物理论已经形成，而且已用于指导疾病的鉴别诊断和治疗。由此还可看出，当时的医生对人体体表解剖和内脏解剖也有了认识，如对体表之九窍，包括口、耳、鼻、眼、前阴、后阴，体内之九脏，即心、肝、脾、肺、肾、肠、胃、膀胱等脏器的认识。接下来是疡医。"疡医，下士八人""疡医掌肿疡、溃疡、金疡、折疡之祝，药（外敷药）、劀（刮去脓血）、杀（用腐蚀药去坏死组织）之齐"。很明显，疡医就是外科医生，我国自古称外科医师为疡医。尤其可贵者，由疡医的职责中可以看出，即当时对化脓性感染、肿瘤、战伤、骨关节损伤等，已能作出鉴别和诊断。其医疗水平不仅表现在对各类外科疮疡已能鉴别，而且表现在药物的制剂技术和对药性的掌握运用上。因此，我们不能不说中医学在西周时期，已呈现出了一派高度发展的景象。还有一个专科是兽医。"兽医，下士四人""兽医掌疗兽病，疗兽疡"。仅就这一点而言，我国此期的科学文化技术已达相当高的文明境界。不但在整个人类的医学发展中呈现出了很高的水平，而且在医治兽疾、兽疡方面也已有了专门研究。

如上章所叙述，殷商时期之医药基本上掌握在巫师手里，从甲骨文献可知，巫师在医疗上居于统治地位，西周早期虽对巫仍比较重视，但从《周礼》对医与巫之设置与分工看，医之地位在上升，而巫之地位在下降。随着阴阳、五行等理论的产生和发展，特别是奴隶们在生产、生活中积累的医疗经验越来越丰富，医与巫分立已成为社会发展的必然，这一点也能从《周礼》的记述中得到启发。在《周礼》中，医药卫生属于"天官冢宰"管辖，而巫祝却被列入"春官大宗伯"的职官序列，其分工也仅负责疫之占卜事务等。可见，医师地位得到重视而有所提升；巫虽然仍占有地位，但信誉却在下降。

第二节　中医理论高水平研究总结:《黄帝内经》《黄帝外经》

《黄帝内经》《黄帝外经》，简称《内经》《外经》，过去人们一直认为它们是我国现存最早的医学著作。但 1973 年在马王堆三号汉墓出土了一批医书后，这个结论就慢慢站不住脚了，因为据学者研究，《五十二病方》《足臂十一脉灸经》等，显然都比《内经》《外经》成书要早。现在，我们只能说《内经》《外经》是我国现存最早的理论比较完整的医学著作。但是，马王堆医书的出土，不是降低了两书的学术价值，而是使其科学性得到了进一步的肯定。《内经》《外经》不但在中医学三千多年的发展过程中发挥了巨大的作用，而且其理论至今仍有效地指导着中医学的发展。

一、《黄帝内经》《黄帝外经》的成书

《黄帝内经》这部书最早见载于《汉书·艺文志》，同时记载的还有《黄帝外经》，以及《扁鹊内经》《扁鹊外经》等，班固强调指出：岐伯，太古人；扁鹊，中世人。对《黄帝内经》《黄帝外经》之成书时代，已说得很清楚。至于《扁鹊内经》《扁鹊外经》则显然成书于扁鹊所生活之春秋战国了。《黄帝内经》《黄帝外经》各有医学论述 81 篇，内容涉及食医、疾医、疡医与九针、针灸等，论述了人体生理、解剖、病因、病机、诊断与诊疗原则、疾病预防思想以及广泛引进的阴阳五行学说等。学术界对《黄帝内经·素问》似无意见分歧，但对《黄帝外经·灵枢》则存在着若

干不同见解，有的认为《灵枢》《针经》和《九卷》同为一书而存异名；有的则认为并非一书。由于年代久远而存在不同看法，并不奇怪。关于《黄帝内经》《黄帝外经》的成书年代问题，各种不同观点的存在和争鸣已有数百年的历史。自然，认为《内经》是由黄帝所著的观点，早已为学术界所否定。之所以用黄帝冠书名，是后世出于对黄帝论医学的崇敬心理和借以提高该论著权威性的举措。那么《内经》究竟成书于何时呢？有认为成书于春秋或春秋战国者，有认为成书于战国或先秦者，有认为成书于秦汉或汉以前者，有认为成书于东汉，甚至有因为《内经》于唐时有补佚而谓其成书于唐代者，意见纷纭，似各有所据。不过近些年来，学者认为以成书于战国最为可信。关于作者，比较一致的观点，认为《内经》并非出自一时一人之手，而是许多年代、许多医学家的经验、心得和理论概括之总成。

有关《黄帝内经》与《黄帝外经》的成书时代，数十年来我一直存有疑问，但却无暇对其进行深入的考察调研。近几年我终于集中精力，对其作了一些比较系统的学习、调研与思考，发现自鸦片战争之后，国内学术界产生了疑古、非古与怀疑中国文化，主张全盘西化的思潮。他们无根据地否定了秦汉以来中国史学家、文学家、医学家关于《黄帝内经》《黄帝外经》成书于太古或三千年前之结论，将两书之成书时间确定为战国、秦汉及至隋唐。

我于2019年10月以《黄帝内经》《黄帝外经》成书于西周问题为主题，对这个问题作了比较系统的调研考察，成文约50 000字，主要观点如下：1.《周礼》显然是周公根据商周国体总结而成；2.我赞成《易经》系周文王据伏羲氏制八卦，自己作卦辞而成；3.我赞成范文澜的观点：西周当为中国封建社会之初建者；4.西周政权建立，全国空前统一,《周礼》确立之医事制度与医学分科，才有可能集中岐伯等医学名家于京都，对中国医学之发展，进行高水平之总结论著，而战火纷飞的春秋战国则不可能有条件集中全国名家撰著《黄帝内经》《黄帝外经》；5.两书引用文献据统计约有30多种，只有西周时期有此条件；6.又据现本《素问》《灵枢》对"医"之称谓，几乎全都称之为"工"，并分为上工、中工、下工、良工、粗工，极少以医称呼；7. 战国时才较为普遍呼之为医、医工、医师；8. 以汉班固为首之古文经学家，几乎一致称《黄帝内经》《黄帝外经》成书于太古、上古，认为《扁鹊内经》《扁鹊外经》成书于中古，即春秋战国；9. 根据分析，《黄帝内经》很可能是以《周礼·天官冢宰》所确定之食医、疾医为据而编撰的，《黄帝外经》当以《周礼·天官冢宰》所确定之疡医为据而编撰的；10. 根据历代对两书的整理与分析，今本《素问》当系《黄帝内经》之传本，而今本《灵枢》可能系《黄帝外经》之传本。今本《素问》内容偏重于大内科；《灵枢》内容则偏重于针灸、疡科与导引按摩等等，基本上偏重于外治法、大外科。

二、《黄帝内经》《黄帝外经》传本系统

对于《黄帝内经》《黄帝外经》两书书名及内容的流变传承，考察历代《艺文志》《经籍志》所记述的内容，并结合《周礼》所记述的食医、疾医与疮疡医各自诊疗内容分工等方面进行分析，大体上还是有迹可循的。

首先，从西汉刘歆继承父亲刘向之志总校群书，撰成目录学大著《七略》，分述《辑略》《六艺略》《诸子略》《诗赋略》《兵书略》《术数略》《方技略》。据研究，《七略》主要内容保存在班固之《汉书·艺文志》中。

《汉书·艺文志》："凡方技三十六家，八百六十八卷。"所记：医经：《黄帝内经》十八卷，《黄帝外经》三十七（九）卷。强调："方技者，皆生生之具，王官之一守也。太古有岐伯、俞跗，中世有扁鹊、秦和，盖论病以及国，原诊以知政。"

《后汉书》之后，一直到《北史》等十二家史书，均无《艺文志》著录。

《隋书·经籍志》以"医经""针经""脉经"为题，记有《黄帝素问》九卷、《黄帝甲乙经》十卷、《黄帝八十一难经》二卷、《黄帝针经》九卷、《岐伯经》十卷等，并有全元起注《黄帝素问》八卷、《黄帝素问女胎》一卷、《痈疽论》一卷等。

《旧唐书·经籍志》于医经等题下记有《黄帝三部针经》十三卷、《黄帝明堂经》三卷《黄帝针灸经》十二卷《黄帝素问》八卷《黄帝内经明堂》十三卷《黄帝针经》十卷《黄帝九灵经》十二卷等。

从其书名分析，《黄帝素问》《黄帝内经明堂》可能是《黄帝内经》的传本；而《黄帝针经》《黄帝针灸经》《黄帝九灵经》与《黄帝三部针经》，则明显原自《黄帝外经》，即后世相传《灵枢》之初原。

《宋史·艺文志》明确以《内经》《素问》《灵枢》为题记有：《黄帝内经素问》二十四卷《素问》八卷《黄帝灵枢经》九卷，还有《黄帝针经》和岐伯《针经》等。可以看出该书对《素问》《灵枢》之记述已清晰，可见其源流。很有可能《素问》即《黄帝内经》,《灵枢》即《黄帝外经》之传本。

《清史稿·艺文·医家类》未作分类，记有《素问直解》九卷、《素问集注》九卷、《素问悬疑》十三卷、《灵枢经集注》九卷、《灵枢悬解》九卷，还有《素问灵枢类纂》之合著本九卷。

由上述历代目录学家之书名演变是不是可以得出一个初步结论：今本《素问》一书即《黄帝内经》之传本,《灵枢》一书即《黄帝外经》之传本。可以想见《黄帝内经》之撰著是与《周礼》之食医、疾医相关的，即大内科系统；而《黄帝外经》之撰著与《周礼》之疡医相关，即大外科系统，涵盖了"九针""疮疡""针灸"以及诸多导引按摩等外治法。

三、《黄帝内经》《黄帝外经》的基本内容

《黄帝内经》《黄帝外经》两书是专论中医基本理论的著作，虽然现本有《素问》与《灵枢》之别，但其内容都是偏重理论和原则的论述。所不同者,《素问》内容偏重中医对人体之生理病理、疾病治疗的基本理论，似偏于大内科内容；而《灵枢》则以相当大的篇幅论述九针针灸、经络学说、人体解剖、外科疮疡等，似偏重外治法、大外科内容等。具体讲,《素问》九卷论述了人体的发育规律，人与自然的相应关系，养生原则和方法，不治已病

治未病的预防和早期治疗思想，阴阳五行学说，脏腑学说，各种疾病之治疗原则和方法（针、砭、灸、按摩、汤剂、药酒、温熨等），望、闻、问、切四诊方法和要求，等等；《灵枢》九卷论述了九针形质、用法、禁忌，人体经络循行、穴位，情志与疾病，人体体表与内脏解剖，疮疡，外治法，针灸方法与原则，体质类型，等等。

四、《黄帝内经》《黄帝外经》的成就

《黄帝内经》或即现本《素问》,《黄帝外经》或即现本《灵枢》,两书的成就绝非三言两语所能论述中肯、确切的，在此仅从以下几个方面加以简述。

1. 引进天人相应、阴阳五行学说，建立整体观念。前已述及，在西周时期医学家已将社会上的阴阳、五行哲学理论思想引进医学领域，并用以解释和论述人体的生理、解剖、病理和诊断治疗原则，至两书成书，该理论与医学之结合已达到入微的地步。人体体表、内脏，人与疾病，人与自然环境，人与气候季节，以及疾病认识，处治原则等，无不渗透着天人相应与阴阳五行学说。例如人体体表为阳，体内为阴；心肝脾肺肾五脏为阴，胃、大肠、小肠、膀胱、胆、三焦六腑为阳。对于疾病则热为阳，寒为阴。对脏腑除了分辨其阴阳外，还要辨别五行之生克关系，肺属金，肝属木，肾属水，心属火，脾属土，在五行上金克木，木克土等，那么在考虑脏腑关系时，也要注意到肺病有可能伤肝，肝病有可能伤脾胃。在治疗上要依据这一理论，医生就要在开处方时尽早注意，以防止肝病引致脾

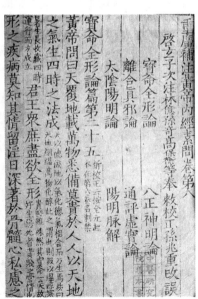

《黄帝内经素问》书影

（明童敬业刻顾定芳校顾从德本）

《黄帝内经》是现存中医学最早的理论专著，约成于西周时期，据研究其非一时一人之作。汉魏以后，传本较多，但篇目很不一致。唐代王冰次注本始定为81篇。

胃消化不健等病症的出现。与此同时，还要关注自然环境、气候条件、情志影响等。整体观念确是历代中医学家治疗疾病的一大思想武器，它使医学家们克服了许多局限性、片面性。重视综合性分析疾病与人体体质的关系，与地域、气候的关系，与暑湿风寒等自然界变异的关系，与季节的关系，等等，使之比单纯注重分析入微的思想方法高出一筹。阴阳与五行相配合，阴阳五行与脏腑经络相配合，用以论述疾病与种种因素之间的复杂微妙的关系，采用各种治疗方法，等等，确系中医学之所长，这是毋庸置疑的。但也必须指出：阴阳五行毕竟是一种古朴的哲学思想，必然有其不科学的方面，这是事实，因此必须运用辩证唯物主义思想给予检验和论证，这同样也是十分重要的。

2. 解剖与血液循环概念。两书所记载的中医对人体解剖的水平是很高的。《灵枢》曾强调：人体体表的解剖部位，可以通过切循测量予以确定；至于内脏解剖，则可在人死后通过切开胸腹进行剖视，对脏腑的部位、大小、容量及重量几何，血脉之长短，血液的清浊等，一一予以记录。例如对消化道的解剖，《灵枢》已详细记录了口唇几何，唇至齿距离几何，舌形重量，齿至咽几何，会厌形质，口腔容量几何，食道长多少，胃大小容量，贲门、幽门形质，小肠长多少、如何屈曲，容量几何，大肠之升、横、降、容量、重量，肛门形质，等等。中国现代解剖学家侯宝璋教授，曾就两书所记载的解剖数据同现代解剖作了比较研究，侯教授指出两书对解剖的认识等基本上是正确的。可见我国在两千年前的人体解剖的技术水平是相当高明的。同时还要指出，两书叙述了血脉系统，即经脉、络脉，并明确提出血脉运行"如环无端"，永无休止，更正确描述了正常状态与疾病状态下的脉搏次数、性质等。如果把这些十分入微的观察记录联系起来，不难看出那一时代我国医学家对血液循环已有了相当正确的认识，至少已经有了清晰的概念。英国学者哈维于1628年发表了血液循环学说，有人将《内经》与哈维的学说等同，并说《内经》比哈维发现血液循环早若干年，这当然是欠科学性的比较，不能相提并论，但《内经》毕竟是初步揭示人体血液作环周循行的一次伟大的发现。

3. 两书之医疗技术。众所周知，两书是理论专著，甚少涉及治疗疾病的汤药和医疗技术。然而在《素问·阴阳应象大论》里指出："其有邪者，渍形以为汗。"在《素问·五常政大论》中指出："行水渍之，和其中外，可使毕已。"这两处所叙述的水渍法，正是后世物理疗法中的水疗法。又如《素问·阴阳应象大论》所述："其高者，因而越之；其下者，引而竭之；中满者，泻之于内。"有的医史学家考证，此即古代的灌肠法。对腹水患者，《内经》已记述了采用穿刺放腹水的治疗方法。《灵枢·痈疽》对脱疽，即现代所说的血栓闭塞性脉管炎，不但对其恶劣的预后已有所认识，而且强调了外科手术截趾——"急斩之"的治疗方法。

4. 强调早期治疗的预防思想。这里我们仅仅引述《黄帝内经》的一些段落佳句，以说明其预防疾病的思想和强调于疾病早期进行治疗的思想已很明确。譬如："虚邪贼风，避之有时"；"是故圣人不治已病治未病，不治已乱治未乱，此之谓也。夫病已成而后药之，乱已成而后治之，譬犹渴而穿井，斗而铸锥，不亦晚乎。"又说："上工救其萌芽……"；"疾虽久，犹可毕也。言不可治者，未得其术也。"更有意义的是："或言久疾之不可取者，非其说也。"所有这些都给人们一个清晰的概念，即《内经》强调，一位高明的医师必须预防疾病于未发之前，或至少应当在疾病刚刚形成之时就能予以控制，不使其发展到难治的地步。所谓"治未病""救其萌芽"即其意也。至于说《内经》所强调的久病可治思想，不认为有"不可治之症"，自然是一种进步思想，是积极向前的。当然，在那时这却是难以实现的理想。

第三节　划时代的进步——医学战胜巫术

中医的发展相对于西方医学的发展，在历史上有个很显明的特点，就是其远在公元前五世纪、前四世纪左右已公然与巫医决裂，而西方医学在公元十一世纪及至十二世纪时，仍处于宗教统治下的黑暗时期。或许是由于神权的制约造成了医学家反叛而生成了创新精神，促成了西方医学发展史更多的革新。中医学远在西周时期就开始与巫分道，在其发展上极少受到来自宗教的压力，所以虽然保持了难得的平稳进步，但创新、发明却较少。

中医战胜巫术，是一次划时代的进步。

医学与巫术的斗争，就现在所知，最早可能始于西周时期医与巫分立，各司其职。公元前6世纪的医缓、医和，在前一节已有叙述，这充分反映了其时人们对巫医之信任已产生了动摇，医家与病患都对巫医产生了怀疑。这里我们以扁鹊的"六不治"与《黄帝内经》《黄帝外经》的论断为依据，讨论一下医是如何战胜巫而独立发展的。

一、《黄帝内经》彻底批判鬼神病因观

《内经》是一部充满医学唯物论思想的著作，它不仅在思维方法上如此，而且在处理巫师、巫医的理论上，表现得尤为突出。《素问·五藏别论》强调："拘于鬼神者，不可与言至德；恶于针石者，不可与言至巧。"这就是说对于那些迷信鬼神的人，是没有办法同他们研究论述高深的医学道理的；对于那些讨厌针石的人，是没有必要同他们讲高明的针灸医疗技巧的。这样坚定的意志和态度，说明《内经》的作者们和《内经》时代的医学家们，已坚决同鬼神致病的谬论和唯心迷信的观念决裂了。中医学在扁鹊、《内经》之后，再也没有出现过鬼神观念统治医坛的情形，使中医学始终沿着唯物的道路向前发展着。尽管在此之后，咒禁在一些时期仍有发展，甚至设有咒禁科，但其无不处于从属地位。又如庙宇、寺院多有求签问病的设施，虽说有以符咒、香灰治病者，但查阅其底簿，每每有按病证给药处方的记述。更值得注意的是，在咒禁一类迷信科目里，药物和医疗技术、心理疗法等也得到了一定的发展。

二、扁鹊"六不治"思想

司马迁在《史记·扁鹊仓公列传》中，一一记述了秦越人所

治的若干病例之后，颇有感慨地发表了一段富有时代精神的话，这段话(有专家认为是扁鹊说的，有认为是司马迁根据扁鹊事迹写的)既是他对研究撰写秦越人传记的体会，也是他对秦越人学术、医理和高尚道德品质的高度概括，同时也是对春秋战国时期我国医学发展水平和时代特点的一次富有代表性的总结。现将司马迁的这段总结引述如下："使圣人预知微，能使良医得蚤从事，则疾可已，身可活也。人之所病，病疾多；而医之所病，病道少。故病有六不治：骄恣不论于理，一不治也；轻身重财，二不治也；衣食不能适，三不治也；阴阳并，藏气不定，四不治也；形羸不能服药，五不治也；信巫不信医，六不治也。有此一者，则重难治也。"这段话有三个要点。前一句是强调预防疾病和早期治疗疾病的思想。如果一位高明的医学家能够达到预先诊断出病人疾病之所在，或尚未发病即知将要发病的高超水平，那么就可以使病人得到早期治疗，病人之疾病就可早日治愈，不至于延误到不能治愈的地步。这一思想既是当时医学界的理想和期望，也是时人包括医学家努力追求的目标。时至今日，我们未尝不抱有如此之愿望。中间一句是对上述期望不能完全实现的感叹。意思是人类的疾病太多了，太复杂了；而医学发展的水平却太低了，治疗疾病的理论和医疗技术也太少了。所以，当人们患病之后，往往有六种情况是很难治愈的，甚至是不可治愈的。最后一句则是六不治的具体内容。这六不治的概括确是很科学的。综览太史公笔下所述有关秦越人的医疗事迹和成就，也正说明司马迁所概括的"六不治"思想与扁鹊的医疗活动有着十分紧密的关系，绝非太史公的个人空想和议论。这里仅举"信巫不信医不治"为例。前已述及，殷商时期巫术巫医居于统治地位；西周时期由于阴阳学说等哲学思想的兴起，并被用以解释人体和疾病，医学开始向鬼神致病说提出挑战；春秋时期有医缓、医和进一步倡导非鬼神的六淫致病理论，唯物的病因学说有了加强，但他们尚未完全与鬼神观念决裂。从文献记录可以看出，扁鹊对鬼神致病的传统观念已予完全否定。例如《新语》所述："昔扁鹊居宋，得罪于宋君，出亡于卫。卫人有病将死者，扁鹊至其家，欲为治之。病者之父谓扁鹊曰：'吾子病甚笃，将为迎良医治，非子所能治也。'退而不用，乃使灵巫求福请命，对扁鹊而咒，病者卒死，灵巫不能治也。"又如扁鹊到了虢国宫门下，看见国中上下都在为太子进行祷告，他不解虢国太子患的什么病，为何如此迷信鬼神，经询问乃知太子由于暴厥而死已经半天，尚未入棺，便决心诊视。但王室巫医不但不信，而且说："先生得无诞之乎？"但虢国君主还是同意了让扁鹊诊视。扁鹊仔细诊视后说：太子鼻翼能张，说明尚有呼吸，两股至阴，尚温而未冷，尚可治愈。我们前面已经介绍，后来扁鹊用综合疗法治愈了太子的病。这说明扁鹊坚信医术，不信巫术，敢于用医术战胜巫术，特别是能说服国君接受医术治疗，这在当时巫医势力还相当强大的情况下，确实是非常不容易的。太史公以"信巫不信医"概括扁鹊及其时代的医疗特点，对扁鹊而言是当之无愧的。

第四节　从《诗经》等文献看商周医药水平

目前还没有商周时的医药学专门文献遗存，要了解其医药发展水平，只能依靠《诗经》《尚书》等记述的有关史实，进行辨析研究以确认之。

《诗经》是我国最早的诗歌总集，编成于春秋时期，其内容反映了西周时期的生产、生活和政治经济等情况。《尚书》是中国上古历史文件和部分追述古代事迹著作的汇编，相传由孔子编选而成，它保存了商周时期的一些重要史料。《易经》是《周易》中的经文部分，萌芽于殷周之际，反映了当时某些朴素的辩证法观点。总之，这三部流传至今的古典著作，其中有不少关于医药内容的论述，反映了商周时期我国医学发展水平的一个侧面。下面分别举例予以介绍。

《诗经》中记载或描述的类似药物甚多，其中仅植物类就有五十余种，有些现在仍是常用药物。如芣苢（车前草）、蝱（草贝母）、杞（枸杞子）、薖（泽泻）、蓷（益母草）、女萝（菟丝子）、蒿（青蒿）、苓（甘草）、蘋（浮萍）、芍药、白茅根、杻（女贞子）、椒、木瓜、藻、艾、荷、果、蠃(栝楼)、菫(乌头)、桃、桑、枣、柏等，可见其药物知识已达到一定水平。在商墓出土的药物中也有反映。《诗经》中还对一些植物的采集季节、产地有所记载，有些还明确指出其药物功效，如苤苢"食其实，宜子孙"，是说车前子这味药对妇女生育有利。尽管《诗经》中所记载的药物知识还是零碎的、十分简单的、不确切的，但却真实反映了我国早期药物知识的纯朴，其中许多药物被后世本草著作采用，为后世临床家所习用。

《诗经》一书反映出的对疾病的认识也是惊人的，它较甲骨文所反映的对疾病的认识明显前进了一步，从有些内容中还可多少看出些脉络关系。病名已不再是仅简单地用"疾"加部位的命名方法，而且有许多专用病名，如首疾(头痛病)、狂(精神分裂症)、疾首(头痛脑热)，又如噎、劳、瘵、痒、朦瞽等，凡数十种病症。从其所论，我们还可以看到对若干病症的对比描述。如《诗·小雅》记载有"既微且尰"。《尔雅·释训》注为"骭疡为微，肿足为尰"。用现代汉语来讲，就是下腿溃疡预后轻微，而脚部浮肿预后重尰。如果不是积累了一定医疗经验的医生，是很难做出这种判断的。《诗·大雅·生民》有这样一段记载："不坼不副，无菑无害。"意思是说，未经剖腹便顺利地生下婴儿了，可见当时妇女难产是用过剖腹产手术的。

《尚书》中也有关于疾病的一些记载。如《康诰》："瘝厥君，""瘝"即"鳏"；《尔雅·释诂下》："鳏，病也。"《康诰》："恫瘝乃身。"《尔雅·释言上》："恫，痛也。"又如《尚书·金縢》之"王有疾，弗豫，""遘厉虐疾。"意思是说：王有病，感到不愉快；下句是说王患了险恶的疾病。关于预后，记有"王翼日乃瘳"(《金縢》)，意思是：王的病再过一天就会痊愈了。《尚书》中还有运用有毒药物治疗疾病的指导思想，如《说命》："若药弗瞑眩，厥疾弗瘳。"意思是：如果服用药物后没有瞑眩等毒性反应，那么治疗疾病往往是难以见效的。我国医史学家陈邦贤先生在谈到这个问题时指出："商代的医师，治疗疾病都是利用重剂一起积病。"到了周代，医学更有显著的进步了。《曲礼》曰："医不三代(或作世)，不服其药。"关于"医不三代"，有人认为是指作为一个医生，必须精通黄帝针灸、神农本草、素女脉诀这三代医学，否则难以令人相信其技术而服用他的处方用药；有人则认为医师必须有三代传授，方可为病家所信任。总之，其共同之处是强调医生必须有丰富的实践经验和理论修养。

《尚书》也记载了若干巫医的活动，譬如"周公祷武王之疾而瘳"，"若有疾，惟民其毕弃咎"，"毕"在此指祈祷。这也反映了当时的实际情况。

《易经》中也有不少医药记载，如"妇孕不育"的流产，"妇三岁不孕"的不孕症，"往得疑疾"的精神病等，反映了当时对疾病的认识和分辨能力的提高。特别是"无妄之疾，勿药有喜"的论述，反映了当时医学家对一些疾病预后转归已有了相当高的判断能力。这句话的意思是：虽然有病，但不吃药也可以痊愈。也有人解释为"无妄"是吉祥的意思，"勿药有喜"是妇女身怀有喜（孕），不应服药，亦有一定道理。这两种解释虽不相同，但都反映出当时的鉴别诊断是比较高明的。

第五节　大傩与预防疫病

大傩，是古代一种驱鬼逐疫的盛大活动。《周礼·夏官司马》和《礼记·月令》中都有记载。据《礼记·月令》记载，要求每年在季春三月、仲夏八月和季冬十二月各举行一次"傩"。"季春……国难"，郑玄注"此难，难阴气也"；"仲秋……天子乃难"，郑玄注"此难，难阳气也。阳暑至此不衰，害亦将及人"；"季冬大难"，郑玄注"此难，难阴气也"。以上的"难"字都是"傩"的意思。每当大傩之时，由戴面具的"方相氏"带领化装的"甲作""肺胃""雄伯""腾简""揽诸""伯奇""强梁""祖明"等十二神将，以舞蹈演示打鬼吃鬼的动作沿街示威，加上由一百多名儿童担任的"伥子"歌舞呐喊。浩浩荡荡，声势惊天动地。这种形式在西周已成为一种制度，受到从宫廷到普通老百姓的重视。如《论语·乡党》："乡人傩，朝服而立于阼阶。"孔子因火傩驱逐疫鬼，唯恐惊动先祖，所以穿着朝服站在东面的台阶上。可以想象，大傩的场面是多么盛大了。这种借宗教迷信形式举行的防疫活动主要是用戴面具、击鼓鸣金、燃放爆竹等方式吓唬疫鬼，企图达到驱逐疫鬼的目的，它反映了当时人们驱逐疫病的愿望。大傩活动约始于商周，盛于汉唐，唐代更设"太卜署""鼓吹署"，专门负责每年之大傩，驱邪逐疫，场面更趋宏大，影响更为广泛而深入。在逐疫的同时，人们还挥洒一些有一定杀虫效果的药水，燃起篝火，这在客观上起到了一定的杀灭病菌蚊虫以避免传染病的作用。《周礼》中还记载："四时变国火，以救时疾，"用莽草、嘉草来烧熏驱虫，"以蜃炭攻之，以灰洒毒之，凡隙屋，除其狸虫"，以及将"焚石"投入水中消灭水中病虫害等。可见人们已经积累了一些防止传染病的初步经验。

第六节　职业医师出现——医和、医缓与扁鹊

职业医师之出现，是医学发展进步的一个里程碑。因为在此之前，所谓医疗，多是人们对生活、生产中的实践经验的体会认识，是相互间的医疗救护，但尚不作为谋生的职业。狩猎者仍以捕获的野兽飞禽为食，虽有某物可以去某病的口耳相传的经验，用以为同伴医疗救护，但社会上并没有职业医师出现，其后产生的巫医基本上仍以巫祝祷告为其专业。此时也没有专业医药人员。专门以医疗为职业者，可能出现于春秋时期。专职医师的出现，是医学发展进步的一个里程碑，这一点是不难理解的。因为，从此医学家开始以总结医疗卫生经验为其终生专门研究的职业。总结医疗经验，引进社会争鸣中的先进思想用以概括医学理论，发展医学理论，对人体生理、病理现象的专门观察，对解剖知识的综合记述等，没有专职医师的出现，都不可能得到较快的发展。

由相信桑田巫到相信春秋时代的名医医缓，这是公元前576年晋景公患病治愈后观念的转变。《左传》记述的这一故事是很有趣的：晋景公病笃，先召桑田巫求治，后因怀疑桑田巫的诊断，派人到秦国求医。因为秦晋有姻亲之故，且秦多良医，所以秦伯派医缓到晋为景公诊病。医缓检查后说："疾不可为也，在肓之

上，膏之下，攻之（针灸）不可，达之（药物）不及，药不至焉，不可为也。"晋景公说：良医也。后世"病入膏肓"这一成语即由此而来。我们现在虽不能说医缓的医学理论如何科学，但其所论确有十分重要的历史意义，因为在医学发展上他的理论是医在与巫的斗争中取得的第一个伟大胜利。

《左传》还记载：

晋侯有疾，求医于秦，秦伯命医和往视。医和诊毕，认为晋侯之病是过于贪恋女色引起的，病症很像蛊毒，但并非鬼神，也不是饮食不节的缘故。晋侯反问：女不可近吗？医和回答说：要节制。并且论述了为什么要节制女色的道理。医和强调："天有六气，降生五味，发为五色，征为五声，淫生六疾。六气曰阴、阳、风、雨、晦、明也……阴淫寒疾，阳淫热疾，风淫末疾，雨淫腹疾，晦淫惑疾，明淫心疾。女阳物而晦时，淫则生内热惑蛊之疾。今君不节不时，能无及此乎？"

这就是医和首倡的六气病因学说。医和关于晋侯病似蛊的病因分析，强调了过于贪恋女色的危害，虽然讲得比较笼统，但不能说没有道理，这一论述与先期强调鬼神相比，是一个飞跃性的进步，更何况医和明确排除了鬼神病因说等，也说明当时已有很高的疾病鉴别能力。再者他关于六气病因的论述，可以说是中医病因学说发展的奠基之论。医和是公元前6世纪的秦国名医，在他所论述的病因学说中，强调了寒疾是由于阴气过盛所致；热疾则是由于阳气过盛所致；而四肢痹痿无力、抽风不用之类的疾病，他认为是因风邪过盛而造成的。他将腹痛、胀满等消化道疾病的起因，归之于阴雨过盛的气候变异。值得注意的是，他将精神、神经系统疾病的原因，归之为过强光线或晦暗环境的长期刺激。医和的病因理论虽然乍看起来似乎很原始，也比较抽象，但他的六淫学说，加上由他强调的其他病因，如不节制女色，不节制饮食，初步构成了中医学历来重视的三因学说，即内因、外因和不内外因。这是医和对病因学说发展的一个极其重要的贡献。在殷商时期，鬼神致病说占据统治地位的情况下，医缓、医和，特别是医和的病因学分析和运用，确是一次革命性的变革，使我国的病因学说突破唯心论的制约，转向唯物论的认识道路。实际上，完成这一变革的绝不会只是秦国的医和、医缓，必然有着许多与医缓、医和同心同德同认识的医学家共同为此而呼号的斗争过程。因为巫医不会自动退出历史舞台，只靠医和等少数医学家，巫医是不会放弃他们的唯心观的。

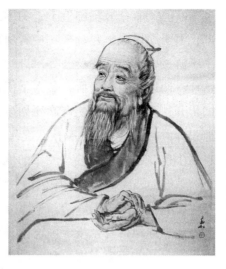

扁鹊像（蒋兆和作）

扁鹊（公元前5世纪），战国时期著名民间医生，本姓秦，名越人，勃海郡郑（今河北任丘）人。师承长桑君，医术高明，行医于河北、山东、河南、陕西等地，治疗妇女、小儿、老年疾病，每多效，擅长针灸、方药综合治疗技术。著名的"六不治"反映了他与鬼神观念、特权思想决裂的科学医疗观。（中国医史博物馆藏）

医和、医缓是秦国的职业医师，或系秦宫廷之侍医，但他们的确已是专职医师，对医学理论已有颇富见地的成就，无疑这些卓识当来自他们的研究与经验总结。

公元前5世纪，在河北省任丘县生活着一位远近闻名的民间医生，姓秦名越人。由于秦越人医术高明，又行医于民间群众之中，所以人们十分爱戴他，尊崇他，用"扁鹊"来誉称他。扁鹊在未学医时，是一家客舍舍长，医学家长桑君看到扁鹊有培养前途，便决定把自己的医方医术传授给他。扁鹊从老师处学得医学理论和技术，遵从老师的教导，专心致力于为群众治疗疾病，从不计较名利地位。我国西汉时期的著名史学家太史公司马迁在撰写《史记》时，特为扁鹊立传。因此，秦越人是我国第一位正史中载有传记的医学家。司马迁的《史记·扁鹊仓公列传》记载，秦越人曾以妇产科医师、小儿科医师、五官科医师等不同专长的医师身份，入乡问俗，为各地妇人、小儿和老年人诊治疾病，获得了很大的成功。一次，他行医到了虢国，虢国太子患"尸厥"而气息几绝，国君和大臣们均以为太子已逝，忙着为太子料理后事。扁鹊闻说此情，即往探视，国君对扁鹊的高明医术早有耳闻，立即接受扁鹊建议，允许他为病人进行系统全面的检查。扁鹊告诉国君，太子并没有死亡，并自荐为太子进行治疗。扁鹊便命令弟子子阳给太子针灸三阳五会穴，过了一会儿，太子便慢慢苏醒过来；他又命令另一位弟子子豹用药物热敷，熨帖病人两侧胸胁部，太子即慢慢坐起身来。接着扁鹊根据太子的恢复情况，令弟子子游按摩，子同侍汤药等，进行了二十多天的内服药物和按摩治疗，调理其阴阳气血，虢太子便逐渐康复。这个消息很快在虢国传开，人们都说扁鹊有起死回生之术。但是，扁鹊却实事求是地告诉大家：越人并非有什么起死回生之术，只是太子并未真死，自当生也，越人只不过是能帮助他恢复健康而已。这种科学的观点，谦虚的态度，一直在中国历代医学家中传为美谈佳话。

扁鹊抢救虢太子成功，是因为扁鹊有治疗该病的经验，他能严格、全面地检查，辨证确诊，并按病情施以综合治疗。我们从他实事求是的谦虚态度，就不难理解他的大医学家风范。正是他开创了中医学发展的康庄大道。

脉学诊断是我国医学的一个特点，扁鹊对切脉和其他诊断疾病的手段，都已有了较好的掌握。他曾因预见太子病情对虢国侍医中庶子(富有巫医色彩)讲："越人之为方也，不待切脉、望色、听声、写形，言病之所在。……子以吾言为不诚，试入诊太子，当闻其耳鸣而鼻张，循其两股以至于阴，当尚温也。"远在公元2世纪，我国著名医学家"医圣"张仲景，就曾高度评价扁鹊的诊断水平。他说："余每览越人入虢之诊，望齐侯之色，未尝不慨然叹其才秀也。"的确，《史记》记载扁鹊曾通过望诊齐桓侯而预知其疾病之发展，并劝告齐桓侯早治，可惜齐桓侯不以为然，对扁鹊的多次提醒，他不肯听信，最终由于延误时机而抱病死去。这个故事虽有可疑之处，但能说明扁鹊的望色诊断技术确实是很高明的。而切脉诊断尤为扁鹊之所长。有一次，赵简子病，来势凶猛，发病五天就已昏迷，不省人事，赵国群臣都很惊慌，扁鹊为赵简子切脉后认为：病人的脉象是正常的，并非死症。经过调治，赵简子果然痊愈。这个病例显示了扁鹊切脉诊断技术的高明，结合他在虢国切脉诊断太子疾病并"起死回生"的事例，人们对他的脉学成就是非常推崇的。难怪司马迁在论述了扁鹊的切脉成就后，很有感慨地指出一个历史事实："至今天下言脉者，由扁鹊也。"这是对扁鹊脉学成就的第一次比较公正客观的评价。

第七节　中医学步入学术研究

巫由于对疾病病因不知或无知，他们将疾病简单化为鬼神作祟之类。病因如此，证候发展、变化与转归预后，也就根本无须研讨了。只有医学战胜了巫之羁绊，探索病因、病机、证候等方面的问题才有了可能。因此，中医步入真正意义上的学术研究，当始于西周，尤其是在完全战胜巫术之后。

一、药物知识的积累

在上章我们以《诗经》为代表，叙述了西周及其以前的关于药物知识的经验。当然《诗经》的内容并非都是西周的状况，其中有不少内容来自春秋时代，或更晚些。还须指出，《诗经》虽然也有"食其实，宜子孙"等一类阐述药物作用的论述，然而明确提出可以治什么病之类的论述尚未见过，只不过有百余种动物、植物、矿物类被后世本草著作所收录。《诗经》的有关论述正反映了药物知识脱离原始社会开始上升为经验记录的状况。到了春秋战国时期，从文献记载看虽未有药物专著问世，但已出现了论述药物产地、效能、作用的非医药书籍《山海经》，这反映了人们关于药物的知识水平的提高。《山海经》是一部地理著作，共18篇，据研究，其中14篇成书于战国时期，但保存了不少远古关于山川、物产、药物、祭礼、巫医等的神话传说故事，是我们研究春秋战国乃至更早的医、药、卫生状况的一部重要著作。

《山海经》究竟记述了多少种药物，尚无统一的结论，一般认为，有动物药67种，植物药52种，矿物药3种，水类1种，另有3种暂不能分其属性，共计126种。最近有学者研究报道说"共计药物有353种"。这一统计或更接近实际。根据学者们研究的情况，按药物之功用约可分为九类。第一类为补益类，即服用后能使人身体强壮、增强记忆、延年益寿，甚至还有美容之作用等，这类药物有㯶（音怀）、枥木、狌狌（即猩猩）等；第二类为种子药，服这类药可以多生子女，有鹅鸼（音妖）、鹿蜀等；第三类

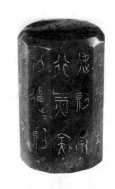

行气玉佩铭

战国时玉佩，器身作12面圆柱状，高5.3厘米，径3.5厘米，每面3字，加有重文符号9字，计45字。铭文："行气，深则蓄，蓄则伸，伸则下，下则定，定则固，固则萌，萌则长，长则退，退则天。天几春在上，地几春在下。顺则生，逆则死。"按其所述当系今之气功。

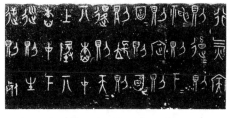

为致不孕药类，强调服之会使人不能生育，这类药物有黄棘、菁蓉等；第四类为预防疫病药类，认为有青耕、三足鳖、珠鳖鱼等，人食之可以御疫，薰草佩之可以已疠，也就是有预防传染病流行的作用；第五类为有毒药类，强调这类药物人食之可以杀人，又可用以毒鼠，例如礜（音玉）石、无条皆能毒鼠，鲐（音匝）鱼、师鱼等食之可杀人，莽草、芒草等可以毒鱼；第六类为解毒药类，此前叙述了有毒药类，这里又叙述解毒药类，由此可以说明当时人们的药物知识已十分丰富，解毒药有焉酸、耳鼠等；第七类为兴奋药类，例如，所记载的鹓鹕，强调食之使人不卧，而对鲐鱼，则强调食之使人不能入睡等；第八类是杀虫药类，记有肥遗，可以杀虫，黄藿沐浴可以已疥疮等；第九类是兽药类，虽是兽医内容，但在远古人医、兽医是不分的，记载的兽药有杜衡、芑（音起）、流赭等涂之，可使牛马无病，增强马力，治牛、马病等。由此给我们许多启发：其一，西周时期或已有兽医作为一种职业独立出现；其二，春秋战国时期或更早，牛、马在人们的生活中已占有重要地位，不如此不会有治牛、马病的药物。上述九类只是一个大体的分类，应该承认它是很不准确的。《山海经》所述126种药物，有些虽然已无法知道属于今日何种药物，但多数经学者考证尚可知其是今日之何种药名。在药效方面也还能找到其发展的轨迹。因此，可以说明春秋战国时医学家们已知运用观察、总结、归纳的方法，认识了诸种药物之作用。这些认识的形成，无疑是建立在研究基础之上的。后世本草专著的出现，与《诗经》《山海经》之有关药物的记述是息息相关的，也可以这么认为，如果《诗经》

《山海经》没有保存下来，恐怕很难有《神农本草经》的编撰，即使有《神农本草经》一类书籍出现，也很难有那么丰富的内容。

二、医疗技术水平不断提高

从前，医史学家和中医学家，都认为《内经》是我国现存最早的医学著作。由于《内经》在医学理论上的高度成就，人们怀疑其能够总结出这些理论的可能性。也就是说，在《内经》之前，是否有足够的对疾病的认识和医疗实践的经验积累作为这一理论产生的基础。甚至有人以此为根据把《内经》的产生年代推迟到西汉、东汉甚至更晚。马王堆医书于1973年从湖南长沙马王堆三号汉墓出土后，国内外学者广泛认为：《五十二病方》等医疗技术经验方书的成书年代在《内经》之前。尽管人们对《内经》成书年代的认识仍存在着分歧，但《五十二病方》等确是先于《内经》而产生的。联系《五十二病方》等马王堆出土的14种医书来看，其成书时间不一定都早于《内经》，但至少对《内经》理论产生的医疗实践基础是一个十分重要的有力支持。据近期研究统计，《内经》《外经》之内容，曾引用前人医著多达30种。

马王堆三号汉墓出土医书计有《五十二病方》《养生方》《杂疗方》《导引图》《胎产方》《却谷食气》《阴阳脉死候》《脉法》《足臂十一脉灸经》《阴阳十一脉灸经》(有甲乙两种本子)等。这些医书中既有总结医疗经验的方书，也有从实践经验上升为理论的论述，这些发掘对研究中医史有着极其重要的价值，特别是为评述我国先秦时期医学提供了颇有意义的第一手资料。

《足臂十一脉灸经》。原无书名，整理研究者以其所论，即足泰阳脉等六条脉和臂泰阴脉等五条脉，以及治法只有灸而无针，故命名为《足臂十一脉灸经》。从记述十一条经脉的内容和行文分析，《足臂十一脉灸经》与《灵枢经》的经脉篇大致相似，经比较研究认为，该书除比《灵枢经》所述十二条经脉少一条外，其内容也简略一些，病候也少，显然比《灵枢经》要原始一些，早一些。《阴阳十一脉灸经》与《足臂十一脉灸经》虽有差异，但分析

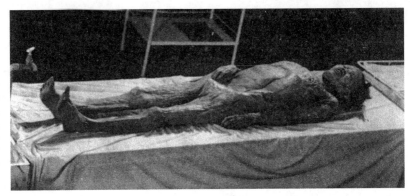

马王堆汉墓出土女尸
1972年于长沙马王堆一号汉墓出土，为长沙丞相利苍的妻子，卒年50岁，出土时体重34.3公斤，身长1.54米。解剖表明：肌肤弹性与内脏完整，细胞明晰可见，肠内检出蛔虫卵，死因可能是胆结石绞痛诱发心肌梗死。女尸葬于公元前176年，距今已两千余年，而尸体肌肤内脏仍保存完好，说明其防腐败技术十分先进。

马王堆汉墓女尸药枕：长45厘米，宽10.5厘米，高12厘米，枕内装满香草，为祛秽保健之用。（如下图右）

马王堆汉墓女尸"信期绣"罗绮香囊，内装茅香、辛夷等芳香中药，为古代避邪、祛毒防病之民俗物件。实验证明对尸体防腐等也有一定作用。（如下图左）（湖南省博物馆）

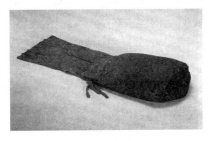

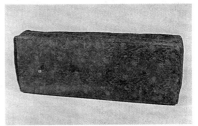

研究的大体结论与《足臂十一脉灸经》相当，兹不赘述。

《脉法》《阴阳脉死候》。二者都是诊断学专著，与《内经》一书的脉学内容相比也较原始。例如：在论述三阳脉之死候和三阴脉之死候时，其内容与《灵枢》相近，但没有受五行学说影响的色彩，这是该书成书时间早于《内经》的一个很有力的证据。二者究竟成书于何时，自然还有待于进一步研究。

《导引图》。是一幅高50厘米，长约100厘米的细笔彩绘帛画，画面4层，每层11人形，共有各种形态的导引人物图像44幅，只有约30幅可以辨认。术式之旁多注有文字，说明可以治某病症等，不少动作是模仿禽兽的飞翔、寻食、奔走的形态特点，生动活泼，栩栩如生。联系我国春秋战国时期诸子记载有六禽戏之类，以及后汉华佗改进为虎、鹿、熊、猿、鸟五禽戏的动物术式，该导引图的绘制时间不会晚于秦代。《导引图》不但说明我国的医疗体系源远流长，而且对我们现代人锻炼身体、祛病延年仍有着重要的意义与参考价值。

《五十二病方》。是马王堆三号汉墓出土的14种医书中内容最丰富的一种。该书本来也没有书名，是因其目录中列有 52 种病名和在这些病名之后有"凡五十二"字样而由整理者命名的。该书之目录中虽只列出 52 种疾病，但其内容实际上有病名达 103 种，所用治疗方法和方剂总数达 283 个，统计其所用药物共有 247 种，涉及外、内、妇、小儿、五官等各科，其中尤以外科疾病最为突出，大约占全书内容的百分之七十以上，所以它很可能是一部外科专著。因此我很怀疑《五十二病方》可能就是《汉书·艺文志》所收载的《金疮疭瘛方》。理由是：在《五十二病方》中首先叙述的是"诸伤"，而且在诸伤条下把金疮，包括刀刃伤、出血等放在最突出的地位；其次便是"伤痉"，伤痉即由金疮等外伤引起破伤风而出现的疭瘛抽风等症状。金伤、刃伤、出血以及伤痉的描述，使我们对《金疮疭瘛方》已佚内容有了极好的理解。越是深入分析《五十二病方》对各种外科疾病的描述和认识水平，就越觉得这样的推测是很有道理的。那么《五十二病方》所记述的外科疾病有些什么病呢？就现代病名而言，诸伤即现代的外伤性疾病，伤痉则叙述了外伤性破伤风，婴儿索痉即现代的婴儿破伤风，其他还有狂犬啮人的狂犬病，虫啮所致的麻风病，并记载了十分精巧的疝气、痔漏等外科治疗手术等，这些都给上述推测提供了依据。至少我们应该认为《五十二病方》是我国先秦时期一部内容丰富多彩的外科专著。该书所载医疗技术手段丰富，水平也很高，是中医外科发展少有的高峰。

1. 诸伤。诸伤条下共记叙了 16 条不同伤、症的治疗方法。如："令金伤毋痛

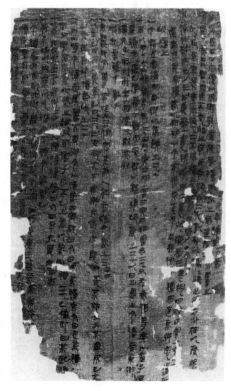

《五十二病方》1973年湖南长沙马王堆汉墓出土，埋葬时为公元前176年。全书9910字，抄录于高24厘米、长450厘米长卷后5/6的部分，卷首有目录，目录后有"凡五十二"字样，由于无书名，整理者即以"五十二病方"命名。该书现存291条，绝大多数为痈、伤痉等外科疾病的诊治，故拟为《汉书·艺文志》所载之《金疮疭瘛方》。

方，取鼢鼠，干而冶；取巂鱼，燔而冶；□□薪(辛)夷、甘草各与鼢鼠等，皆合挠，取三指最(撮)一，入温酒一(杯)中而饮之。不可，则益药，至不痛而止。"这一方剂的基本内容在六朝时的医学文献中还有记载，可以肯定其止痛效果是很好的，因为酒本身就是一种很好的止痛剂。

2. 伤痓。《五十二病方》描述时首先强调："痓者，伤。风入伤，身信(伸)而不能(屈)。"寥寥数语，已将外伤性破伤风之病因、症状交代得十分明白，也就是说伤痓这种病，痓的原因是因伤而起，风邪进入伤口，发作时身体抽风，角弓反张，不能屈身。其观察之细，论述之确切，在两千多年以前，实在令人钦佩。

3. 冥。《五十二病方》论冥时指出：冥者，虫，犹如螟虫啮穿植物样，其所发无定处，或在鼻，或在口旁，或在齿龈，或在手指。能使人鼻缺，指断。很有意义的是，在春秋战国时期，我国医学家对麻风病的发病特点和症状的认识已经如此深刻。用螟虫穿食植物内心之现象，比喻人患麻风病后所出现的类似状况，并命名这种病为冥病，既使人易于理解其形象，又因语言生动令人难忘。

4. 腹股沟斜疝医疗手术技术。腹股沟斜疝是一种由于先天性或后天持重引起的腹膜鞘状突不能闭塞，在腹压增大时，腹腔肠内容物等就会逐渐通过内环而坠入阴囊。这种病在儿童中比较常见。古人由于体力劳动强度大，此病可能更为多见。《五十二病方》表明当时人们对这种病的医疗技术已达到相当高的水平。譬如：用小瓠壶穿孔，去除内容，将患者的阴囊和外生殖器纳入瓠壶内，使坠入阴囊的疝内容物还纳腹腔，这就解除了患者难以忍受的胀满坠疼的痛苦。其设计是何等巧妙科学，与现代所经常使用的疝气带、疝气罩是十分相似的。令人惊奇的是，当时已创造性地应用了外科手术治疗。《五十二病方》中有这样一段记述：癫(即腹股沟斜疝)，先将卵(即睾丸，此当指疝内容物)向上还纳腹腔，并引其皮下向上，然后用砭石穿其旁(具体部位因缺字不甚明)，再用××汁及膏×，挠以醇×，又灸其痏，不能着风，易愈。虽然关键字句有缺，但仍然可以清楚看出，是用砭石穿刺相当于内环部位的皮肉，并用酒类、膏药涂抹刺伤部，再用火灸法烧灼局部。如此处理，无疑会在内环部位形成较大的疤痕。这样的疤痕收缩足以闭塞其先天性或后天性孔道，腹股沟斜疝可由此而治愈。进行这一手术的医生，在当时不可能对腹股沟解剖有所认识，但其洞察力，用创伤愈合之疤痕形成收缩以闭锁疝环，应当说很符合局部的生理功能的特性，是一个非常伟大的成就。

5. 肛门痔瘘。当时治疗肛门痔瘘的保守方法和外科手术方法都达到了很高的水平，这里仅举一个令人惊奇的环切术。《五十二病方》强调：混合痔合并瘘管者，杀狗，取出膀胱，用竹管从其孔插入狗的膀胱，再将狗的膀胱及竹管一并插入肛门，以管吹气入，狗膀胱即膨胀，然后慢慢将膨胀的膀胱向外引出。此刻，混合痔等即由狗膀胱被引出肛门，即可用刀徐徐切除其痔与瘘管。这是一例很成功的环切术。术后再用黄芩等药敷贴伤口。1877年怀特氏开始使用环切术，但他所用的不是狗膀胱，而是用木橛子塞入肛门，然后拉出，使痔瘘内容暴露于视野，以进行切除手术。我们不怀疑怀特氏环切术比《五十二病方》的手术要高明，但其所用之木橛与《五十二病方》所用之膀胱，两相比较，《五十二病方》的水平，不知比怀特要高出多少倍。令我们惊奇的是，早怀特氏两千多年，在这个领域的我国医学家，对治疗这种比较复杂的肛门疾病，已经达到了与19世纪的欧洲相似的成就。

从《五十二病方》等书所达到的医疗技术水平来看，中医特别是其医疗技术和方法之积累，在《内经》之前，已经达到非常丰富的境地。马王堆三号汉墓医书之出土，使我们打开了眼界，开阔了视野，相信了过去不敢相信的事实。例如：过去人们多只是以《内经》中所载的十三方解释或推断由《内经》产生的医方学基础，使人始终有一种《内经》的理论犹如空中楼阁的感觉，并由此尽量将《内经》之成书年代一次一次向后推延。但马王堆汉墓医书，还有仅存于《汉书·艺文志》的医方数百卷，使医史学家认识到《内经》不是从天上掉下来的，它是以存目医书、出土医书，还有尚未出土或早佚医书等为基础，经由许多代医学家不断总结上升为理性认识而完成的。

第八节　尸体防腐、保护技术

随着我国医学家的药物知识的增长，用药经验也日益丰富，加之国人对祖先崇拜之意识浓厚，所以当统治者、被尊崇者、父辈等故去时，为了永远保存其完整的尸体，以示后来人之忠诚孝敬，人们在实践中总结出许多方法，用以处理尸体，严密墓穴等。我们中华民族远在春秋战国时期，在这方面已有了比较成熟的经验。《周礼·春官宗伯》和《礼记·士丧礼》等都记载有用"鬯酒"洗浴尸体的礼仪，当时的人们对浴尸有着严格的要求。这种鬯酒是用郁金香草和黑黍酿造或煮的汤液，以之洗浴尸体自然有着较好的尸体防腐败作用，同时能使尸体保持一定的芳香气味。这里我们举几个实例，便可知我国在春秋战国时期，在尸体防腐和保护方面已达到相当高的水平。例如：公元438年，胡家奴开昌邑王冢，青州人开齐襄公（死于公元前686年）冢，并得金钩，而尸骸露在岩中，俨然若生。公元315年，曹嶷盗景公（疑卒于公元前600年）及管仲冢（管仲卒于公元前645年），尸并不朽。又如：幽公（死于公元前423年）冢，甚高壮，羡门既开，皆是石垩。拨除深丈余，乃得云母；深尺所，乃得百余尸，纵横相枕，皆不朽。惟一男子，余悉女子，或卧，亦有立者，衣服形色不异生人。再如：黄初末（公元226年），吴人发长沙王吴芮（死于公元前202年）冢……容貌如生，衣服不朽。这些例子都是我国古代在尸体防腐方面取得成功的极有力证据。1976年，由于毛泽东主席遗体保护工作任务的需要，我曾对古代有关尸体防腐和保护技术进行过比较深入的研究，结合马王堆一号汉墓女尸在地下两千多个春秋而不腐的考察，确信我国春秋战国时期的尸体防腐技术已达到很高水平。上述在公元前686~前202年死亡的齐襄公等，经过多则千余年，少则四五百年后被盗时，尸体也都保存完好而未腐败，记述者形容其俨然如生。古代尸体防腐除了用金、玉之外，许多文献都记录还用有香料药物。实验证明，香料药物除了防虫、杀虫之作用外，对许多种细菌在一定条件下也有着明显的抑制或杀灭作用。这类作用与医学家用以治疗疾病的药理作用是一致的。

第四章

中医学术成果的整理与水平的提高

秦汉三国时期（公元前221~280）

　　战国后期，任用商鞅变法的秦国势力日益强大。公元前221年，秦王嬴政统一中国，建立了中央集权的封建专制主义国家。秦始皇采取的许多加强统一的措施，如定疆域、立郡县、车同轨、书同文、行同轮等，促进了当时政治、经济、科学文化的发展。但公元前206年，秦王朝在农民起义军的进击中覆灭。刘邦称帝于长安，史称"西汉"。西汉初实行休养生息的政策，中央集权制得到进一步巩固，社会经济、文化等方面都有很大发展，人民生活有所改善，社会比较安定，出现了所谓"文景之治"。至汉武帝时，国家版图一再扩大，国力尤为强盛，成为我国历史上少有的封建强国。西汉末年，朝政腐败，王莽篡权立新，接着爆发了绿林、赤眉等农民军大起义，摧毁了西汉和王莽的统治。公元25年，刘秀建立东汉。东汉前期，农业、工商业较西汉又有所进步，科学文化继续发展，如蔡伦造纸技术的出现，对经济、文化发展均有重要意义。两汉时期，先后有张骞、班超数次出使西域，打通了丝绸之路，不仅使西域各地进一步内附，而且促进了内地与边疆及中外经济文化的交流。东汉末年，政治黑暗，天灾、瘟疫猖獗，民不聊生，随之爆发了黄巾军等农民大起义，宦官外戚之乱又发展

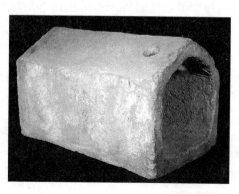

阿房宫下水道管
秦阿房宫遗址出土。长66厘米，高41厘米，壁厚5厘米，截面为五角形，以灰陶制成，质重，疑含金属，顶有直径5.9厘米圆孔，通过管与地面进水盘相接，共同构成污水处理系统。这一下水管道设计精巧，说明战国、秦时期的生活污水处理已很科学。

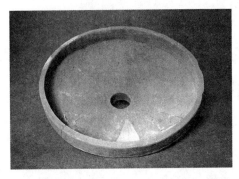

秦阿房宫遗址出
土。圆形直口浅漏
斗状，陶质，口径
94厘米，进水口直
径13厘米。其进水
口与截面为五角形
的地下下水道之入
水口相接，为宫廷
浴室、生活废水、
雨水排除系统之地
面设施，设计精巧
合理。

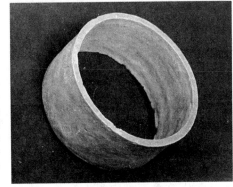

陕西咸阳秦阿房宫
一号遗址出土。口
径43.5厘米，高17厘
米，安装于冷藏窖
井壁，下为冷藏窖
之底盆，为宫廷冷
藏食物、肉类之器
物。

为军阀大混战，经济文化遭到严重破坏。直至公元222年，三国鼎立之后，社会经济才有所稳定与恢复。

医学的发展与社会和文化的诸种因素密切相关。经济发展水平的高低，从物质基础方面制约着医学发展的快慢。战争与社会动乱，一方面加剧了疾病流行，但另一方面也因此促进了一些有社会责任感的医家不断深入对医学的研究，从而积累总结了更多经验。秦始皇焚书坑儒，但同时发布命令"医药卜筮种树之书"不在焚烧之列，这在客观上避免了由于政策因素给医学发展造成的灾难性影响。秦始皇痴迷长生不老术，派徐福等方士寻求神仙不老之方药，动机非常荒诞，但在客观上，对发展中医养生保健，应当说是有益的。汉朝廷令侍医李柱国校方书，征召方术、本草等教授者来京师，这样的政策都曾对医学学术的发展产生过一定的促进作用。科技文化的发达，更给医学发展带来直接的影响。如秦汉时天文学的发展，促进和丰富了中医在疾病与季节、气候等关系的理论的形成和发展；蔡伦改进造纸方法，为后世医书的涌现与传播创造了条件。意识形态方面，汉武帝时，董仲舒提出"罢黜百家，独尊儒术"，儒家地位逐渐上升。至东汉时，谶纬之学盛行。西汉初，重视清静无为的黄老哲学，其后道家趋向宗教化。佛教也于汉时传入。由此，各种唯心主义和形而上学的东西更加得到了统治者的提倡。其中儒、道对医学的发展有着突出影响。儒家的"天命论"是唯心的、消极的，但他们所宣扬的仁义道德，对古代医德的形成有较大的影响。道家关于生命和精、气、神以及养生理论的阐述，在古代医学文献中皆有反映。他们提倡的自觉地返璞归真、长生成仙以求生命永恒的理想，除有唯心的一面，也有强调人在大自然与社会名利

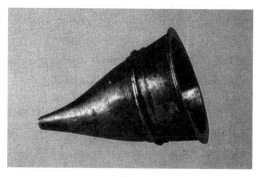

医用银漏斗形器（西汉，银质）
河北满城中山靖王刘胜墓出土。

面前保持精神的自主性，以实现人生的更大价值的积极一面。另一方面，具有朴素唯物论思想的杰出思想家王充等人，对天命、鬼神等唯心主义谬说进行了批判，他们对世界物质性的肯定，对"天命论"的直接否定及提出的无鬼论、神灭论等光辉论述，为医学沿着唯物道路发展提供了理论基础。

秦汉时期是我国医药学取得重大发展的重要时期。它表现在张仲景的《伤寒杂病论》及华佗等著名医学家的杰出贡献上，使西周时代《内经》所确立的理论原则与临床实践更紧密地结合起来。同时，原来药物、方剂、诊断等方面的零散的医药经验，经过整理完善，也上升为系统的理论。理论与实践的紧密结合，是所有科学生存发展的必经之路。从这个意义上说，秦汉时期是我国医学发展的一个关键性时期，同时也为后世医药学的发展，特别是为两晋南北朝乃至隋唐医药学的发展，奠定了坚实的基础。

第一节　第一部药学专著——《神农本草经》

药物知识起源于远古先民们长期的生产与生活实践，故上古时期有"神农尝百草"之论说。经先民们不断积累经验，口耳相传，至春秋战国时期，人们对药物已有了较多的认识，我们可从先秦时期的一些文献中，见到不少有关药物知识的记载。例如《诗经》一书，记述了若干可能来自西周及其以前的药物知识。其中仅植物药就有50余种，对某些药物的采集、产地及医疗作用等也有简略叙述。《周礼》载有"五药"（指草、木、虫、石、谷），

可能为当时对药物的初步分类归纳。《山海经》亦非医药专书，但收载药物达126种，其中植物药52种，还明确记载了药物产地、效用和性能，反映出人们对药物的认识又深入了一步。《礼记》中也有根据时令采集储藏多种药物的记载。反映这一阶段药物学知识之集大成者，是马王堆汉墓出土的医书《五十二病方》。该书也并非药物学专书，但所载药物已达247种（其中约有半数被收入以后的《神农本草经》中），应用的治疗范围涉及内、外、妇、儿、五官各科疾病。秦汉以来，药物学知识又有了新的积累。西汉初期曾流行过药物学专著，《史记·扁鹊仓公列传》提到的古代医药书中就有《药论》，可惜已经失传。还有传说的《子仪本草》。秦汉时内外交通日益发达，丝绸之路开通，西域等少数民族地区、南海等边远地区以及东南亚等地的药材源源不断输入内地，并逐渐为内地医家所采用，大大丰富了当时人们的药物学知识。用药经验的积累，以及药物学知识的日益丰富，需要由专人进行整理和研究。因此，西汉朝廷就已开始召集专人整理、研究和传授本草学了。加之秦汉时期临证医学的迅速发展，也要求药物学有相应发展，正是在这样的背景下，产生了《神农本草经》一书。

《神农本草经》（简称《本经》或《本草经》），是我国现存最早的药物学专著。关于它的成书年代，说法不一。有人认为是神农、黄帝时代的作品，这显然是可疑的；有人认为是春秋时代的作品；有人认为成书于战国时代；有人说成书于秦汉之际；也有人据考证断定成书于东汉。这些看法孰是孰非，在目前缺乏实证的情况下，很难得出确切的结论。南朝齐梁的陶弘景在《本草经集注·序录》中说："旧说皆称《神农本草经》，余以为信然……今之所存，有此四卷，

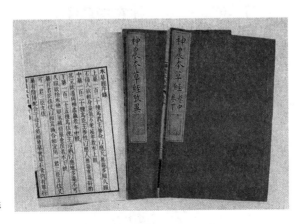

《神农本草经》书影

是其本经。所出郡县，乃后汉时制，疑仲景、元化等所记。"颜之推《颜氏家训》亦云："譬犹本草，神农所述，而有豫章、朱崖、赵国、常山、奉高、真定、临淄、冯翊等郡县名，出诸药物。"两人都指出，《神农本草经》所记药物产地，多为后汉时所设置的郡县名，因此，推断本书为后汉时所作。当然，《神农本草经》一书之雏形的出现时间，恐较后汉要早得多。另外，书中内容多重视修仙养生、服石炼丹，与东汉时的风气也相合。因此，医史界多以东汉为该书的成书年代。关于本书作者，书名冠以"神农"，一是因为古代有"神农尝百草"而发现药物的论说；二是一种尊古托古风气的反映，如同《内经》之前冠以黄帝之名一样。正如《淮南子·修务训》所说："世俗之人，多尊古而贱今，故为道者，必托之于神农、黄帝而后能入说。"所以，我们说《神农本草经》的作者并非神农。陶氏说可能出于张仲景、华元化等医家之手，今天看来至少是缺乏根据的。另外，书名之所以称为"本草经"，是因为古代是以植物药为主的。《说文解字》云："药，治病草也。"五代时韩保升也说："按药有玉石、草木、虫兽，而直云本草者，为诸药中草类最多也。"总之，《神农本草经》和《内经》一样，也非一时一人所作，而是经过周秦以来很多医药学家的经验积累总结，并不断搜集，最后约于汉早期编集成书。这当然不是指其开始者，而是指成书之时。这种看法是比较可信的。

《神农本草经》全书三卷（一作四卷），共收载药物365种，采用上品、中品、下品分类法，以补养无毒药120种为上品，其次遏病补虚、有毒或无毒的120种为中品，再次除邪但多为毒药的125种为下品，这是中国药物学最早、最原始的药物分类法。药物理论方面，概括记述了君臣佐使、七情和合、四气五味、阴阳配合等，并且明确了"疗寒以热药，疗热以寒药"的原则，使药物性能与病机更紧密地结合起来，完善了中医学的治疗用药理论。对药物功效、主治、用法、服法都有一定论述，十分便利于临床应用。而且指出："当用相须、相使者良，勿用相恶、相反者。若有毒宜制，可用相畏、相杀者。"这一提法使方剂配伍理论得到明显进步。《神农本草经》所载主治病症约170余种，包括内、外、

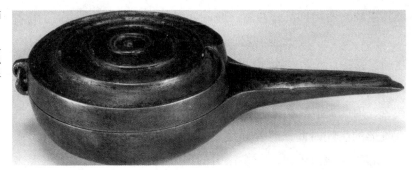

注水式银药盒（西汉，银质）

河北满城中山靖王刘胜墓出土。可能为给口禁患者喂药、饮食之器物。

妇、五官等各科疾患。另外，还注意到了药物的产地、采集时间、炮制、质量优劣和真伪鉴别等。

《神农本草经》是秦汉前数千年用药经验的朴素总结，书中所载许多药物的疗效，均为长期临床实践和现代科学实验研究所证实。如书中载有治黄疸药物共八种，其中茵陈、黄芩、黄檗等至今仍为治疗湿热发黄的要药。又如书中载麻黄平喘，已为近代科学实验研究所证实。1887年日本长井长义博士发现麻黄素，1924年我国药学家陈克恢博士在大量临床病例中验证了麻黄素的平喘作用。此后麻黄素受到各国医药界的重视，并被大量投产，成为现代医学的一种重要药物，这也是我国医药学家为现代医药学所做出的一个贡献。再如书中有黄连治痢的记载，而现代黄连（或用小檗碱）也被广泛用于治疗菌痢、肠伤寒、肺结核、流行性脑脊髓膜炎、溃疡性结肠炎等，其效果与氯霉素、磺胺类药、链霉素等无差异，而且细菌转阴较快，无毒副作用。此外，如猪苓利尿，大黄泻下，甘草解毒，海藻疗瘿，雷丸杀虫，常山治疟等，都是中华医药学的宝贵经验。也正是这些大量从实践中总结出来的宝贵经验，反映了《神农本草经》一书的科学价值。当然，《神农本草经》的科学价值绝不仅仅只是这些，至今仍有相当一部分内容有待我们继续发掘。在这方面，青蒿素的发现给了我们深刻的启示，科学的领域中永远包含着许多未知数，只要我们勤奋耕耘，就能不断有新的收获。

总之，成书于两千多年前的《神农本草经》，包含了许多具有科学价值的内容，而其所反映出的当时我国医学通过大量实践积累起来的对药物的认识，是很了不起的。《神农本草经》对秦汉以前零散的药物知识进行了第一次系统的总结，历来被尊为药物学的经典著作，并被注释发挥，至今仍是学习中医中药的重要参考书，其中有158种药物被选入1977年版的《中华人民共和国药典》，可谓影响深远。

当然，由于历史条件的局限，《神农本草经》也存在某些缺点和错误，这反映在该书道家色彩比较浓厚。道家主张炼丹服石，他们把各种矿物用各种方法烧炼，炼成所谓丹药，认为服用这些丹药可治一切疾病，可以延年益寿，可以长生不老。秦汉以来，这种炼丹服石的风气越来越盛。《神农本草经》明显受到这种思想影响，迷信服石便可成仙，故其对药物分类与药物功效的叙述，有的被蒙上了一层迷信色彩，如久服可轻身延年、能成不老神仙之类。尤其是一些有毒或剧毒的药石，反被视为无毒补益、轻身延年的上品，如说"雄黄……炼食之，轻身神仙""水银……久服神仙不死"之类，给后世药物学的发展带来消极影响，而且还直接给人们带来危害。不过，另一方面，炼丹术和制药化学有密切关系。世界上早已公认炼丹术起源于中国，并成为近代化学的先驱，如《神农本草经》中"丹砂……能化为汞"可谓这方面的启蒙记载。炼丹术产生的动机在于方士们企图炼制所谓长生之药，追求长生不老，这当然是唯心迷信的东西，但客观上却成为制药化学的开端，扩大了化学药物的应用范围，促进了中医药剂学（尤其是外科用药）的发展。

《神农本草经》成书后，至隋代尚存，至唐就不再见于官家藏书目录，估计原著在唐初失传，其后再未发现。但其内容由于梁朝陶弘景《本草经集注》、唐朝苏敬《新修本草》、宋朝唐慎微《证类本草》、明朝李时珍《本草纲目》等后世本草之引用而保存了下来。明清以来，许多学者曾从事该书的整复工作，并存有多种辑佚本。辑本中以明朝卢复的本子为最早，而清朝孙星衍和顾观光以及

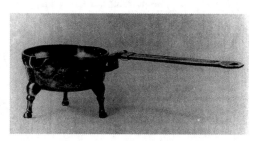

暖药银铛（唐代，银质）

1970年西安南郊何家村唐代窖藏出土。暖药器物，高7.6厘米，口径10.7厘米，有流三足，柄长19.1厘米，柄扁平可折叠于器上，铛内腹底有墨书"十二两"字。

日本人森立之的三种辑本，各有所长，影响较大，这三种辑本于20世纪后半叶均予重印。

这一时期除《神农本草经》外，三国时代华佗的弟子吴普和李当之，对药物学也有所研究，并分别撰著了《吴普本草》和《李当之药录》，对药物学的发展做出了一定的贡献，但原著均已失传。

第二节　汉文帝为名医淳于意的冤案平反并恢复其名誉

淳于意，姓淳于，名意，临淄（今山东省淄博市）人，西汉初著名医学家。一般认为淳于意约生于公元前205年，其卒年不详。由于淳于意做过齐国的太仓长（主管仓库的官员），故又被称为"太仓公"。司马迁在《史记·扁鹊仓公列传》中记载的仓公即淳于意。

淳于意从小喜爱医术，曾先后拜公孙光与公乘阳庆为师，凡此三年，医术日益精良，且名闻于世。

"缇萦救父"是许多人都知道的故事。淳于意为人耿直，不肯显名，常匿名而四处游学行医，由于不肯为当时某些以势欺人的王公贵族看病，得罪了他们，于汉文帝年间（公元前180~前157年），有人控告淳于意。依据汉代刑律，淳于意将被用驿站专用的传车由临淄押送至长安，且可能被处以断肢的肉刑。淳于意只有五个女儿，临行之际，她们围父而泣。淳于意不由心烦不快，说："没有儿子，遇到了危急之事就无人分担！"小女儿缇萦听后十分伤心，当即表示愿随父西去。至长安后，缇萦又上书文帝，言其父廉平守法，表示"愿入身为宫婢，以赎父刑罪"，文帝感其孝诚，为淳于意的冤案平反并恢复其名誉。获释后，淳于意返乡家居，以看病谋生。这则"缇萦卖身赎父"的故事，历代《百孝图》之类书中均有记载。从中我们可以了解到淳于意这样一个技术高明的医生在当时封建社会中的不幸遭遇，以及缇萦的可贵品质。

汉文帝在召见淳于意时，详细询问其学医经过、治病情况及带徒弟的具体细节，他都一一做了回答，其中叙述了25位患者的姓名、性别、职业、里居、病因病机、诊断、治疗及预后等情况。司马迁把这些都如实地记载在《扁鹊仓公列传》中，这样我们才知道西汉时期我国有这样一位著名的医家。这25例病案就是我国医学史上著名的淳于意《诊籍》。

从《诊籍》中，我们可以了解到淳于意的高明医术，并窥知西汉初年医学发展的一般情况。25个病例中，记有约23种病名，如疽、气鬲、涌疝、热病、风瘅客脬、肺消瘅、遗积瘕、迵风、风厥、气疝、热厥、龋齿、不乳、肾瘅、腰背痛、蛲瘕、中热、痹、苦沓风、瘖（喑）、牡疝及伤脾气、肺伤等，其中以消化系统疾病为多。所论病因，以房事及饮酒最多，尚有过劳汗出、外感风寒湿邪等。如论齐中大夫龋齿案云："得之风，及卧开口，食而不嗽。"这些观察和分析是符合科学道理的，是很正确的。

淳于意在诊断方面具有丰富的经验。他精于望诊，且尤精于切脉。《诊籍》中有多例是通过望色做出准确诊断的。特别是脉诊，他不但记载了浮、沉、弦、紧、数、滑、涩、长、大、小、代、实、弱、坚、平、鼓、静、躁等近20种单脉象，其中大都沿用至今，而且还论述了脉大而数、脉大而躁、不平而代、脉深小弱、脉大而实、啬而不属等兼脉。在论脉理方面还有脉无五藏气、阴阳交、并阴、三阴俱搏、脉不衰等，使我国医学之切脉诊断水平得到明显提高。25例中，有10例完全是根据脉象来判断死生的，如齐中御府长信热病案、齐淳于司马迵风案，虽为久病、重病，但淳于意根据脉象均正确预见其病"可治""犹活"。并且指出，论医者"必审诊，起度量，立规矩，称权衡，合色脉表里有余不足顺逆之法，参其人动静与息相应，乃可以论"。强调诊病必

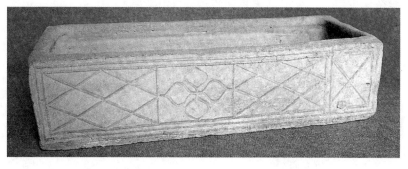

陶棺（西汉，灰陶质）

长36.3厘米，宽24.4厘米，两侧外有线纹饰。此类陶棺在陕西关中出土较多，为西汉装殓儿童尸体所用。（陕西咸阳市博物馆藏）

须审慎行事，诸诊合参，以避免片面性。由此可以看出，淳于意对中医诊断学做出了值得重视的贡献。

在疾病治疗上，淳于意以药物为主，辅以针灸、冷敷等法，丰富多样。常用方法包括汤剂、丸剂、散剂、酒剂、含漱剂，以及催乳、冷敷、阴道坐药和外敷等。由此，可知西汉初年时方药治病已占重要地位，并积累了丰富的经验。现举一个较为典型的外感热病诊治案例："齐中御府长信病，臣意入诊其脉，告曰：'热病气也。然暑汗，脉少衰，不死。'曰：'此病得之当浴流水而寒甚，已则热'。信曰：'唯，然！往冬时，为王使于楚，至莒县阳周水，而莒桥梁颇坏，信则揽车辕未欲渡也，马惊，即堕，信身入水中，几死，吏即来救信，出之水中，衣尽濡，有间而身寒，已热如火，至今不可以见寒。'臣意即为之液汤火齐逐热，一饮汗尽，再饮热去，三饮病已。即使服药，出入二十日，身无病者……"值得一提的是下面这个案例："菑川王美人怀子而不乳，来召臣意。臣意往，饮以莨菪药一撮，以酒饮之，旋乳。"莨菪（即莨菪）据载有镇痛麻醉作用，这是用酒服莨菪药作镇静麻醉剂以助产的案例，当为同类应用中最早的记载。淳于意对针灸也比较重视，如济北王阿母热厥一案，即"刺其足心各三所"，"病旋已"；齐中大夫龋齿案则药、灸并用而获效。

秦汉之际，服石求仙之风兴起，如《诊籍》中所载"齐王侍医遂病，自炼五石服之"，亦可见一斑。淳于意在为其诊病时，依据医学理论，认真负责地指出炼服五石的危害性，批评了这种风气，但他不听淳于意之劝告，终于因疽发而死亡。淳于意是我国医学史上反对服石求仙的先驱者。当汉文帝问他："诊病决死生，能全无失乎？"他实事求是回答说："时时失之，臣意不能全也。"这个回答是切合实际的。即使在科学昌明、医学发达的今天，也仍然存在一些使医生们束手的不治或难治之症。但历史上也有少数缺乏自知之明的医家，如清代外科学家王洪绪就曾炫耀："余年七十有二，治病经历四十余年，用药从无一错"。并命其著作为《外科证治全生集》，这不但不合实际，也反映出他治学态度的片面与偏执。而淳于意的可贵品质，在今天仍然是值得我们学习的。

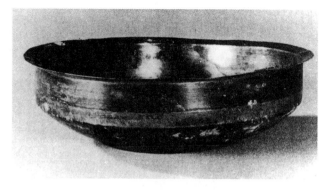
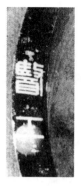

医工铜盆（汉，铜质）

1968年河北满城中山靖王刘胜墓出土。高8.3厘米，口径27.6厘米，底径14厘米。铜盆口沿有刻铭"医工"二字两处，铜盆外沿有刻铭"医工"二字一处。显然为医工专用之制药工具。

虽然我国早在周代就有建立病历和做出死亡原因报告的记载，但在《周礼》中语焉不详，所以淳于意的《诊籍》是我国现存最早的见于文献记载的医案，它既保存了西汉以前医学文献中的有关材料，又反映了西汉初年我国医学所达到的真实水平，并如实记录了他治疗疾病成功的经验和失败的教训，在我国医学史上具有很高的研究价值。同时，其体例内容，实开后世病历医案之先河，对中医学术水平的提高与经验的总结，起到了积极的促进作用。

最后我们还应特别提出著名史学家司马迁对我国医学史研究做出的贡献。《史记》中的《扁鹊仓公列传》是我国最早的医家传记。司马迁对战国时代名医秦越人和西汉名医淳于意的记述和研究，有着相当高的水平。他用史家的如椽之笔，生动而深刻地刻画了秦越人和淳于意的形象，如实地反映了当时医学发展所取得的成就，并给予了高度的概括，为医学的进一步发展总结了历史经验。他不遗余力地歌颂医学发展中的无神论思想和科学态度，支持先进，贬斥落后。这个传统历代相沿，未曾中止。从这个意义上讲，它反映了我国医史研究有着悠久历史和光辉传统。

第三节　中医之师徒传承

中医之发展，师徒授受、传承进步，有着十分光辉的历史传统，尤其是在晋唐之前，学校教育尚未发达，中医学术的继承、发扬、创新、进步，主要靠师徒传承。而父子传承的世医、学校教育的师生传承基本上在晋唐时期发挥了重要作用，之后它们虽有发展，或有扩大，但师徒传承仍始终占有一定的优势地位，而历代名医之辈，可以说绝大多数均出自师徒授受之门。

扁鹊。若论中医第一名家，当推战国时期的秦越人，人们誉之为"扁鹊"。秦越人少年时代为人舍长，有一位舍客名叫长桑君，经常客住秦越人之客舍，两人相互敬重，如此交往观察十多年。有一天，长桑君约秦越人私坐，谈话间长桑君告诉秦越人：我有禁方（富有特效的医学方术），现年已老，想将这些技术传授给你。只有一个条件，就是不要轻易将禁方泄露于他人。秦越人敬重承诺。长桑君乃出怀中禁方，尽予扁鹊。扁鹊非常认真研读禁方，以此视病，能尽见五脏症结，从此更精脉诊，医名鹊起。秦越人得师长桑君之传，对传授弟子也十分重视，他的弟子有：子阳、子豹、子同、子明、子游、子仪、子越、子术、子容，他们都很好地继承了老师的学问，在抢救虢太子尸厥时，在老师指导下，各施其术，取得圆满成功。

淳于意。淳于意原本是一位齐国管理粮仓的地方小官，在回答汉文帝"受学几何岁"时说："自意少时，喜医药。"但"试之多不验。至高后八年（公元前180年），得见师临淄元里公乘阳庆。庆年七十余，意得见事之。谓意曰：'……欲尽以我禁方书悉教公'"。当时，公乘阳庆已七十多岁，膝下无子，认为淳于意品学皆好而很喜爱这位后生。有一天让淳于意尽取其故方，更悉以禁方授予，并将自己的黄帝、扁鹊之脉书，五色诊病的技术，悉数传授给淳于意。淳于意十分高兴，答曰："幸甚，非意之所敢望也。""避席再拜谒"，受其脉书上下经、五色诊、奇咳术、揆度阴阳外变、药论、石神、接阴阳禁书等。经三年之刻苦学习，淳于意已能掌握老师的学识，为人治病，判断疾病预后，多获效验。淳于意在医学上的成就，与传承老师公乘阳庆之学密切相关。为了进一步提高医术，他又拜师公孙光，公孙光也将自己的学术成果"悉授意"，于是淳于意学识明显长进。公孙光十分器重淳于意，称赞淳于意有"圣儒"风度，"必为国公"。淳于意秉承老师遗风，也十分重视传授弟子，名医宋邑、高期、王禹、冯信、杜信、唐安等，皆得淳于意之学。"邑学，臣意教以五诊，岁余。济北王遣太医高期、王禹学，臣意教以经脉……淄川王时遣太仓马长冯信正方，臣意教以案法逆顺，论药法，定五味及和齐汤法。高永侯家丞杜信，喜脉，来学，臣意教以上下经脉五诊，二岁余。临淄召里唐安来学，臣意教以五诊上下经脉，奇咳，四时应阴阳重，未成，除为齐王侍医。"

郭玉。东汉时著名医学家，精针灸，曾任和帝(公元88~105年)时太医令丞，以学术与胆识深为和帝赞赏，在民间也有着广泛的影响。郭玉医术高明，品德高尚，"仁爱不矜，虽贫贱厮养，必尽其心力"。郭玉医术品德由何传承而来？据《后汉书·郭玉传》记载："玉少师事(程)高，学方诊六微之技，阴阳隐侧之术"。可见他的学识、品德，乃承继程高之学。程高，立志学习医学时，闻隐士"涪翁医术高超，寻访多年，遂得其传"。从而成为一名医。那么涪翁又何许人也？涪翁，是一位医术高明，医德高尚，隐名埋姓的老翁。平时垂钓于四川涪水以为生，人皆不知其姓名，尊称之为涪翁。但当他遇到疾病者时，即给予针灸，或服以方药，病人疾苦往往应手而愈。他治病救人，不论贵贱，从不贪图报酬，皆全力救治。程高闻知其名，寻访多年，始以真诚而得到涪翁之传授。

华佗。《后汉书·方术列传下》记载其"游学徐土，兼通数经，晓养性之术"，"精于方药"。《三国志》亦作同样叙述，但均未见明言其师姓名，甚为遗憾。但"游学徐土"，则说明华佗师事徐土的众多先贤，得其传授而名显于时。虽然华佗之师授还不知其名氏，但他的徒弟，却个个知名，如"广陵吴普，彭城樊阿，皆从佗学"。吴普疗病依准其师，多所全济，甚得师赞赏，其著作《吴普本草》等对后世很有影响。樊阿继承师之针灸，名闻于时。华陀的弟子还有李当之，少通医经，得师传，尤经本草，著有《李当之本草经》。

张仲景。少年时跟随同郡张伯祖学医，尽得其传。仲景从师同郡张伯祖，既是师徒传授，也是世医叔侄授受成功之范例，是"青出于蓝而胜于蓝"的生动写照。无怪乎，仲景在洛阳遇到同郡何颙时，何颙夸奖他"用思精而韵不高，后将为名医"。仲景之学影响中医学发展近两千年，私淑弟子不计其数。卫汛传其学，精

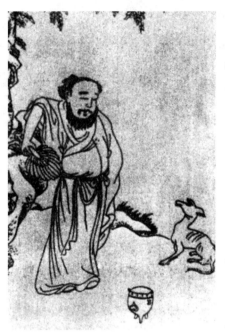

医术，有才识，名著当时，相传撰有《四逆三部厥经》《妇人胎藏经》《小儿颅囟经》等医书传世。晋代王叔和，以整理《伤寒杂病论》为《伤寒论》与《金匮要略》而著称，有人疑其为仲景弟子者。

我国医学从战国以迄东汉，多为禁方流传比较盛行的时期。所谓禁方，就是私藏的秘密医方，是不轻易传授他人的。《灵枢·禁服》谓"此先师之所禁，坐私传之也，割臂歃血之盟也"。包括诊断疾病，知生死，决嫌疑，定可治之类的书籍，亦多列入禁方之中。长桑君传秦越人，公乘阳庆传淳于意，老师都十分审慎，经长时间观察，认为其徒人品、智能等均十分可靠，才愿以禁方授之。虽未见割臂歃血之盟，但其严格、严肃、审慎之考察，的确令人敬慕。

师徒传授在传承发展中医上，有着巨大的贡献，是十分优越的继承与发扬模式，至今还不断发挥着难以替代的作用。我一直认为，医学教育的学校教育，应当借鉴师徒授受的模式，弃其不足，发扬其优势。

第四节　中医第一部释疑解难之专著——《难经》

《难经》，原名《黄帝八十一难经》，三卷。《旧唐书·经籍志》始记《难经》作者为秦越人。从其内容来看，系在《内经》理论基础上释难解疑，其成书显然在《内经》之后。但有人认为它成书于六朝，则又未免太晚，因张仲景《伤寒杂病论·序》已提到"八十一难"的名称，而《隋书·经籍志》亦言《难经》有三国时的注本。目前一般认为《难经》约成书于西汉时期，较为可信。

其真实作者尚需进一步考证。

《难经》以假设问答、解释疑难的方式编纂而成，全书共讨论了八十一个问题，故又称《八十一难》，简称《难经》。全书所述，以基础理论为主，还分析了一些病证。其中一至二十二难论脉，二十三至二十九难论经络，三十至四十七难论脏腑，四十八至六十一难论病，六十二至六十八难论穴位，六十九至八十一难论针法。从理论上讲，本书基本上没有脱出

《难经》书影（明刊本《医要集览本》）

《难经》，原名《黄帝八十一难经》，中医学理论解疑释难之专著，托名扁鹊（秦越人）撰，实约成书于西汉时期。对中医学脉诊、经络等基础理论，以及若干病证等，进行了论述。在中医学理论发展上，占有重要地位。

《内经》的范畴，它对《内经》某些古奥的理论给了较为浅显的解释，对某些学说，则又在《内经》理论的基础上有所推进和发展，这是本书的特点。

本书对脉学有详悉而精当的论述，为后世所称颂。它提出了"诊脉独取寸口"的理论，把《内经》的三部九候，解释为气口的寸、关、尺三部，每部又有浮、中、沉三候。并提出寸口为"脉之大会"，又是"五脏六腑之所终始"，故可以独取之。由此，"独取寸口"的理论逐渐为后世所采纳。

《难经》全书内容简要，辨析亦颇精微，在中医理论、针刺以及诊断学上有颇多贡献，对后世中医的发展产生了不小的影响。

《难经》学术的继承发扬，不但在国内日益受到人们的重视，在国外也引起了一些学者的关注，如编译《难经集注》（英文本）出版。

第五节　针灸由民间到宫廷，再回到民间

中国针灸技术在春秋战国时期已享有盛名，例如秦越人用此术抢救昏迷的虢国太子使其脱险，《灵枢》更对针灸学进行了系统的总结，使之成为有理论、有技术的一门学科。河北满城汉刘胜

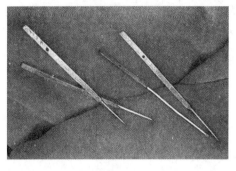

金针（西汉）

1968年河北满城中山靖王刘胜墓出土，计有金针千枚，银针六枚（残）。图中金针为鍉针[1]、锋针各一枚，毫针两枚。

（河北省博物馆藏）

墓出土有精制之金、银材质的针灸用针，证明针灸已不单是民间广为流传的医疗技术。在此期间，针灸已由民间医疗技术，上升为理论与技术紧密结合的针灸学，从而登上最高统治者的医疗保健殿堂。

汉代张仲景、华佗，也无不以精于针灸而闻名。例如华佗，虽以外科鼻祖而名闻天下，但更广为人知的，乃是其为曹操针刺治疗头风眩的史实，《后汉书》记载："操积苦头风眩，佗针，随手而差。"也就是说，曹操患了一种叫头风眩的病，久治不愈，发作时疼痛难忍，闻华佗声名，便请他到身旁，如果疼痛发作，华佗运用针刺疗法治疗，曹操的头痛就会迅速取效。因此，曹操想方设法要留华佗做他的侍医。在范晔的《后汉书》和陈寿的《三国志》里，都记述有华佗为病人施行针刺或灸疗的若干病例。华佗的医学著作虽然未见传世，但据传现在针灸疗法中仍比较常用的夹脊穴是由华佗发现的，所以现在人们还习惯称它为华佗夹脊穴。医圣张仲景，虽不以针灸闻名，但他的著作有多处强调了针灸治疗，甚至用针灸疗法来防止疾病传变等，实际上很有预防疾病的意义。可见秦汉及以前的医生，不论内科还是外科医师，都有掌握针灸疗法以治病者。

汉代民间医生也多有掌握针灸治疗技术者，有些还以此而著名。例如涪翁就是其代表。涪翁，东汉时期四川人，由于他每每垂钓于四川涪水附近，人们便以"涪翁"称之，其姓名却逐渐不为人所知。《后汉书·方术列传》记载："初，有老父不知何出，常渔钓于涪水，因号涪翁。乞食人间，见有疾者，时下针石，辄应时而效，乃著《针经》《诊脉法》传于世。"由此可见，涪翁并不以医为谋生之业，他为人治疗疾病全出于义务，不向病

----

1 鍉（dī）针：中医九针之一，又称推针。——编者注

家索取钱财物品。他以垂钓和乞食为生，是一位贫寒而热心为人针灸治病的针灸学专家。从现有资料看，他是我国最早的针灸专科医生，并且有针灸著作，其医德和为针灸献身的精神确实令人钦佩。更可贵的是他在这样贫困的环境下，仍不忘培养后继人才。有个名叫程高的人，看到涪翁的品德学识，对涪翁十分崇拜，得涪翁应允，便拜师学艺。涪翁乃将自己的学识毫无保留地传授给程高。程高不但继承了老师的学识技术，也学到了老师高尚的为人处世的品质，隐居于群众之中，长期在民

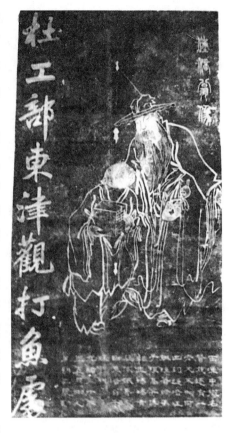

汉涪翁石刻画像拓片

《后汉书》记有汉代名医涪翁，此石刻汉涪翁像原存四川绵阳市郊李杜祠内，长162厘米，宽85厘米，其右上题"汉涪翁像"，左侧题："杜工部东律观打渔处"，系因涪翁隐居处渔父村曾刻有杜甫"东律观处打渔歌"诗两首。下方小字末署"光绪三十二年五月，州人吴朝品募勒"。

间行医。年老时又将自己的针灸疗法等，毫无保留地传授给郭玉。

郭玉，四川广汉县人，是涪翁的再传弟子，所以也很精通针灸学和脉学。郭玉长期在民间行医，他继承了涪翁、程高的道德品质，"虽贫贱厮养，必尽其心力"，深受群众的爱戴，医名鹊起。和帝时（88~105）被召为太医丞。一次，和帝问郭玉：你诊治贫苦病人效果很好，但治疗富贵之人的病，反而效果不如贫苦病人，这是什么原因呢？郭玉说：医生在无拘无束时，才能充分发挥自己的聪明和才智，如果处于紧张、惴惴不安，甚至恐惧状态，就无法施展自己的才干和技巧。给贫苦人诊病，医生很自然地处于无拘无束的状态，没有任何紧张和恐惧的思想负担，故能处之泰然，诊病处方都会恰当，疗效也就很好。反之则完全相反，故很难取得好的效果。他接着还论述了为贵族治疗疾病的四难。他说："医之为言意也。腠理至微，随气用巧，针石之间，毫芒即乖。神

存于心手之际，可得解而不可得言也。""夫贵者处尊高以临臣，臣怀怖慑以承之。其为疗也，有四难焉"。所谓四难，就是这些达官贵人自以为是，不听医生的话；对自己的身体不知爱惜；身体骨节不强，不能应用药物；好逸恶劳。接着强调："针有分寸，时有破漏，重以恐惧之心，加以裁慎之志，臣意且犹不尽，何有于病哉！"和帝连连称善。这四难讲得很不客气，但却十分切合实际，是病人和医师都应引以为戒的。

第六节　外科鼻祖——华佗

华佗（？~208），又名旉，字元化，沛国谯（今安徽省亳县）人，东汉末年杰出的外科学家。他曾游学于徐州一带，通晓各种经书，喜爱医术和养生之学。华佗的医学知识非常渊博，通晓内、外、妇、儿、针灸等科，尤精于外科、针灸和医疗体育。他敢于冲破封建礼教的束缚，提倡外科手术治疗。他治疗疾病的思想具有精纯果敢的特点，治疗手段多样，处方用药不过数种，施针取穴不过数处，即能取得很好的疗效。他性情爽朗刚强，不图名利，对于那些耽于功名利禄的人嫉之如仇。他曾先后拒绝太尉黄琬征召他出任做官、沛相陈珪举他当孝廉的请求，只愿做一个平凡的民间医生，以自己的医术来解除病人的痛苦。

当时曹操患有"头风眩"（有人解释为三叉神经痛），屡治不效，闻华佗医术超群，便差人请他为自己治病，华佗给予针灸治疗后迅速见效。曹操非常高兴，便强留华佗做他的侍医。华佗不慕名利，当然不愿以自己的医术侍奉曹操一人，便托词归家，并以妻子有病为由，几次延期不

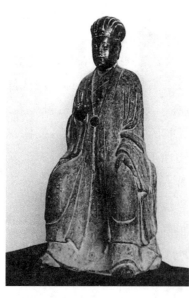

华佗铜像（明代）
徐州，既是华佗游学之地，又是他学成后为群众治病之所。华佗被杀后，徐州群众为了纪念华佗，于王陵路修建了"华祖庙""华祖墓"。其墓高两米，由长方石围砌而成，有题为"后汉神医华佗墓"镌刻石碑。墓前有石几、石香炉及弟子吴普、樊阿造像。庙内有明代铸造之华佗铜像。

返。曹操大怒，派人查访，说："若妻信病，赐小豆四十斛，宽假限日。若其虚诈，便收送之。"华佗既已借词脱身，犹如出笼之鸟，岂肯再返，于是被逮捕入狱治罪。由于华佗坚持不肯做曹操的侍医，曹操恼羞成怒，要杀死华佗。此时谋士荀彧谏操曰："佗术实工，人命所县，宜含宥之。"曹操不从。最后，华佗这样一位杰出的医学家终被曹操所杀害，后世医人无不为此扼腕而叹！其后曹操爱子曹冲病重，操亦后悔说："吾悔杀华佗，令此儿强死也。"由此可见当时医生社会地位的低下，以及受到统治者迫害的情况。

华佗行医足迹遍及今江苏、山东、河南、安徽部分地区。经他治疗的病人很多，他因此深受广大人民的热爱和尊崇。人们赞扬他为神医，在民间也流传了不少生动的故事。史料记载华佗著有《枕中灸刺经》等多种医书，可惜均佚。一说华佗临刑前，将自己著作出示狱吏"此可以活人"，狱吏畏法不敢受，佗不强与，即索火烧之。《中藏经》是后人托名华佗的作品。华佗有弟子三人：樊阿，彭城人，善针术；吴普，广陵人，著有《吴普本草》；李当之，长安人，撰有《李当之药录》。他们对后世医药学的发展，也做出了贡献。

华佗在医学上的杰出成就主要有以下几方面。

首先在外科方面，他创用酒服"麻沸散"，在全身麻醉下进行腹腔肿物切除及胃肠切除吻合手术等，并获得较好的效果。我国外科学有着悠久的历史，《周礼》记载的医学分科中，已有外科医生，即"疡医"，他们主要负责治疗疮疡、肿疡、刀枪伤和骨折。图示《折伤簿》系王莽始建国天凤元年（公元14年），记录士兵折伤的病历。这说明当时外科已发展到一定水平，否则不会有专科医生的出现。其实在华佗之前，中医外科手术治疗已有一定的发展，应当说华佗是在前人基础上进行了一次创新性的实践，或说他进一步扩大了外科手术治疗的范围。据《后汉书·方术列传下》记载："若疾发结于内，针药所不能及者，乃令先以酒服麻沸散，既醉无所觉，因刳破腹背，抽割积聚。若在肠胃，则断截湔洗，除去疾秽，既而缝合，傅以神膏，四五日创愈，一月之间皆平复。"

这段记载虽然文字不长，给人的印象却十分深刻，它确切告

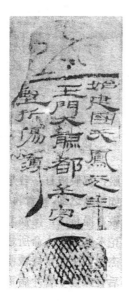

汉《折伤簿》影

汉代军营已有军医。该《折伤簿》是军营外科医生诊疗兵士伤折之病历，按其文字是王莽始建国天凤元年（公元14年）所立的士兵折伤医疗记录簿。

诉我们，华佗曾熟练运用"酒服麻沸散"的麻醉术，做过腹腔肿瘤摘除术和胃肠部分切除吻合术。华佗的手术麻醉效果较好，技术较精巧，这样的手术，即使在今天，仍然还算是比较大的手术。而且其手术的缝合刀口四五天即愈，这与现代在无菌环境下进行操作的手术刀口愈合期一致，说明当时是很讲手术清洁的，其所记载的神膏，也很可能是一种良好的消毒药膏，所以取得了较好的疗效。华佗的这种全身麻醉手术，在我国医学史上是空前的，在世界医学史上也是罕见的，在世界麻醉学和外科手术史上，具有重要地位。华佗被后世尊之为"外科鼻祖"，确实当之无愧。

关于华佗的手术麻醉问题，在这里特别提一下麻沸散的问题。大的外科手术，能否顺利进行和取得成功，和麻醉效果是否理想关系密切。华佗在1700年前，之所以能成功地进行这样高明而成效卓著的腹腔外科手术，是和他已经掌握了麻醉术分不开的。华佗的麻醉术，是让病人用酒冲服麻沸散。酒本身就曾是一种常用的麻醉剂，即使在20世纪四五十年代，作者初习外科时，老师还曾用酒作为手术麻醉剂。华佗创造性地应用酒作临床麻醉剂，在世界医药发展史上也是突出的贡献。但更令我们关切的是他发明了酒服麻沸散的方法以实现全身麻醉，这对后世影响颇大，还产生了一定的国际影响，如《世界药学史》的著者西欧鲁氏说："阿拉伯医家知用一种吸入的麻醉剂，恐是从中国学来的。称为中国希波克拉底的华佗，很精此种技术。"可惜的是，麻沸散的药物组成早已失传。这是因为，华佗以终生心血所总结和撰写的医学书籍，已经不存在了。为什么会散失呢？有这样一个历史故事：华佗在被曹操杀害前夕，于狱中曾"出一卷书与狱吏，曰：'此可以活人。'吏畏法不受，佗亦不强与，索火烧之"。（《后汉书·方术列传下》）而且家中即使尚有其他藏书与著作，恐亦难以逃过抄没之灾。加之《后汉书》与《三国志》两部史书关于华佗的记载均

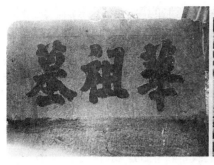
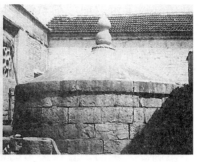

华佗墓

华佗以高明的针术，治愈曹操久治不愈的头风眩，但因拒绝当曹之侍医而被杀害。历代民众敬仰华佗，纪念建筑遍及各地，例如：安徽亳县的"华祖庵"，徐州华庄的"华佗庙"，河南许昌的华佗墓等。图示徐州华佗庙内之华祖墓。墓前碑书"后汉神医华佗之墓"。（摄于1955年）

未记录麻沸散的药物组成，而且魏晋南北朝以及隋唐宋明等一千多年的医籍包括外科专著，也不曾有此内容，只是有一些推测、托伪之说。如认为麻沸散可能和宋代窦材、元代危亦林、明代李时珍等所记载的睡圣散、草乌散、蒙汗药相类似；其主药，有认为是乌头附子的，有认为是《神农本草经》中之麻蕡[1]的，有认为是洋金花的，等等。关于后一种药，窦材的《扁鹊心书》（1146）记有用睡圣散作为灸治前的麻醉剂，其主要药物是山茄花（曼陀罗花）；14世纪危亦林的正骨手术麻药草乌散等，也是以洋金花（即曼陀罗花）为主配成的。日本外科学家华冈青洲，于1805年使用曼陀罗花为主的药物作为手术麻醉剂，被誉为世界外科学麻醉史上的首创。然而这方法实际上来自中国，其应用也晚于我国几百年。半个世纪前，张骥《后汉书华佗传补注》记有"世传华佗麻沸散用羊踯躅三钱，茉莉花根一钱，当归一两，菖蒲三分，水煎服一碗"一段文字，同时在上海印行的《华佗神医秘传》也收载此方。香港中外出版社近年重印了这部书，当然也有相同的麻沸散处方。然而无论上海印本或香港印本都是伪托的，《华佗神医秘传》中的麻沸散处方也不能说是华佗的。因为，时隔1700年如何失而复出，该书并未给出一点令人信服的说明。总之，华佗的麻沸散之药物组成至今仍是一个未解之谜，尚待我们进一步考证。

关于华佗进行过上述外科手术的评述。对于华佗的外科手术问题，有人曾有过否定的看法，他们认为在当时不可能做那样的手术，甚至否认华佗的存在，说华佗是神话。他们对国外更早一

1　麻蕡(fén)：大麻的籽实。——编者注

些的外科手术的记载都承认，但对华佗的事迹却不承认。近来国外有的学者虽也著文表示，当时进行这类手术是可能的，正因为可能，唯其中国人做不了，因此华佗是外国人，是来自古波斯或古印度的人，真是奇怪的逻辑。如果我们认真探索一下中国外科学的发展史实，就会看出上述种种看法都是不正确的。尽管当时手术存在一定的盲目性，失败率也可能较大，但华佗做过这类手术是确定无疑的，有关史书的记载是可信的。试看《后汉书》与《三国志》中对手术步骤、手术当中的具体要求及术后护理等的描述，都是比较合理而正确的，《后汉书》与《三国志》的作者都不是医生，绝不可能虚构出如此确切的一些病例。因此，这些病例应该是根据事实做的翔实记载。同时，两部史书及其演义中尚有其他一些有关手术的记载，如司马师目上生瘤，医师为之割去；关羽左臂中毒箭，医师为之刳肉刮骨；等等。这说明东汉、三国时在麻醉下进行手术并非罕事。另一方面，其后六朝隋唐时有关外科手术的记载更为精确，表明其时我国外科手术已达到更高的水平。如果没有从汉晋以来的一个学术上的继承发展关系，那是不合逻辑而无法理解的。总之，华佗在我国外科发展史上有着不可否认的杰出的成就，从而成为后世外科医家的一面旗帜。至于说华佗是外国人，这就更可笑了，真可谓"崇洋媚外"，"外国的月亮比中国圆"的殖民地文化之再版。

在医疗体育方面的重要贡献：华佗主张进行体育锻炼，提倡体育疗法，以增强体质，防治疾病。《后汉书·方术列传下》记载他教导弟子吴普的一段话："人体欲得劳动，但不当使极耳。动摇则谷气得销，血脉流通，病不得生，譬如户枢，终不朽也。是以古之仙者为导引之事，熊经鸱顾，引挽腰体，动诸

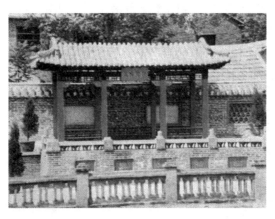

华佗故居
位于安徽亳州华祖庙内。

关节，以求难老。吾有一术，名五禽之戏：一曰虎，二曰鹿，三曰熊，四曰猿，五曰鸟。亦以除疾，兼利蹄足，以当导引。体有不快，起作一禽之戏，怡而汗出，因以著粉，身体轻便而欲食。"可见华佗养生和益寿延年的学说是建立在"生命在于运动"的基础上的。他继承和发扬了我国古代优良的"圣人不治已病治未病"的预防思想，矫正了往昔只重单纯治疗的观点，并否定了秦汉时逐渐兴起的方士服石以求长生不老的做法，提倡用医疗体育锻炼的方法防治疾病，以实现延年益寿。他在继承古代气功导引的基础上对"六禽戏"加以改进，模仿五种动物的活动姿态创制了"五禽戏"，开创了我国医疗体育的先例，对后世影响颇大，而且在中国体育史上也具有相当地位。华佗弟子吴普仿行他这种积极而健康的锻炼方法，年九十余岁还耳聪目明，齿牙完坚。时至今日，华佗所倡导的积极而适当的锻炼思想与方法，仍是值得我们继承和进一步研究的。

在疾病诊治上的高超技艺：华佗善于诊断，精于方药和针灸。在诊断上，华佗长于望诊和切脉，常通过病人面色和病态的观察而对疾病作出正确的判断，并能正确判断疾病预后的吉凶。试举一例："盐渎严昕与数人共候佗，适至，佗谓昕曰：'君身中佳否？'昕曰：'自如常。'佗曰：'君有急病见于面，莫多饮酒。'坐毕归，行数里，昕卒头眩堕车，人扶将还，载归家，中宿死。"（《三国志·魏志》）此例甚似高血压中风。在针灸方面，他取穴不多而疗效很好，创用沿脊柱两旁夹脊的穴位，后世称为"华佗夹脊穴"，沿用至今。华佗在治疗中重视同病异治、异病同治的原则："府吏倪寻、李延共止，俱头痛身热，所苦正同。佗曰：'寻当下之，延当发汗。'或难其异。佗曰：'寻外实，延内实，故治之宜殊。'即各与药，明旦并起。"（《三国志·魏志》）从中不难体会出其辨证论治的精神实质与仲景之论证是一脉相承的。华佗重视民间医学，治疗寄生虫病的经验也很丰富，并对某些寄生虫病的病因有较正确的认识。如他曾用"卖饼人"的"萍齑"（捣碎的小蒜）治愈寄生虫病患者；认为广陵太守陈登所患肠胃寄生虫病系因"食腥物所为也"。华佗还精通妇儿科疾病："有李将军者，妻病，呼佗视脉。佗曰：'伤身而胎不去。'将军言间实伤身，胎已去矣。佗曰：'案脉，胎未去也。'将军以为不然。妻稍差，百余日复动，更呼佗。佗曰：'脉理如前，是两胎。先生者去血多，故后儿不得出也。胎既已死，血脉不复归，必燥著母脊。'乃为下针，并令进汤。妇因欲产而不通。佗曰：'死胎枯燥，势不自生。'使人探之，果得死胎，人形可识，但其色已黑。佗之绝技，皆此类也。"（《后汉书·方术列传下》）又如："有一郡守笃病久，佗以为盛怒则差。乃多受其货而不加功。无何弃去，又留书骂之。太守果大怒，令人追杀佗，不及，因瞋恚，吐黑血数升而愈。"这可谓我国最早见于记载的关于心理疗法的具体病案。

华佗对我国医学的发展有着重大的贡献，并且品德高尚，千百年来一直为医家们所称道，深受群众的推崇和爱戴，并受到国外学者的重视和赞扬。

第七节　医圣——张仲景

东汉末年，社会动乱，战火绵延，加之天灾频仍，导致了连年疾疫，这不仅使当时的医家们面临"拯救夭枉"的历史责任，也为他们经验的积累提供了大量的实践机会。同时，战乱与分裂也增加了交流，人们思想上的禁锢也相对减弱，这些也给当时医

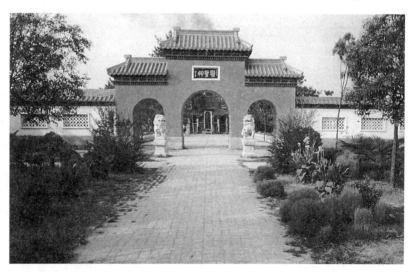

医圣祠

清顺治十三年（1656），于河南南阳城东张仲景墓故址修建医圣祠，并重修墓地，立碑记事。后多次扩建，有正偏两院，正院墓门前有圣祖庙、故里碑亭，后为仲景墓。偏院有内经楼、医圣井等二十多处景观。正对医圣祠中门远处为"仲景墓"。

学的发展带来很大影响。我国医学发展史上杰出的医学家张仲景，就生活在这样一个时代。

张仲景（2世纪中至3世纪），名机，南阳郡涅阳人。涅阳一地，究属现今何处，说法不一。有认为是今湖北省枣阳县的，也有认为是今河南省邓州市穰东镇的，但多数学者认为系今河南南阳。其生卒年月亦不可确考，较华佗略晚。十分遗憾，《后汉书》与《三国志》均未为张仲景立传。因此，其生平事迹，仅零星散见于一些书籍中，这给我们研究张仲景的生平带来很大困难。有关仲景的记载最早见于晋太医令王叔和的《脉经》，书中保存了不少《伤寒论》遗文，不过《脉经》在序中只说"仲景明审，亦候形证"，语焉不详。其后晋代皇甫谧距离仲景辞世的时间也很近，仅次于叔和，他曾推赞说"仲景垂妙于定方"，并在其《针灸甲乙经》的序文中叙述了一段仲景见王仲宣"候色而验眉"的事迹，并接着说："仲景论广伊尹《汤液》为数十卷，用之多验。近代太医令王叔和撰次仲景选论甚精。"晋代葛洪《抱朴子》有"仲景开胸纳赤饼"的记载，有人据此认为仲景也做过较大的外科手术，此说尚待考证。其后《太平御览》所引《何颙别传》亦载有仲景见王仲宣事，并有"同郡张仲景总角造颙，谓曰：'君用思精而韵不高，后将为名医。'卒如其言。"的记载。至北宋的林亿等在《校正伤寒论·序》中说："张仲景，《汉书》无传，见（唐代甘伯宗）《名医录》云：南阳人，名机，仲景乃其字也。举孝廉，官至长沙太守。始受术于同郡张伯祖。时人言，识用精微过其师。所著论，其言精而奥，其法简而详，非浅闻寡见者所能及。"其中据《名医录》提出仲景曾做过长沙太守，故被时人称为"张长沙"，其方书亦被称为"长沙方"。然而仲景是否

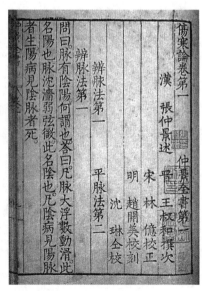

《伤寒论》书影
汉代张仲景撰、晋代王叔和辑、明代赵开美校，刻于万历二十七年（1599）。

做过长沙太守的问题，近半个世纪来颇有争议。相当多的学者认为《名医录》所载缺乏旁证，于理不达，对此持否定态度。1981年，在南阳医圣祠发现了张氏的墓碑和碑座，墓碑正面刻有"汉长沙太守医圣张仲景墓"等字，碑座上刻着"咸和五年"字样。"咸和"是东晋成帝司马衍的年号，咸和五年即公元330年。有人据此认为可以肯定张仲景做过长沙太守。但是再深入考证一下，此说仍然难以成立。因为碑座与墓碑是两回事，征之文献，仲景有"医圣"之称不会早于宋代，至清代方渐大倡，所以墓碑文字显非晋人手笔，当在宋元以后。即使碑座年代不讹，墓碑也是后代所刻安在座上的，年代既远，也就与《校正伤寒论·序》所引《名医录》的提法一样，难以令人信服了。对于仲景是否任过长沙太守的问题，总的来讲无关宏旨，只是在诸如立张仲景塑像之类的事情上有所涉及，我们研究的重点应该放在仲景在医学上的成就和贡献以及对后世的影响上。

中医学的"伤寒"并非现代医学的"肠伤寒"，广义上是指多种外感热病的统称（包括现代医学的多种急性传染病）。伤寒在古代曾一度严重流行，给人类的健康带来极大的危害，从而很早就引起了医家的重视。早如扁鹊视齐桓侯之病，论邪由外入内，即可能是对伤寒传变的原始看法。秦汉以来，研究论述伤寒的医籍与医家，颇不乏数。医籍如《素问·热论》专篇论述"热病"，《难经》也有关于伤寒分类的论述；医家如淳于意、华佗等，均有治疗外感热病的具体案例和论述。另外，地下发掘材料也有记载，如居延汉简、甘肃武威汉代医简（《治百病方》）为东汉早期文物，其中就记载有伤寒的病名和症状，治疗上则对外感风寒以温法治之。由此可见，秦汉以来研究伤寒者并非只是张仲景一家，而是有不少的医家从事这方面的研究，他们在理、法、方、药上各具特点，不尽相同，但总的体现了一个经验逐渐积累和理论与实践逐渐结合起来的进程，这就给仲景的总结性研究打下了良好的基础。

据仲景在《伤寒杂病论·序》中记载，他的家族原有两百多人，由于疫病流行，自汉献帝建安元年（公元196年）以来，不到十年的时间，就有三分之二的人死亡，其中百分之七十死于伤寒。

严酷的现实，迫切需要进一步提高对伤寒病的防治水平。然而，当时社会却存在着许多阻碍医学发展的现象。士大夫们追逐名利，仰慕权豪，不肯钻研医学；庸医们抱残守缺，学识浅薄，不求进步与变革，并且技术低劣，马虎草率，如此"视死别生，实为难矣"！仲景受唯物论思想影响，反对"钦望巫祝，告穷归天，束手受败"，他立志发愤钻研医学，以拯横夭。他治学态度严谨，"勤求古训，博采众方"，既十分重视学习前人的经验，又注意采集当代医家的实践知识。他刻苦攻读《素问》《灵枢》《八十一难》《阴阳大论》《胎胪药录》等古代医书，继承《黄帝内经》等古典医籍的基本理论，广泛吸收当时人民同疾病，尤其是同传染病作斗争的丰富经验，结合个人临床诊治疾病的丰富经验和心得体会，并使之提高到一定的理论高度，创造性地著成《伤寒杂病论》这样一部划时代的临证医学名著。

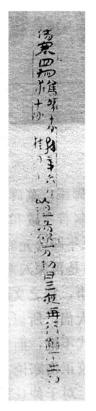

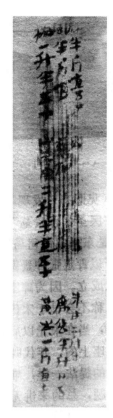

汉简药方摹写影（左）
于甘肃张掖居延都尉府遗址中发现，为汉代治疗伤寒之处方。此图为摹写之影。

汉代简牍（右）
1972年甘肃武威汉墓出土，内容为药材账目。

《伤寒杂病论》原书共有十六卷，成书后很快散失于战乱之中。至西晋王叔和重新搜集方得保存，但六朝隋唐时秘藏而不显，故唐代孙思邈有"江南诸师秘仲景要方不传"之叹。且后世史志所载书名、卷数等颇为纷乱。直到北宋时经校正医书局林亿等校定，始有今传本《伤寒论》和《金匮要略》两书，前者专论伤寒，后者专论杂病。《伤寒杂病论》原书的全貌，已不可确知了。

《伤寒论》全书十卷，二十二篇，除重复外，共三百九十七法，一百一十三方。在传染病的辨证与治疗上，张仲景以太阳、少阳、阳明、太阴、少阴、厥阴等六经辨证为纲，对伤寒各病的辨脉审证大法和立方用药规律做了全面论述。仲景把外感病的各种不同情况用"六经病"来归纳。其中三阳病多属热证、实证。如伤寒初起，病邪浅在，症见恶寒发热、头痛脉浮，叫"太阳病"；邪在半表半里，症见寒热往来、口苦咽干、胁痛脉弦为主，称"少阳病"；病邪入里化热，出现高热、汗出、口渴、便秘、谵语、脉洪大等症，是"阳明病"。三阴病则多属寒证、虚证，如太阴病、少阴病和厥阴病，主要论述因未及时治疗或误治等造成的晚期征象。辨别分析疾病症状症候既明，则根据六经病证表、里、阴、阳、虚、实、寒、热等不同情况来决定治疗原则，给以相应的治疗，此之谓"辨证论治"。如表证用汗法，里证用下法，虚证用补，实证用泻，热证用清，寒证用温等。值得注意的是，在辨证论治过程中，仲景未雨绸缪，防病于未然；或防微杜渐，防甚于初始；或治勿过不及，愈后重调摄，以顾正防变。在辨证论治的具体过程中发挥了《内经》"治未病"思想。

《伤寒论》比较正确地反映了急性传染病发展变化的一些规律，比较系统全面地总结了东汉以前对急性传染病诊治的丰富经验。由于仲景注重理、法、方、药的契合，选录的方剂又多实用有效，故本书有着很高的临床实用价值和影响，至今仍为国内外医学家临床治疗的依据和研究的课题。

《金匮要略》，古传本之一名《金匮玉函要略方》，北宋改名为《金匮要略方论》，简称《金匮要略》。全书共3卷，25篇，载有262方。本书主要论述内、外、妇等科杂病，而以内科杂病为主。认为："千般疢难，不越三条：一者，经络受邪，入藏府，为内所因也；二者，四肢九窍，血脉相传，壅塞不通，为外皮肤所中也；三者，房室、金刃、虫兽所伤。"将复杂的病因概括为三大类，这是中医学最早的比较明确的病因学说。该书还强调"上工治未病"的原则，提倡疾病之预防和早期治疗思想。

本书以病证分篇，以脏腑论杂病。依据病机相同、证候相似或病位相近者，数病一篇，亦有不便归类的若干病证合并成篇者。单独一病成篇者，则有疟疾、水气、黄疸、痰饮、奔豚气等篇。如黄疸一病，据病因和征象特点又分为酒疸、谷疸、女劳疸、黑疸等，主张以清热利湿为治疗原则。而偏于热者以清热为主，用茵陈蒿汤、栀子柏皮汤；偏于湿者以利尿为主，用五苓散；湿热并重者则清利湿

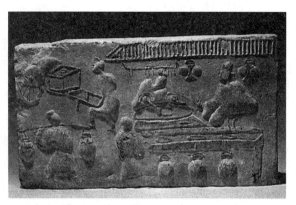

热，用茵陈、五苓一类药剂。用利尿法治疗湿胜小便不利的黄疸当首推仲景。他说："诸病黄家，但利其小便。"这类治法的适应范围较现代医学之用汞类峻剂者，有着明显的优越性，故至今仍为临床所常用。仲景对外科病证也有着深刻的研究。如他说："诸浮数脉，应当发热，而反洒淅恶寒，若有痛处，当发其痈。"这是他从经验中总结出来的诊断痈肿的原则。他对肠痈和肺痈作了比较正确的描述，而且确立了有效的疗法。比如肠痈（大致相当于现代医学的阑尾炎）一病，他不但对其发病过程、各个时期的症状等，都作了较具体而确切的描述，而且提出了两个很有效的方剂——大黄牡丹皮汤与薏苡附子败酱散，至今仍有效地运用于治疗阑尾炎。外科医疗技术方面，仲景创用了猪胆汁灌肠法。他还记有"大腿肿痛，坚硬如石，疼苦异常，欲以绳系足高悬梁上，其疼乃止，放下疼即如斫"的抬高患肢的治疗方法。在妇产科疾病中，仲景最先记载了直肠阴道瘘。由于此病患者阴道有气体排出，故名为"阴吹"，可见观察之仔细。在急救技术方面，《金匮要略》中记载抢救自缢者时，创造性地应用了人工呼吸法。其方法和要领为："徐徐抱解，不得截绳，上下安被卧之，一人以脚踏其两肩，手少挽其发，常弦弦勿纵之；一人以手按据胸上，数动之；一人摩捋臂胫，屈伸之。若已僵，但渐渐强屈之，并按其腹。如此一炊顷，气从口出，呼吸眼开，而犹引按莫置，亦勿苦劳之。须臾，可少与桂汤及粥清，含与之，令濡喉，渐渐能咽，及稍止，若向令两人以管吹其两耳弥好。此法最善，无不活也。"这种方法

到晋唐时期又有了进一步的改进。应该看到，《金匮要略》偏重对一个一个疾病的研究，比之笼统归类研究疾病，有着十分明显的优越性。从医学发展的规律来看，一个疾病一个疾病地研究，扩大和深化了人们对许多疾病的认识，加速了临床医学的发展，提高了应对疾病的技术水平。

《伤寒论》与《金匮要略》在诊断学、方剂学方面也做出了很大贡献。如两书论脉已分出20多种脉象，与现在习用的脉象已没有什么差异，并且注重把脉诊与临床实践密切结合起来，或从脉测证，或从证测脉，并据脉象以指导治疗，判断预后。书中还出现了舌诊的内容，开后世舌诊之先河。"舌苔"一词，也为其首创。两书使方剂学也有了空前的发展与提高。两书共收方剂269首，用药达214种，基本上概括了临床各科的常用方剂。所载方剂显示，当时已积累了丰富的实践经验和较系统的方剂学理论知识。这些方剂组成严密、疗效可靠，剂型亦丰富多彩。因此，后世誉称张仲景为"医方之祖"。

《伤寒杂病论》是我国医学发展史上影响最大的著作之一，是历代学习中医的必读教科书。历代许多有成就的医学家，无一不重视该书的学习与研究。自两晋以来，就先后有王叔和、孙思邈、成无己、韩祗和、朱肱、许叔微、庞安常、郭雍等人对其研习，并各有所长。如孙思邈，他对仲景《伤寒论》的评价是很高的，但他并不泥古，对仲景伤寒学说有了新的发挥。他不按六经归类，而是将《伤寒论》所有的条文，分别按方证比附归类，即所谓"方证同条，比类相附"。这样各以类从，条理清楚，易于检索应用。这种以方类证的方法，颇为后来柯韵伯、徐大椿等所赏识。孙氏还特别重视仲景桂枝、麻黄、青龙三法的运用。他说："夫寻方之大意，不过三种：一则桂枝，二则麻黄，三则青龙。此之三方，凡疗伤寒，不出之也。"这可能是从王叔和"风则伤卫，寒则伤营，营卫俱病，骨节烦疼"之说悟出。孙氏创"麻、桂、青龙"三法之说，对后世影响颇大，后又经成无己、方有执、喻嘉言等发挥而为"三纲鼎立"之说。明清以来，治《伤寒论》者更成流派，如方有执、喻嘉言、程郊倩等人的"错简重订"派；张遂辰、张志聪、陈念祖等人的"维护旧论"派；柯韵伯、尤在泾、包诚等人的"辨证论治"派等。《伤寒杂病论》中的方剂更被称为"经方"，备受推崇，沿用不衰。

张仲景的《伤寒杂病论》不仅在国内有很大的影响，而且在世界上，尤其是在"中国文化圈"范围内影响巨大。直至今日，日本还有不少医家专门研究《伤寒杂病论》。他们以汤证为主来进行实验分析，在临床上广泛采用伤寒原方治病，其中某些方剂还照原方制成成药。日本不少医家（包括一些受过良好现代医学教育的人士）对张仲景非常崇敬，认为张仲景不仅对中国医学做出了杰出贡献，而且也造福于日本人民。

《伤寒杂病论》迄今仍有许多宝贵的经验值得发掘，我们应予重视。当然，任何一门科学都是不断发展的，那种认为《伤寒杂病论》完美无缺、不能更改一字的看法，显然也是不符合科学发展规律的见解，不值得借鉴。

第八节　杏林春暖与虎守杏林

在中国医学史上，历代医学家在医疗伦理方面有着优秀的传统，出现过许多生动的事迹，以及无数娓娓动听的佳话，反映了他们在医疗实践中的美德。

中医对于医学家的道德修养，从来都是很重视的。作为一位优秀的医学家，必须具备两个方面的素质，一是强调必须要有精湛的医疗技术和丰富的临床经验；二是对病人体贴入微，一视同仁，以及反对图财谋名的思想和行为。公元7世纪，著名医学家孙思邈在《备急千金要

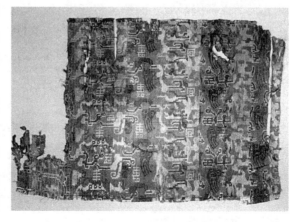

"延年益寿大宜子孙"纺织锦（残片）东汉时期织锦残片，于新疆楼兰汉墓出土。织锦画纹有"延年益寿大宜子孙"白色字样。（新疆文物考古研究所藏）

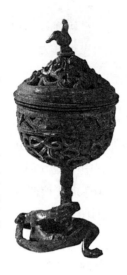

鎏金透雕蟠龙熏炉

西汉时期物件，高19.4厘米，炉座为蟠龙形，一爪外伸着地，一爪压龙尾，蟠龙口咬柱，柱上为熏香炉，炉深腹做透雕，口沿饰为两虎两羊，炉腹与盖均云纹饰。器内一层为套，可供燃烧香料药材之器具，然后香气四溢。为熏香避秽、祛邪之用，亦可用以熏衣、被。是秦汉时期卫生保健用具。

（上海博物馆藏）

方》的卷首，以"大医习业"为题，强调作为一名优秀的医生，不仅要学好医疗技术，而且要很好地掌握文史、哲学、天文、地理、数学等知识，以求为医学建立一个精益求精的基础。同时，他还以"大医精诚"为题，要求一位优秀的医生，在为病人诊病时，"不得问其贵贱贫富，长幼妍媸，怨亲善友，华夷愚智，普同一等，皆如至亲之想"。对于危重病人，他要求医生不可"自虑吉凶"，需要出诊时"勿避险巇，昼夜寒暑，饥渴疲劳"，都要"一心赴救"。孙氏的医学道德思想，正是唐以前的中国医学家的伦理道德的一次系统总结，也是他自己一生躬身实践的记录。现在就让我们从公元3世纪的一位出色的医学家董奉讲起。

董奉（约210~310），字君异，今福建闽侯人。寿百余岁，是三国时期吴国的一位杰出的医学家。有许多文献都记述了他精湛的医疗技术和高尚的道德品质，群众和后世医学家甚至将董奉视为"神仙"，永远活着的"仙人"。董奉精通医理，技艺出众，特别是对一些危重病人的抢救和治疗，每每获得惊人的疗效。一次，交趾太守士燮由于食物中毒，昏愦不省，命在旦夕，乃慕名请求从福建到广东行医的医学家董奉诊治。经检查诊断后，董奉投药三丸，以水含之，捧其颐摇动，药化而吞咽，约一时许，士燮之手足能动，目能开视，面色也逐渐恢复，半日后即能起坐，四日复能话语，恢复健康。士燮恢复健康后，以食宿厚待董奉，然而董奉都一一谢绝。又如：当地有一严重的麻风病人垂死，闻董奉医名，叩求诊治。董奉以动物给予舌舐吸吮，然后以水浴之。病人身赤如无皮，甚痛，经水浴，痛即止。董奉告诉病人，不久当愈，不过要当心风邪，二十日后皮肤当生而转愈。现代医学家怀疑董奉治愈的是否真正为麻风杆菌所致之麻风病，这一疑问自然是有道理的。不过，葛洪是医学家，他撰《神仙传》一书，也详述了董奉治疗疠风例证。按传统理解，疠风应当是麻风病。当然也不能排除将顽疮之类的病症，误以为麻风的可能性。由此可知，董奉治愈的这一病症至少也是一例严重的皮肤病，且合并有全身化脓性感染。不管是前者，还是后者，通过此例之治疗和获得的良好效果，都可说明董奉的医疗技术是很高明的。正因为他的医疗技术闻名遐迩，所以求他治疗的人日益增多，以至应接不暇。但他并不因此贪名谋利，相反却更加勤奋地为群众防治疾病，排除因贫病而带来的艰难和困扰。

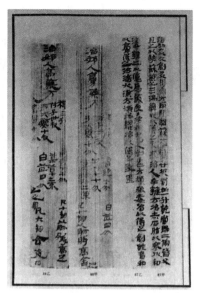

《治百病方》之木简、木牍（木质，墨书）

1972年出土于甘肃省武威之东汉早期墓，因木简中有"治百病方"字样，由整理研究者命名为《治百病方》。其内容涉及内、外、妇、儿、五官等临床各科疾病之病因，证候与诊疗。图示有"治妇人膏药方"等。（现藏于甘肃省博物馆）

董奉的医名越来越大，后来他四处巡诊，来到今江西庐山定居，他对求治的患者，不论疾病轻重，从不拒绝，但对病人给他的报酬——谢绝，只有一个特殊的要求，这就是：凡治愈一位重病病人，则希望病人能在他这个医者的房前屋后种五株杏树；如果是轻病患者被治愈，则要求种一株杏树。如此，多年之后，董奉的房前屋后竟然杏树成林，郁郁葱葱。每当春天到来，杏花盛开，便是春色满园。待杏黄大熟，则硕果累累，景色更佳。加之园内百禽走兽，游戏其下，董奉自居杏林之中，甚以为人间最佳境界。每年杏熟季节，他在林中设一器，张榜宣示，有欲买杏者，可按规定，一器谷一器杏，自行取去，不必通报。这样，董奉每年都换取大量粮食，除自己食用外，所换取的粮食全部用于接济贫困孤寡和无依无靠的老人，以及供给行旅不逮之人。

董奉逝世后，其妻（是一位百治不效而经董奉治愈的病人）与养女继承他的遗志，卖杏取给，赈救贫困。据《寻阳记》所载："杏在北岭上，有树百株，今犹称董先生杏林。"寻阳在今九江，可见其故事的真实性。

董奉高明的医术和高尚的道德品质，解除了无数病人的疾苦，也救济了无数贫困孤独的群众，给群众留下了永远不能忘怀的记忆。因此，每当人们要对治愈自己或亲友家属病痛的医师表示深切爱戴和感谢之意时，往往会想到杏林佳话，赠送匾额时要请书法家书写"杏林春暖"四个金光闪闪的大字，借以比喻和表彰医家的高超医术和高尚的道德品质。这四个字既是对医生的表彰，也含有人们对董奉高尚道德品质的追念和尊崇的心情。随着董奉美名的传扬，杏林佳话也不胫而走，遍及海内。"誉满杏林""杏林春满""杏林望重"等，逐渐成为全国各地的百姓借以表达病家对医家尊崇的共同语言。与此同时，医学界甚至最高统治当局，也视董奉之道德修养为自己学习之楷模。

唐代著名医学家孙思邈的故居也有杏林遗址。传说董奉杏林有虎守卫。同样，传说孙思邈行医所乘之驴，一日为猛虎所食，但骨刺虎咽。虎向孙思邈求治，孙氏以串铃撑虎口，用手剔除虎咽之骨刺。从此，这只虎便成为孙氏之坐骑。串铃也成为民间医家行医呼叫病人的共同器物，一直应用到 20 世纪 40 年代。这个传说故事还借鉴董奉的虎守杏林之事，在病家誉称医家的活动中，也常常以"虎守杏林"为佳话美谈，述怀寄情。

明代医学家吴庆龙，慕董奉种杏庐山之美德，在自己的医疗生涯中，不求名贪利，但愿经其治愈的病人在其宅旁植梅以志纪念。多年后，屏山之阴已是梅树满谷，也是医林传颂之佳话。

在中国医学界，更以"杏林"作为自己的职业标志。有以杏林命名医院者，如杏林医院；有以杏林命名学术研究团体者，如杏林学社；有以杏林命名药房、书屋者，如杏林堂；等等。"杏林"对中国之外的医学家的影响也时有所闻，例如日本著名的武田科学振兴财团之"杏雨书屋"，正是根据以杏林为医界之内涵的典故而命名的。其藏书目录也以"杏雨书屋藏书目录"名之，所收藏的也每多中国医学图书善本。

宋代统治者赵炅（939~997），命令李昉为自己撰写学习的课本，书成后以年号命名为《太平御览》。该书也根据葛洪的《神仙传》系统描述了董奉的事迹，作为皇帝阅览学习之参考。

综上所述，历代关于"杏林"的故事，在其所传颂的过程中，多出于人们对董奉及有关学者的崇敬，虽然也兼杂一些神话色彩，但并不因此而使人们对其真实性产生怀疑。这些动人的历史人物和故事，曾激励过无数医学家提高其医疗技术和为病人服务的道德修养，也有力地促进了中医学的发展。今天，我们实在应将此视之为非物质文化遗产而加以保护与传承。中国现今之医疗道德，实在应该更谦虚地继承发扬古人之美德。

第九节　悬壶之禧与韩康卖药

悬壶之禧。药葫芦，几乎妇孺皆知，是指装药的葫芦。原本是葫芦科植物的果实，有纺锤形的，有圆形的，等等。在古代，医生多以葫芦盛药随身携带，以为行医卖药的标志，或在其诊室前悬挂药葫芦，亦以为诊疗疾病处所的标志。葫芦之形有似壶者，或"葫"与"壶"通用，所以，在古代医生开业行医，也叫作"悬壶"，或自庆或亲朋好友患病之家相贺者，称之为"悬壶之禧"。那么，这又与壶公、费长房有什么关系，这一特殊称谓又从何而来呢？

大约在我国东汉时期（25~220），我国医、药之行业尚未分开，医生用药亦多自采自制自用，医生诊室必备药柜，或请病家自行去采摘，再经医生认定后便可使用。若医生巡回于城市或农村，则随身携带着自己的治疗用药，形同流动的小药房。或以葫芦装药，或以自制的褡裢中缝制的许多小口袋，分别装着自采自制的药材与药料。所以，自汉至唐，以行医卖药为特点之医师还是比较盛行的。宋明之后，医、药分业才日益成为医药发展的主体。

《后汉书·方术列传下》："费长房者，汝南人也。曾为市掾。市中有老翁卖药，悬一壶于肆头，及市罢，辄跳入壶中。市人莫之见，唯长房于楼上睹之，异焉，因往再拜奉酒脯。翁知长房之意其神也，谓之曰：'子明日可更来。'长房旦日复诣翁，翁乃与俱入壶中。"

翁者即为壶公。费长房随翁入深山，学道于翁，"遂能医疗众病，鞭笞百鬼"。后因"失其符，为众鬼所杀"。故事虽富有神话色彩，但其"悬壶"典故，则为历代医学家与民众所传颂，并尊之为医生们行医诊病之招幌。

韩康卖药，言不二价。《后汉书·逸民列传》记载："韩康字伯休，一名恬休，京兆霸陵人。家世著姓。常采药名山，卖于长安市，口不二价，三十余年。时有女子从康买药，康守价不移。女子怒曰：'公是韩伯休耶？乃不二价乎？'康叹曰：'我本欲避名，今小女子皆知有我，何用药为？'乃遁入霸陵山中。"韩康是一位隐士，深知医药，以采制名山名药为人治病为生，埋名于社会，乃后汉时医德高尚之名家，"博士公车连征不至。"关于他隐姓埋名、坚决拒绝名利的故事，为后世所传颂。据载："桓帝乃备玄纁之礼，以安车聘之。使者奉诏造康，康不得已，乃许诺。"然而，车行至亭，亭长不知，误夺康柴车之牛，以为韩康修桥事发，"使者欲奏杀亭长。康曰：'此自老子与之，亭长何罪！'乃止。康因中道逃遁，以寿终"。

韩康，自采、自制名山名药（道地药材），自卖于长安市（今西安），为病人服务，仅以收入维持生活必需，不以谋利，严格遵循自律，言不二价，成为千古名医。同时，他千方百计拒绝为桓帝政权服务的作为，不为名利所动的品质，令人尊重敬仰。

第十节　秦汉时期负责医事管理的医官与医官犯罪

医学之发展，除沿袭医学自身规律外，统治者对医药卫生的关注与否，往往有着巨大的影响。

秦多名医。著名的医缓、医和等，皆出自秦国，秦始皇统一中国后，也比较重视医学，其焚书坑儒不烧医书，即其态度的证明。在其设立的国家机构中，创设有"太医令丞"，负责管理医药卫生事宜。《通典·职官》："秦、两汉有太医令丞，亦主医药，属少府"。秦少府为九卿之一，少府下设六丞。太医令丞为六丞之一，可见"太医令丞"是医事管理的最高级官员，在秦的国家机构中地位相当显要。太医不但负责宫廷与中央官员之医疗保健，而且掌管地方郡县之医疗事宜。为秦始皇医疗保健负有专职者还有"侍医"。他们奉侍于帝侧，以备急需。

两汉之医事管理，除沿袭秦制外，机构设施与人员编制等，均明显超越秦制。汉太医令丞分别属太常与少府，汉除设太医、侍医外，"太医监"、"本草待诏"、"医待诏"，以及女侍医、乳医、女医等，专门为宫中后妃、公主诊治妇产、儿科疾病等。可以看出汉制在对皇室、宫廷的医疗服务方面得到了加强。其原因一方面是秦建国时间较短，统治者内部对医疗之急需尚不迫切；而另一方面则是两汉政权延伸较久，统治者内部之生、老、病、死日益增加，对医疗卫生保健之需要日益迫切。因此，宫廷与中央的医疗保健设施不断完善。

关于医官犯罪，这里要讲的不是太医、侍医的医疗事故或处罚造成医疗事故的医官的问题，而是医官被骗入统治阶级内部争权斗争之中，被利用以医药杀人的案件。

淳于衍，字少夫，汉女侍医。霍光妻显，欲贵其小女成君为皇后，说服淳于衍用药毒杀许皇后。衍曰："药杂治，当先尝，安可？"显以"富贵与少夫共之"诱惑，淳于衍即"取附子并合大医大丸以饮皇后。有顷曰：'我头岑岑也，药中得无有毒'？对曰：'无有'。遂加烦懑，崩"。此案，在《汉书·宣帝纪》《汉书·外戚传·孝宣许皇后》《汉书·霍光金日磾传》中均有记述，可见其影响之大。或因霍光权重，或宣帝有立霍光小女为后的心思，始未见严办。其后事败，显等谋反，既发皆被诛灭。

秦律与汉律，已对卫生律令作出了明确的规定，特别是对传染病麻风患者的管制，对医家图财害命者的制裁，制定了比较严厉的制度。

第五章
医疗实践领域不断扩大

两晋南北朝时期（265~589）

两晋南北朝是中国历史上最纷乱的时期之一。公元265年晋武帝司马炎废魏建立西晋，在291年发生了历时16年之久的"八王之乱"，引出了之后近300年的战乱和分裂。西晋灭亡后，北方由于少数民族南进中原，形成十六国纷争，直到公元386年，北魏政权建立，是为北朝之始，其后又有东魏、西魏的分立与北齐、北周的更迭。南方自公元317年建立东晋，公元420年以后，又有南朝的宋、齐、梁、陈四朝相代。公元581年，北周相国杨坚夺取北周政权，建立隋朝，至589年重新统一了中国。由于战乱，这一时期生产力的发展相对缓慢，但社会大动乱也带来了各民族及其文化的大融合与大交流，黄河中游先进的经济文化逐步传向长江流域，促进了南北经济与科学文化的发展。学术文化上，儒佛道三家此起彼伏，各有发展。魏晋时儒道二家混合的玄学泛滥，南北朝时佛教兴起、道教流行，形成了三教鼎立、错综复杂的局面。另一方面，晋代裴颜（267~300）提出了反对道家学说的"崇有论"；南朝的范缜（约450~约510）用"神灭论"驳斥佛家的"轮回说"，并提出形神统一的观点。他们都是反对宗教迷信的思想家。此外，此期在天文、数学、农学、地理、博物等自然科学及书画艺术等方面也取得了不少成就。

在先秦初步形成的医学理论体系的指导下，在两汉时临证医学成就的基础上，两晋南北朝时期的医疗经验不断积累和丰富，并不断探索新的医疗方法，医学理论在实践中得到进一步检验、充实和提高，为隋唐时期医学全面兴盛奠定了基础。另外，本期医学发展尚有如下特点：首先，由于两晋南北朝时国家长时间处于战乱和分裂，割据和对峙阻碍了区域间的医学交流，使得医家们在经验的积累和学术思想的总结上存在一定的局限性，而且统治阶级忙于争权夺利，一般无暇顾及医药卫生，所以这一时期出现的医著，都是靠个人力量完成的，往往是带有一定区域局限性的个体经验总结，这一点和后来大一统的隋唐时代显然不同。但

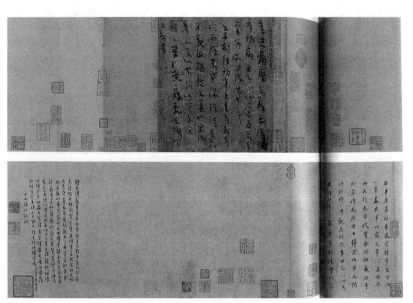

《平复帖》 纸质，纵23.8厘米，横20.5厘米，本文为古草书："彦先羸瘵，恐难平复，往属初病，虑不止此，此已为庆，年□□男幸为复失，前□□□子杨往，初来主吾□惠临西复来，威仪详跱，举动□观，自躯体之善也，思识量之迈前，势所□有，□称之，夏荣寇乱之际，闻□不悉。"陆机本是武将，《平复帖》记述了晋时彦先患瘵瘵，似今之肺结核，对疾病史研究很有参考价值。

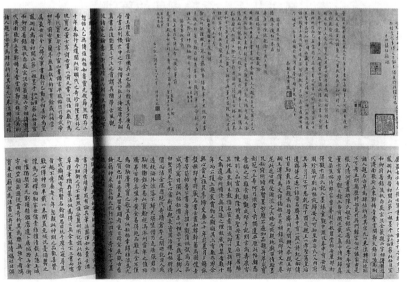

陆机《平复帖》

陆机（261~303），字士衡。《宣和书谱》称："机能章草，以才长见掩耳。"《东图玄览编》："陆士衡《平复帖》以秃笔作稿草，笔精而法古雅，真迹也。"收藏者由北宋入宣和内府，至明、至清，现归故宫博物院，印记50多鉴藏章。更前有宋徽宗赵佶瘦金书："陆机《平复帖》。"小正书五字，下盖有双龙圆印。

是，两晋南北朝时期出现的一些医著，如《脉经》《肘后备急方》《针灸甲乙经》《刘涓子鬼遗方》等却是我国现存最早的一批医学专门著作。再有，此期宗教唯心的东西对医学影响也较大，由"玄学"泛滥所导致的"服石"风行一时，其余绪直至唐初以后才渐渐平息下去。由于服石成风，由此而引起的疾病及相应的治疗方书就大量出现，这也是此期医学发展的一个独特现象。

第一节　弃戎从医，贡献卓著的葛洪

葛洪（约281~341），字稚川，自号抱朴子，丹阳句容（今江苏句容县）人。出生于官僚家庭，早年曾一度参战镇压农民起义，但为时很短，后曾悲观厌世，弃戎从医，专事医药研究与炼丹制药及文学著述，直至终年。

葛洪编著医书，先成《玉函方》（《晋书·葛洪传》作《金匮药方》）一百卷。此书已佚，内容不得详知，但以篇幅之宏大，便知其为集医疗经验之大成的巨著了。葛洪在《抱朴子》中说："余所撰百卷，名曰《玉函方》，皆分别病名，以类相续……众急之病，无不毕备，家有此方，可不用医。"据此亦足见其详全赅备。然而，卷帙浩繁，不便携带，率急之际，难于速寻，所以葛洪又仿前人作"备急方"的体例，采《玉函方》之精华，编成《肘后救卒方》三卷（一名《肘后备急方》）。"肘后"二字，言可挂于臂肘，喻其携带方便，而书名《肘后备急方》，则与现代所说的"急救手册"甚为相似。正由于为救急而作，所以书中选方务求简单，用药亦多择易得、廉价之品，尤宜于穷乡贫户急病所用。如此全以病者为虑，精神委实可嘉。

《肘后备急方》虽然是一部手册性质的医著，但其内容总结了我国晋以来医疗发展方面许多先进的成就，有的还是十分突出的。例如急性传染病的记述，包括现在所说的多种流行性传染病，如疟疾、痢疾、狂犬病、结核病、丹毒、恙虫病等。其中关于天花传入中国的途径以及流行情况、症状的描述尤为详尽，他指出：近年来有一种疾病流行，先在头面，后及全身发出疮，很快蔓延。形状很像火疮。疮头上有白浆，流出来后很快又产生脓浆。不及时治疗，重症者多死。治好了以后，有瘢痕呈紫黑色，要一年才会消退。这是一种恶毒之气引起的。大家都说此病是在永嘉四年（310年）从西方向东方流传过来的，很快传遍全国。建武中（317年）在南阳俘虏中发现此疮，于是又叫"虏疮"。这就清楚地描述了天花的形态、症状、预后以及该疮不是中国原有的病种这一历史事实。

葛洪对病原体的观察是很细致的。他描述了一种沙虱病。沙虱是一种很小的、几乎看不见的小虫子，生活在山水间。人们在此水中洗澡，或者在阴雨天从草丛经过，这虫就会附着在人身上，并钻进皮里。用针把这种虫子挑出来，就会发现它好像疥虫，放在指甲上对着光看时才能发现它在活动。葛洪描述的沙虱病是远东特有的地方性传染病，1930年日本学者证实它是由东方立克次体引起的恙虫病。恙虫幼虫即沙虱，是该病的传播媒介。葛洪能在4世纪就对恙虫病的症状及病原媒介物作出这样科学而细致的记述，是令人赞叹的。据考证，《肘后备急方》所记载的一种由水中毒虫引起的病症，类似于现代所说的血吸虫病。该书对脚气病症状的记述也十分详细，并指出应该用大豆、牛乳、蜀椒、松叶等治疗，这些药物中多含有维生素 B。

《肘后备急方》记载了一些很有意义的防治方法。例如：他提出在被狂犬咬伤之后，杀死该狂犬，取其脑组织敷在伤口上，以预防狂犬病的发作。虽然这种方法在操作和实际效果上也许还有些问题，但这种用同一类疾病的机体组织来防治这种病的思想，可以说是中医免疫思想的萌芽，也是中国此后首先发明人痘接种术的先声。《肘后备急方》对疟疾的种类和症状有较详细的记载，同时有30多首治疗方剂。"常山"在其中14首方剂中被提到，它已被现代证实确实是抗疟特效药。特别是所记述的"青蒿"用于治疟，其制剂技术明确强调：用青蒿一把，以水二升浸渍，然后绞取汁，口服。近年来，中国中医科学院中药研究所屠呦呦教授根据这一记载，尤其是注意到使用该药不用煎煮这一事实（因为加热煎煮会使有效成分被破坏），从青蒿中提取出了青蒿素，并证明青蒿素是一种高效、速效、低毒的新型抗疟药。这一发明被认为是抗疟史上继氯喹发现后的又一突破。这又反过来说明，在《肘后备急方》中蕴藏着许多宝贵的治疗经验。

19世纪，法国生物学家巴斯德在狂犬脑中发现了大量狂犬病毒，经分离、培养，制成了狂犬疫苗；20世纪，美国学者立克次氏，发现了恙虫病的病原体（命名为立克次体），继而制出疫苗用来预防恙虫病。这都是晚于葛洪1500多年的事情了。如此长的时间差距，足见我国古代医学家之高明。当然，我们把两位外国学者的发明与《肘后备急方》的记载放在一起比较，并非不客观地等同其科学价值，而是意在指出葛洪与两位外国学者的指导思想具有基本的一致性，他们的科学发现具有逻辑上的先后继承关系。认识到这一点，自然会在我们感到自豪的同时，给自己提出一个问题来：为什么最先自发运用免疫技术的是中国人，而现代免疫学却没能在中国诞生？这是值得深思的。

《肘后备急方》在流传过程中，经陶弘景增补为《补阙肘后百一方》，后又经金代杨用道增补为《附广肘后备急方》，即今所流传的本子。除《肘后备急方》外，葛洪还有《抱朴子》一书行世，其中内篇二十卷，包括"金丹""仙药""黄白"各部分，是关于采药、炼丹、求仙的专论；外篇则讲述儒家的伦理道德以及人间世事等，可见葛洪是集儒道于一身的人物。就某种意义而言，《抱朴子》的社会影响较《肘后备急方》更加广泛，因而葛洪作为医学家，似不如作为炼丹家更广为人知。

在我国历史上，从矿石中发现药物可以追溯到很早以前。《山海经·西山经》中即有用礜石毒鼠的记载；到春秋时期，扁鹊已将石药区分为阳石和阴石，分别用以治疗阴证和阳证。不过当时使用石药是作为一种治疗疾病的手段，与炼丹服石是完全不同的。所谓服石，是指健康人经常服用石类药物或经过炼制的石药这一奇怪现象。之所以如此，是由于当时人们有一种怪诞的想法，认为石头是千年不变的，吃了石头就能像石头一样永存，因而统治阶级中，上至皇帝，下至士大夫，许多人都有服石之癖。服石者最常服用的是"五石散"，它由石钟乳、硫黄、白石英、紫石英及赤石脂组成。因为服石后会感到身热烦躁，所以服石者必须"寒衣、寒饮、寒食、寒卧"，以减轻中毒身热烦躁的反应，故"五石散"又名"寒食散"。"寒食散"毒性发作时，会使人躁动不安，赤身裸体，疯疯癫癫，伤风败俗，有的还会造成种种疾病，或"舌缩入喉"，或"痈疮陷背"，甚至丧命早亡，真是流弊百端，贻害无穷。秦汉以后道教勃兴，一些方术之士及道家为了迎合统治者长生不老的欲望，引冶炼知识为服石所用，从而产生出炼丹术。他们把炼丹渲染为"奇术"，鼓吹能炼出"仙丹灵药"和"黄金白银"，服之可以不老，结果有不少人上当受骗。关于炼丹术，东汉魏伯阳《周易参同契》中多有记载。到了晋代，则有葛洪为集大成者。从《抱朴子》来看，葛洪炼丹的目的有二：一是企图炼出仙丹，服之成仙；再是炼出金银，发财致富。这都与客观规律相抵牾，绝无实现之可能。所以从葛洪的初衷来看，他的炼丹活动是一无所成的。但是，他在炼丹过程中积累的冶炼经验和科学发现，却在客观上促进了化学，特别是制药化学的发展。比如《抱朴子》中记载的"丹砂烧之成水银，积变又还成丹砂"，就是硫化汞受热分解出水银，水银和硫黄不断加热又变成硫化汞的现象。书中还提及以曾青涂铁，铁赤色如铜，这也是金属取代反应的最早记载。这些知识后来传到欧洲，对近世化学的发展起到了重要的启发和促进作用，所以西方科技史界一般都承认葛洪为化学始祖。另外，葛洪在化学制药方面也做出了重要贡献，如红升丹、白降丹等常用的升、降两类中医外用药的制备方法，就是在炼丹过程中创造发明的。至今，有些中医外科医学家还有自炼外用丹药的传统。不过，由于化学合成技术的进步，红升丹、白降丹等已能化学合成。因此，外用丹药已多为合成药所代替，外科医师自炼丹药之传统也就越来越少了。

第二节　重视切脉诊断的王叔和

王叔和，名熙，高平人，魏晋时期著名医学家，生卒年代尚无确考。约生活于公元3世纪，曾任太医令，西晋皇甫谧《针灸甲乙经》序中有"近代太医令王叔和"等语，唐代甘伯宗《名医

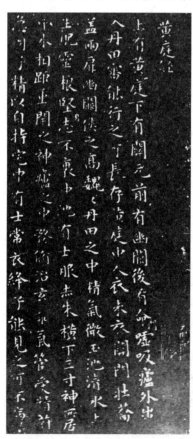

王羲之书《黄庭经》（左）

《黄庭经》是道教养生著作。此经观察五脏，尤重脾土，以明中央黄庭之意。因王羲之书写本而闻名于世。王羲之（303~361），东晋著名书法家。字逸少，原籍琅邪（今属山东临沂），工隶、行、草书，曾官至右军将军。

王献之书《肾气丸帖》（右）

见《淳化阁帖》卷九："承服肾气丸，故以为佳。献之比服黄耆甚勤，平平耳。亦欲至十齐（剂），当可知。"王献之（344~386），字子敬，羲之第七子，书法与父齐名。

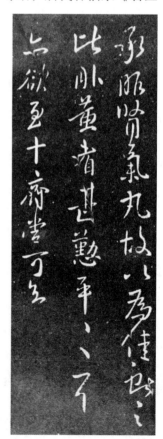

录》记有"晋王叔和"，故多认为他是西晋（265~317）人。但近年有不少学者经过考证，认为王叔和应为三国魏（220~265）的太医令，这种观点正被越来越多的人认可。其籍贯高平，过去一直认为是今山西高平县，但经考证，后魏时始置山西高平，魏晋间尚无此建制，当时安徽、山东、甘肃均有高平地名，现在一般认为王叔和乃山东高平（现今属地则有山东省济宁、兖州、巨野等歧说）人。关于王叔和的其他生平事迹，除北魏高湛

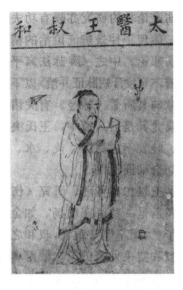

（一说张湛）《养生论》有"博好经方，洞识摄生之道，尝谓人曰'食不欲杂，杂则或有所犯'及《名医录》"性度沉静，通经史，穷研方脉，精意诊切，洞识修养之道"的记载外，甚少其他记载。由于王叔和与张仲景时代相距不远，余嘉锡先生认为王叔和可能为仲景亲授弟子（见《四库提要辨证》），然无确证，存疑待考。不过仲景曾为王仲宣"候色验眉"，而仲宣为叔和宗人，故王叔和很有可能与张仲景还是比较接近的，对其医学事业亦当比较了解。

王叔和对医学的贡献，首先是他整理了张仲景的《伤寒杂病论》，使之得以流传。自皇甫谧首先提出此说，已为历来所确信不疑，虽近来有人提出质疑，但缺乏有力证据，尚不足以凭信。《伤寒杂病论》成书不久，即散失于战乱兵燹之中，赖王氏汇集、整理、补充，编次"张仲景《方论》为三十六卷"（见《太平御览》卷七百二十二引高湛载）。因王叔和有可能为张仲景亲授弟子，至少时隔不远，故当较多地保存了该书原貌。王氏对《伤寒论》的研究亦颇有功夫，他从脉、证、方、治几个方面着手，体现了仲景辨证论治的精神。一般认为，现行成无己本《注解伤寒论》中之《辨脉法》《平脉法》《伤寒例》三篇和书后部分《辨不可发汗病脉证并治》以下八篇，均系王叔和所增，将这些篇章与其所著《脉经》有关诸篇相参，此说确有可信之处。在此诸篇尤其是后八

篇中，王氏突出研究了仲景治法，将仲景所用汗、吐、下、温、刺、灸、水、火诸法加以分类比较，进行分析，很切合临证运用。

王叔和在整理、研究《伤寒杂病论》中所做出的贡献，曾经颇得后世一些医家颂扬。如金代成无己说："仲景《伤寒论》得显用于世，而不堕于地者，叔和之力也。"元末明初医家王安道也说："叔和搜采仲景旧论之散落者以成书，功莫大矣。"宋代林亿等在《校正伤寒论·序》中甚至说："自仲景于今八百余年，惟王叔和能学之。"可谓推崇备至。然明清以来，有研究《伤寒论》所谓"错简重订"一派，则非议王叔和，认为王氏整理《伤寒杂病论》舛谬尤甚，乱仲景本来面目，应当加以重订。此说以明代方有执倡于前，清代喻嘉言、程郊倩等人竞相和之，其中以喻嘉言攻击尤力，他不仅认为"仲景之道，人但知得叔和而明，孰知其因叔和而坠也哉"，而且还攻击推崇叔和的林亿、成无己说："则其所为校正，所谓诠注者，乃仲景之不幸，斯道之大厄也！"言辞之激，无以复加。与之相对，则有张遂辰、徐灵胎、陈修园等人的"维护旧论"一派，认为叔和编次《伤寒论》有功千古，其《伤寒论》传本至为完整，不可随意妄加改订，一时争讼不决。其实，各家研究《伤寒论》方法不同，各有心得，实事求是地进行学术争鸣，未尝不可，但若攻击一点，不及其余，固执己见以为是，则未免失之偏激，正如闵芝庆所讥"设使人各一见以自高，何时复出仲景而始定"，终难使人信服。王叔和整理编次《伤寒论》固有杂乱、矛盾之处，但其于该书存亡危急之际，使之保存并得以流传至今，贡献是很大的。吕震名（1797~1852）说："然以余平心而论，叔和传书之功，诚不可没。"这个评价是公允的。且王氏去仲景时代不远，如果余嘉锡推断其为仲景之徒弟可靠，其编次之成果毕竟比其他人当更为可信。

王叔和在医学上的另一贡献，是编著了一部我国现存最早的脉学专著——《脉经》。脉诊在中医诊断方法中具有很重要的地位。我国医学中的脉诊起源很早，如早在《周礼·天官冢宰》中就载有诊病时要"参之以九藏之动"，这是讲要结合触知九脏之脉的动态来诊断病情，体现出当时脉诊在诊断中的运用。至《内经》

《难经》中均有关于脉诊的丰富内容，扁鹊、淳于意、涪翁、华佗、张仲景等对脉学也都有深刻研究，但尚缺乏专门、系统的整理。王叔和在临证实践中体会到了脉诊的重要性和复杂性，正像他在《脉经》的序中开篇即指出的那样："脉理精微，其体难辨"，"在心易了，指下难明"。所以他选取《内经》《难经》及扁鹊、华佗、张仲景等人的有关著述，编著成《脉经》一书。全书共十卷。原有明代袁表校本称"手检图三十一部"，沈际飞本作二十一部，今已亡佚。本书经宋代林亿等校订后，卷数未变，而篇次和内容有所更动。现有多种刊本印行。

《脉经》把脉象分成二十四种，即浮、芤、洪、滑、数、促、弦、紧、沉、伏、革、实、微、涩、细、软、弱、虚、散、缓、迟、结、代、动，基本上概括了临床上经常出现的一些脉象。后世脉象种数虽有增加，但基本无出其右。同时书中还对各种脉象作了比较形象具体、容易理解的描述，这就使学习者易于理解和掌握，王氏可谓在脉学中做此类工作的第一人。另外，《脉经》进一步确立了《难经》提出的寸口脉法，分寸、关、尺三部脉位及明确脏腑分配原则，解决了寸口切脉的关键问题，推进了独取寸口脉诊法在临床的实际应用。这种脉诊法突破了《内经》的三部九候法的束缚，是脉诊法的一次简化与改进，为后世所普遍采纳。《脉经》还注意在阐明脉理的基础上联系临床实际，将脉、证、治、判断预后等统一起来，其所论述的结脉、代脉等在临床诊断心脏疾患方面十分重要。

《脉经》集两晋以前脉学之大成，总结了3世纪以前的脉学知识，并充实了新的内容，使脉学理论与方法统一化、系统化、规范化，同时还保存了一部分古代诊断学的文献资料。本书对后世影响较大，如唐代太医署医学生的必修基础课程中就有《脉经》一书，而本书所论述的脉学理论与方法大部分沿用至今。本书对世界医学也有一定影响，如著名的阿拉伯医学之父阿维森纳（980~1037）所著的《医典》，其中关于脉学的详细记载，许多脉象的资料即采自《脉经》。其后波斯（伊朗）学者兼医生拉什德·阿尔丁·阿尔哈姆丹尼（1247~1318）主持编纂了一部波斯文的中国医学百科全书，名为《伊儿汗的中国科学宝藏》，书中包括有脉学内容，并附有切脉部位图，书中还特别提到了王叔和的名字。我国脉学还经由阿拉伯传到了欧洲，并于其后广泛传播到了全世界，对欧洲医学——现代医学的发展有着不可磨灭的影响，其中王叔和的《脉经》对此有着较大的贡献。另外，公元8世纪初，日本颁布《大宝律令》，其中医药方面基本上仿照唐制，它规定《脉经》是医生必修的教科书之一。其后日本医学家编辑《大同类聚方》（一百卷）等医书，《脉经》也是其参考的蓝本之一。

第三节　山中宰相——名医陶弘景

陶弘景（456~536），字通明，自号华阳隐居，历南朝宋、齐、梁三朝，死后谥贞白先生，丹阳秣陵（今江苏南京）人。陶弘景幼聪敏，貌明秀。少时得葛洪《神仙传》等，"昼夜研寻，便有养生之志"。后曾做过诸王侍读，36岁时辞官隐居句容茅山，人称"陶隐居"。从此，"受符图经法，遍历名山，寻访仙药"。陶氏与梁武帝萧衍个人关系密切，很受梁武帝宠信，梁武帝曾多次派人请他出仕，但他均婉辞不就。不过萧衍"每有吉凶征讨大事，无不前以咨询"，故时人有以"山中宰相"称之。陶氏思想杂糅儒、佛、道三者，尤以道教为主，为南朝著名道教徒。梁武帝曾赐以黄金、朱砂、曾青、雄黄等炼制神丹，加之陶氏所崇敬的晋著名道教徒葛洪也是句容人，致使道教此一时期在三吴及滨海各地尤为得势。陶氏晚年又皈依佛门，曾"自誓受五大戒"。

陶弘景一生嗜学，"老而弥笃"，隐居四十余年，

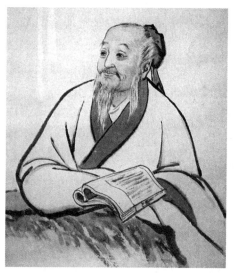

陶弘景画像
现代著名人物画家
蒋兆和绘。

读书万卷。由于他"一事不知，深以为耻"，故知识非常渊博，举凡天文、历法、地理、博物、数学以及医术、本草等，无所不在其研习之列。他治学态度严谨，注重调查研究。如《诗经》中有"螟蛉有子蜾蠃负之"的说法，陶氏不轻信旧注，经亲自细心观察，终于发现，蜾蠃衔来螟蛉幼虫是作为自己幼虫的食粮，并非以其为己子，否定了旧说。陶氏在天文历算、医药、冶炼等方面成就较大，他曾亲手制作天文仪器"浑天象"；其《古今刀剑录》中首次记载的"杂炼生鍒"的灌钢炼钢法，在冶金史上有一定的历史价值。医药方面，除增补葛洪《肘后备急方》为《补阙肘后百一方》外，最重要的是著有《本草经集注》一书。此外尚有《陶氏效验方》《药总诀》《养生延命录》《养生经》等医药书籍及不少炼丹服石之作。前几年曾有人报道在河北省还发现一部梁代陶弘景所撰题为《辅行诀脏腑用药法要》的传抄本，谓系敦煌卷子中得之而流传至今。该传抄本首尾不全，但比较完整地记载了51首方剂。其中虽有不少道家的神秘之论，但所论方药朴实，临床有一定参考价值。

陶弘景所撰《本草经集注》（七卷），是《神农本草经》较早的注本之一。《神农本草经》流传至陶氏所处时代已有四个世纪，当时传本因辗转传抄而"遗误相继，字义残缺"，药物数量不一，分类混乱，必须重加纂注。同时，《神农本草经》成书后，新的药物品种逐渐增多，人们对药物的性味、功效等也不断有新的认识，还出现了搜集汉魏以来名医用药经验的药物学专著《名医别录》等。陶弘景在梁武帝的支持下，对当时的药物学研究又作了新的总结，写成《本草经集注》一书。该书在整理补充《神农本草经》365种药物的基础上，又选入《名医别录》等的药物365种，使药物品种增至730种。《本草经集注》凡属《神农本草经》的内容用红色书写，后加的内容用黑色书写，体现其治学态度的认真严谨。陶氏还补充发挥了《神农本草经》的"序例"部分，如说"上品药性，亦皆能遣疾，但其势力和浓，不为仓卒之效"，及"旧方用药，亦有相恶、相反者，服之不乃为忤，或能复有制持之者"等，多为实践经验之言。陶氏还将玉石、草木、虫兽、果菜、米食及有名未用七类分为上、中、下三品，这是药物分类的一次革新与进步，后世一直沿用了一千多年。书中还创立了"诸病通用药"的分类体例，即根据药物的作用来进行分类，这种分类法便于学习、掌握，尤使临床处方用药时易于检索，开后世按药物功用分类之先河。此外，对药物产地、采集、炮制、真伪鉴别、贮存等，均有较多的补充和说明，这对保证药材质量，提高药效都是十分重要的。如他批评了当时"众医睹不识药"，"皆委采送之家"，使药材"真伪好恶莫测"的现象。他在强调地道药材时指出："案诸药所生，皆的有境界……自江东以来，小小杂药，多出近道，气力性理，不及本邦。假令荆、益不通，则全用历阳当归，钱塘三建（指天雄、附子、乌头），岂得相似。所以疗病不及往人者，亦当缘此故也。"近来有人从各地水土中的微量元素含量之差异性的角度，来探讨中药学中的"地道药材"理论，证实其有一定的科学性。其他如说麻黄应在秋收时采功效为胜、常山以形似鸡骨者为真等，都是在采集、鉴别实践中总结的经验之谈。《本草经集注》还注意总结汉晋以来中外药物交流的成果，收载了一些临床很有效验的外来药物，如现代临床用以治疗心血管疾病并取得良好效果的苏合香等，正是由陶氏首先收入中国本草学著作的。

《本草经集注》是对《神农本草经》成书以来本草学的一次较为全面的总结、补充，问世后影响很大，唐《新修本草》即是在此基础上进一步补充修订完成的。本书也存在一些缺点，如宣扬了一些道教的丹药服石方面的内容，以及由于当时社会三方鼎峙，南北暌隔，故书中对北方药物了解不足，等等。由于陶弘景撰写此书得到了梁武帝的支持，使该书带有半官方的性质，故我国生药学泰斗赵燏黄先生曾认为我国第一部药典应为《本草经集注》，但因本书并未经过当时政府审查、颁布，没有法律的约束作用，故这种观点没有得到公认。《本草经集注》原书早佚，其主要内容仍保存于《证类本草》等书中。20世纪初，从敦煌石窟中发现唐以前写本残卷（第一卷）一种，但却流落日本。近人据《证类本草》及《千金翼方》本草部分，编校出版了《本草经集注》辑佚本数种，基本上能反映陶氏原著的面貌。

第四节　竹林七贤——嵇康与《养生论》

嵇康（224~263），三国魏文学家、音乐家、哲学家，字叔夜。谯国铚（今安徽濉溪）人，少有俊才，学不师授，博洽多闻，与陈留阮籍、河内山涛、河南向秀、籍兄子咸、琅琊王戎、沛人刘伶等友善，聚于竹林，研讨学问，号为七贤，人称"竹林七贤"。

当时社会名流学士淡漠于政治纷争，纷纷为《老子》《庄子》作注，尚老庄的清静无为，多图逍遥遁世思想，转志于养生保健，追求生活之逍遥自得。正如嵇康所说："采薇山阿，散发崖岫。永啸长吟，颐性养寿。""浊酒一杯，弹琴一曲，志愿毕矣！"生动地反映了魏晋时期知识界不少人的追求。

嵇康长而喜好老、庄之学，因而恬静无欲，性好服食。初于汲郡共北山中，尝采御上药，练养生之术。善文论，爱好弹琴咏诗，自足于怀抱之中，以为神仙者，禀之自然，"越名教而任自然"。如此导养得理，以尽性命，若安期、彭祖之伦，可以善求而得。撰《养生论》三卷。嵇康与魏宗室通婚，曾官中散大夫，因声言非汤武而薄周孔，不满司马氏掌控当时政权，遭钟会构陷，为司马昭所杀，年仅39岁。

嵇康养生观，亦即其哲学思想："元气陶铄，众生禀焉。"肯定天下万事万物都是禀受元气而产生的。强调"越名教而任自然"的观点，主张回到自然，厌恶儒家各种人为的烦琐礼教。他的音乐、诗歌，也蕴含着他养性、养生的思想。他指出：同一音乐可以引起不同的感情，断言音乐本身并无哀乐可言。

中国古代的知识分子，几乎无不关注养性、养生者，孔子、老子、庄子等，都十分重视养生之道，而且都有养生的理论与经验总结。嵇康乃魏晋竹林七贤之一，他以文学家、哲学家、音乐家的身份而闻名于世，其实更为可贵者，是他将吟咏诗词、鼓琴弹赋，甚至谈论哲学问题等，都与养生结合起来。其养性、养生之《养生论》惜已佚，我们已难以确知其详，但其思想之特点还是可以借鉴的。

第五节　系统继承发扬针灸的皇甫谧

　　皇甫谧（215~282），字士安，号玄晏先生，安定朝那（今甘肃省灵台县朝那镇）人。出身贫寒，曾过继在叔父门下，并随叔父迁居新安，40岁时方还本宗。谧幼时不知治学，终日游荡，20岁后才发愤读书，耕种之余，手不释卷，边耕边读，至为精勤，竟成一代名家。甘露年间（256~260），时年42岁的皇甫谧曾患病，兼苦耳聋，缠绵百日方得治愈。因患病期间感觉医生们学识浅薄，遂自己立志研究医药，搜求古典医籍，遥宗古人妙术。魏晋政府曾几次请他出仕，他都坚辞不就，研习医药之志向终生未渝。究其原因，则在于他认识到身体是根本，医学有大用，正如他所说："夫受先人之体，有八尺之躯，而不知医事，此所谓游魂耳。若不精通于医道，虽有忠孝之心，仁慈之性，君父危困，赤子涂地，无以济之，此固贤人所以精思极论尽其理也。由此言之，焉可忽乎？"两晋时期，炼丹服石之风盛行，皇甫谧亦曾一度濡染，他52岁时，因服石引起一场重病，痛苦至极，险些令其自尽。因亲受服石之害，遂作《论寒食散方》二卷，力贬服石的陋习。可惜未流传下来，仅有部分内容保存在《诸病源候论》及日本人的《医心方》中。

　　皇甫谧精思博习，勤于著述，对经史各家都有研究，先后有《帝王世纪》《高士传》《逸世传》《列女传》《玄晏春秋》等书梓行于世，显露出他的文史才华。在医学方面，主要作品有《针灸甲乙经》十二卷。作为第一部针灸学专著，《针灸甲乙经》流传至今，在中国医学史上产生了深远的影响。

　　《针灸甲乙经》这一书名，是明代新安吴勉学校本始用的，而历代史志对本书书名及卷数的记载并不一致。《隋书·经籍志》载：《黄帝甲乙经》十卷；《旧唐书·经籍志》载：《黄帝三部针灸经》十三卷；《新唐书·艺文志》载：《黄帝三部针灸经》十二卷；《通志·艺文略》载：《黄帝三部针灸经》十三卷；《宋史·艺文志》载：《黄帝三部针

皇甫谧画像（蒋兆和作）

皇甫谧（215~282）名静，字士安，安定朝那（今甘肃灵台）人，时人誉为当世儒学大师，著名针灸学家。

灸经》十二卷。从以上记载看，只有
《隋书》所载的十卷本书名中有"甲乙"
二字。关于"甲乙"的含义，日本人
丹波元简根据《隋志》所载，其卷第
以甲、乙、丙、丁……名之，他认为
"玄晏原书，以十干列，故以'甲乙'
命名"，观《旧唐书》以后诸史志所载
的版本都不是十卷，也都不以"甲乙"
为名，颇觉丹波氏的观点可信。有人
认为《甲乙经》的全称应定为《黄帝
三部针灸甲乙经》，这是将古书记载的

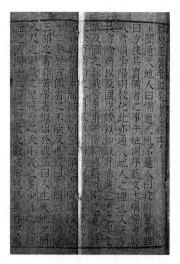

《针灸甲乙经》书影
《针灸甲乙经》为
中国中医科学院图
书馆藏。明代王肯
堂《古今医统正脉
全书》本书影。

两种书名合在一起了。《甲乙经》自西晋太康三年（282）刊行之后，
历代经过多次传抄，所以书名和卷数有所变更是容易理解的。

　　《针灸甲乙经》是一部汇编性著作，它是根据《素问》、《针
经》（即《灵枢》）、《明堂孔穴针灸治要》三部书的内容编纂而成
的。皇甫谧认为"三部同归，文多重复，错互非一"，于是"撰集
三部，使事类相从，删其浮辞，除其重复，论其精要，至为十二
卷"。目的则在于便于学习，便于应用。拿现存的《内经》对照来
看，皇甫谧在编纂《甲乙经》时是下了一番选材和整理功夫的。
《内经》的主要内容，几乎都被本书选录，所以本书虽为针灸专著，
但实际上把中医的基本理论都包括在内了。

　　今本《针灸甲乙经》分十二卷，一百二十八篇。内容可大致分
为两类。第一类论述人的生理功能；人体经脉、骨度、肠度及胃肠
所受；腧穴主治；诊法；针道；生理病理等。第二类则为临床治疗
部分，包括内外妇儿各科，尤以内科为重点。《针灸甲乙经》在统
一针灸经络穴位，探讨针灸治疗的适应证和禁忌证等方面，都有显
著的成就。该书对我国针灸学的发展有着巨大的影响，后世著名的
针灸著作基本上都是在此基础上发挥而成的，所以后世一直把本书
视为中医针灸学之祖。《针灸甲乙经》较早传到国外。8世纪，日
本医界即以该书为教科书。法国针灸界将此书译为法文，而《针灸
甲乙经》的英译本，早已流传许多国家，其国际影响是很大的。

第六节 药材炮制的祖师——雷敩

中药材炮炙（制），是中药材加工、制作以入药用的一门十分重要的学科，其作用有三，一是加工、洁净药材，并去除非入药部分，如同人的沐浴盥洗装饰一般；二是借以减轻或消除毒性，有些药存在毒性甚至剧毒，经过炮、炙、蒸、晒、渍等炮制手段，甚或反复多次的炮制，便可以达到减毒或除毒的目的，使病人用药安全得到保障；三是使药物经过炮制以达到增加效力的目的。此三者尤以二、三更为重要。

中药炮制有着十分悠久的历史，历代医家临床用药，也十分讲究各种药物的炮制方法。隋唐以前医学家用药多自采、自制、自用，当然其所用药亦多为医家亲自进行炮制；宋代与后世，随着社会发展多有专门药店售药，药物炮制也逐渐转由药店药师进行加工炮制，并逐渐成为一项专门行业，此时医师已很少亲自炮制，而代之以在处方中明确要求某药土炒、某药蜜炙……医药分家已成不可逆转的趋势。然而这一趋势应该说兼有利弊，特别是药商往往在加工炮制过程中偷工减料，从而降低了药效。有些负责任的医师要求病人在药店买到药后，经由自己查点方可放心。但有些粗心医师完全信任了药商，或现代一些医师自己也缺乏辨认知识，这就太悲哀了。

中药炮制在两千多年前已成为中医学家关注的问题，他们在医疗实践中，逐步体会到生用半夏有毒副作用，但用炮炙过的半夏则无毒副反应。又如附子，生用有毒，炮炙过的附子则没有毒副作用，且其临床效力不减，甚或更好。这些经验的不断积累，使炮炙逐渐向着专门知识与技术的方向发展，《内经》《伤寒论》《金匮要略》《神农本草经》《本草经集注》《肘后备急方》等医药学著作，均有关于药材加工、炮制的记述，而且随着医学发展，越来越受到医学家们的重视，方法、技术、理论等也更趋完善，终于在刘宋时期（420~479）经过雷敩的整理研究，撰成《雷公炮炙论》三卷。

关于雷敩与《雷公炮炙论》的成书年代，历代学者存在着不同的见解，有的认为是隋代，有的说成于赵宋，或主张成书于五代等。讨论数百年的悬案，近来渐趋于一致，这是经过将已佚《雷公炮炙论》从《经史证类备急本草》《本草纲目》等宋、明权威本草著作中所引用的《雷公炮炙论》内容，辑佚成卷，加以比较而得出的结论，即雷敩其人是刘宋时期的医学家，《雷公炮炙论》是刘宋时期的炮制专著，书名中之雷公即雷敩。

《雷公炮炙论》自序强调："其制药炮、熬、煮、炙，不能记年月哉……某不量短见，直录炮、熬、煮、炙，列药制方，分为上、中、下三卷，有三百件名"。又如强调炮炙原则："凡修合丸药，用蜜只用蜜，用饧只用饧，用糖只用糖，勿交杂用"。"凡修事诸药物等，一一并须专心，勿令交杂。或先熬后煮，或先煮后熬，不得改移，一依法则。"

《雷公炮炙论》十分重视药材真伪的鉴别，例如关于附子真伪的鉴别，强调指出："凡使，先须细认，勿误用。有乌头、乌喙、天雄、侧子、木鳖子。乌头少有茎苗，长身乌黑，少有旁尖；乌喙皮上苍，有大豆许者……黑如乌铁；天雄，身全矮，无尖……皮苍色，即是天雄；并得侧子，只是附子旁，有小颗附子如枣核者是；木鳖子只是诸喙……不入药中用"。如此形同实异之药物鉴别，在《雷公炮炙论》中约有数十种之多，真可谓真知灼见之总汇。

《雷公炮炙论》成书后流传不广，或已早佚，幸得后世医家著作多有引用。近代学者张骥辑有《雷公炮炙论》(1932)，辑得药物189种；本草辑佚专家尚志钧所辑《雷公炮炙论》，收有药物288种，已接近原本300之数。从辑本内容可知雷敩对中药炮炙之贡献，确属开创性的整理研究。因此，雷敩是当之无愧的中药炮炙的祖师。

需要说明的是，《雷公炮炙论》的雷公，即雷敩，与《内经·素问》中的雷公并无关系。明清以来，中国药店的经营越来越繁荣，商家为了取信于医家与病家，他们每每在其店之显明处或药柜上，书有"雷公炮炙"四个大字，或"尊古炮炙"四个大字，借以宣示本店在药材炮炙大法上的严肃态度。

中药炮炙是中医用药制剂的一个重要环节，它关系到中药是否美观洁净无杂质，关系到中药材入药后是否无毒副作用，关系到中药材入药治疗疾病是否安全有效。因此，中药炮炙两千多年来一直受到历代中医学家的重视。但是，从目前药界的实际情况看，有些现象，实在令人担心——继承炮炙技术的老药工越来越少，其徒弟们对炮炙知识与技术有日趋淡化的倾向，传统正在不断淡化中继续消失，由此而影响疗效的事例不断发生，实在令人生畏。2006年，我国已将中药炮炙列入非物质文化遗产加以保护，我们期盼中药炮制知识与技术得到更好的继承、发扬、创新。

第七节　精巧的外科手术治疗技术

上章我们在介绍华佗的成就时，曾论述了他的外科手术业绩，可惜由于种种原因，他的手术技术未能流传下来。但是，在两晋南北朝时期，我国医学的外科手术与外科学发展水平仍然是比较高的。这里首先让我们看看当时属于现代整形外科的治疗技术的实际水平。《晋书·魏咏之传》记载：魏咏之生而唇裂，18岁时，听说荆州刺史殷仲堪（？~399）帐下有名医能疗之，即往求治。殷仲堪，河南淮阳人，曾任荆州刺史，精于医，常与名医论道，故其帐下亦多名医辈。魏咏之，任城人。为了求治，专程到了殷仲堪家说明来意，仲堪嘉其盛意，便召医为咏之诊视。医生说：唇裂可用手术修补，但必须在百日之内只进稀粥，而且不可笑语。咏之听后说：即是半生不说话，也还有半生，何况只是100天不可笑语，所以一定要治疗。于是仲堪令人为咏之安排了住室，请医生为咏之尽心修补。咏之听从医生的嘱咐，闭口不语，只食薄粥，唇裂修补手术取得了良好的效果。魏咏之在手术后十分满意地回去了。这段记述虽然未能详述手术的具体方法和步骤，但手术确实取得了令人满意的效果，说明唇裂这一先天性畸形在晋代已有了很好的修补手术，而且已达到比较理想的水平。但是，令人遗憾的是，有些人总是怀疑中国在那么早的时期，外科手术不可能达到如此高的水平。他们怀疑华佗不可能有那么高明的腹部外科手术成就，当在不得不承认当时确曾做过这些复杂的手术时，又说这些手术技术是外来的，甚至怀疑华佗本非中国人，这些可笑的逻辑，在 20 世纪初崇洋媚外的思想十分浓厚的时期并不奇怪，也的确曾经迷惑了不少人。今天，我相信持此认识的人会越来越少。对距华佗不远的晋代曾有佚名医生为魏咏之进行的唇裂修补术，也同样有人提出怀疑。不过这种怀疑就更加缺乏依据了。同样，对此手术我们也可提出更多的实证，说明我国晋代曾有医生成功进行过这一手术是完全可能的。公元 9 世纪时，有一位知识分子名叫方干，他考取了进士，但因先天性唇裂，面貌不雅，被去除了录取的资格，情志十分消沉。方干年老时遇到了一位补唇先生，便请求他为自己进行了唇裂修补手术，获愈。根据《唐诗纪事》卷三十六"方干"条记载，这位医生曾给 10 余位唇裂患者进行了修补手术，都取得了较好的效果。不但如此，在 12 世纪、15 世纪、16 世纪、17 世纪等不同时期，都有关于我国医学家成功进行这一手术的记载，有些记载还出自外科学者的外科著作。因此，手术方法、步骤、护理等均有具体的、比较科学的要求，所以我们有十分充分的证据，可以说明晋代的唇裂修补手术绝非偶然。

外科学发展，特别是对创伤和化脓性感染治疗经验的积累，从其最初阶段就可能与狩猎和战争密切相关。我国最早的医事制度和分科中的金疡、折疡很能说明这一观点的正确性。《五十二病方》是 20 世纪 70 年代由马王堆汉墓出土的，其内容几乎全为外科伤病。我怀疑该书是《汉书·艺文志》所记的《金疮疯瘲方》，内容也有相关之证据。南北朝时期出现的《刘涓子鬼遗方》，是现存较早的一部外科专书，其来源和内容更给外科学发展同战争损伤相关的论点带来了更有力的支持。该书的编撰者龚庆宣在序中写道："……遗一卷《痈疽方》，并药一臼。时从（刘）宋武北征，有被创者，以药涂之即愈。论者云：圣人所作，天必助之，以此天授武帝也。涓子用方为治，千无一失，演为十卷，号曰鬼遗方。"由此可见，所谓《刘涓子鬼遗方》，实际上是刘宋武帝（420~422）时，随军外科医师龚庆宣治疗战伤和疮疡痈疽经验的理论总结，当然也不能排除他是在前人经验和论著的基础上完成的。但很明显，其军阵外科的性质是很清楚的。至于他所说的鬼遗故事，纯属编造，或借以为奇来提高著作的影响力，或借以宣扬刘裕称帝乃天意之所为。这个书名故事，既不影响该书的科学价值，也不影响龚庆宣整理成书的功绩。刘涓子若果有其人其事，他当是该书原始资料的积累者、奠基人。

《刘涓子鬼遗方》原题十卷，今传本为五卷，可知佚散十分严重。仅就现存之内容，仍不失两晋南北朝以来外科学发展水平的代表作面貌，特别是关于痈、疽、疮、疡化脓性感染等外科疾病的理论论述和临床治疗经验技术都是很先进的。例如：该书重视和提倡外科疮疡要早期治疗的思想，主张积极地切开脓肿部位以排脓，对脓肿切开的部位也作了科学的论述，所载方药，内服外用，都相当丰富。又如：金疮内容尤为丰富，所以学者多认为《刘涓子鬼遗方》是我国古代军阵外科的代表作之一。

第八节　医方汇集整理与陈延之《小品方》

两晋南北朝时期，论述医疗方法和处方用药的临床方书有了很大的丰富，除了葛洪的《肘后备急方》等现存者外，还有许多已佚医方著作。例如：《葛氏方》四卷，《阮河南方》十六卷，《辽东备急方》三卷，《杨氏所撰方》九卷，《杂撰方》七卷，《治下汤丸散方》十卷，《治妇人方》十三卷，《治少小杂方》三十卷，《治眼方》五卷，《杂膏方》十卷，《范东阳方》一百九十卷，《羊中散所撰方》三十卷，《秦承祖所撰药方》四十卷等数十种，数百卷，可惜均已亡佚。

陈延之，已不知何许人，其生卒年代亦失考，所撰《小品方》即《经方小品》十卷，是两晋南北朝时期医方著作的代表作，有着十分广泛的影响。不但隋唐时期的中国医学书籍广泛引用其内容，当时日本的医学书籍也颇多引用其论述和医方。《小品方》更重要的影响，是我国隋唐时期太医署明确规定其为必须讲授的教材，日本的《大宝律令》《延喜式》等，也对将《小品方》作为教科书作了清楚的规定，而且对课时要求多达300天，足见其如何重要了。既然我国隋唐时期和当时的日本医学界都如此重视《小品方》，说明其必然有值得重视的原因。可是在1985年以前，人们只能从《备急千金要方》《千金翼方》《外台秘要》《医心方》等书中窥知其极小部分内容，且极不系统，也很难作出比较全面的评价，因为这部在历史上曾经发挥了重要作用的著作，大约在宋元时期已散佚不见了。

1985 年，日本学者于日本尊经阁文库《图书分类目录》医学部中发现了《经方小品》残卷，经研究确系陈延之所撰

《小品方》之第 1 卷抄本，其抄写年代约在公元 1190~1324 年间。这一发现为《小品方》研究提供了极为可贵的资料。根据这一发现，我们确知《小品方》共十二卷，从目录确知第一卷包括有序文、总目录、用药犯禁诀等；第二至五卷为渴利、虚劳、霍乱、食毒等内科杂病方；第六卷专论伤寒、温热病之证治；第七卷为妇人方；第八卷为少小方；第九卷专论服石所致疾病之证治；第十卷为外科疮疡骨折损伤等；第十一卷为本草；第十二卷为针灸。由上述分卷所反映出的分科论述确是前所未有的，仅十二卷就全面论述了医学各科常见病的证治，也可以说是一次高度的概括。因为《小品方》共有十二卷，据陈延之自己讲是参考了三百多卷前人的十八种著作而成。为什么陈氏要进行这样的严格精选呢？他在序言中向我们交代了他的动机和目的。他说："若不欲以方术为业，惟防病救危者。当先读此《经方小品》，紧急仓促之间，即可用也。……童幼始学治病者，亦应先习此《小品》，以为入门。"由此可见，陈氏作此书有两个目的，一是向群众普及医药救急知识，而并非作为专门医生的参考书；二是为刚开始学习医学的青少年提供入门读物。我们可以毫不夸张地说，他的两个愿望完全实现了，他的《小品方》影响很大，特别是中国、日本的医学最高学府都明令规定《小品方》为医学生必修课。不但如此，中国著名医学家孙思邈、王焘，日本著

名医学家丹波康赖等，都从《小品方》中为自己的不朽巨著吸收了许多营养。唐代王焘撰《外台秘要》，引用《小品方》卷十"疗入井冢闷冒方"的理论和技术："凡五月六月，井中及深冢中皆有伏气，入中令人郁闷杀人。如其必须入中者，先以鸡鸭杂鸟毛投之，直下至底，则无伏气。毛若徘徊不下，则有毒气也。亦可纳生六畜等居中，若有毒，其物即死。必须入，不得已，当先以酒，若无，以苦酒数升，先洒井冢中四边畔，停少时，然后可入……"。这段记述有着很高的科学水平，这种利用动物实验以判断井冢中有毒与否，是人类实验诊断技术较早的成就。这种技术在现代实验检验发明前，一直是我国历代医学家用以探明枯井、深冢和矿井、山洞有无毒气的可靠方法，它使不知多少人免于中毒、死亡。又如：日本丹波康赖撰的《医心方》卷十四，引用陈延之《小品方》卷十关于"疗自缢方"的两条资料。这两条资料虽然可以判断陈氏作品的原始出处可能来自张仲景的《金匮要略》，但陈氏的叙述较医圣张仲景所叙述的方法是有所改进的。他强调："傍人见自经者，未可辄割绳，必可登物令及其头，即悬牵头发，举其身起，令绳微得宽也；别使一人，坚塞两耳，勿令耳气通；又别使一人，以葱叶针其鼻中，吹令通；又别使一人，啮死人两踵跟，待其苏活乃止也。"这个抢救自缢气绝患者的方法，与张仲景的人工呼吸法相比虽有不足之处，如缺少按压胸部和牵拉四肢以促进呼吸功能恢复的人工呼吸法，但塞耳、用葱叶管刺激鼻黏膜和吹气以促进呼吸之恢复，也有其科学的理论依据。又如急救误吞针入咽不出，《外台秘要》引用了《小品方》的"取真吸铁磁石"，用以吸针外出，这种方法被孙思邈以及后世医家多加改进后而广泛应用，救治了无数危急患儿。仅以上数例足可证明《小品方》确是一部内容简明扼要，医疗理论和方法技术先进的集两晋南北朝医学精华的代表之作。它对我国医学发展，以及日本等国的医学发展等，确曾做过很大的贡献和产生了深远的影响。

《小品方》成书于公元 5 世纪，约于宋初即已亡佚。现除 1985 年日本发现之《经方小品》卷子抄本残卷外，我国学者亦各有辑佚本出版。

第九节 中国世医传统与徐氏第八代名医徐之才

封建社会很重视门第，或称门阀。门阀即门第阀阅，指封建社会中的世代贵显之家。在魏晋南北朝时期，特别重视门阀特权。其出身显贵者为"高门"，卑庶之家则为"寒门"。其选用官员等，高门者多中，而寒门者受排斥。同样，于处事接物交际等场所，亦都区别对待不同出身者，处处维护贵族门阀特权的等级制度。

南朝、北朝之名医，亦明显受到门阀特权制度的影响。如南朝门阀的名医，有范汪（308~372）、殷仲堪（？~399）、王珉（351~388）、秦承祖等，或出身显贵，或自在朝廷出任显职。本节所要作重点叙述者非门阀名医，而是门阀中的世医，因此不多介绍他们的事迹。

南北朝时期，中国医学史上的门阀世医，在医学发展上有着不可轻视的影响。例如：南朝东海徐家，北朝东海徐家，北朝馆陶李家，继徐家之后南朝的高阳许家等。其影响最为深广者，首推南北朝之东海徐家，人物最盛，世泽最长，亘八代之久，甚至有说其延至元代、明代者，当有四五十世之久矣，是中国世医传统之代表。

徐家世医传至第八代，为徐之才，医名更大。

徐之才（505~572），南北朝北齐医学家，今山东诸城人，寄籍丹阳（今南京）。最初仕南齐，后被俘入魏，颇受重视。北齐武平二年（571）封西阳郡王，故又称徐王。他继承家学，窥涉经史，博识多闻，医药方术益精，撰有《徐王八代家传效验方》十卷，《徐氏家秘方》两卷，《徐王方》五卷，均系徐家家传八代的医疗经验之总结。此外，还有《雷公药对》两卷，《小儿方》三卷等，对隋唐医学的发展影响很大，惜其所著已于此后亡佚不存，其内容多由《证类本草》等书之引用而存世。

徐家第三代传人徐叔响与第四代传人徐文伯，对中医学发展也做出了较大的贡献。

徐叔响，南朝刘宋医学家，徐秋夫之子，曾任刘宋大将军、太山太守。他敏而好学，继承家学，传承父业，究心医术，撰述颇丰。如：《疗少小百病杂方》三十七卷，《杂疗方》二十卷，《杂病方》六卷,《疗脚弱杂方》八卷,《解寒食散方》六卷,《解散消息节度》八卷,《体疗杂病本草要钞》十卷,等等,为继承家医业并启迪后学发挥了重要作用。子徐嗣伯继其学。

徐文伯,徐叔响之侄,徐道度之子,传承父业,益精其术,兼有学行,医名显于时,曾先后任南齐东莞、右山、兰陵三郡太守,撰有《徐文伯药方》三卷,《徐文伯疗妇人瘕方》一卷,子徐雄传其学。

关于徐之才,其自述为徐家第八代传人,但我们现在由于资料缺失,尚不能一一排出徐氏家谱,仅作如下表述以示传承关系,供作参考。

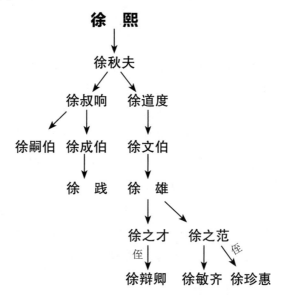

按:医史学家范行准考证,"则元有徐复,以医隐居华亭。子枢,字叔拱,为洪武初太医院御医,县志谓系徐熙之后裔,如其世业不断,当在四五十世之久"。

按:徐枢(1355~1441),元代医学家徐复之子,传承父业,兼学诗,战乱中隐居乡里,洪武二十八年(1395)荐任秦府良医,后被召为太医院御医,以医术屡奏奇效,曾官至太医院院使。撰有《订定王叔和脉诀》等行世,年八十辞归。

以上所按,或为南北朝徐家之传人。

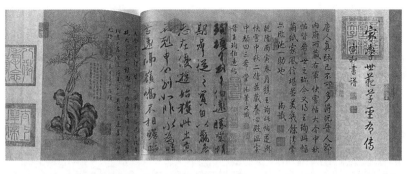

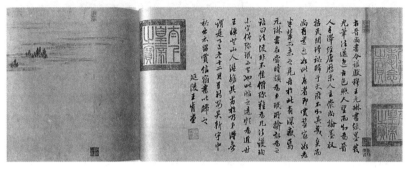

王珣《伯远帖》纸本，纵25.1厘米，横17.2厘米。

王珣（350~401）字元琳，曾官尚书令，因病解职，工文章，《宣和书谱》称"善草圣"。《伯远帖》："珣顿首顿首，伯远胜业情期群从之宝。自以羸患，志在优游。始获此出，意不克申。分别如昨，永为畴古。远隔岭峤，不相瞻临。"

明代著名医学家王肯堂跋："右晋尚书令谥献穆王元琳书。纸墨发光，笔法遒逸，古色照人，望而知为晋人手泽，经唐历宋，人主崇尚……乙巳（1605）冬十二月至新安，吴新宇中秘出示……延陵王肯堂。"

第十节　梁武帝与医学家

梁武帝（464~549）即萧衍，字叔达。南朝梁之建立者，公元502~549年在位。曾任齐的雍州刺史，乘齐内乱，起兵夺取帝位。其统治重用士族，对农民则行残酷统治。他博学能文，初重儒而立学，后笃信佛教，大建寺庙，以麻醉人民。但在其统治的四十多年间，与医学家多有交访，并关注医学家的研究，在客观上起到了促进医药学发展的作用。

首先，梁武帝夺取帝位之前，已与陶弘景建立了较为密切的关系。陶弘景隐居茅山，于齐末即为歌"水丑木"为梁字，为梁武帝造势。及梁武兵至新林，遣弟子假道奉表。及闻议禅代，弘景援引图谶，数处皆成"梁"字，令弟子进之。梁武帝即位后，"恩礼愈笃，书问不绝，冠盖相望"。可见两人的关系非同一般。

陶弘景欲炼神丹，"而苦无药物，（梁武）帝给黄金、朱砂、曾青、雄黄等"。陶弘景得梁武帝之药物相助，炼成"飞丹"，"色如霜雪"，"帝服飞丹有验，益敬重之"，"帝使造年历，至己巳岁而加朱点"。梁武帝对陶弘景之学识，几乎五体投地，崇拜之极，"后屡加礼聘"，弘景皆予拒绝不受。陶弘景回答梁武帝之聘，并不明言拒绝，而是画了两头牛，一牛散放水草之间，一牛着金笼头，有人执绳，以杖驱之。梁武帝看到陶弘景的画后，笑曰："此人无所不作……岂有可致之理。"但尽管如此，梁武帝仍每有吉凶征讨大事，无不前以咨询。甚至密切往来，"月中常有数信"。故时人谓弘景为"山中宰相"。

据现代本草学家赵燏黄教授研究，陶弘景隐居茅山，在完成《本草经集注》的过程中，不但得到了梁武帝多方面的支持与帮助，而且在其书成后，还被梁武帝颁布天下，故称《本草经集注》是我国医学史上第一部由政府颁布的"药典"。对《本草经集注》一书是否可称之"药典"，自然存在着不同的看法，但陶弘景能顺利完成如此巨大的工程，如果没有梁武帝在各方面的理解与支持，恐怕是很难成功的。

梁武帝的医学家朋友，除陶弘景外，要算姚僧垣了。姚僧垣（499~583），南北朝著名医学家，今浙江德清人。先仕梁，后在北周为医为官，均以医名闻于时。姚少好文史，不寻章摘句，议论古今，为学者所称。24 岁时（公元 523 年）传承家学，仕梁，梁武帝召入禁中，面加讨试，僧垣酬对无滞。梁武帝甚奇之。大同九年（543）由外任"还领殿中医师"，十一年转领太医正。由于诊视精审，有显效，且对武帝所问对答如流，武帝誉其"用意绵密，乃至于此，以此候疾，何疾可逃"。梁武帝因病发热，欲服大黄，僧垣劝曰："大黄乃是快药，然至尊年高（梁武帝时年 85 岁），不宜轻用。"但梁武帝不听劝阻，一意孤行，服用大黄后，竟至危笃而亡。可见梁武帝自恃之过，实则知医而不精，不接受名医好友之助而非命。

梁元帝（508~554），梁武帝第七子，有文才，公元 552~554年在位。"梁元帝尝有心腹疾，乃召诸医议治疗之方"，诸医皆以"至尊至贵，不可轻脱，宜用平药，可渐宣通"之法治之。但姚僧垣则提出异议，他认为元帝时年四十多岁，"脉洪而实，此有宿食。非用大黄，必无差理"（按："差理"，即治愈的道理）。梁元帝接受了姚僧垣的治疗方案，服用了大黄制剂，果然有宿食从大便排出，元帝之心腹疾愈，帝大喜，予僧垣重赏。此两例，一不宜服用大黄，而服用后引起危笃而亡；一宜用大黄，诸医反而不敢用，用后则疾愈。辨证论治原则之运用得法彰显无遗。

第十一节　南北朝设医馆与太医署

医馆，当为南北朝时期中国式公立医院。《魏书·世宗纪》永平三年（510）冬十月"丙申，诏曰：……至于下民之茕鳏疾苦，心常愍之。此而不恤，岂为民父母之意也！可敕太常于闲敞之处，别立一馆，使京畿内外疾病之徒，咸令居处。严敕医署，分师疗治，考其能否，而行赏罚。虽龄数有期，修短分定，然六疾（按：疑指医和之阴、阳、风、雨、晦、明之疾）不同，或赖针石，庶秦扁之言，理验今日。又经方浩博，流传处广，应病投药，卒难穷究。更令有司，集诸医工，寻篇推简，务存精要，取三十余卷，以班九服。郡县备写，布下乡邑，使知救患之术耳。"世宗宣武帝于公元510年之诏，令建医馆，并命医署分师疗治京城内外之患者。同时，还要求集中医学家，编撰精要医书三十卷，要郡县备写，布下乡邑，以普及医学知识，实在是非常伟大的事业。

但是，世宗诏建官办医院之举，并非首创，查考历史，我国有官办医院者，可能始于战国时期，或更早些。《逸周书》卷七有"弥宗旁之，为诸侯有疾病者之医药所居。"《管子·入国篇》也有"凡国，都皆有掌养疾，聋盲喑哑……不耐自生者，上收而养之。"

南北朝时之《南齐书·竟陵王传》："子良开仓赈救，贫病不能立者，于第北立廨收养，给衣及药。"《文惠太子传》也有"太子与竟陵王子良俱好释氏，立六疾馆以养穷民。"这立廨或立六疾馆者，与《魏书·世宗纪》所记，相互印证，故南北朝时期的官办医院之举，已非个别例证了。

太医署，医学教育机构。南北朝时期的太医署，是我国医学校教育之创始期。《魏书·官氏志》记有："太医博士，第七品下"，"太医助教，第八品中"。此制之有效时期为：太祖至高宗初（386~452）。虽然未见该太医博士、太医助教属于何机构，但按当

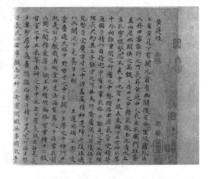

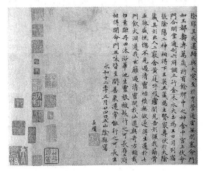

时多个政体记有太医诸署、医署之设，以及其后隋唐太医署均设太医博士、太医助教之职看，完全可以判断南北朝魏设有的太医博士、太医助教，是医学教育者，当属太医署。只是史书记载疏漏或未能归于一体。

大约同时或稍晚些，《唐六典》在有关医学校教育方面，记载："（刘）宋元嘉二十年（443），太医令秦承祖奏置医学，以广教授。"这是太医令秦承祖奏（刘）宋文帝请皇帝设置专门机构进行医学教育的，查考刘宋时期，官制已设公车司马、太史、太医、太官……太子诸署令。可知其太医署之设当在秦承祖上奏之后，即先有太医令，后增设太医署。

《南史·王悦之传》宋明帝泰始中（465~471）："上以其廉介，赐良田五顷，以为侍中（侍从皇帝左右之官职），在门下尽其心力。掌检校御府、太官、太医诸署。"从此项记载可知，刘宋时期设有太医署已十分确切。结合各朝之有关记述，公元5世纪之中国，已确实确立了医学校教育体制，使医学教育逐渐由师徒、父子传授制，过渡到了官办医学校的教育模式，是为一大进步。

第六章
医学发展呈现集大成的特点

隋唐五代时期（581~960）

　　隋唐五代时期，共有近四百年的历史。隋初，隋文帝重视社会安定，其后隋炀帝虽说负面评价较多，但他对医学发展应是起到了正面作用的。公元 618 年，唐高祖李渊在长安称帝，加强了中央集权，注意恢复和发展生产，尤其自唐初至安史之乱发生前的一百三十多年间，政治比较清明，社会相对安定，经济文化发展水平在历史上空前繁荣，先后出现"贞观之治"与"开元盛世"，是中国封建社会的鼎盛时期，给医药学的发展提供了良好的基础和条件。

　　隋唐时期，一些封建统治者比较重视医学，他们所采取的一些政策，也给医药学的发展带来了一定的促进作用，如隋文帝时下令向全国征集图书。隋炀帝比较重视发现和培养人才，继六朝时期创办太医署，还下令编纂了《四海类聚方》（两千六百卷，提要三百卷）、《诸病源候论》等医药学巨著。唐太宗李世民很重视文化教育，这也使唐代的医学教育和医事制度得到进一步完善与发展。唐太宗曾封张宝藏为三品官，其中虽有皇帝故作姿态之因素，但这确是中国历史上地位最高的医生。李世民本人也懂得医药知识，为了不使鞭刑伤损脏腑，他曾下令"制决罪人，不得鞭背"的法令。唐高宗李治，也曾主持编撰并颁布了我国第一部官修的本草学著作《新修本草》。统治者的重视与支持，在一定程度上推动了医学向前发展。

　　隋唐时期的科学技术比较发达。我国四大发明之一的印刷术正是在这一时期发明的。印刷术的发明对医学的发展起到了巨大

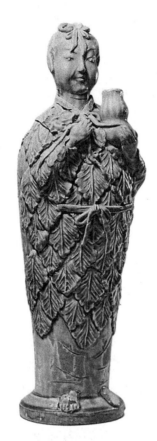

宋陶塑药王像

塑像为宋代耀州窑之卫陶塑，现藏北京故宫博物院，从塑像以叶蔽体，左手托金瓶，右手执草来看，当与药王有关。或认为系陕西铜川黄堡镇药王庙所供奉之药王孙思邈。又据全身以叶蔽体分析，当系药王庙供奉的神农。

的推动作用。

隋唐时期，儒家恢复了正统地位，同时佛、道大流行，并出现所谓"三教归一"的思想。佛教在隋唐时期占有很重要的地位，唐朝统治者曾大力提倡佛教，而且反映到了文学艺术、哲学思想等上层建筑的各个方面，使之无不带上了浓厚的佛教色彩。轮回报应等有神论、宿命论思想对医学的发展也产生了明显的消极影响。此外，佛教的流行也带来了大量的印度医药学知识，这些在唐代的一些有代表性的医学著作中均有所反映。唐朝统治者又把道教的所谓"祖师"老子，追认为李氏远祖，并大力提倡道教，遂致道教势力更加发展，如唐太医署专设咒禁一科，通过行政手段使道教保健医疗渗透于医学之中，从而在实践上对医学发展起了阻碍或促进作用。唐初杰出医学家孙思邈也被后人看作道士，称其为孙真人，他的著作也被收入《道藏》，其实他是道、儒、佛三家兼收并蓄的。但是，对宗教迷信，也有不少学者和有识之士持批判态度。如唐初有学者傅奕，上疏请奏废除佛教，认为"生死寿夭，本诸自然"，并揭露了佛教的诸多危害。哲学家吕才亦反对宗教迷信，对"禄命生成"说、"王德"说和"风水"说等进行了抨击。其后，有柳宗元、刘禹锡等反对宗教迷信思想的代表人物。这些人对统治者也有一定影响，如845年唐武宗曾接受宰相李德裕的建议，下令拆除寺院，令数十万僧尼还俗从事生产，这当然也有政治、经济上的原因。隋唐时期不少著名医家，如巢元方、孙思邈、陈藏器、王焘等，在其医药实践中都从不同角度体会到了宗教迷信的荒谬之处与危害性，并表现出了不同程度的唯物思想与批判革新精神。

我国是一个多民族的国家。隋唐五代时，国家的统一促进了汉族与藏、回纥、契丹等少数民族间的医药交流。尤其是藏医学广泛吸收了内地的医学经验和成就，如藏医著名的经典著作《四部医典》，就是在藏族伟大的医学家宇妥·元丹贡布的主持下，于公元753年著成的，其中吸收了不少中医学的理论与技术。七八世纪可以说是藏医学的盛世。另外，中央与云、贵、川等边远地区的医药交流也进一步发展，为改变这些地区迷信鬼神的风气，发展医学，做出了有益的贡献。

隋唐时期，由于国力强盛，交通发达，中外医药交流也比以往任何时候都更加繁荣。我国医学广泛传播到日本、朝鲜、越南、印度、阿拉伯等国家和地区，产生了不同程度的影响，对许多国家和民族的医药卫生保健做出了不可磨灭的贡献，对促进世界医学的发展产生了有益的影响。此期中医在亚洲许多国家得到重视与发展，有的国家甚至完全仿照中国医学模式，其本国医学几乎与中医学没有两样。实际上，隋唐时期的中医已是人类共享的医学体系。同时，我国医药学也对外来的医药学知识兼收并蓄，将其渗透融合到我国固有的医学体系中去，这对发展和丰富中国医药学，保障人民健康，也有着十分明显的积极作用。

第一节　古老的医科大学与药用植物园

中国隋唐时期（581~907）的教育，是比较发达的，如唐代设在首都的国子监，相当于一所综合性大学，分为国子学、太学、四门学、律学、书学、算学等六学，虽然主要以皇室、官僚子弟及留学生为教育对象，但在律、书、算学人才的培养上，允许庶民百姓子弟入学。在校学生达八千人之多，颇具规模。

中国医学教育，继六朝、隋代设太医署开创学校教育之后，在唐代已相当完善。当时创办了规模宏大的中央医科大学——太医署，在地方也广泛兴办了医学校；不但以政府之力推行官办中央与地方医学校，而且提倡私办学校。所有这些使人不能不为隋唐医学教育的光辉成就叹服，不能不为我国在1400多年前的医学教育水平而自豪。

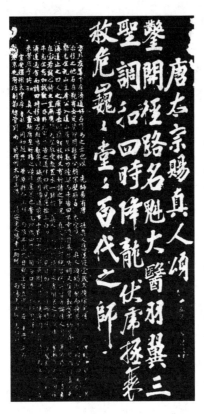

唐太宗赐真人颂

陕西铜川药王山众多纪念孙思邈的碑石之一，有谓为宋人所立。"唐太宗赐真人颂：凿开径路，名魁大医，羽翼三圣，调和四时，降龙伏虎，拯衰救危，巍巍堂堂，百代之师。"

一、首都中央医科大学

唐太医署实际上是一座中央医科大学，其规模之大，学制之健全，课程设置之新，教学目标之高，考核制度之严等，在我国古代医学教育史上都是很突出的。

（一）太医署规模

唐太医署的规模是很大的，属太常寺。它的行政管理设有太医署令2人，掌学校之全面工作，太医署丞2人，负责协助太医署令之工作，另有府2人、史2人、医监4人、医正8人、掌固4人等，各自主管教务、文书、档案和庶务等工作。

太医署分医学为4科，即医科、针科、按摩和咒禁科，另有药园1所，实际上是5个系。因为，在医科之下还要"分而为业，一曰体疗，二曰疮肿，三曰少小，四曰耳目口齿，五曰角法"。即在医科（医疗系）之下又设有内、外、儿、五官和外治法科。

太医署的教师队伍也是很整齐的，职称、职责分工明确。如医科聘有太医博士1人，太医助教1人，医师20人，医工100人。太医博士系医科教师之长，相当于今之教授，太医助教是帮助太医博士教学的，或可理解为讲师。由于太医署在当时除负责教授医学生外，为了培养学生临床治疗的实际能力，还聘有医师、医工等120人，辅佐博士、助教进行临床教学，并治疗病人和带学生实习等。其他如针科、按摩科等，也均聘有太医博士、太医助教、医师、医工等。总计医科学生40人，针科学生20人，按摩科学生16人，咒禁科学生10人，药科学生8人。教职员工和学生总数，按文献记录，虽互有差异，但均认为在350人左右。

（二）学制及考核、晋升

太医署的学制是十分严格的。按《唐六典》规定：医科中之内科学制七年，外科及小儿科学制五年，五官科学制四年，角法以拔火罐、外治法等为主，学制三年。学生在学习期间有着严格的考试制度，即由太医博士主月考，太医署令主季考，年终及毕业考试则由太常丞主考。毕业考试包括笔试与临诊考试，如不及格则不能毕业，但可留级继续学习，如留级两年仍不能毕业者，则予除名。可见当时的考试既十分严格，又比较灵活，严格在月、季、年都要考试，且规定超过学习年限两年仍不能及格者就要除名；灵活表现在对品学兼优之学生可提前毕业任用，同时对一时不能完成学业者还给予两年的补考机会。

学生的入学资格，的确存在着封建等级观念。《唐六典》曾明确指出："其考试登用，如国子监之法"。国子监规定学生来源，入国子学要求三品以上之官僚子弟，太学要五品以上官僚子弟，其他如律、书、算学的学生则可招收八品以下官员子弟及庶民百姓子弟入学。允许庶民子弟考取属于应用科学的天文历算等学科，自然暴露了皇族及大官僚对这些学科的轻视，也说明他们一味追求的是要求子弟继承其显位要职。医药学教育虽然规定了"如国子监法"，但实际上并不一定比律、书、算更受重视，其学生极少来自官僚子弟是可以想见的，如药学生还要从事药物之栽培和加工，实际上是药农劳动者。因此才明确规定"取庶人子年十六以上二十以下充药园生，业成补药师"。学生入学的礼节，甚至由皇帝正式发布命令来规定，如"神龙二年（706）九月，敕学生在学，各以长幼为序，初入学，皆行束修之礼，礼于师"。"凡学生有不率师教者，则举而免之"，"诸生先读经文通熟，然后授文讲义，每旬放一日休假"，若考不及格者，"酌量决罚"。国家制度还规定"不得改业"，这与我国历来强调本色，世医出身等是一致的。

（三）学业教育

隋唐太医署的学业，既强调大班教学基础课程，也甚重视小班分科学习理论和专科技术。同时，很注意学生实际临床和操作技术之培养。医学基础课有《明堂》《素问》《黄帝针经》《本草》

《针灸甲乙经》《脉经》，这是各科都要学习的。而且要求"诸医、针生，读《本草》者，即令识药形，而知药性；读《明堂》者，即令验图识其孔穴；读《脉诀》者，即令递相诊候，使知四时浮、沉、涩、滑之状；读《素问》《黄帝针经》《甲乙》《脉经》，皆使精熟。"在基础学科教学考试合格的基础上，再分科学习。即所谓"诸医生既读诸经，乃分业教习"之意。

医科教学，是唐代医科大学五系之一。前已论及，医系又分为5个临床科，显然是太医署教学的重点，其医博士1人，官衔待遇为正八品上，助教2人，为从九品上，"又置医师二十人，医工一百人，辅佐掌教医生"；"医博士掌以医术教授诸生习《本草》《甲乙》《脉经》，分而为业"。在40名学生中，22名学习内科，6人学习外科，6名学习小儿科，4名学习五官科，2名学习拔火罐等外治法。根据其分科又各有专科教材看，医科中之内、外、儿、五官等科也应有专科教材，可惜有关文献或因散佚、遗漏而未见记述。

针科教学，是唐代医科大学五系之一。有针博士1人，其官衔待遇稍次于医博士，为从八品上。针助教1人，为九品下，又置针师10人，针工20人，辅佐针博士、助教。针系不分科，共有针灸学生20人，由针博士掌教针生以经脉孔穴，使识浮沉涩滑之候，又以《九针》，为补泻之法。凡针疾先察五脏有余不足而补泻之。并指出："凡针生习业者，教之如医生之法"。《唐六典》强调医科教学如国子监法，在此又要求针科教学如医生之法，也可见其教学要求之严格了。很有意义的是，《唐六典》这样的书，把针科教学之具体要求也在典章中进行强调，如"人心藏神，肺藏气，肝藏血，脾藏肉，肾藏志，内连骨髓，外通津液，以成四支、九窍、十六节、三百六十五部，

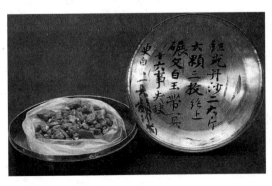

银药盒
1970年陕西西安市南郊何家村出土，盒高4.6厘米，口径16.7厘米，盖内墨书"红光丹砂二大斤，大颗三枚（绝上）碾文白玉带一具，十六事失块、更白一具□准前"，5行32字，炼丹用药品。
（陕西历史博物馆藏）

必先知其病之所在。"

针科教学的教科书在《唐六典》中有明确规定:"针生习《素问》《黄帝针经》《明堂》《脉诀》",以及各科医生都要学习的《本草》《针灸甲乙经》等,并要求针生还要"兼习《流注》《偃侧》等图,《赤乌神针》等经。业成者,试《素问》四条,《黄帝针经》《明堂》《脉诀》各二条。"这一规定的兼习课目,均系五六世纪医学家的著作,距唐代医学之教学活动不过百年左右,证明唐代医学的教育思想是很重视新的宝贵经验的。如刘宋秦承祖的《偃侧图》、佚名的《明堂流注图》及张子存的《赤乌神针经》等,都是唐代培养的针灸医生所必须学习的书籍。甚至连学习的书本在考试时应占多大比例也绳之以典章。

按摩教学,是唐代医科大学五系之一。设有按摩博士1人,但其官衔待遇比医博士低一品三级,为从九品下。设有按摩助教,有按摩师4人,按摩工16人,辅助博士进行按摩生之教导。按摩系下也不分科,有学生15人。按摩教学在唐初被大大削弱了,这可能与当时推行精减的政策有关,如将隋设按摩博士20人减为1人,将按摩师120人减为4人,另增设按摩工16人,按摩生也由隋之100人减为15人。使唐初太医署之按摩专业的师生员工比隋削减了85%,关于按摩生的专业教学内容,《唐六典》按摩博士条注释有"崔实《政论》云:'熊经鸟伸,延年之术。'故华佗有五禽之戏,魏文有五槌之锻,《仙经》云:'户枢不朽,流水不腐。'谓欲使骨节调利,血脉宣通,即其事也。"说明按摩教学除《素问》《脉经》《本草》之外,专业学习的内容主要是导引、按摩等技术。《唐六典》指出:"按摩博士掌教按摩生以消息导引之法,以除人八疾,一曰风、二曰寒、三曰暑、四曰湿、五曰饥、六曰饱、七曰劳、八曰逸。凡人支、节、腑、藏,积而疾生,导而宣之,使内疾不留,外邪不入。若损伤折跌者,以法正之。"可见按摩教学在当时除今日之按摩范围外,还包括有正骨科在内。

咒禁教学,是唐医科大学五系之一。设咒禁博士1人,其待遇与按摩博士同,内容除迷信(从略)外,气功、心理疗法等或仍有现实意义。

二、药用植物园

在唐太医署，医学教育除上述医学专业的设置外，对医学生学习《本草》也十分重视，特别是专门创设药园，于市郊选良田三百亩，进行药物之栽培、引种，以供医学生辨别药形、药性等，真可谓一大创举，这对提高医学生的药学知识有着非常大的作用。唐太医署所设药园，还是培养药学人才的一个重要的基地。三百亩良田的药园，即使是今天也很难得。回顾中国中医科学院建院之初，尚有市郊十多亩良田为药圃，但终难保持。后于昌平设干部学校，艰难获得沙土地一百余亩，以为栽培引种植物药之基地，很可惜当时之领导者，因怕麻烦而拱手让出。

唐太医署之药园，实为中国最早的药用植物园，其功能是栽培、引种供医学教育、培养医生之用的药材，同时也是国家药学人才培养的重要基地。隋唐时期的医学教育，医学与药学已经分开，但仍统一由太医署掌管。太医署所设之药园，不但独立培训药学人才，而且承担医系各科及针灸、按摩等学生学习《本草》，辨药形，识药性之实习任务。就其实质而言，唐太医署之药园即医科大学第五系——药系，或作为中国医学史上第一所药学校也无不可，同时，也是国家药用植物园。《唐六典》规定：太医署设有"主药八人，药童二十四人"，"药园师二人，药园生八人"。其职责也很明确："药园师以时种莳，收采诸药"。"凡药有阴阳配合，子母兄弟，根叶花实，草石骨肉之异；及有毒无毒，阴干曝干，采造时月，皆分别焉。"药园，在京师有良田 300 亩，用以栽培种植药材的同时，也用以进行教学。由药园师授课，使之掌握各类药物之种植和收采的时间和方法，辨别药物之气味、作用和炮制贮纳的知识等，所用教材除《神农本草经》《名医别录》外，《新修本草》颁行后，更是学习的重要教材。从药学教学中，更可以看出唐医药学教育选用教材时对最新权威撰著的重视。为了保证统治阶层用药和医、药教学之需要，除在京师置药园之外，"凡课药之州，置采药师一人"，"辨其所出，择其良者进焉"。孙思邈论述地道药材之可用以进御者有一百三十三州，则唐代当有百余名采药师活动于各州府县，实际上已形成一个全国性药材采办网。这些采药师，多由药园生毕业后充任。

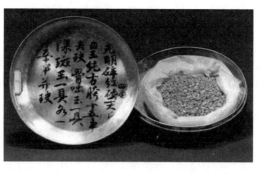

太医署除负责各科教学和医疗外，教师还从事古典医籍的缮写复制和校释等工作。贞观、永徽及开元年间，唐统治阶级曾多次"降敕于秘书省、昭文馆、礼部、国子监、太常寺及诸司并官及百姓等，就借缮写之"，"集贤院四库书，总八万一千九百九十卷……子库二万一千五百四十八卷"。太常寺是太医署的行政领导机构，子部之医药书籍，可能由太医署承担的，《新唐书》记有医家类著作155部、4277卷，其中恐多出于他们之手。唐代秘书省，设有校书郎8人，《唐六典》作者在回顾其渊源时提到"太医监李柱国校方术"的史实。虽然没有记述唐代校正医书的责任是由太医署承担的，但从命令太常寺缮写和举太医监校医书为例，可说明太医署参与了医书的缮写和校正。当时，8名校书郎和4名正字，不会不与太医署有着密切的关系。

三、地方医学校

地方医学教育，一般规模均小，如京兆、河南、太原三府，师生等只有20多人，其中医学博士1人，助教1人，学生20人。大都督府设医学博士1人，助教1人，学生15人。下都督府设医学博士1人，助教1人，学生20人。上、中、下州则基本与大、中、小都督府一致。诸县则仅有掌"医药之事"的官员，并无专门学校之设置。从文献记载分析，地方医学教育在公元8世纪以后是很不景气的，如"开元元年（713），改医药博士为医学博士，诸州置助教，写《本草》《百一集验方》藏之。未几，医学博士、学生皆省，僻州少医药者如故。二十七年，复置医学生，掌州境巡疗。永泰元年（765），复置医学博士。贞元十二年（796）各州府应阙医博士，令长史访求选试，取其医术精良的人，具名呈报"。可见唐代地方医学教育，处于时设时缺的极不稳定状况。地方医学教育可以说是为民众防治疾病而设，在封建社会尤为难得。如：《唐六典》中有"医学博士以百药救疗平人有疾者，下至执刀、白直、典狱、佐、史，各有其职，州、府之任备焉。"《唐会要》中有"开元十一年七月五日，诏曰：'远路僻州，医术全无，下人疾苦，将何恃赖。宜令天下诸州，各置职事医学博士一员，阶品同于录事。每州《本草》及《百一集验方》与经史同贮。'至二十七年二月七日敕，'十万户已上州，置医生二十人，十万户以下，置十二人，各于当界巡疗。'"这说明唐代每二至四万人中有医生一至二人，而且要求地方医学教育部门的医生在自己所管区域巡回医疗。《旧唐书》也强调"医药博士以百药救民疾病"，《新唐书》在叙述地方官制时也明确强调"掌州境巡疗""掌疗民疾"，等等。所有这些均足以说明唐代的地方医学教育确有为群众服务的性质。

唐统治者对医博士等的生活待遇和社会地位也是比较关怀的，除了提倡对师长之尊重礼仪外，还提高了太常博士的薪俸，表彰了他们的辛劳。例如："'贞元'十九年（803）敕，太常博士，其位虽卑，所任颇重，至于选择，不易得人，郊祀礼仪，朝廷典法，举措取则，职事实繁，所请俸料，宜准六品已下常参官例处分。"

综上所述，唐代的医学教育，在我国古代医学教育史上，甚至古代世界医学教育史上，都处于很突出的地位，例如综合授课与分科授课的结合，中央教育与地方教育的结合，医学教育与药学教育的结合，理论教育、重视临床诊治技能与辨别认识药性教育的结合，选用古典医著与当代名著作为教材的结合，等等。同时，学校规章制度之严密，月、季、年和毕业考试之严格，人员编制之精，职责分工之明，按实际晋升的制度和对其的灵活掌握等，也并非只具历史意义，其经验至今仍有值得借鉴者。

第二节　唐太宗探视百岁名医甄权

唐太宗（599~649），即李世民，626年即帝位，是一位有作为的皇帝，有"千古一帝"之誉。其在位的23年间，史称"贞观之治"。此时政治清明，经济发展，社会安定，科学文化进步，以文成公主嫁吐蕃赞普松赞干布，密切了汉藏两族的关系，促进了内地与边疆经济文化的发展。唐太宗在位期间，提出："夫以铜为镜，可以正衣冠；以古为镜，可以知兴替；以人为镜，可以明得失。"他对医学的发展也比较关注，从接触医学家的过程中，也对医药学诊疗技术知识有所了解。例如：唐继隋制，发展了太医署制，加强了医学教育，提高了医学教育水平；亲封张宝藏为三品医官，为世所罕见；制定律令，强调"制决罪人，不得鞭背"，因为人体脏腑皆系于背；为了救治爱将，他割胡须作药引，甚至亲自为战将吸吮伤毒；等等。唐太宗之生死观也值得肯定，他于637年诏："夫生者，天地之大德；寿者，修短之一期。生有七尺之形，寿以百龄为限。含灵禀气，莫不同焉"。至少在其近四十岁

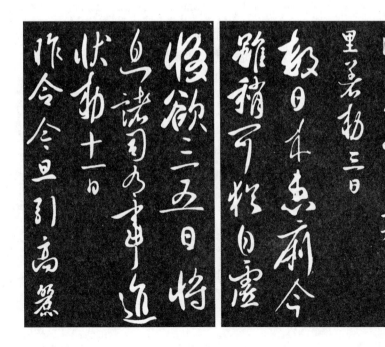

唐太宗李世民患痢帖
（唐太宗李世民书）
见《淳化阁帖》卷一，"数日来患痢，今虽稍可，犹自虚惙，欲三五日将息。诸司有事进状。敕。十一日"。

时，对生命、寿限仍有着比较正确的理解。他由于身体多病，故对医药也有所知。特别是他曾亲自到甄家探视百岁名医甄权，送礼问候，为两千多年中国封建社会所仅有。

甄权（541~643），隋唐间著名医学家，尤精于针灸，辞隋不仕。唐太宗贞观（627~649）中，入少府，奉唐太宗诏旨，修人体经穴《明堂》，与承务郎司马德逸、太医令谢季卿、太常丞甄立言（按：权之弟），校定人体经络俞穴图。前所说唐太宗命令制定律令"制决罪人，不得鞭背"，应当是在唐太宗与少府甄权讨论人体脏腑经络俞穴时，了解到人体脏腑皆系于背的知识后，所作的富有人性的决定，这一命令是贞观四年（630）发出的，而命令甄权修订其在武德（618~626）中所撰《明堂图》，也正是在这一时期的事。可以肯定，唐太宗是在与甄权的交往中，知人体脏腑解剖部位后，才作出律令"不得鞭背"的决策的。

贞观十七年（643），甄权已是103岁的老人了，这年唐太宗虽然才45岁，但他身体并不健壮，常有疲羸之苦。这也是他比较关注医学与养生保健的原因之一。李世民在这年亲自到甄家探望百岁名医甄权，"视其饮食，访以药性，因授朝散大夫，赐几杖衣服"。视其饮食，访以药性，显然是要求得长寿老翁饮食、药性等长寿之道；授朝散大夫，是将甄权少府之职，晋升为朝散大夫，虽属名誉空职，但其生活条件当明显改善提高，至于"赐几杖衣服"，则是古代帝王对老寿星的一种特殊赞誉。《礼记·王制》："五十杖于家，六十杖于乡，七十杖于国，八十杖于朝，九十者，天子欲有问焉，则就其室。"《礼记·曲礼上》："大夫七十而致事，若不得谢，则必赐之几杖。"由此礼可知，"九十者，天子欲有问焉，则就其室"，"大夫七十……则必赐之几杖"，何况甄权一则官至少府，二则年已过百岁，从这一点来看，李世民亲自到其家探访甄权，则是为天子者必需的礼节。不过李世民以九五之尊，幸甄权家，询问其饮食起居，养生药性，以及令甄权修订《明堂人形图》等，并非完全出于私利，结合其他事例，他确属古代少数能关注医药卫生发展的皇帝之一。

还有一例，即唐太宗即位后之次年（627），即召当时闻名于世的名医孙思邈到京师，嗟其容色甚少，谓曰："故知有道者诚可尊重，羡门、广成，岂虚言哉？"要授孙氏爵位，但孙思邈"固辞不受"。从李世民刚刚即位就关注孙氏的医学修养，见面之时便要授予爵位，也能说明唐太宗关注医学的态度。当然，他借对名士、著名医学家的关爱，很自然存有巩固其政权的目的。

第三节　大学问家躬身《内经》整理研究

隋唐在统一国家后，都曾着手向全国征集书籍、文献，充实国家图书收藏，并设专门官员集中大学问家对古籍进行整理研究，医学书籍也是其扩大收藏的重要内容。正因为如此，此期才有条件进行如《四海类聚方》等巨大汇编性著作的编纂工作。同时也为医学理论整理创造了良好的条件。以下仅选择其要者作些简要论述。

一、隋太医侍御杨上善研究《内经》撰《太素》

《黄帝内经》在中国医学的发展过程中，有很重要的地位，它的丰富内容奠定了中国医药学的理论基础。但《内经》成书以后，

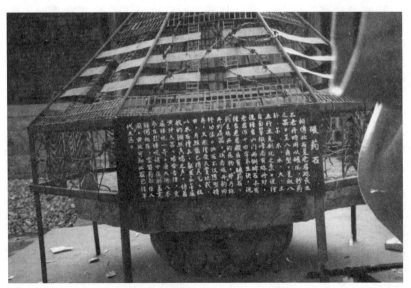

楼观台碾药石

楼观台，传说周（春秋末）尹喜在此结草楼而居，后人于此创立道观，唐武德初（618）更名宗圣观。宋元屡更名，是中国最早的宫观。此碾药石，相传是老君炼制长生不老丹用以碾粉药石之器。形作八角，以取八卦之意，其间为五行生克制化。据考为唐以前器物。

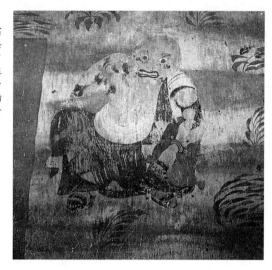

揩牙图

敦煌莫高窟196窟之《劳度叉斗圣变》图，一个剃了光头的受戒者蹲在地上，左手持漱口水瓶，用右手手指揩洗牙齿。约绘于唐。

由于年代变迁和辗转传抄，已有许多散乱、舛误。南朝齐梁间人全元起，曾任南齐侍郎，善医术，习《内经》，他是第一个开始研究整理《内经》，将其校订、训解的人，但其著作《注黄帝素问》在宋以后佚。隋代，杨上善又对《黄帝内经》进行了整理研究。杨上善（约575~670），贯里不详，隋大业年间（605~618）曾任太医侍御。杨氏对《内经》有着较深的研究，他将《素问》《灵枢》的内容重新分类编次，先论养生、调食、寿限、阴阳，次论解剖、生理、病理、诊断、针刺，最后为各种疾病，编撰成《黄帝内经太素》三十卷。在分类编次的基础上，还加以注解。宋代校正医书局医官林亿等指出："及隋杨上善纂而为《太素》，今睹其体例，取《素问》《灵枢》之文，错综以致注解者，后世有二经分类之书，上善实为此唱首。"故杨氏是分类研究《内经》的第一家。其著书时间，有人认为当在唐时，约7世纪中下叶，此乃一家之言。《黄帝内经太素》是《黄帝内经》的一种早期传本，不仅保存了《黄帝内经》中一些原文的较早面貌，而且全书在考校字义、诠释发挥和引录古医书佚文方面，对研读《内经》均有宝贵的参考价值。

二、唐太仆令——王冰次注《黄帝内经素问》

公元8世纪，唐代医学家王冰，又据全元起的《注黄帝素问》，对《素问》做了整理注释工作。王冰（约710~805），生平贯里欠详，自号启玄子，师从郭斋堂、元珠先生，宝应年间（762~763）曾官太仆令。王氏青年时就笃好养生，留心医学。他认为《素问》"世本纰缪，篇目重迭，前后不伦，文义悬隔，施行不易，披会亦难。岁月既淹，袭以成弊"。乃"精勤博访……历十二年"，重行注释编次，"兼旧藏之卷（《天元纪大论》等七篇大论），合八十一篇二十四卷"，于公元762年撰成《注黄帝素问》24卷。因系继全元起之后对《素问》的又一次整理注释，故世称《次注黄帝素问》。王氏整理注释的态度十分严谨，他说："其中简脱文断，义不相接者，搜求经论所有，迁移以补其处；篇目坠缺，指事不明者，量其意趣，加字以昭其义；篇论吞并，义不相涉，阙漏名目者，区分事类，别目以冠篇首；君臣请问，礼仪乖失者，考校尊卑，增益以光其意；错简碎文，前后重叠者，详其指趣，削去繁杂，以存其要；……凡所加字，皆朱书其文，使今古必分，字不杂糅。"王氏对《素问》篇卷作了调整，并称从老师那里得到了全氏注本所缺失的七篇"大论"（有关五运六气的内容），补入其中，以成完璧。王氏的注释，改正了当时传本的错误及欠妥之处400余处。其注释深入浅出，易于理解，并颇具学术价值。如对阴阳互根原理注释道："阳气根于阴，阴气根于阳；无阴则阳无以生，无阳则阴无以化；全阴则阳气不极，全阳则阴气不穷。""益火之源，以消阴翳。""壮水之主，以制阳光。""滋苗者必固其根，伐下者必枯其上。"简明扼要，颇得《内经》旨趣，对后世医学学派之形成与争鸣多有影响，并对临床实践也有实际指导意义。他在疾病诊治方面也有一些发挥，近年来有不少探讨他的学术思想的文章发表。

王冰的《次注黄帝素问》是整理注释《素问》中影响很大的传本，宋校正医书局医官林亿等评价说："三皇遗文，灿然可观。"其后经宋代的校订、刊行，称为《重广补注黄帝内经素问》，一直流传至今，成为现存《黄帝内经素问》的最早祖本。王冰在保存古代医籍和整理注释医学典籍方面有着较大的贡献。

第四节　第一部病因证候专著《诸病源候论》

太医博士巢元方，隋代理论医学家，生平贯里不详。有以为今陕西西安人者。大业（605~618）中曾任太医博士。其职务相当于官办医科大学教授。巢元方对医学理论有着很深的造诣，实践经验也很丰富。公元609年，主持运河工程的大总管麻叔谋，患风逆不得起坐，隋炀帝特命巢元方往宁陵（今河南省宁陵县）诊视，经调治迅速痊愈，可见其临证疗效之验。

隋以前，两晋南北朝时期的医学有一个特点，即比较重视一个病一个病的治疗方药的搜集整理，和在临证实际中对疾病的探求验证，相对来说，对医学理论的研究却有忽视的倾向。但许多医学家在长期实践中却积累了许多可贵的经验。至隋代，我国医药学又有了显著的进步。隋炀帝其人好大喜功，什么都要搞得大而全，在医学上也是如此，如他下令编纂的方书《四海类聚方》达两千六百卷之巨，《唐志》作三百卷。正是在前人积累的大量资料的基础上，在隋代医药学显著进步的条件下，巢元方与同道于大业六年（610），奉隋炀帝之诏，共同编撰了一部总结疾病病因、病理、证候的医学基础理论巨著《诸病源候论》，这是我国历史上第一部系统论述病因证候的专著。全书共五十卷，分六十七门，载列证候一千七百余条，

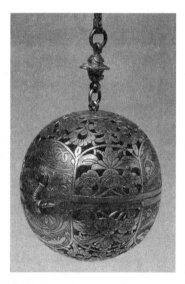

唐被中熏香炉（银熏球）

陕西西安唐代遗址曾出土精美的被中熏香炉（银熏球），设计制造非常精巧，其结构特点"为机环转运四周，而炉体常平"（《西京杂记》卷一），是中国工匠创造性运用重心及平衡等物理学知识的具体说明，欧洲直到16世纪才有如此平架装置。上图为熏香炉整体，下图为打开图。

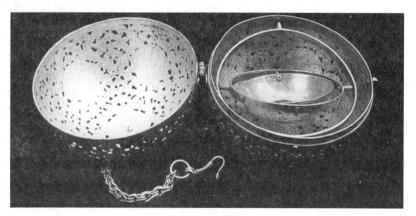

分别论述了内、外、妇、儿、五官等各科疾病的病因病理和证候，一般并不论述疾病的治疗，但也有很少一部分疾病讨论了诊断、预后，以及导引按摩、外科手术为主的一些治疗方法和步骤。据《隋书·经籍志》载，同期还有一部吴景贤所著的《诸病源候论》，但仅存目而书未见传。两书同名、同代，但隋朝要在短短几十年中，编著两部同名巨著，是难以想象的。由于巢氏领衔主编的《诸病源候论》并非个人专著，所以所载吴氏之书，或许与巢氏主编之书即为同一著作。

《诸病源候论》所取得的成就与贡献主要有以下几个方面。

首先是突破了前人的病因学说。巢元方等在病因学说方面，有不少创造性见解，对有些疾病，突破了笼统的"三因"传统说法，丰富了祖国医学的病因学说。例如书中确认了疥疮等病的病原体。巢元方等通过临证上的认真观察，在前人基础上确认疥疮是因疥虫所致。书中把疥疮分为马疥、水疥、干疥、湿疥等类，指出："疥者，有数种。……并皆有虫。"在叙述恙虫病时还用疥虫说明恙虫的形状："熟看见处，以竹簪挑拂去之，已深者，用针挑取虫子，正如疥虫，着爪上，映光方见行动也。挑不得，灸上三七壮，则虫死病除"。可见当时对疥疮之病原体及其传染性、好发部位、不同类型的临床表现特点及诊断要点、治愈标准等，都有了比较正确的认识。这比欧洲的林奈在公元 1758 年关于疥虫的报告要早一千多年。尤其可贵的是它强调"虫死病除"，即把消灭病原体作为疾病治愈的标准，这无疑是一种进步的认识。在对传染病病因的认识方面，对前人的六淫致病说有所突破。书中创造性地提出，宇宙间另有一种"乖戾之气"，可以导致伤寒、时气病、温病等传染病，并引起"转相染易，乃至灭门"。还强调传染病是可以预防的，多次指出"预服药及为方法以防之"。书中认为寄生虫病的发生和饮食卫生有很大关系，明确指出寸白虫（绦虫）系食入生牛肉、鱼肉所致。对漆疮、晕动病等过敏性疾病，已认识到其发病与个体反应性有关，"特由质性自然，非关宿挟病也"。总之，《诸病源候论》对病因的认识在很多方面突破了前人的旧说，这对病因学的发展具有重要意义。

《诸病源候论》对一些疾病的症状与发病特点的描述也很有新意。例如书中记载了对一些地区性疾病的认识，其中"射工""水毒"之名，历来难以肯定究属何病。仔细研究一下书中对其发病地区、发病季节、传染途径、发病经过与临床症状等的确切描述，可以认为，这主要反映了巢元方等对血吸虫病的认识水平。其他如南方多见的恙虫病、江东岭南的脚气病、山区常见的缺碘性甲状腺肿大病等，对其地区性均有正确的认识，并对症状、发病特点、诊断等也有正确描述。再如对泌尿系统结石症状特点的描述，也很生动逼真，对临床诊断有较高的参考价值。

《诸病源候论》虽然是探讨病因证候的专著，但也叙述了不少有关治疗创伤的外科手术方法和缝合理论等。这些创造性成就，说明我国外科手术治疗在继承汉晋以来所取得的成就的基础上，在隋代又有了新的进步，达到了更高的水平。例如书中所载的肠吻合术，对手术步骤、方法等要求很严格，其中还创造性地提出了富有科学性的缝合理论原则和具体详尽的缝合方法，对术后护理也有具体合理的要求。其缝合断肠的原则和护理要求，至今还是外科医师进行这种手术的注意要点。欧洲最早的同类手术，是意大利人罗格与罗兰在12世纪至13世纪间进行的，比巢氏等人所载晚了500多年。在书中所载的处理腹部外伤、切除大网膜的手术中，还创造了结扎血管的方法。即做这种手术时，在手术步骤上要求首先注意结扎血管，借以观察该血管所营养的大网膜区域，并按此区域切除已坏死的大网膜。如此则可避免单纯切除局部而引起继发的感染、坏死，这是很正确的原则，是一项重要的科学发明。意大利著名外科学家伯特帕格利于1460年创造了一般结扎血管和出血创口内贯穿结扎血管的方法，另一位外科学家埃伯罗易斯帕勒(1517~1590)在截肢术中，应用了大血管的结扎方法。《诸病源候论》所载的同类方法虽尚不如他们具体，但较他们要早800多年。书中还确立了创伤伤口内异物剔除的原则，其所论述的具体要求与现代医学关于创伤伤口内异物剔除原则是相符的。

此外，《诸病源候论》还在中毒与毒物分析等方面有着许多新的记载。如书中最早而系统地记载了乌头、钩吻等中药的中毒症状，其描述与现代医学的观察基本一致。这在当时为这类中毒的诊断，提供了宝贵的依据。在中毒的诊断上，除了重视症状外，还创造性地应用了实际观察胃内容物的方法，以确定为何物中毒，这种方法至今仍为中毒诊断的常用手段。书中还记载了不少当时群众在实践中总结出来的毒物分析方法，体现了我国古代对毒物进行化学分析的初步尝试，是考查古代毒物分析方面的宝贵资料。

《诸病源候论》还有一个明显的特点，就是一病一论的论述比前人增加了，而一证多病的论述减少了。这为深入研究不同疾病的病因、症状、诊断、鉴别等创造了有利的条件，促进了对各种疾病的深入观察和研究。巢元方等医学家通过自己的实践活动，补充或改正了不少前人在认识上的缺陷或错误，为我国医学的发展做出了贡献。他们敢于突破前人的定论，创造新的见解，追求实事求是和认真观察总结的作风，值得我们学习。当然，由于时代和实践领域的限制，他们在认识上仍然承袭了前人不少的错误，甚至还未能在前人的基础上彻底打破鬼神作祟的观念。同时，该书篇章浩繁，内容庞杂，屡有重复，也是不足之处。

总之，《诸病源候论》是我国医学史上内容最为丰富的探讨病因、病机和证候的一部专著，在人们认识疾病的历史长河中，为中医学病因证候理论的进步，做出了出色的贡献，是继《内经》之后在医学基础理论上的一个新的创造性成就。列宁说："判断历史的功绩，不是根据历史活动家有没有提供现代所要求的东西，而是根据他们比他们的前辈提供了新的东西。"《诸病源候论》正是巢元方等利用前人的知识积累和成就，研究医学理论问题写成的，提供了许多新的东西，值得我们进一步认真发掘、整理和研究。

《诸病源候论》对后世医学发展有着相当大的影响。在唐代，孙思邈编撰《备急千金要方》与《千金翼方》等之时，曾大量参考引用该书的有关资料和学术观点；王焘编撰《外台秘要》时，录用以为各有关篇章章首的理论依据。日本丹波康赖撰《医心方》时（984），曾以此书作为重要参考。在宋代，也曾为王怀隐等的《太平圣惠方》所大量引用，同时宋代的医学教育还用以为教授学生的课本。明清以来，《诸病源候论》得到更多的刻印，流传也更广泛了。

第五节　政府颁布的第一部药典——《新修本草》

中国本草学发展到隋唐五代时期，开始逐步趋于成熟。这表现在：第一，本草学得到国家的重视，政府出面组织编撰、修订、颁行本草学著作，使之成为具有药典功能的著作；第二，本草学知识领域更加扩大，开始出现一些分支性的专门著作。其中唐代苏敬等奉唐高宗旨编撰的《新修本草》，体现了这一时期本草学的主要成就。

苏敬（约599~674），陈州淮阳（今河南周口市淮阳区）人，后因避宋太祖赵匡胤家讳，被改名苏恭，为唐代重要勋官，曾任朝议郎、右监门府长史等官职。自从梁代陶弘景撰《本草经集注》之后，唐代药物学知识又有了新的积累。鉴于陶弘景《本草经集注》中的乖违及当时医家用药的纰紊，苏敬对本草学进行了初步的整理研究，并于显庆三年（658）上书唐高宗，请求政府修订本草。唐高宗李治采纳了苏敬的建议，征召当时的著名医药学家和科学家、艺术家等多方面学者，以及行政官员二十余人，由苏敬主持，共同进行这项工作。在修订工作中，他们采取了实事求是的科学态度，并注意实际的调查研究工作。一方面，提出以《本经》虽阙，有验必书，《别录》虽存，无稽必正"为指导思想。不为前代本草著作、哪怕是经典性著作所束

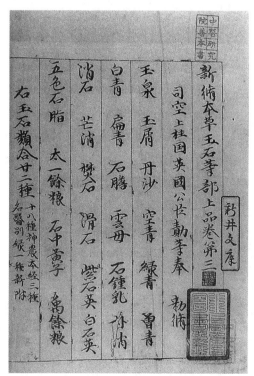

《新修本草》书影
清光绪十五年（1899）
德清傅氏影刻唐卷子本。
（中国中医科学院图书馆藏）

缚；另一方面，又强调"下询众议"，"定群言得失"，广泛地征求各方面的意见，注意吸收各方面的经验。其间，还下令全国郡县，征集地道药材，并要求各按实物描绘成图，送至京城，以备修订参考。如此，该书之编撰，实际上动员了全国的人力、物力，经过两年紧张的整理研究，于公元 659 年编撰成《新修本草》（或称《唐本草》），由唐政府颁行全国。《新修本草》是我国医药发展史上第一部具有药典性质的专书。比曾被认作世界上第一部药典的《纽伦堡药典》(1542)，要早 800 多年。全书正文二十卷，目录一卷；《新修本草图》二十五卷；《新修本草图经》（药图的说明文字）七卷，目录一卷，共五十四卷。用两年时间完成如此巨著，实属不易。

《新修本草》所载药物，比《本草经集注》增加 114 种，使我国本草学著作收载药物品种达 844 种（一说《新修本草》收载药物为 850 种）。在 114 种新增加的药物中，有 37 种收入 1977 年版《中华人民共和国药典》。《新修本草》的分类与《本草经集注》基本一致，但将陶氏所分 7 类调整为玉石、草、木、禽兽、虫鱼、果、菜、米谷及有名未用等 9 类。本书正文部分在《本草经集注》的基础上，加以重新修订改编，校正了若干错误之处，并详述了各药的性味、主治及用法。图谱部分则是根据广泛征集来自全国各地所产的地道药材，所绘制的药物形态图。图经部分除了对图谱所绘药物形态作了文字说明外，还有采集、炮炙等方面内容。《新修本草》还广泛收载了当时民间的用药经验，如用白锡、银箔、水银合成牙科的填充剂等。还注意吸收国外传入的药物知识。

《新修本草》系统总结了唐以前的药物学成就，文图并茂，内容丰富，具有较高的学术水平和科学价值。书中还保存了一些古本草著作的原文。在编撰过程中，还采用了从全国各地药材产区征集的实物、药图，并于书中增附图谱、图经，实为我国本草学史上的一大创举，对药物形态鉴别、药物真伪辨别及帮助学者认识药物等，都产生了积极的影响。本书颁行后，很快流传全国。由于本书对药物性味、主治、用法、炮炙和产地等，提出了标准化、规范化的要求，因而成为对医生、药商有法律性约束功能的一部标准性的药物学著作。特别值得注意的是，当时的医科大学——唐太医署，亦立即采用它作为教材。这种注重吸收运用当代学术发展中的最新成果的开阔风度，时至今日对我们也仍不无启发。同时也证明了本书在当时所具有的权威性。其后，本书的影响更是长达300余年。本书在国外也有较大影响，如颁行后不久即传到日本，为当时日本医学的发展也做出了贡献。《新修本草》由政府颁行40年后，公元701年，日本制定了医药律令《大宝律令·疾医令》，其中规定的医学生必修书中，就有《新修本草》，学生学习课时还必须达310天。日本律令《延喜式》亦载"凡医生皆读苏敬《新修本草》"，足见当时本书在日本医学教育与医学界所受到的重视。唐代孙思邈《千金翼方》（682），保存了本书正文大部分内容。唐以后，本书正文多收录于《经史证类备急本草》等书中，本草图及图经部分则早已亡佚。《新修本草》现存三部残卷，从敦煌发掘出的两种残卷片断，为英、法等国掠去；另一种为日本仁和寺藏本（十三十四世纪抄卷子本），残卷共十卷，又补辑一卷（人民卫生出版社有影印本）。现国内流传的有日本岗西为人和国内学者尚志钧先生的两种辑佚本。

第六节　医学文献整理大师王焘

王焘（670~755），唐代郿县（今陕西省眉县）人。其曾祖王珪是唐太宗的宰相，祖父崇基以及父兄等人，也都是当代的官僚，他自己也掌管唐代国家图书馆弘文馆二十余年，后因婚姻方面的缘故，被贬守房陵等地。王焘自幼体弱多病，故而对医学饶有兴趣，常喜欢与高明的医生探讨医学理论和治病技术，并从中受到许多教益，医学修养与临床经验亦日趋丰富。在他学习与研究的过程中，逐渐认识到，自扁鹊、华佗、张仲景以来，一直到唐代，医学虽有很快的发展，医方也大大丰富，但是，医学家们对病因理论如何结合临床治疗医方这方面，则探讨不够，甚至矛盾的地方也很多，使后学者无所适从。为了改变这种情况，他在掌管弘文馆的二十余年时间中，充分利用了阅读方便的优越条件，刻苦学习，深入钻研了许多医药书籍，为探索各家秘要，真是一丝不苟。他一册一册地阅读，一条一条地鉴别摘录，抛弃众人的粗芜，采录群贤的精华。凡所取舍，都经过再三考虑斟酌；凡经采用者，都一一注明出自原书的书名和卷第；若一方一论同见于多种医书，也都一一详列异同，有的还注明自己的校勘意见，治学态度十分严谨。这样孜孜不倦地阅读、

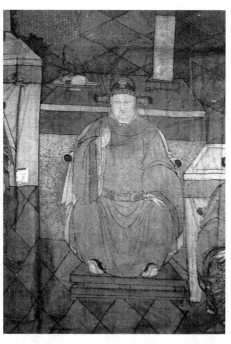

王焘像
1975年于王焘故里陕西眉县王家台征得王氏家祠王焘像。王焘（670~755），唐代医学文献整理大师。撰有《外台秘要》，40卷。
（陕西医史博物馆藏）

鉴别、抄录，历经二十余年，他积累了大量的宝贵资料。在他被迫离开弘文馆后，仍未改变自己整理医学文献的志向，他一边处理政务，一边坚持不懈地继续研究医书。经过十年的充实和整理，以前积累的资料就更加丰富和系统了。公元752年（天宝十一年），王焘将自己收集摘录的大量资料分类编辑，整理成书，命名为《外台秘要》。这部四十卷的医学巨著，是王焘几十年辛勤劳动的结晶，充分反映了他整理文献的出众才能。在中国历史上，王焘是整理医学文献并详细诠释所引书目卷第的第一人，他不仅为后世提供了极其丰富的医学资料，还创立了整理中医文献的科学方法，为我们树立了光辉的典范。我曾专门撰文赞誉他为医学文献整理大师，他是当之无愧的。

《外台秘要》是继孙思邈《备急千金要方》《千金翼方》之后，堪称《千金方》之俦的又一部唐代医方巨著。全书共四十卷，分一千一百零四门，分门别类论述了临床各科疾病之病因病理和诊断治疗。其体例是，每门以巢元方的《诸病源候论》，或仲景学说，或其他论述疾病比较正确的理论冠其首，继则列举诸家之医方和方论，基本上改变了《诸病源候论》只论疾病因证而无方剂，

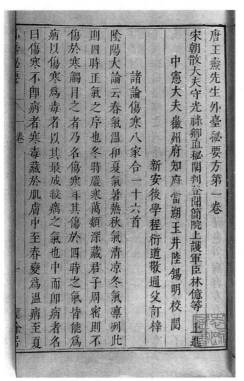

或其他方书虽有方剂而略于理论的缺点。全书很有条理，收载方论近万条，对唐以前的医学作了比较全面的整理和总结，有着深远的影响。

《外台秘要》一书，为我们整理保存了大量的古代医学文献资料，是王焘一生中最杰出的贡献。该书共引用文献69家，2802条，各条资料都详载出处，或一条资料出于数家也都一一注明，使我们可以借此窥见晋唐间许多已佚方书的基本内容，如早已散佚的陶弘景、范汪、陈延之、深师、崔氏、许仁则、张文仲等医家之理论与医方，尤多见于此书中。同时，许多古人的发明创造也在此书中得以保存、流传下来，如已佚医书《近效方》和《古今录验》，根据小便味甜诊断消渴（糖尿病）的科学方法，载于《外台秘要》卷十一中；《肘后方》《千金方》《删繁方》等书记载的用竹片夹裹骨折部位的骨折固定法，王焘收载于《外台秘要》卷二十九中，而《删繁方》早已散佚，今本《肘后方》已无此项内容，《千金方》对这一方法也语焉不详，若不借助《外台秘要》，我们怎能知道早在公元三四世纪，我国医家就已经确立了相当正确的骨折治疗原则呢？另外，又如王焘引用《救急方》所叙述的肺结核发病经过和症状；《必效方》记载的采用白帛各记日期，浸泡于24小时小便中，然后按日期先后排列，观察白帛黄染颜色深浅变化的情况，判断黄疸治疗效果和疾病的预后，这是当时最先进的方法；《近效方》叙述的倒睫病理和用镊子拔除倒睫的手术要求；等等。以下再举几例医疗技术成就，说明《外台秘要》的文献学价值和历史价值。如深师疗误吞（鱼）钩方：《外台秘要》卷八记录用"虎珀珠上一物，贯着钩绳，推令前入，至钩所又复推，以牵引出矣。若水精珠卒无珠，坚物摩令滑，用之也"。王焘于此引文后注明出《深师方》卷二十二中。由此可知这一高明的医疗技术，在公元5世纪时已被深师道人用于临床抢救。又如套管灼法在口腔科治疗上的应用更为先进，《外台秘要》卷二十三引用《肘后方》的资料："肘后疗悬痈肿卒长数寸如指，随喉出入不得食方：开口捧头，以箸抑舌，及烧小铁，于管中灼之，令破。灼火毕，以盐随烙处涂之。"说明在公元3世纪，我国医学家已创造并应用了这一精巧的烧烙医疗技术。再如王焘还引用了《养生论》的资料，叙述了口腔科烧灼切开口腔脓肿、齿垢剔除和钳残齿根技术，也是唐以前我国口腔科技术已很进步的确证。他说："其齿断不触，自然脓血出……即须以针，针去恶血，便烧铁篦烙之，如此一变即定。或附齿有黄色物，如烂骨状，名为石床。凡疗齿看有此物，先以钳刀去之，然后依方用药。其齿断内附着齿根者，形如鸡子膜，有如蝉翼著齿者，亦须细看之。不尔，其齿断永不附着齿根也。"另外，该书还记有牙齿蛀洞之填充技术，刷牙等，不但有填充剂之制备，刷牙粉之配制，还有刷牙工具的制作方法。所记牙粉处方是："升麻擦齿方：升麻、白芷、蒿本、细辛、沉香、寒水石，为散。"另一处方是："石膏、贝齿、麝香，尤妙。"刷牙的工具是："每天早晨杨柳枝咬头软，点取药（牙粉）揩齿，香而光洁。"今天看来，这种方法未免太原始了。但在1500多年前，中国人民已用此法保持口腔卫生，确是一大进步。为什么评价王焘的事迹而引用这些非王焘创造之资料呢？这是因为，如果没有王焘的整理，这些宝贵内容就可能同《深师方》《养生论》等一般散佚无存。今天我们能知道其最早出现时期，正体现了《外台秘要》引书详注出处的重要意义和科学价值。同时也说明王焘忠实于前人的高贵品质和治学的严谨态度。

王焘在中医文献整理上的杰出贡献是不可泯灭的，但他毕竟不是专业医师，临床实践不足，所以少有独到之论述。由于他接受《内经》"针能杀生人，不能起死人"的观点，所以在《外台秘要》内只收灸法，不论针法，乃其一大缺陷。

第七节　孙思邈与临床医学百科全书

　　孙思邈（581~682），唐京兆华原（今陕西省铜川市耀州区）人，伟大的医药学家。他天资聪敏，治学精勤，善言老庄，喜好释典，通经史，知百家，是集道、佛、儒三教于一身的饱学之士。但自幼多病，为筹汤药之资几乎罄尽家产，生活显得极为困难，但他从不为此而放松对经史、医药知识的学习。20岁时，他开始行医于乡邻亲友之间，每得良效。自己多病的身体，也靠自行调治变得强壮起来。从此他更加勤奋地钻研古代名医的著作，寻求民间的治病经验，往往因为一个单方、一味药物、一种炮炙方法等，不远千里，虚心向人请教。因此，他的医疗技术得到了不断的提高，医名鹊起。唐太宗、唐高宗都曾征召他并授以高官厚禄，但他都一一固辞。而当群众求以疗疾时，他却从未拒绝。他强调："若有疾厄来求救者，不得问其贵贱贫富，长幼妍媸，怨亲善友，华夷愚智，普同一等，皆如至亲之想。亦不得瞻前顾后，自虑吉凶，护惜身命。见彼苦恼，若己有之，深心凄怆，勿避崄巇，昼夜寒暑，饥渴疲劳，一心赴救。"他还告诫医生到了病人家里，举

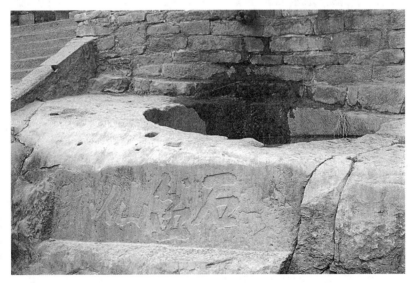

孙思邈洗药池
位于陕西铜川药王山，洗药池外题有"石盆仙迹"四个大字，乃明代进士邑人左经书。

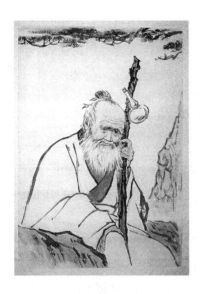

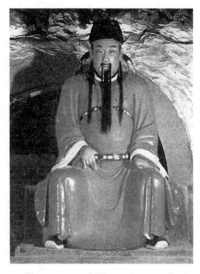

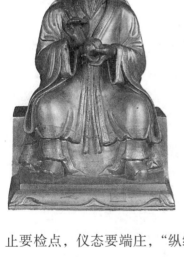

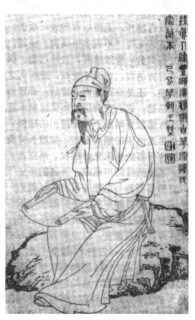

孙思邈塑像、画像

孙思邈（581~682），中国医学史上伟大的医药学家。唐太宗赐"真人"之谓，后世尊为药王。孙思邈学识渊博，其医学著作《备急千金要方》与《千金翼方》，被誉为中国最早的临床医学百科全书。其故乡陕西铜川五台山隐居处，有历代纪念碑刻数十，其故居与祖茔亦有纪念建筑。后世改五台山为药王山，每年均有盛大纪念活动。

孙思邈历代画像、塑像无数，特别是其塑像遍及海内外。左下为药王山博物馆珍藏鎏金塑像，现藏上海中医药大学博物馆；右上为药王山药王洞之药王塑像；左上为现代人物画家蒋兆和作，现藏中国医史博物馆。

止要检点，仪态要端庄，"纵绮罗满目，勿左右顾眄；丝竹凑耳，无得似有所娱；珍馐迭荐，食如无味；醽醁兼陈，看有若无"，"不得多语调笑，谈谑喧哗，道说是非，议论人物，炫耀声名，訾毁诸医，自矜己德。偶然治瘥一病，则昂头戴面，而有自许之貌，谓天下无双，此医人之膏肓也"。不论是在患者病家面前，还是在医界同道背后，孙思邈的态度都反映了他高尚的思想品德，这一直为后世历代医家所称道。时至今日，孙思邈仍是我们进行医德教育时所不得不提到的楷模。对照若干现代钱迷心窍的医师，其医德丧尽之现象，实在令人感叹"今不如昔"！

孙思邈结识的朋友很多，如擅长针灸的太医令谢季卿，以医方、针灸著名的少府、朝散大夫甄权，太常丞甄立言，长于方药和养生的名士同州刺史孟诜，通晓药性的韦慈藏，著名的历史学家魏征，知名之士宋令文、卢照邻等，都与思邈关系密切。他们之间经常往来，相互研讨学问，也促进和丰富了孙思邈的知识领域和学术经验。

孙思邈鉴于古代诸家医方散乱浩博，求检至难，便博采群经，勤求古今，删裁繁复，以求简易，撰方一部，凡三十卷，"以为人命至重，有贵千金，一方济之，德逾于此"，故取名《备急千金要方》(652)。孙思邈当时年逾70岁。书成后，孙氏仍时时感其不足，继续努力，又集30年临床经验，作《千金翼方》三十卷以补《备急千金要方》之不足。两书辁轵相济、羽翼交飞，合而为我国唐代最有代表性的医药学著作。两书篇卷浩大，内容详博，医史学者将其合而称之为我国历史上第一部临床医学百科全书。

宋代学者曾摘录其要，编成《千金宝要》，并刻碑石以广为流传。

孙思邈一生从事临床实践达八十年之久，积累了丰富的医疗经验，取得了多方面的重要成就，为祖国医药学的发展做出了不可磨灭的贡献。现举要分述之。

一、孙思邈在医方上的贡献

首先，孙思邈在医方、药物学方面取得的重大成就，在两部千金方中得到了突出的体现。《隋书·经籍志》记载医方书目虽有百余部，但能留存至唐代者已不多，至今尚存者更是屈指可数，其中载方最多者亦不过数百，而孙思邈收集整理的医方，在《备急千金要方》中有4500多个，在《千金翼方》中有2000多个，可谓集唐以前医方学之大成，给我们留下了一份极为丰富的医学遗产。虽然《千金方》没有注明引文的出处，但仍可看出其中除引用了张仲景、华佗、陈延之、支法存等20余位著名医学家的医方外，还收集了流传在广大汉族人民群众、少数民族、文人学士、官僚、宗教界之间的医方，以及外国传入的很多医方，如齐州荣姥方、蛮夷酒方、书生丁季回雄黄方、苍梧道士陈元膏等，可见孙氏读书之多、收集采访功夫之深了。

二、孙思邈在本草学上的贡献

孙思邈的故乡是"秦地无闲草"的药材产地，他的足迹遍及该地各大名山，在实地采集、观察和检用药物的过程中，积累了丰富的经验。除了注意总结药物的特殊疗效，他还非常重视药物的产地和采集季节。《千金方》中记载了133个州的519种地道药材，还在233种植物药后注明了应当何时采花、采茎、采叶，何时采根、采果。这些创造性、总结性的工作都为我国药物学的发展做出了贡献，所以后世称他为"药王"，并将他曾隐居的铜川五台山改名为"药王山"，以示纪念。

三、孙思邈在总结疾病诊疗预防上的贡献

孙思邈在继承前人成就的基础上，对杂病的认识、防治和护理，也有不少创造性的贡献。例如他正确地揭示了消渴（糖尿病）与疖痈（化脓性感染）的关系，指出预防糖尿病患者并发化脓性感染是一个重要问题，警告医生不得给已诊断为糖尿病的患者施行针灸治疗，提醒患糖尿病的人要时刻严防破皮成痈的危险，强调患者要随身携带防治痈肿的药物，以备急需。又如对于痢疾，他根据患者临床表现和大便形状，分为赤白痢、血痢、脓血痢、久痢、休息痢五种，基本上能对当今称之为细菌性痢疾与阿米巴痢疾者作出鉴别。他对麻风病的症状描述和分型以及预后的判断，也与今天的认识极其相近。另外他还明确指出，霍乱的病因与饮食有关，并非什么鬼神作祟；附骨疽（骨关节结核）好发于较大

孙真人《备急千金要方》书影

孙思邈《备急千金要方》成书于公元652年，三十卷，孙氏认为"人命至重，有贵千金，一方济之，德逾于此"，故名。书影为元刻本。
（中国中医科学院图书馆藏）

关节，成人以髋、膝为多，小儿以脊柱为多；水肿病人要注意忌盐等。这些都反映了孙思邈出色的学术水平。

孙思邈在总结前代医家经验的基础上，对一些营养缺乏性疾病已有较深刻的认识，并创造性运用了针对病因的特效药物。例如他认识到瘿病（地方性甲状腺肿）是一些山区居民因长期饮用水质不好的水而造成的，主张用动物甲状腺（如鹿靥、羊靥）和海产药物（如海带、海白菜）等进行治疗，这与今天用碘剂治疗地方性甲状腺肿的原则是完全一致的。又如，对维生素 A 缺乏所致的夜盲证（孙氏称"雀目"）的症状描述已十分详确，并强调用各种动物肝脏进行治疗。现在我们知道，肝脏中的维生素 A 的含量是极为丰富的，用以治疗夜盲证，就是靠补充患者所缺乏的维生素 A 而取得疗效的。另外，《千金方》中还论述了脚气病的病史，指出经常服用谷皮煎汤所煮的粥，便可防治，这也是以含有丰富 B 族维生素的物质治疗维生素 B_1 缺乏症的最早记载。当然，对于这些疾病的真正病因及其特效药物的药理作用，孙思邈还不可能有清楚而正确的认识，但对于这些事实的认定，必定是在大量实践活动的基础上，通过对丰富经验的全面总结和缜密思考才能完成的，这是我们中华民族可引以为豪的重要成就。

四、孙思邈在针灸疗法上的贡献

就针灸与药物治疗的关系而言，孙思邈很重视针灸与药物并用的综合治疗原则，指出"若针而不灸，灸而不针，皆非良医也；针灸而不药，药而不针灸，亦非良医也。……知针知药，固是良医"。也就是说，孙氏的良医标准必须是既精于针灸，也精于方药，这是很有道理的。他对辨证施治原则在针灸临床上的运用，也加以强调："或一病有数十穴，或数病共一穴，皆临时斟酌作法用之。"孙思邈在甄权针灸图的基础上创造性地绘制了三幅大型彩色针灸经络俞穴挂图，三幅图分别将人体正、背、侧面的十二经脉和奇经八脉，用不同颜色绘出，创彩色针灸绘图之始，这对提高针灸教学质量、准确取穴定位等有着重要的作用。另外，疗效显著的"阿是穴"也是《千金方》中最先记载的。

五、孙思邈在妇科儿科方面的贡献

孙思邈是一位精通诸科、技术全面的临床大家，尤为重视妇科和儿科。《千金方》中先论妇人、小儿，后论成人、老者，强调妇人和小儿患病不同于男子和成人的特殊性，主张妇产和小儿应独立设科。两部千金方中妇产科内容达七卷之多，对胎前、产后、月经不调、崩漏、带下等妇产科疾病的防治，进行了系统的阐述，为宋代陈自明撰写《妇人大全良方》创造了良好的条件。孙思邈对胚胎发育过程和胎养、胎教等已有了深刻的认识，指出为使"所诞儿尽善尽美"，孕妇必须避诸禁忌，情况允许时，可以"弹琴瑟，调心神，和情性，节嗜欲"。在妊娠期的不同阶段，对孕妇活动量要有不同的限制，例如："妊娠三月居住单静"，五月之后则应由静转动，可从事一些轻体力劳动，并同时增加营养，使胎儿"添髓强骨，以定五脏"。他强调临产前后要使孕妇情绪安定，避免惊扰，接生人员切不可显出惊慌或面露愁容，以防导致难产或其他疾病。孙思邈对新生儿的处理也很科学，如强调小儿初生，先以棉裹指，拭儿口中及舌上恶血；如新生儿窒息不啼，可

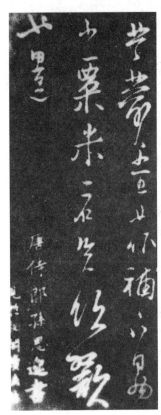

"取儿脐带向身却捋之"，或"以葱白鞭之"；"然后断脐，不得以刀子割之，须令人隔单衣物咬断"，断脐之后，当以柔软的，方四寸、厚半寸之新棉护脐，并主张灸之、熨之。在1000多年以前能提出如此接生常规是十分可贵的，用火灸断脐伤面，对预防婴儿破伤风有着很科学的价值。对新生儿的护理和婴幼儿的养育，孙思邈也都有专门的论述。他主张胎儿出生后首先要进行洗浴，以猪胆汁煎汤浴儿，以软布包儿。并强调："凡天和暖无风之时，令母将儿于日中嬉戏。数见风日，则血凝气刚，肌肉牢密，堪耐风寒，不致疾病。若常藏帏帐之中，重衣温暖，譬犹阴地之草木，不见风日，软脆不堪当风寒也。"另外，对于婴幼儿乳母的选择，他也提出了科学的严格要求："凡乳母者……但取不胡臭、瘿、瘘、气嗽、疥、痴癃、白秃、瘰疬、沈唇、耳聋、臭鼻、癫痫，无此等疾者，便可饮儿也。"孙氏著作中对婴幼儿的发育过程、哺乳和羊乳喂养卫生等的论述，都达到了很高的水平，其中不少方法和原则至今仍有现实意义。

六、孙思邈在疾病诊疗方法上的贡献

从《千金方》的记载来看，孙思邈曾采用了一些当时非常先进的诊疗方法。如在诊断胸壁脓肿向里穿透胸膜造成开放性脓胸时，他用的是"验透膈法"，其方法是用竹内膜或薄纸封住患处，令病人做深呼吸，如纸不动则未透膜；如纸随呼吸而动则说明已穿透胸膜，造成脓胸。孙思邈还创造性地运用葱叶作导尿管进行导尿，具体技术方法是：以葱叶除尖头，插入阴茎中三寸，微用口吹使葱叶张开，小便即可通畅。这种方法是很巧妙的，在后世许多医书中都有引述。

七、孙思邈在养生保健上的贡献

孙思邈在养生学方面的贡献也是非常卓著的，他把养生保健与老年病的防治密切结合起来，形成了一套富有唯物思想的养生长寿学说。他极力批判了服石以求长生不老的幻想，而又肯定人类可以延长自己的寿命到100岁甚至200岁，这和现代关于人类寿命的预测是基本一致的。他认为求得长寿的方法主要是食养食治、劳动锻炼和讲究个人卫生。他十分强调饮食疗法在延年益寿和老年病防治方面的重要意义，主张"缅寻圣人之意，本为老人设方"，"君父有疾，期先命食以疗之，食疗不愈，然后命药"。他还注意使用按摩导引之术，提倡吐故纳新的"静功"和熊经鸱顾的"动功"相结合的锻炼方式，劝告老年人要从事一些不致过于疲劳的轻体力劳动。在个人卫生方面，他强调人们不要随地吐痰，不要食用不熟、不净、有毒的食物，饮食不得过量，咀嚼要细、吞咽要缓，饭后要漱口、要散步，睡眠时不要张口、不要蒙头。他提出的这些细微、具体的要求，都是符合科学道理的。他以自

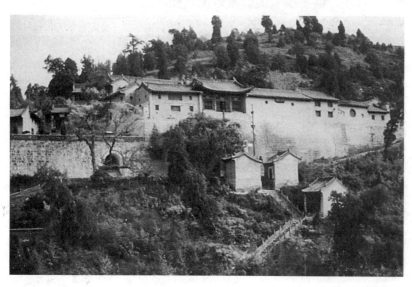

陕西铜川耀州区药
王山外景

己超乎常人的寿命，证明了他的养生理论不是妄说，而是真谛。

八、孙思邈研究医圣张仲景并发展仲景学说

孙思邈对张仲景的《伤寒论》也有较深入的研究。当孙思邈编撰《备急千金要方》时，感叹："江南诸师，秘仲景要方不传。"但在编撰《千金翼方》时，他得到了阅读的机会，十分珍重。他在学习与研究中得到了新的体会。归结其研究方法是"方证同条，比类相附"，也就是说将《伤寒论》的所有条文，分别按方证归类。孙思邈提出了自己的创见，强调："夫寻方之大意，不过三种：一则桂枝，二则麻黄，三则青龙。此之三方，凡疗伤寒，不出之也。其柴胡等诸方，皆是吐下发汗后不解之事，非是正对之法。"孙氏研究仲景伤寒论的学说和方法，后由成无己、方有执、喻嘉言发挥为"三纲鼎立"学说，在医学史上产生了深刻的影响。

综上所述，孙思邈确实是一位临床大家，其理论与实践，涉及临床内科、外科、妇科、儿科、老年病科、针灸科以及保健等方面。现代学者称誉其《备急千金要方》与《千金翼方》为"临床百科全书"，是很有根据的。由于历史时代的局限和宗教思想的影响，孙思邈在其著作中还收录了基本上属于鬼神迷信的"禁经"。另外，由于他采集诸家之说，往往兼收并蓄，以致前后矛

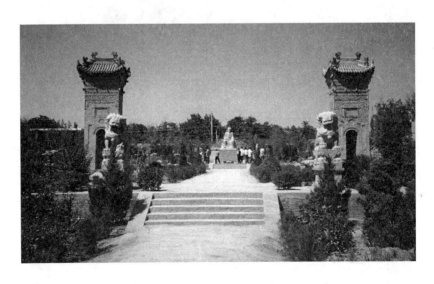

孙思邈祖茔外景

盾，所引用的材料也大多不注出处，实乃美中不足。但孙思邈的一生绝不因此而减色，他对我国医学发展的贡献是非常突出的，他将永远受到人们的纪念和崇敬。正因为如此，在他的故乡，陕西铜川耀州区，自宋以来几乎是年年有纪念会。那里历代碑石林立，传颂着他的功名和业绩。20世纪50年代以来，其陵墓曾两次进行修葺。80年代，我曾令我的第一批硕士研究生赴铜川进行医史学考察。1982年正当孙思邈逝世1400周年之际，我代表中华医学会医史学分会特在此召开了纪念会，还多次举办了国内国际学术交流会议，扩大了孙思邈在国内外的影响。

第八节　藏医学集大成巨著——《四部医典》

《四部医典》(藏名《据悉》)，是宇妥·元丹贡布于公元753年撰写而成的藏医学巨著。

藏医学是中国传统医学的一个重要组成部分。藏医学的理论体系大约形成于吐蕃王朝时期，即公元7~9世纪。公元629年，囊日松赞的儿子松赞干布赞普，兼并各部落，统一了西藏，建立了奴隶制的吐蕃王朝。此后，吐蕃王朝开始和唐朝展开了激烈的斗争，公元663年，吐蕃灭吐谷浑，占有今青海地区，不久，又向西域和剑南地区扩张。安史之乱后，唐朝国力衰落，吐蕃不仅完全控制了西域，而且又夺走了河西和陇右地区。公元763年，吐蕃一度攻陷唐朝的京都长安。8世纪下半叶，吐蕃的国力达到了鼎盛阶段。吐蕃王朝与唐朝虽然进行

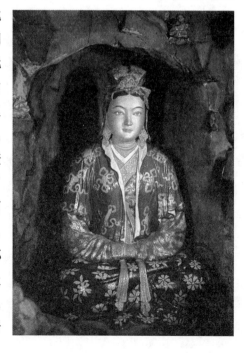

文成公主塑像（泥质）

文成公主，泥塑雕像，位于西藏自治区布达拉宫内。

了长期的军事斗争，但友好往来一直是两方关系的主流。公元641年（贞观十五年），唐太宗答应吐蕃的请求，以宗室女文成公主嫁给松赞干布。公元710年（景龙四年），唐金城公主又出嫁吐蕃赞普弃隶缩赞。两位公主入藏时都带去了大量物品，其中包括医疗器械和医疗书籍。这些汉族医药知识被藏族医师接受后，对藏医学的形成和发展产生了显著的影响，起到了重要的促进作用。藏族医师同入藏的汉族医师一道，将汉方医书译成藏文，并吸收藏族民间及来自印度等地的医学经验，先后编写成《医学大全》和《月王药诊》等书。由于《医学大全》已佚，《月王药诊》就成为我国现存最早的藏文医籍。该书论述了人体解剖生理、病原病理和各种疾病的诊治方法，并介绍了一些西藏特产药物，对西藏的多发病有详细的记载和描述。这部书反映了藏医学与汉医学的历史渊源关系，同时也反映了古代印度医学和佛教思想对藏医学的影响。

藏族医学家宇妥·元丹贡布（708~833），是吐蕃王朝的首席侍医，曾到过山西的五台山和藏南、日喀则、康定等地考察医药，还到过印度、尼泊尔、巴基斯坦等地行医，积累了丰富的实践经验，也收集了许多民间医药知识。他对这些知识和经验进行了全面的总结，又广泛吸取了《医学大全》《月王药诊》《黄色比吉经函》《紫色王室保健经函》等医药书籍的精华，经过20多年的辛勤劳动，终于编成举世闻名的藏医学经典著作——《四部医典》，为藏医学体系的形成奠定了基础。所以，历代藏医对宇妥·元丹贡布都极为推崇，誉之为"医圣"。

《四部医典》（据悉）由以下四部分组成。

第一部：《札据》，即《总则本集》，为医学总论。

第二部：《协据》，即《论述本集》，讲述人体解剖、生理、病因、病理，以及药物、器械、治则等。

第三部：《门阿据》，即《秘诀本集》，为临床疾病各论，讲各科病症的表现、诊断和治疗。

第四部：《亲玛据》，即《后续本集》，补充叙述了脉诊、尿诊，介绍药物的炮制和用法。

《四部医典》体例与《内经》相似，以药王答疑形式，采取七言或九言的诗歌体写成。全书共 24 万字，分 156 章。在《四部医典》成书之后，藏医学家还加入了数以千计的各类小图构成的 79 幅色彩鲜艳、描绘细致的附图，对文字内容加以图示。这些图包括人体解剖胚胎图、动植矿药物图、各种医疗器械图、尿诊图、脉诊图和饮食卫生防病图等。该书对古代藏医理论和实践经验进行了全面系统的总结，反映出藏医学的许多独到之处，如高原疾病的防治特点、独特的验尿诊断法和水平较高的解剖学等。藏医解剖学水平较高的原因，可能在于藏族的天葬风俗为他们认识人体提供了条件。所谓"天葬"，就是在人死后，在以巨石构成的天葬场上对尸体进行解剖，先将骨骼捣碎让老鹰吃掉，再将肌肤及内脏切碎让老鹰吃掉。在这种解剖尸体和分别处理不同组织的过程中，人们自然积累了关于人体结构的知识，渐渐形成了水平较高的解剖学。

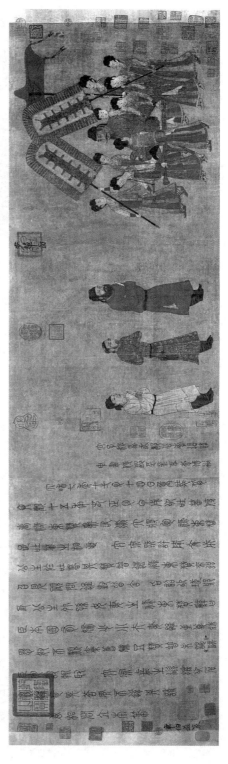

阎立本《步辇图》

唐，绢本设色，纵 38.5 厘米，横 129.6 厘米。

此图描绘了贞观十五年（641）唐太宗李世民接见迎娶文成公主的吐蕃使者禄东赞的情景。李世民坐在由宫女们抬的步辇上，另有宫女为太宗撑伞、执扇，正前面站立三人，穿红衣者为宫中礼宾官员，其后身穿藏服者为使者，最后穿白色袍者为内官。

阎立本（601~673），著名画家，今陕西西安人，工书法，擅长人物、车马、台阁等。

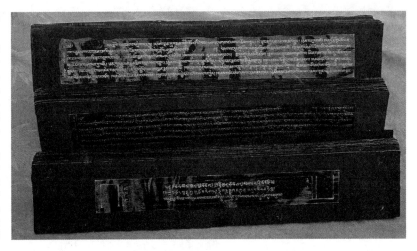

纯金粉书写的《四部医典》书影

藏医学经典《四部医典》，约成书于公元753年，是著名藏医学家宇妥·元丹贡布，集藏族医学、中医学、印度医学等于一体的巨著，现有藏、蒙、英、俄等译本流传，汉文本出版于20世纪80年代。该书影拍自清代著名藏医学家、书法家用纯金粉书写的抄本，字迹经久不变，十分珍贵。
（西藏自治区布达拉宫藏）

《四部医典》问世后，作为藏医最重要的经典著作，一直指导着藏族医生的临床实践，对藏医学的发展产生了极大的影响。到西藏阿里王朝时期，宇妥·萨玛元丹贡布（1126~1213）对《四部医典》进行了认真的研究，根据《四部医典》成书后300余年中藏医学的新进展，以批注形式对原书进行了补充和修正，还编写了多部解释《四部医典》的新著作，与《四部医典》一并行世，为发展藏医学、丰富我国传统医学做出了贡献。现存的《四部医典》彩色插图，约绘于明末清初，更是我国珍贵的医药文物。

《四部医典》于16~17世纪传入蒙古地区，其后被译成蒙文，对蒙医体系的形成产生了较大影响。后来，又有俄、英、德、日文的摘译或节译本在国外流传。20世纪70年代末，我任中国中医科学院中国医史文献研究室主任期间，在处理人民来信时，发现北京赴藏、后退休居于山西代县的李永年先生精通蒙藏医学，并已为《四部医典》汉译做了许多工作，函望政府支持。我即向院领导汇报，聘李永年为特约编译。李永年先生得到了我的全力支持，完成了该书的汉译本，由人民卫生出版社出版，为研究藏医学创造了更好的条件。2005年，西藏藏医学院的专家，对《四部医典》历代研究成果进行了系统的集注与整理，当时我任国家科技评委，积极推荐此作，使之获得了科技部的奖励。

第九节 "仙"医蔺道人与《理伤续断方》

隋唐时期，我国骨伤科医疗技术的发展也很突出，既有非专业书籍的出色记载，也有专业著作的精辟论述。孙思邈并非专门的骨伤科医师，但在其临床医疗经验中所总结的下颌骨脱臼整复手法，其方法步骤、操作要领等完全符合生理、解剖的要求。现代临床骨科医生所用的方法技术与孙氏的记述并没有原则上的差异。《酉阳杂俎》记载，荆州有一位外科医生，曾为一小腿骨折的病人，在全身麻醉的情况下施行手术切开复位。《诸病源候论·金疮病诸候》："若被疮截断诸解、身躯、肘中，及腕、膝、髀若踝际，亦可连续，须急及热，其血气未寒，即去碎骨便更缝连，其愈后直不屈伸。若碎骨不去，令人痛烦，脓血不绝。不绝者，不得安。"不但记载了四肢一般骨折的整复，而且论述了四肢复杂骨折的手术整复、缝合与剔除死骨的要求。"碎骨便更缝连"更是我国骨伤科学史上的关于碎骨缝合的最早记载，也是伟大的创举。该书还记载了战伤中箭镞金刀入骨的治疗原则，强调这类病例必须先去除箭镞，然后整复。若骨已破碎，在去除箭镞刀刃后，"仍应除碎骨尽"，并正确指出"不尔，疮永不合。纵疮合，常疼痛。若更犯触损伤，便惊血沸溃，有死者"。可以肯定，这些论述是在大量临床观察总结的基础上做出的，否则不可能有此科学的认识。

蔺道人（约790~850），长安（今陕西西安）人，姓蔺，名失考，由于终生为道，所以人称蔺道人。蔺道人是一位很有学识的道人，精于骨伤之科学理论和临床医疗技术。他一面修道，一面为贫病者、骨伤患者诊病治伤。公元9世纪中叶，唐朝的统治日趋衰竭，而佛、道、释、景教等日益兴旺，国家经济越来越困难。当时有识之士屡次奏请皇帝废除宗教，改变"不务农桑，空谈彼岸"和"僧徒日广，佛寺日崇"的状况。唐会昌年间（841~846），朝廷废佛，令佛道僧尼26万余人还俗从事农桑生产，收回寺院上等田地数千万顷，还田于民。寺庙道观4600余所，或作驿站舍馆，或为救济贫病之所，其僧、道等所用的铜器则作为铸造钱币和兵器之原料。这个政策在当时应当说是有积极意义的，因为这对发展生产和减少非生产人员是很有好处的。但从其后果上考察，由于寺院被破坏，僧道人员在寺院的医疗救治活动，也就此中断而处于无人问津的境地。蔺道人正是在这个背景下，怀着悲观厌世的思想，离开了长安，到了江西宜春县钟村，隐名埋术，盖茅屋，种田地，过着隐居的生活。一次，经常帮助他耕耘的彭老头的儿子，上山砍柴时折伤了颈椎、肱骨，而医多束手无策。在这种情况下，蔺道人才重操旧业，用自己高明的整骨技术，为这位骨折十分严重的患者治愈了伤痛，避免了残废。从此，蔺氏的整骨特长名闻遐迩，求他治病疗伤的人日益增多，过着隐居生活的蔺道人，对此状况不易接受，因此，他将自己的医疗技术和整骨书籍毫无保留地传授给彭老头。他自己则在神不知鬼不觉的情况下，离开彭老头，另寻一所能够静处的环境，安度晚年去了。正因为如此，人们将蔺道人的传书《理伤续断方》，改名为《仙授理伤续断秘方》。这位彭老头得到蔺道人传授后，深得病家的信赖，名声很大。当时江西官员闻知此事之来龙去脉后，便派人四处寻找蔺道人，但其已无影无踪。所以，视蔺道人为仙的种种传说和故事，就在人们中间传开了，相传久远，人们深信不疑。

蔺道人实际上是一位杰出的整骨学家，是一位笃信道教的科学家，他的人生观虽然是悲观厌世的，但他是在唐末政治混乱、经济不振和当局毁寺驱除道僧的过火做法下，才对社会存在着很明显的不满情绪。在与友人对酒消愁的生活中，他度过了晚年的生活。他怀才不遇的情绪也是十分明显的。不过，他总还是对群众有良知的，最终将自己的才学传授了出来。

《理伤续断方》在我国骨伤科学历史上占有十分重要的地位，该书第一次倡导和制定了骨折脱臼等损伤的治疗常规，即清洁伤口、检查诊断、牵引整复、复位敷药、夹板固定、换药复查、服药、再洗等。此外，他对一般骨折脱臼和复杂骨折等，均一一予以比较准确的诊断、治疗，或手法整复固定，或手术整复固定，已形成了为后世可以遵循的规律。例如固定，他强调：用杉木皮作小夹板，每夹板之间隙均匀，环肢体一周，用绳子作上、中、下三部捆扎固定，不使已复位之折端移位。有些较容易移位的骨折，他还强调了三层杉木皮固定法。他强调局部固定，但对肢体则强调要作适当的早期运动。这里让我们引用蔺氏的一段话："凡夹缚（即固定）用杉木皮数片，周回紧夹缚，留开皆一缝，夹缚必三度，缚必要紧。"这是对一般性骨折固定的要求。对复杂骨折，除上述要求外，更强调"夏三两日，冬五三日解开"换药，"夹缚处用热药水泡洗"，以促进伤口愈合，"洗时切不可惊动损处"。对骨关节的固定，要注意"时时运动，盖屈则得伸……或屈或伸，时时为之方可"。这些处理原则大大丰富和发展了我国骨关节损伤的治疗原则和技术，提高了治愈率，降低了合并症的发生率等。

《理伤续断方》的另一个重要贡献，就是对复杂骨折的外科手术、手法整复原则和治疗技术的创造性成就。该方已明确提出处理复杂骨折的三个原则。第一个原则是，对于粉碎骨折，只要体表没有穿破，或虽然穿破皮肉，但手法整复可以成功者，就应用手法复位，不用外科手术。第二个原则是粉碎性骨折，无论是否穿破皮肉，用手法不能整复者，或断端骨尖穿破皮肉，虽经复位但仍有一二分露于体表者，就必须采用外科手术以利刃切除骨尖，使两断端恢复至原解剖位置。蔺氏强调：用快刀割，捺入骨，不须割肉……所用刀，最要快，剜刀、雕刀皆可。第三个原则是骨折严重，上述手法复位或切除骨尖均不能正确复位者，就应进行外科手术切开整复。蔺道人治疗复杂骨折的三原则是大量经验的总结，很符合实际的科学理论，至今仍有着指导意义，它同滥用外科手术是绝不相同的。我们还必须指出，蔺氏在处理外伤时除上述理论外，还明确指出要注意预防破伤风的

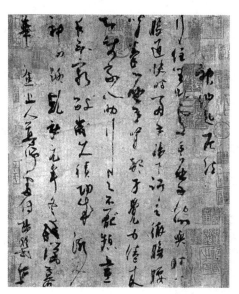

杨凝式书《神仙起居法帖》
杨凝式（873~954），五代书法家，字景度，华阴（今陕西）人，唐昭宗进士，"有文辞，善书札"，"以心疾致仕，人谓之杨风子"，"尤工颠草"。草书《神仙起居法》："行住坐卧处，手摩胁与肚。心腹通快时，两手肠下踞。踞之彻膀腰，背拳摩肾部。才觉力倦来，即便家人助。行之不厌频。昼夜无穷数，岁久积功成，渐入神仙路。乾祐元年冬残腊暮，华阳焦上人尊师处传，杨凝式。"按乾祐元年（948）算，杨当时已76岁。可知其养生习功之法。该帖有宋代米友仁、元商挺等题跋。
（引自徐邦达《古书画过眼要录》二集）

发生，强调"不可见风着水，恐成破伤风"都是十分正确的。

在关节脱臼的整复方面，《理伤续断方》也有许多出色的成就。例如肩关节脱臼的诊断和复位技术，可以说是出色的创造。蔺氏叙述说，凡肩胛骨脱臼，首先应检查脱臼，再作出诊断，整复方法是：令病人侧身坐在有椅背的椅子上，患侧上肢与腋肋部夹椅背，在椅背上垫以衣被，一人将患者扶住，两人将患侧上肢外展牵引，然后将外展的上肢向下垂，再曲肘关节至胸前，以绷带悬吊于颈部。这种复位方法和步骤，完全符合生理解剖学要求，临床应用一千多年，虽有不断改进与提高，但其基本原理仍然是现代临床的指导思想。其他如股骨脱臼、尺骨脱臼等，也都有着较高的理论水平和整复技术要求。蔺氏手法整复或手术整复，都强调了麻醉药的应用，这也是一次很大的进步。从其所述的麻醉药处方可以看出，其麻醉效果也是可以肯定的。从现有文献记述，可以说蔺氏是我国骨伤科学较早的奠基人，"仙授"之说，代表了人们对他的崇敬，"秘"方也早就因《理伤续断方》的传世而完全公开了。他的学术思想和医疗技术成就一直对我国骨伤科学的发展有着比较大的影响。

第十节　法医学与《疑狱集》

中国法医学的诞生，其源头应与秦律的颁布有着密切的关系，睡虎地秦墓竹简之出土，给予这一观点更有说服力的支持。可惜汉晋以来的历代法律均已失传，唯唐太宗于公元637年颁布的《唐律疏义》乃完整存世。其后之历代律令基本上是以《唐律疏义》为基础而发展的。我国法医学的发展与进步，当然也就离不开《唐律疏义》这个基础。

《唐律疏义》中有关法医之内容是很丰富的。例如检验制度的确立，最早见于《唐律疏义》规定的法医检验，其对象有三，即死者、伤者、病者，相当现今的活体与尸体检验。如不做诚实检验，将受到刑事处罚。例如："诸诈病及死、伤受使检验不实者，各依所欺减一等，若实病死及伤不以实验者，以故入人罪论。"就是说，法医检验人员被指派去检验诈病、诈死、诈伤时，若检验不实，要受诈病者等应得刑罚的减一等处罚，如诈病者杖刑一百，检验不实者即杖九十；如果是实病、伤、死，检验者不以实验，则按故意把无罪者判为有罪，把轻罪判为重罪，给予处罚。也就是给人加上什么刑罚，检验者自己也就反受什么刑罚。由此可知《唐律疏义》的"法医"检验制度已相当健全了。其次，《唐律疏义》关于损伤的法律定义与分类，损伤程度的判定与刑罚，以及强奸、妊娠、堕胎、中毒、医疗事故等，都已有了明确的规定和量刑原则。譬如《唐律疏义》明确规定"见血为伤"的损伤定义，为历代法医所依循。在损伤分类方面，《唐律疏义》分为三种，即手足使伤，包括用头撞击之伤在内；二是他物，即非手足和兵刃所伤者皆属此类；第三种伤就是兵刃伤，"刃谓金铁，无大小之限，堪以杀人者"皆是。

《唐律疏义》根据损伤的程度及凶器性质，用以作为刑罚之依据。例如：以手足伤人，出现有耳目出血，或内损吐血，或瘀血者，杖八十；以他物伤人而致上述出血之一者，则要杖一百。又如：兵刃砍射不着者杖一百，刃伤人使肋折者徒刑两年；刃杀人及故杀人者斩；以手足他物斗殴杀人者绞；等等。十分具体而明确。更可贵的是，唐代对伤后并不立即出现危险症状的内伤等，已有了比较清楚的认识。所以，《唐律·斗讼·保辜》等已明确规定：在伤人后立即经官检验，根据伤情按法律规定立下辜限。以手足殴伤人，辜限十日；以他物殴伤人，辜限二十日；以刃及烫水伤人，辜限三十日；四肢骨折及关节脱臼者，辜限五十日。这里所谓"保"即保养，"辜"即罪，保辜的含义就是保养好了可以减轻罪状。在保辜期内，可请医生给予调治，如果医治无效，在保辜期内死亡，伤人者仍按杀人论罪。

医疗事故，也可以说是法医学的一个重要内容。《唐律疏义》规定："诸医为人合药及题防针刺，误不如本方，杀人者，徒二年半"。"其故不如本方杀伤人者，以故杀伤论，虽不伤人，杖六十，即卖药不如本方杀伤人者，亦如之。"不如本方，就是不符合今古药方及本草之规定。同时还规定：如果医师为了骗取财物，违反本方，为人诈疗疾病，则计其赃数，以盗论罪。此条是专为惩处那些不学无术的江湖骗子的。所有这些规定，在保护群众健康方面，应该说曾发挥了积极的作用，同时也说明，我国在一千三百多年前，对于医疗事故的责任者，已经绳之以法。

《唐律疏义》中还有许多有关法医之规定，就不一一列举了。这里要强调的是在唐代已经出现了我国最早的具有法医性质的专著，即《疑狱集》。该书记述的"张举烧猪"，是脍炙人口的故事，也是我国法医学史上第一次关于动物实验的生动描述："张举，吴人也，为句章令。有妻杀夫，因放火烧舍，乃诈称火烧夫死。夫家疑之，诣官诉妻，妻拒而不承。举乃取猪二口，一杀之，一活之，乃积薪烧之。察杀者口中无灰，活者口中有灰，因验夫口中果无灰，以此鞫之，妻乃伏罪。"由此也可证明我国法医学远在唐以前，特别到了唐代，已有了很科学的发展和进步。这种鉴别生前烧与死后烧的科学方法，不但一千多年前在我国的法医学技术上是先进的，在人类历史上也是很先进的，时至今日这种鉴别方法仍为法医学鉴别生前伤与死后伤的最基本的方法之一。

第十一节　繁荣的国内外医药交流

一、国内医药学交流

现在所说的"中医"，基本上是指汉族的医学，而我国是一个多民族国家，汉族以外的少数民族，其实也多有自己的医疗活动和医药知识，有些还形成了医学体系，积累了丰富的医药学文献，有医学家的传承与发展。这都是今天的"中医"这个概念所不能包括的。隋唐时期，由于国家的统一，生产的发展，交通的发达，国内各民族、各地区之间的医药交流得到了空前发展，中华民族的传统医药学，自此逐步演变为各富特点的民族医药学。

1. 汉藏医学交流

生活在我国西南边疆的藏族同胞，在同疾病作斗争的过程中，创造了藏族医药学。藏族医药学有着古老的历史和丰富而独特的经验，据《藏医史》记载，3世纪时，仍处于氏族部落时期的藏族人民就有了医药活动，如用酥油止血，用青稞酒的酒糟治疗外伤等，还产生了"有毒便是药"的说法和"以毒攻毒"的医疗理论。

隋唐时期，正值西藏的吐蕃王朝时代，在松赞干布的统治下，藏族开始强盛起来。吐蕃王朝与唐朝的关系，时而刀枪相见，时而友好合欢，汉藏两族的文化交流，也采取了和平和武装两种方式，进行得相当频繁。公元641年，文成公主入藏和亲，带去了大量汉族的文化科学技术，其中包括医药学。据《藏医史》记载：她带了医治404种病的医方100首；诊断学医书5种；有关医疗器械的医书6种；医学理论著作4种。这批医书带到拉萨以后，藏王请了莫德旺、汤国刚和一些藏医学家将这批医书译成藏文，并命名为《医学大全》。这是现知最早的汉族医学传入西藏的记载。

公元710年，金城公主入嫁西藏，因她年龄较小，所以皇帝送给她大批的丝绸、杂技诸工以及各种书籍。其中的许多医药学著作，由汉医马金达、藏医琼布孜孜、琼布通朱等人共同译成藏文，编著了《月王药诊》一书。该书是涵盖汉藏医学精华的综合性著作，全书载药300多种，其中一半是藏族地区的药物，其他多为内地的药物。书中记载了"动脉""不动脉""白脉"和"紫脉"，可能是人类对动脉、静脉最早的描述。书中对于脑髓进行了细致的记载，包括脑髓的大小、形状及各部位的互相重叠等。另外还记载了导尿术、灌肠术、放腹水、放血、针拨白内障以及和内地十分相近的治疗骨折的小夹板固定技术。在疾病认识方面也体现了西藏地区的特点，如雪盲、炭疽等。此书在藏族地区流传很广，其中的某些方面比当时的汉医还要先进。

公元8世纪，吐蕃王朝还邀请了新疆哈密一带的医学家巴西拉哈，同藏医一起编写了《活体测量》《尸体图鉴》等书，并不断从印度、阿拉伯、尼泊尔等各国请医生来帮助进行藏医文献的整理和著述。当时西藏地区的名医也是有很多的，而且在吐蕃王朝的重视下，西藏医学广泛吸收了各地医学的经验和成就，有了很大发展，可以说七八世纪是藏医学的盛世。公元753年，在藏族伟大医学家宇妥·元丹贡布的主持下，经过了数十年的努力，吸收了《医学大全》《月王药诊》等书的精华，并参考了我国各民族以及印度、阿拉伯医学的成就和经验的藏医学巨著《四部医典》（藏名为《据悉》）问世。

我国汉族医学和藏族医学的交流源远流长，同时，印度医学在藏医学的发展中也曾产生过许多影响。但藏医学毕竟是藏医学，它不是汉族医学，更不是印度医学，有人认为藏医学就是印度医学，这显然是十分错误的。

明清以后，西藏医学的影响远远超出了藏族地区，它首先传到内蒙古，与当地的医学相结合，形成了蒙医学体系，《四部医典》对蒙医学的发展有着重要的影响。除此之外，辽宁、四川、云南、青海、甘肃等地，也受到藏医学的影响，现在这些地区仍有人用藏医来治病。

2. 云、贵、川地区医学的进步

隋唐以前，云、贵、川边远地区的医药水平相当落后，有些地方甚至只知卜筮，不晓医药。隋唐时期，由于交通条件的改善，云、贵、川地区和内地的交流增多，医药学也得到促进和发展。据《旧唐书》记载，当时中央派往该地区的官员，对医药交流起到了积极的作用，如益州（成都）大都督府官员高士廉，用医药知识和教育手段，改变了当地"杖头挂食，遥以哺之"的旧风俗习惯。忠州（今四川忠县）官员陆贽（被贬忠州），虽然为了避谤，誓不著书，但为了改变当地瘴疠流行给群众造成的巨大痛苦这一状况，于公元9世纪编撰了《陆氏集验方》五十卷，以示乡人。他们都为医学在西南地区的传播做出了贡献。当时云南地区的南诏政权，为了繁荣经济和科学文化，曾派遣子弟到成都等内地学习，也曾用武力掳掠八百里间的"百工"数万人，为自己发展纺织、使用医药服务。此外，这些少数民族地区也向中央政府贡献药材。

3. 回纥医学

我国北部，从新疆、内蒙古到黑龙江，当时是游牧的回纥族的居住地区。回纥族与唐朝关系友好，并曾帮助唐王朝平定了安史之乱。回纥族强盛的时候，其领土东起兴安岭，西到阿尔泰山，甚至到过中亚的费尔干纳盆地，即现在的乌兹别克斯坦东部。后来，这个民族分成三部：一支西迁到吐鲁番盆地，一支到葱岭的西楚河畔，另一支到河西走廊。现在我国的维吾尔族可能是这个民族的后代。当时的回纥族往往派人携硇砂、羚羊角等药物到长安，赠送给唐王朝的统治者，或在市场上进行贸易。还曾"进梵僧名医"到京城，为统治者诊治疾病。

4.契丹族医学

契丹族原为辽河上游的游牧民族，与汉族、回纥族有着密切的关系。为了发展本民族的医疗事业，其多仿汉族地区之设置，翻译并编撰医药书籍，重用内地和吐谷浑医学家为医官、侍医，并培养本民族医学家。例如辽太祖的长子耶律倍（899~936），既通阴阳、音律，又精医药针灸之术，工辽、汉文字，从事辽汉医书之翻译。辽太宗耶律德光，于公元947年在汴京称帝，将开封所藏明堂铜人、医官等分别送往上京（内蒙古东北部）和黄龙府（内蒙古东部）以发展契丹族医药学。由于汉族医学对契丹族医学产生了巨大影响，契丹族原笃信巫术之旧风俗发生了彻底改变。女巫肖古以杀男子取胆合不老药之骗局，终于为统治当局识破，由于杀人甚多，其最终于公元957年落得被射杀的下场。这是契丹族医学进步的一次根本性转变。

二、中外医学交流

隋唐时期，由于生产发展、经济繁荣、国家统一，国内形势安定，人民生活水平提高，促进了国内外商业贸易的发展和科学文化的交流，长安成了中外经济文化交流的中心。英国著名中国科学技术史专家李约瑟博士曾描述说："在以迎外和仇外两种态度反复交替为特色的中国（欧洲也如此）历史中，唐代确是任何外国人在首都都受到欢迎的一个时期，长安和巴格达一样，成为国际间著名人物荟萃之地。阿拉伯人、叙利亚人和波斯人，从西方来到长安，同朝鲜人、日本人、中国人和印度支那的东京人相会……"医药学正是科学技术交流的一个重要方面。在隋唐时期，医药之交流也比以往任何一代更加繁荣，这些相互之间的交流，对丰富和发展中国医药学，保障人民健康，发挥了十分明显的积极作用。同时，对促进世界医学发展也做出了有益的贡献。

据《隋书》和新、旧《唐书》记载，与我国有过交往的国家和地区有 93 个之多。由于历史的变迁及其他种种因素，加之各国疆域也不断发生改变，头绪非常纷繁，我们只能就当时国名之属于现代的国家和民族地区为依据，来讨论中外医学的交流问题。

1. 中日医药交流

中日两国医药交流有着悠久的历史。远在公元前二三世纪，秦始皇为了寻求长生不老之术，即曾派徐福等渡海去日本学习考察。公元 562 年，吴人知聪，携《明堂图》及各种医书一百六十四卷到日本，这是中国医学传入日本之始，对中日医药的交流产生了极为深远的影响。

公元 608 年，日本推古天皇派遣药师惠日及倭汉直福因等来我国习医，在中国学习达 16 年之久，才完成学业回国，开日本人出国留学之先例。惠日回国后，在日本传播中国医学 7 年，又于公元 630 年和 654 年第二次、第三次来中国深造。由于留学生的不断返回，中医学大量传入日本，日本的医学在中国医学的学术思想和医事制度的影响下，发生了深刻的变化。据木宫泰彦《日中文化交流史》载，公元 7 至 9 世纪的 200 年间，日本共派遣唐使 19 次 38 船，计约 5000 人次。这些遣唐使的任务，除了两国间政治和礼仪上的交往外，主要是进行佛教和科学文化方面的交流，医药交流是其中的一个重要方面。在这频繁的交流中，中国的医药学越来越多地传入日本，中国的医事制度也为日本所效法。从公元 8 世纪初日本颁布的《大宝律令》来看，其中《疾医令》已在中务省设正、佑、令使、侍医、药生等官职；宫内省则设医师、医博士、医生，针师、针博士、针生，按摩师、按摩博士、按摩生，咒禁博士、咒禁生，药园士、药园生等职务。规定医生、针生分科习业，医生必修《甲乙经》《脉经》《小品方》《集验方》；针生则必修《素问》《针经》《明堂》《脉诀》《流注经》《偃侧图》《赤乌神针经》等。学习年限：体疗、产科、针科均为 7 年；创

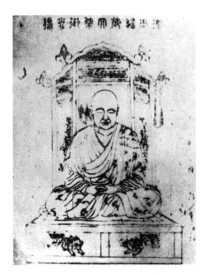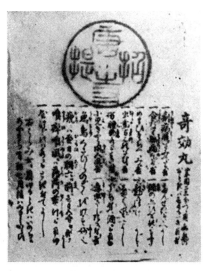

日本江户时代药袋
正面（左）

日本江户时代药袋
背面（右）

肿、少小为 5 年；五官科 4 年；按摩、咒禁 3 年。这些医事制度、
医学分科、医学教育体制等，都具有明显的唐代中国医学的特点，
几乎可以说照搬了中国的医学教育模式。

除了派遣留学生和使者前来中国学习和考察外，日本政府还
殷切邀请中国学者去日讲学和授业。公元 754 年，我国高僧鉴真
应邀东渡，抵达日本。被誉为"过海大师""唐大和尚"的鉴真不
仅精通佛学，而且对医学也很有研究，他在传律讲经的同时，还
在日本传授了中国的医药知识。鉴真擅长中药鉴别，据传《鉴上
人秘方》一书即鉴真所传，其部分内容尚保存在《本草和名》《医
心方》等书中。唐代传入日本的中药，至今还可于日本皇家文物
仓库正仓院中见到若干种。

中医学传入日本后，受到日本朝野的广泛重视，在日本民众
中产生了许多以研究中医学而著称的学者，他们撰写了不少研究
中医学的巨著。例如，公元 808 年，日本收集《素问》《针经》
《脉经》《甲乙经》《小品方》《新修本草》等，编成《大同类聚
方》一百卷（佚）；公元 982 年，日本著名医学家丹波康赖，根据
巢元方《诸病源候论》以及晋唐间医学家之医论，写成《医心方》
三十卷，不仅对日本医学的发展产生了深刻的影响，而且近千年
来都受到中国医学界的推崇和赞赏，时至今日仍是继承、发扬中
国医药学及研究隋唐时期中日两国医学及其交流的重要参考资料。

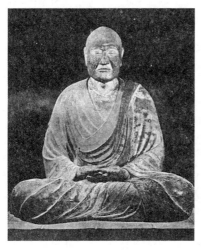

日本医学在公元七至九世纪大量吸收和学习中国医学的先进经验和管理制度后，逐渐发生了深刻的变化，形成了"汉方医学"体系，在明治维新时期引入西方医学之前，汉方医学一直在日本医学中居于主导地位。

2. 中朝医药交流

中朝两国早在公元前就有交往，隋唐时期交往更趋频繁。《唐会要》《唐语林》都有关于高丽、百济、新罗（为鼎足而立的朝鲜三古国）派子弟来中国求学的记载。日人木宫泰彦之《中日交通史》，称唐时日本来中国学习者，多附新罗船以归。说明当时的中朝交流比中日交流当更为频繁，朝鲜不仅自己取学于中国，而且还是日本人到中国学习的间接途径。

在频繁的中朝交流中，中国医药学和医事制度渐被朝鲜人所接受。公元693年（武后长寿二年），新罗置医学博士二人，以中国医书《本草经》《甲乙经》《素问》《针经》《脉经》《明堂经》《难经》等为教材教授学生，显然是仿中国医学教育而行的。公元769年，唐政府颁行《广利方》后，朝鲜当局立即派使节向唐朝索求此书。从《刘梦得文集》得知，《广利方》颁行仅七年后，就被专使带回朝鲜了，由此可见朝鲜政府对吸收中国医学是十分重视的。

在中国医学传入朝鲜的同时，朝鲜医药知识也传入了中国。成书于唐显庆年间（656~661）的医著《外台秘要》中已载有"高丽老师方"，而且已为当时之医界所广泛使用。据《唐会要》等文献记载，公元714~749年之三十余年间，随着中朝使节的频繁互访，朝鲜药材，如人参、牛黄、芝草、昆布等不断输入中国，在《新修本草》《海药本草》等唐代本草学著作中也记载了朝鲜品种的白附子、玄胡索等。

朝鲜引入中国医学后，还努力丰富和发展中国医学，千百年来虽已沧海桑田，但东医（朝鲜称中国医学为东医）之学却代相传授，蓬勃兴旺。朝鲜之业东医者，多有名家著称于世，如于公元1445年，著《医方类聚》二百六十六卷的金礼蒙，于公元1611年，著《东医宝鉴》二十三卷的许浚等人，他们可谓最突出的医学代表人物，其著作医学代表作。他们不仅为朝鲜医学的发展，而且为中国医学和日本医学的发展做出了杰出的贡献。而正是隋唐时期中朝医药的频繁交流，为后来的朝鲜医学取得如此重大的成就奠定了基础。

3. 中越医药交流

越南古称交趾、安南。据越南史书记载，有位名叫崔伟的中国医生，早在公元前257年就去越行医，并著有《公余集记》一书流传于越南，这是我国医学传入越南的嚆矢。汉武帝时传入越南的中国文化中，医药学内容占有重要地位，因此自汉代以来，越南医学界就有中国派与越南派并立。隋唐时期，中国医学传入越南者更多，《玉堂闲话》中便有关于中国医生申光逊治愈越南人脑痛症的记载。唐代著名医学家孙思邈，在越南与中国一样被视为药王，供奉在先医庙内。

在中越相互交往中，越南医药也通过商人和互赠礼品的形式不断传入中国，据《唐会要》《唐六典》记载，越南曾多次向中国贡献驯象及沉香、琥珀、珍珠、龟壳、槟榔、蚺蛇胆等药材，《新修本草》《本草拾遗》等书中，也收有不少越南药物或经由越南传至中国的药材，例如白花藤、丁香、庵摩勒、毗黎勒、詹糖香、诃黎勒、苏方木、白茅香、桐木等。此外越南的成药也有传入中国者，如《太平广记》引《宣室志》称："安南有玉龙膏，南人用之，能化银液。"因此在医药交流中，中越两国医学也是相互促进，共同发展的。

4. 中印医药交流

自张骞通西域的汉代到隋唐时期，中印文化交流较为频繁，许多佛教僧侣往返于两国之间，对促进中印医药学的交流发挥了重要作用。公元629~645年间，唐朝僧人玄奘去印度取经，并著《大唐西域记》一书，该书追述他所亲历或闻知的130多个城邦、地区、国家的地理交通、风土习俗、物产气候、政治文化等多方

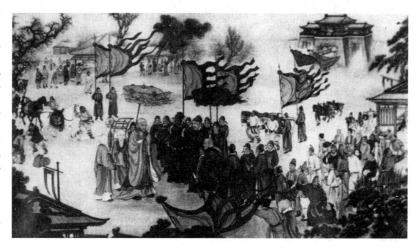

玄奘取经回长安图

玄奘（602~664），
俗姓陈，名祎（一
说为"袆"），
通称唐三藏，佛
学家。贞观元年
（627）从长安出
发，经过千辛万苦
到印度留学15年，
并于贞观十九年回
到长安，次年撰成
《大唐西域记》他
还曾将中医药知识
带到印度。
（引自卢嘉锡，席
泽宗《中国科学技
术史》）

面的情况，内容十分丰富，其中对于印度的饮食习惯、卫生习惯
及医疗用药的记载，都对我国有所影响。历来僧侣多兼修医术，
所以中印僧人翻译的不少佛经中，都含有医学内容。如唐义净三
藏于公元671~695年在印度学习佛学，他曾译《佛说疗痔病经》，
介绍了"痔"的分类有风痔、热痔、三合痔、血痔、鼻内痔、齿
痔、舌痔、眼痔、耳痔……；《曼殊宝利菩萨咒藏中一字咒王经》，
介绍了用咒语配合药物治疗内、外、妇、五官等科疾病。唐天竺
三藏宝思惟译《观世音菩萨如意摩尼陀罗尼经》、于阗三藏实叉难
陀译《观世音菩萨秘密藏如意轮陀罗尼神咒经》等，也都有不少
医药内容。可见，印度医学伴随佛教传入中国，是中印医学交流
的一个重要途径。

中国除通过翻译佛经接受印度医学外，还对印度的专门医
书进行了翻译。《隋书》《唐书》中记载了汉译有关印度医籍共
十一种，即：

（1）《龙树菩萨药方》四卷；

（2）《西域诸仙所说药方》二十三卷；

（3）《西域波罗仙人方》三卷；

（4）《婆罗门诸仙药方》二十卷；

（5）《西域名医所集重方》四卷；

（6）《婆罗门药方》五卷；

（7）《耆婆所述仙人命论方》二卷；

（8）《龙树菩萨和香法》二卷；

（9）《龙树菩萨养性方》一卷；

（10）《乾陀利治鬼方》十卷；

（11）《新录干陀利治鬼方》四卷。

隋唐时期，尚有不少印度医生来华行医，其中以眼科医生为多。鉴真和尚就请印度医生治过眼病。刘禹锡曾作《赠眼医婆罗门僧》诗一首："三秋伤望眼，终日哭途穷。两目今先暗，中年似老翁。看朱渐成碧，羞日不禁风。师有金篦术，如何为发蒙。"这里所说的针拨白内障医师，可能是印度眼科医生。另从白居易"案上漫铺《龙树论》，盒中虚捻决明丸"的诗句来看，唐时已有自印度传入的《龙树论》，且流传很广。王焘《外台秘要》中，也曾引用天竺经论眼序一首，说明唐代已有印度眼科专著传入中国了。

隋唐时期，还有不少印度产药物，作为贡品传入中国。如贞观十六年（642），献火珠及郁金香、菩提树、龙脑香等；开元十七年（729），献质汗等药。印度的医方、医法、医学理论的传入，也在唐代医书中有所反映。《千金方》就载有"耆婆万病丸""耆婆治恶病方""耆婆汤"等来自印度的医方十余首。此外，如天竺国按摩法、印度医学"四大说"，在《外台秘要》和《千金方》中也都有引用。可见印度医学对中国医学的发展，曾经有过明显的影响。

另外，我国藏医学也吸收了印度医学的内容。如藏医认为人体包括三大要素：龙、赤巴、培根，疾病也相应地分成龙、赤巴、培根三种类型，而龙相当于气，赤巴相当于火，培根相当于水和土，显而易见，这与印度医学的"四大"学说是有渊源的。

隋唐时期的中印医学交流，虽然以印度医学影响中国医学为主要方面，但中国医学也曾随着僧侣往来传入印度。如唐僧义净曾在印度度过了20多个春秋（671~695），在此期间，他不仅用自己掌握的中国医药技术治愈了自己的疾病，而且还向印度介绍了中国医药学的丰富内容和医疗特点。从他的《南海寄归内法传》可知，他曾向印人传授过中国本草学、针灸学、脉学等十分广泛的医药知识。另一方面，印度人对中医学也非常重视，玄奘所住过的大寺院都对中医药及其他科学技术进行过专门研究，中医学对印度医学的影响也是可以想见的。

5. 中国与阿拉伯诸国的医药交流

中国与阿拉伯国家之间的医药交流较多。最迟在公元8世纪，中国炼丹术已传到阿拉伯各地，并经阿拉伯传到西方，对其制药化学的发展产生了积极的影响。中国的麻醉法也曾传入阿拉伯医学界。伊斯兰教创教人穆罕默德在其名著《哈狄特》中曾说过："要寻求学问，即使它远在中国。"可见阿拉伯世界对中国文化的向往。

另一方面，我国也吸收了阿拉伯世界的医药知识，自唐永徽年间（650~655）开始，阿拉伯国家多次来我国赠送药物，据统计，公元647~762年间，波斯向中国派遣使节的次数就有28次。《通鉴》："天宝（742~756）以来，胡客留长安者四千人。"《诸蕃志》记载，当时输入的药物有乳香、没药、血竭、木香等许多种。来往经商的阿拉伯人还把葫芦巴和药方传入我国，一些阿拉伯药商也有来我国营业者。阿拉伯传入的医方和药物，也为我国医生所采用，丰富了我国医药学的内容。中国化了的波斯人及其后代，在中阿医药交流上曾做出过巨大贡献。如李珣，据研究他是波斯商人李苏沙之子，以贩卖药物为生，李珣总结药材经营经验，曾撰《海药本草》一书，对丰富中国本草学做出了重要贡献。

隋唐时期，中医脉学、本草等传入阿拉伯，被誉为阿拉伯医学之父的阿维森纳（980~1037），在其著作《医典》中，记载脉象48种，有35种与中医学脉象相同。其所记述的糖尿病人尿有甜味，高热病人有循衣摸床的表现等，均与中医的记述一致，不难看出其间的关系。

综上所述，隋唐时期随着交通条件的改善和经济贸易的发展，我国各地区之间及我国与其他国家之间的医药交流也空前地频繁起来。在这种交流过程中，各种医学不仅在医术和方药方面吸取他方之长，而且在理论上也发生了一定程度的渗透融合，在相互促进中得到了共同的发展。其中居于领先地位的中医学，对世界医学的发展做出了尤为突出的贡献。

第十二节　非医学书籍对外科手术的记载

中医外科学与外科手术，均有着比较悠久的历史，我们在前面已有叙述。但是自两晋隋唐以来，外科手术的改进和外科学的进步十分缓慢。其原因可能是多方面的，比如中医内科治疗学的高度发展，使保守治疗优于外科手术；封建观念如"身体发肤，受之父母，不敢毁伤，孝之始也"之类的影响；还有外科手术本身必须具备的条件，也严重制约了其发展。这些外科手术本身的限制条件包括：尚缺乏十分可靠的止血、麻醉技术；休克和继发感染等的防治措施仍处于初级水平；外科手术者对人体局部解剖知识的掌握还比较原始，病人不愿意承受手术之苦；等等。因此，文化修养高、理论知识强的医学家们，很少操持外科业务，更不愿以外科手术为专长；而长于外科手术者，往往没有较高的社会地位，或缺乏文化知识，无力记述自己手术经验于著作，或因守密不传而使技术得不到传播，所以在医学书籍中很少有关于外科手术内容的记载。特别是比较大的手术记载，只能由知识阶层中珍视其成就者予以描述和记录。虽然这些记录大多并非出自医学家之手笔，有着若干缺陷和不足，但其真实性是不容怀疑的。其所描述的外科手术，虽不能说是普遍水平，但也足以证明当时外科手术已达到的水平。

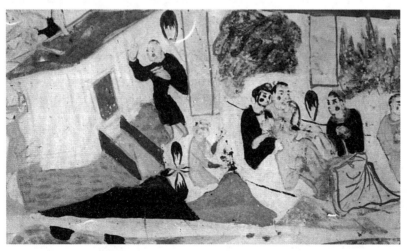

得医图

采自敦煌莫高窟296窟，约绘于北周。图示一位医生出诊，病人赤着上身，半躺卧于席上，由两亲人扶侍，正在接受医生之检查诊疗。

剖腹急救术。《新唐书》与《资治通鉴》均记录了安金藏剖腹以示其忠的事例。武后长寿二年（693），武则天怀疑皇嗣（睿宗）异谋，并处死与皇嗣接近之人数名。一日，武后诏来俊臣问状，左右畏惨楚，欲引服。太常工安金藏在此关键时刻挺身而出，大呼曰："公不信我言，请剖心以明皇嗣不反也。"引佩刀自剖腹中，肠出被地，眩而仆。武后闻之大惊，舆致禁中，命高医纳肠，"褫桑楮紩之，阅夕而苏"。即以桑皮线缝合，经宿而复苏。这一真实故事，反映出当时外科急救手术是相当高明的。

麻醉与胫骨骨折的手术治疗。《湖广通志》载："张仕政，唐代荆州（今湖北松滋石首间）人，精外科，善治伤折。唐王潜在荆州，有军人损胫求治。仕政饮以药酒，破肉取碎骨一片，涂膏封之，数日如旧。"又如《资治通鉴》记有："显德三年（956）……太祖皇帝乘皮船入寿春壕中，城上发连弩射之，矢大如屋椽。牙将馆陶张琼遽以身蔽之，矢中琼髀，死而复苏。镞着骨不可出，琼饮酒一大卮，令人破骨出之。流血数升，神色自若。"又如《旧五代史》中记有："苌从简，陈州人也，世以屠羊为业，力敌数人，善用槊……尝中箭而镞入于骨，使医工出之，以刃凿骨，恐其痛也，良久未能摇动（箭镞）。从简瞋目谓曰：'何不沈凿？'洎出之，左右无不恻然，从简颜色自若。"如此等等，都说明隋唐五代时期对复杂骨折、严重外伤的手术治疗已达到比较高的水平，用药酒进行麻醉也已相当普遍，这些记述虽非医学文献，但却是《理伤续断方》所载骨科治疗水平的一个有力的补充和佐证。

肿瘤切除术。此期有关肿瘤切除手术有多种记载，现仅举眼部肿瘤、额部肿瘤和背部肿瘤之切除手术为例加以说明。《太平广记》所记录的三种手术如下："金州防御使崔尧封，有亲外甥李言吉者，左目上睑忽痒，而生一小疮，渐长大如鸭卵，其根如弦，恒压其目不能开。尧封每患之。他日饮之酒，令大醉，遂剖去之，言吉不知觉也"。（出《闻奇录》）"处士蒯亮，言其所知，额角患瘤，医为割之，得一黑石棋子，巨斧击之，终不伤缺。"（出《稽神录》）"久视年中（700），襄州（今湖北襄阳）人杨玄亮年二十余，于虔州汶山观備力，昼梦见天尊云：'我堂舍破坏，汝为我修造，遣汝能医一切病。'寤而说之。试疗无不愈者。赣县里正背有肿，大如拳。亮以刀割之，数日平复。"（出《朝野金载》）这些例证，有的带些神话传说色彩，有的在疗程上似有夸大之词，但其对肿瘤的外科切除手术和麻醉术的运用，均已达到了较高的水平，还是可信的。

义眼镶嵌手术。《吴越备史》记载："唐立武选，以高上击毬较其能否而黜陟之。至有置铁钩于毬杖以相击。周宝尝与此选，为铁钩所摘，一目睛失。宝取睛吞之，复击球，获头筹，遂授泾原，敕赐木睛代之。一日晨起漱，木睛坠水，弃之。（注）木睛莫知何木，置目中无所碍，视之如真睛矣。"又如《太平御览》记载："嘏旧失一目，以珠代之。施嘲之曰：二十九人及第，五十七眼看花。"此二例虽然都不是专门描述镶嵌义眼的文献，但却生动地反映出我国在唐代时的义眼镶嵌手术已相当高明，其义眼材料有木制、珠制者，甚至有真假难辨者，确实很了不起。没有精巧的外科手术作为基础，这是很难想象的。

鼻息肉摘除手术。《太平广记》记载："永贞年（805），东市百姓王布，知书……有女年十四五，艳丽聪晤，鼻两孔各垂息肉，如皂荚子，其根如麻线，长寸许，触之痛入心髓。其父破钱数百万治之，不差。忽一日……僧乃取药，色正白，吹其鼻中。少顷，摘去之，出少黄水，都无所苦。"（出《酉阳杂俎》）。此例虽然不是什么大手术，但黏膜麻醉术之有效应用，手术技巧之熟练，都是令人钦佩的。在其原文中虽然杂以神话故事，但这并不妨碍我们对真实史实的了解。

在结束本章的叙述前，我觉得有必要交代几例体育锻炼的史实，这是很有意义的。

拔河比赛。其实，拔河比赛作为一种游戏和体育锻炼运动，其起源远早于唐代。《旧唐书·中宗纪》载有景龙四年（710），"庚戌，令中书门下供奉官五品已上，文武三品已上并诸学士等，自芳林门入，集于梨园球场，分朋拔河，帝与皇后，公主亲往观之。"《说郛》一书记有唐代封演《封氏闻见记》中论述了拔河史，他说："拔河，古谓之牵钩。襄汉风俗，常以正月望日为之。相传楚将伐吴，以为教战。梁简文临雍部，禁之而不能绝。古用篾缆，今民则以大麻絙，长四五十丈，两头分系小索数百条，挂于前。分二朋，两朋齐挽，当大絙之中立大旗为界，震鼓叫噪，使相牵引，以却者为胜，就者为输，名曰拔河。"

划船比赛。在《新唐书》中记述了敬宗宝历元年（825）五月，敬宗曾观看划船比赛，所谓"观竞渡于鱼藻宫"。由此可知，至晚在公元9世纪初之前，我国的最高统治集团在皇宫中已进行过划船比赛，这个运动是可以锻炼体格的很有益的活动。

第十三节　统治阶级对医学家的迫害

在封建社会，医生作为一个职业，在统治阶级看来，是没有社会地位的。在奴隶社会，以医为业者多是奴隶，而且多为兼职。到封建社会，医生地位虽有改善，但仍处于低层。虽然有不少医生由于医术高超而得到统治者的重视，给予很高地位，甚至官居三品，但绝大多数医生仍然地位低微，或者其技仅被视为小技。因此，历史上迫害医学家的事件是层出不穷的，例如淳于意被诬告，华佗被杀害，等等。特别是为统治阶级服务的太医、侍医、御医，更是随时都有危险的。如果被治疗的是皇上宠爱的公主、皇子、后妃等，无论治疗是否有失误，只要病人死亡或治疗无效，医师就会遭到严重的迫害，轻则遭贬，重则杀身，甚则宗族枝蔓也要被捕治罪。统治阶级依仗权势，对医学家横加迫害，此风在唐末甚矣。例如：公元816年（唐宪宗十一年），太上皇后是唐德宗（779~805在位）之皇后；唐顺宗（805年在位八个月）因体瘫久治不愈而死亡。太上皇后，即唐顺宗之母，深知医家无误，面对要治罪御医的情况，在自己将要死亡时曾遗令："侍医无加罪。"为什么太上皇后作此遗令？这是因为唐顺宗死时（公元806年）是迫害过侍医的。然而到公元868年，唐朝统治者却又一次制造了杀医、罢相和株连九族三百多人的大冤案。唐懿宗（859~873在位）的爱女同昌公主，因久病不能治愈，最终死亡。懿宗以医药无效的罪名，竟然下令将翰林医官韩宗绍、康仲殷杀害，更进而下令将两位医学家的宗族亲属三百多人尽捕下狱。此时，宰相令谏官温璋上疏，以为刑法太过，懿宗不但不接受谏官的意见，反而怒贬温璋。璋叹曰："生不逢时，死何足惜。"便在当晚自缢而死。宰相刘瞻视此不平之事，又上书皇帝说：公主本来就是久患危疾，医工无不尽其方术……自陛下雷霆一怒，朝野震惊，囚平人而结冤，此皆陛下安不思危，忿不顾难者也。帝竟然大怒，当即又将宰相罢免，并且牵连多人。这一迫害医学家的重大冤案，说明医学家遭迫害的严重性，同时也说明医学家处在完全不能自保和毫无申诉权利的低下地位。唐懿宗借爱女之死，迫害医学家的冤案，是中国医学史上最为严重的大冤案，真是前无古人，后无来者。也许此案警示了后世统治者，也许随着中国社会发展和文明进步，医学家社会地位得到提高，如此恶性事件再未发生。

第七章

医学全面大发展

两宋时期（960~1279）

公元960年，赵匡胤建立了宋王朝，虽然宋王朝未能完全统一中国，但其在发展经济和科学技术方面，取得了不断的进步。公元1126年，建立金朝的女真族南下，迫使宋王朝迁都今之杭州，形成以江淮为界的对峙局面。南宋政权偏安，在经济和科学文化上虽然仍不断发展，但终因战争不断，全国的社会稳定和经济发展受到了许多影响。另一方面，我国一些少数民族，如契丹、女真、党项、吐蕃、白族等，在与宋王朝的关系上比较活跃，战争的和非战争的交往也很频繁，彼此的科学技术和医药卫生因此得到了很多交流的机会，内地的医药卫生对这些民族的影响也日益扩大。

两宋时期（960~1279），由于社会比较稳定，宋王朝比较重视医药学，加之经济发展较快，科学技术进步较大，医药学得到了全面的发展，成为中国医学发展史上一个全面大发展的时期。这一时期，中国医药学的发展，呈现了不少的特点。例如宋王朝的多位皇帝对发展医药学的关心和重视。在他们的关怀和支持下，由政府发布命令，征召全国著名学者和医学专家，征集医药文献，不断修订补充"国家药典"，开办校正医书局，对古典医学著作进行校勘整理；举办国家药材专卖，管理药材行业；编撰大型医方专著；改革医学教育制度，提高医学人才培养水平；等等。在上述种种进步措施的促进下，医学发展取得了多方面的显著成绩。与此同时，民间医学家在这样的良好条件下，也多能勤奋钻研，总结经验，因而临床医学各科专著纷纷出现，共同形成了两宋医学的繁荣局面。

两宋医学全面大发展，实际上是北宋时期取得的卓越成绩，而北宋医学的大发展，有一个显著的特点，就是得到了较有作为的皇帝的重视、关照，进而获得政府政策支持，形成了巨大的促进力量。当然，医学能否得到大发展，最为关键的因素仍然是医学家，没有大批医学家队伍的形成与奋发努力，大发展是难以实现的。同时，没有政府政策的组织、动员、促进，医学家个人也难以促成医学的整体大发展。

北宋皇帝，特别是宋太祖、宋太宗、宋仁宗、宋徽宗等，在促进宋代医学大发展中，发挥了重要组织者、推动者的巨大作用。现仅将北宋诸帝在位期间关于医药卫生等248条政令，据内容类别，归纳统计列表如下：

序　号	诏 令 类 别	次　数	百分比
1	派医、颁方、防治疾疫	49	19.8
2	征集、校正、普及医学书籍	28	11.3
3	建立社会慈善机构和医院	25	10.1
4	改革与普及医学教育	21	8.5
5	提高医学与医师社会地位	21	8.5
6	赏赐医、药、钱、书和进行救济	15	6
7	改革落后习俗，改造和禁止巫觋	10	4
8	设立卖药所、药局，实行进口药专卖	10	4
9	修订颁布本草（药典）	8	3.2
10	重用道士医生与草泽医生	8	3.2
11	编撰颁布医理、医方与普及类医书	8	3.2
12	皇室医疗与惩处医生	7	2.8
13	召医	4	1.6
14	医疗保健机构定编定员	4	1.6
15	其他（不能归入上述类别者）	30	12.1
总计		248	99.9

第一节 《访求医术优长者诏》《访求医书诏》

宋太祖赵匡胤(927~976)，宋王朝建立者，960~976年在位。在位期间，他加强中央集权政治；兴修水利，鼓励开垦荒地，发展经济；重文轻武，为科技文化、医药卫生发展创造了条件。赵匡

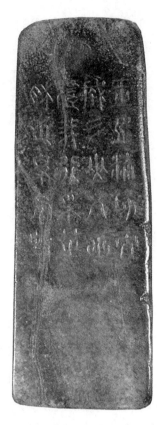

采芝玉铲（宋代）
铲高15.8厘米，宽5.7厘米，厚0.8厘米，铲端有直径1厘米圆孔，下部为刃口。铲体刻有篆文："玉之精，琢而成，三山五岳隋成行，采芝采卉得长生"。
（上海中医药大学医史博物馆藏）

胤是一位懂得医学知识的皇帝，而且自己还很重视收集医方，也可能是因此，他在称帝后比较重视医学的发展，从而也给宋代诸帝重视医学树立了榜样。

赵匡胤登上皇位，即遣使与医官往边郡诊疗，更诏令医官合药，与内侍分诣城门、寺院散给军民，以防疫病；第三年发现唐、邓地区习俗，"家有病者，虽父母亦弃去"，节度使张永德奏请严禁之，"上喜其意"，多次诏令："民有疾而亲属遗去者罪之"，诏："禁唐、邓家弃去病者之俗"，诏："蜀郡敢有不省父母疾者罪之"。为了发展医药卫生事业，赵匡胤深感掌握高明医术的人才缺少，便于登位的第11年，"诏诸州访医术优长者籍其名"，以发挥其在医疗上的作用。经过两年的求访，果然得到许多知名医药学家。例如，他于973年正式诏令：尚药奉御刘翰、道士马志、翰林医官翟煦、张素、王从蕴、吴复圭、王光祐、陈昭遇、安自良等，详校宋以前诸本草、方药之书，编撰成《开宝详定本草》（973），宋太祖御制序，由国子监镂版，"广颁天下，传而行焉"。书成颁行天下后，宋太祖发现该本草未能令他满意，便即刻再诏：以《开宝详定本草》"所释药类，或有未允。又命刘翰、马志等重详定，颇有增损，仍命翰林学士李、知制诰王、扈蒙昉等重看详……名《开宝重定本草》，颁行天下"。由此亦可看出，赵匡胤作为宋代开国皇帝，不但重视本草之修订，而且态度十分严谨。

公元976年，赵匡胤已是疾病缠身，健康状况难以继续帝业，"受命杜太后，传位太宗（弟光义）。太宗尝病亟，帝往视之，亲为灼艾，太宗觉痛，帝亦取艾自灸。每对近臣言：'太宗龙行虎步，生时有异，他日必为太平天子，福德吾所不及云。'"通过宋太祖亲自到弟所视疾，并亲自为弟施艾灼灸，治疗弟之疾病，可知他对艾灸疗法是有专长的。宋太宗（939~997），赵光义，于976~997年在位，改名为炅。在位期间，继续加强中央集权，发展经济，且更为"重文"，大量增加进士名额，诏令文臣纂修《太平御览》，以提高帝王治理国家的才干。太宗继承其兄宋太祖之遗风，对医药卫生发展也十分重视，且其成就明显超过宋太祖。

宋太宗即位之初，便诏令道士王怀隐还俗，命为尚药奉御，升迁至翰林医官院使。

公元978年，即太宗登帝位后之第三年，诏令"翰林医官院，各具家传经验方以献"，对所献经验方"命王怀隐与副使王祐、郑奇、医官陈昭遇参对编类"，经十多年的努力，成书《太平圣惠方》（992），太宗亲自为该书写序，"仍令镂版颁行天下，诸州各置博士掌之"。三年后，太宗深感前代医书散佚与传抄错误严重，于981年诏"校历代医书"，并诏命："贾黄中等，于崇文院编录医书"。为了能有效完成校刊医书之事，他更进一步诏示天下，"购求医书"，令全国（"太医之方，以十全为上，神农之药，有三品之差，历代之议论实繁，生人之性命攸系，比令编纂，多所阙遗，宜行购募之文，用申康济之意，宜令诸路转运司，遍指挥所辖州府，应士庶家有前代医书，并许诣阙进纳，及二百卷以上者，无出身与出身，已任职官者亦与迁转。不及二百卷，优给缗钱赏之"。）贾黄中等经过五年的共同编纂，将成书命名为《神医普救方》（986），达一千卷之巨，目录十卷，宋太宗亲自撰序，颁行。宋太宗关注疫病救疗，试图改变落后的民俗医疗方式，命"深宜化导，使之悛革"，诏"禁两浙诸州巫师"，"因有病者，勾当医人看治，省视汤药"，都城大疫"分遣医官煮药给病者"，"遣太医和药救之"等，较之其兄宋太祖的关注程度，均有所进步。

第二节 宋太祖等关注的本草修订

我国第一部由国家颁布的药典——《新修本草》，颁行于公元659年，它在唐代及宋初因被作为用药依据而广泛使用。但是由于300多年的传抄，其内容多有错漏。加之后人在药物知识方面，又积累了更丰富的经验，过去被认为是有效的药物，经过医学家的实践，有的其治疗作用被扩大，有的则被否定，所有这些，都亟待新的整理和修订，以适应宋代对药典的要求。

开宝六年（公元973年），宋太祖诏令当时最出色的医药学家刘翰、马志、翟煦、张素、吴复圭、王光祐、陈昭遇等九人，详定《新修本草》，编成《开宝新详定本草》二十卷，赵匡胤亲自撰写序言，并命令"广颁天下，传而行焉"。书成后又经李昉、王祐、扈蒙等勘定，由国子监印行。在《开宝新详定本草》刊行后不久，因发现其内容尚有缺陷之处，宋太宗再次诏令李昉等重加校订，增加新药，并改进药物分类方法，书成后定名为《开宝重定本草》，简称《开宝本草》，二十一卷，共收药九百八十三种，较唐本草增加新药一百三十九种，开创了北宋多次严肃认真重修本草之始，也成为其后诸帝效法的榜样。该本草为宋初八十年间考核医生与临床用药树立了典范。

中国本草学家治学严谨，历来十分重视药物之出处，尊重前一代学者的贡献和业绩。如《本草经集注》之编纂，作者为了区别其内容的不同出处，将《神农本草经》之内容抄写成红色，《名医别录》的内容则抄写为黑色。《开宝重订本草》编成时，已有刊印条件，故将《神农本草经》的内容刻为阴字，即白色字；将《名医别录》的内容刻为阳字，即黑色字；其他所引《新修本草》的内容，则注"唐附"，以区别之；宋代修订所加内容，则注"今附"字样。凡对其内容之谬误而辨之者，署名"今注"；凡对其内容之文意而述之者，则注明"今按"等，使人读后一目了然。

刘翰等在修订《唐本草》、编纂《开宝本草》的过程中，除上述严格要求外，在辨析改正内容谬误方面，也取得了明显的成绩。例如翰林学士中书舍人李昉的序文所举："乃命尽考传误，刊为定本。类例非允，从而革焉。至如笔头灰，兔毫也，而在草部，今移附兔头骨之下；半天河、地浆，皆水也，亦在草部，今移附土石类之间；败鼓皮，移附于兽名；胡桐泪，改从于木类；紫矿，亦木也，自玉石品而取焉；伏翼，实禽也，由虫鱼部而移焉；橘柚，附于果实；食盐，附于光盐；生姜、干姜，同归一说；……去非取是，特立新条。"在修订过程中，除了参考《本草经集注》《新修本草》《本草拾遗》《本草音义》等之外，更为可贵的是，他们还"下采众议"，也就是征求了当代名医名家的意见，以提高该书的学术价值。书成后由宋太宗诏令"广颁天下，传而行焉"。由此可知，《开宝重定本草》是一部药典著作。修订药典是一件非常重要的工作，它要求修订者要有很高的学术素质，宋代遴选修订者是非常严格的，当选者的学术水平和地位也都是很高的。例如：

刘翰（919~990），沧州临津（今河北临津）人，医学世家出身。后周显德初（954），以高明的医术和因献《经用方书》等医药书籍而被授予翰林医官之职。宋太祖灭后周，命刘翰为从行医家，并任命为朝散大夫等职。公元963年，皇帝令太常寺考试翰林医官的医学水平，以刘翰为优，被淘汰者达26人，后又诏诸州访医术优良者充任。由于刘翰与马志为宋太宗诊病有功，升任尚药奉御，并领衔修订本草。又由于修订本草有功，于太平兴国四年（979）被任命为当时的医学最高学府——翰林医官院院使，相当于院长。

马志，初为道士，精通医学，为人治病有显效，闻名遐迩。开宝五年（972）被诏与刘翰为宋太宗诊治疾病，取得良好效果。次年，奉诏参与《开宝新详定本草》的编撰，书中新增药物百余种，均经马志一一评加注解。后升任御医。

陈昭遇，南海（今广东南海）人，世代名医，后迁居开封，以精究医术，治病多验，于公元968年被推荐为翰林医官院医官。后参与《开宝新详定本草》之编撰。公元978年，又与翰林医官院院使王怀隐、副使王祐等编修《太平圣惠方》。

李昉（925~996），字明远，今河北饶阳人，五代时为集贤殿修撰，后周时任翰林学士，宋代文学家。曾参加编撰《旧五代史》，主编《太平御览》《太平广记》《文苑英华》等，为保存古代文献做出了重要贡献。在修订本草方面，他领衔将刘翰《开宝新详定本草》校勘成为《开宝重定本草》。

宋代药典的修订，是在皇帝的经常性关注下进行的。因此，每过若干年后，政府即组织医药学家等进行新的修订和补充。除

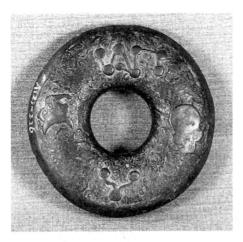

上述《开宝本草》之修订外，公元1057年，宋仁宗诏令掌禹锡、林亿、张洞、苏颂及翰林医官院医官秦宗古、朱有章等，增修《开宝重定本草》。这次增修是以《开宝本草》为基础，附以《蜀本草》《本草拾遗》《日华子本草》《药性论》等各家之说，并选收经史子集及其他有关医药书籍之药物知识，于公元1060年编成，命名为《嘉祐补注神农本草》(简称《嘉祐本草》)，二十一卷，收载药物一千零八十二种，于次年刊行。该书收罗广博，资料丰富，勘修得当，条理清楚。刊行后，又于公元1062年和公元1092年两次进行修订，使其内容更趋完善。虽然原书已佚，但其内容在《证类本草》和其他本草书中尚可窥其大概。

　　我国第一部刻版印刷的药物图谱——《本草图经》，是宋仁宗于嘉祐三年(1058)诏令："天下郡县，图上所产药本，用永徽故事，重命编述。""生于外夷者，则据今传闻"，"各注开花、结果、采集季节送京。"集合这些资料后，经过三年的努力编纂完成的。也就是说，宋仁宗发布命令，要求各州、郡全面搜集其所产植物、动物、矿物等地道药材，制成标本，并绘成药图，各植物药还要注明开花、结果、采收季节及功用等，呈送京都；进口药材则命令关税机关和商人辨清来源，"询问市舶客商"选送样品一至二枚或一至二两到京，以供制图之用。这是我国历史上规模最大的一次药物普查，也是世界药学史上的一大壮举。如此丰富的标本、绘图和文字资料送京后，由右仆射兼中书门下侍郎苏颂等，加以编辑整理成《本草图经》二十一卷，药物插图九百三十三幅，与《嘉祐本草》同时流传于世。我国明代伟大的药物学家李时珍对该书评价："考证详明，颇有发挥。"李时珍还指出该书之不足是，有的地方"图与说异，两不相应。或有图无说，或有物失图，或说是图非"。这反映了宋王朝令各地所送资料，缺乏严格的规范要求，整理过程中也存在着一定的混乱现象。

唐慎微的《经史证类备急本草》，是一部内容丰富的个人著作。他的治学态度和科学成就，对后世是有颇多启发的。唐慎微（1056~1093），字审元，原籍重庆，后迁居成都，世医家庭出身，一生热心收集流传于民间的医药经验，因此谢绝为官的邀请，只在群众中行医诊病。他为了广泛征集群众的用药经验和医方知识，在为病人诊治疾病时认真负责，不论贵贱贫富，不避寒暑雨雪，有请者必往，从不向病人索取诊金财物报酬，只求病人及其亲朋好友，抄写他们知道的效方良药知识为酬。长时间的实践，不但让他与一般劳苦群众建立了良好的关系，而且与知识分子阶层关系密切，使这些知识分子也都愿意抄录在阅读经史子集时所遇到的医方效药知识以奉送给他。时间久了，唐慎微由老百姓、知识分子中，以及一些官员中，得到了无数写满用药经验的纸条，一时分类贴满了书房卧室的墙壁。正是在上述积累和研究的基础上，于公元1082年编成《经史证类备急本草》三十二卷，收药一千五百五十八种，新增药物达四百七十六种，更附医方三千余首。明代伟大药物学家李时珍曾予高度评价："使诸家本草及各药、单方，垂之千古不致沦没者，皆其功也。"英国的中国科学技术史专家李约瑟博士认为：《证类本草》"比15世纪和16世纪早期欧洲的植物学著作高明得多"。这些评价确是比较中肯的。《经史证类备急本草》完成后，迅速获得宋徽宗的重视，并于大观二年（1108）命通仕郎艾晟，以《经史证类备急本草》为依据，修订本草。

艾晟在《经史证类备急本草》的基础上，又将陈承的《重广补注神农本草并图经》中的有关内容，作为"别说"附入，改名为《大观经史证类备急本草》（简称《大观本草》），由政府颁行全国。《大观本草》颁行后不久，宋徽宗十分赞赏，并敕命医官曹孝忠领衔校勘。曹孝忠等人在"删繁缉紊，务底厥理。诸有援引误谬，则断以经传；字画鄙俚，则正以字说。余或讹戾看互缮录之不当者，又复随笔刊正"的原则指导下，在《大观本草》的基础上进行修订，凡六十余万言，撰成《重修政和经史证类备用本草》

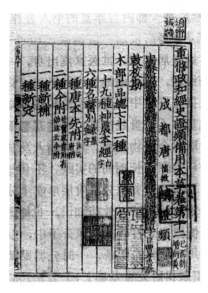

唐慎微《重修政和经史证类备用本草》书影

三十卷(简称《政和本草》),收药达一千七百四十六种,于政和六年(1116)颁行全国。

北宋灭亡后,皇室南迁,国力日衰,对医药学发展之有作为者甚少。绍兴二十九年(1159),宋高宗赵构诏命医官王继先,"举祖宗《开宝》《嘉祐》之故事",重修校定《政和本草》,"考名方三百余首,证舛错八千余字",撰成《绍兴校定经史证类备急本草》(简称《绍兴本草》)三十二卷。宋政府历次修订本草,都以《经史证类备急本草》为基础,可见唐慎微影响之大了。

如上简要所述,在两百多年的时间里,宋诸帝先后九次组织专家修订和颁行国家药典性本草专著,实为历代统治者所未见,也为政府政策之能促进医药卫生发展提供了有力的证据。宋代医药学之蓬勃发展,与此自然不无关系。

第三节　太宗诏征医方,编撰《太平圣惠方》

晋唐时期,为医学家和病人提供疾病治疗方药的医方著作,曾大量出现,其中颇多个人之心得体会。《千金方》与《外台秘要》是诸家医方之集大成者,所收各家医方数以千计。到了宋代,大型方书之编纂工作,已非个人力所能及,而政府也比较重视和支持,并以官办的形式,组织学有专长的名家,专门从事这类工作。例如《太平圣惠方》等,反映了宋代在医方整理和研究方面的巨大成就。

宋太宗在即皇帝位之前,是京城的管理官员,由于健康欠佳,时有不适,因此与京城知医者多有交往,加之受兄长宋太祖的影响,平素也很留意医药卫生,而且嗜好收集有效医方,所以日积月累,竟珍藏有效医方达千余首。

《太平圣惠方》书影
日本永正十一年
（1514）抄本。
（中国中医科学院
图书馆藏）

公元976年，宋太祖传位给弟赵匡义，匡义改名赵炅，即宋太宗。宋太宗登帝位前，即与道士医学家王怀隐建立了友谊。王怀隐，宋州睢阳（今河南商丘）人，原为京城建隆观的道士，精通医理，医术高明，曾为赵匡义诊疗疾病，并获佳效。由于赵匡义喜好医术，因此二人时时以诊疗疾病、探讨医理交往，建立了较密切的友谊。宋太宗即帝位后，太平兴国初（976），即诏令王怀隐归俗，由建隆观到皇宫，出任尚药奉御之职。由于怀隐医术高明，对皇帝诏令之事均能出色办好，故曾三迁而升任翰林医官院院使（按：相当于今国家医学科学院院长之职）。

王怀隐领衔完成太宗诏令之最大贡献者，首推《太平圣惠方》之编纂。太平兴国三年（978），宋太宗出其平素"藏名方千余首，皆尝有验者"，并诏令："翰林医官院，各具家传经验方以献，又（集）万余首，命怀隐与（翰林医官院）副使王祐、郑奇，医官陈昭遇参对编类。每部以隋太医令巢元方《诸病源候论》冠其首，而方药次之，成一百卷。"经过调研、征集、编撰，历时14年，终于在淳化三年（992）完成了宋前期最大的方书《太平圣惠方》。

《太平圣惠方》完成后，宋太宗十分高兴，御赐书名，御制序："朕闻皇王治世，抚念为本"，"朕昔自潜邸，求集名方，……兼收得妙方千余首，无非亲验，并有准绳。贵在救民，去除疾苦"。"朕尊居亿兆之上，常以百姓为心"，"所以亲阅方书，俾令撰集，冀溥天之下，各保遐年，同我生民，跻于寿域。今编勒成一百卷，命曰《太平圣惠方》，令雕刻印版，遍施华夷。""颁行天下，诸州

魏了翁《提刑提举帖》

魏了翁（1178~1237）字华父，四川人，庆元进士，官至同签书枢密院事，所书《提刑提举帖》是给赵范、赵葵吊父丧之书札。（故宫博物院藏）

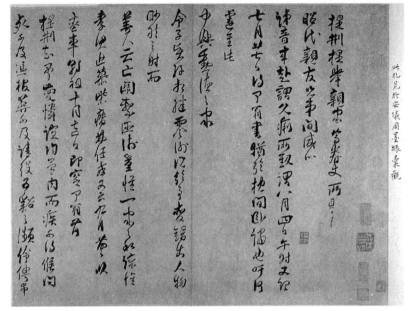

各置医博士掌之。"足见宋太宗对本书之关注与重视。

《太平圣惠方》，一百卷，分一千六百七十门，载方一万六千八百三十四首，内容颇为丰富。每门之首均冠以《诸病源候论》之病因、病理、证候、医学理论为纲，其后分列所汇集的有效方药与各种疗法。每方之后叙述主治、药物炮炙、剂量、服用方法与禁忌等，是一部理论联系实际，具有理、法、方、药完整体系的医方大全性专著，很有临床参考价值，被誉为医方之渊薮。《太平圣惠方》刻行后，备受历代医家之重视，在医学家的医疗、研讨中，广被征引，对中医学发展影响深远。公元1046年，经何希彭选其精要，辑成《圣惠选方》，曾作为医学教育之教材，应用了数百年。与此同时，并东传朝鲜、日本等国，成为朝鲜李朝初编撰《乡药集成方》的重要参考书。现日本尚藏有卷子本全帙，日本据宋抄本、永正十一年（1514）抄本。1958年，人民卫生出版社出版排印本；1980年，台湾新文丰出版公司出版影印本。这两种新的版本，为广大医药卫生人员研读与参考《太平圣惠方》提供了方便。

第四节 宋仁宗创设"校正医书局"

四大发明之一的印刷术，虽然在唐代已发明，并已用于佛经佛像之印制传播，但医学书籍仍然只能靠学者们传抄手写。到了宋代，由于印刷术的改进和造纸术的进步，给医药学书籍的大量印刷创造了良好的条件。当时，最高统治当局从全国征集到大批医药古典书籍，但其中不少由于千百年辗转传抄，以及战火、虫蛀、脱简等，已是散乱或残缺不全了，迫切需要进行一次系统的校勘和整理。因此，宋政府采取了许多积极措施，使这一重要事业得以顺利进行，并取得了十分显著的成就。例如：开宝四年（971），太祖皇帝发布"访医术优长者诏"，以调集著名医学家；太平兴国六年（981），宋太宗发布"访求医书诏"，大量"购求医书"，并明确规定，凡献书在两百卷以上者，均给（出身）奖励；公元 1026 年，宋仁宗又下令全国，再次征集医药书籍，并令医学家、目录学家，于国家图书馆内予以整理。《宋史·艺文志》等所收载的医药卫生保健书目达五百九十部，三千三百二十七卷之多。这些措施，使多年战乱之后，国家收藏又达到了非常丰富的水平。

太平兴国六年（981）十月，宋太宗还有"校历代医书"之诏令。并命贾黄中等，于崇文院编录医书。为了能使上述访求、购得之大批医书，更好地为宋代医药卫生事业服务，促进医药学更好的发展，宋仁宗继宋太祖、宋太宗之遗旨，于嘉祐二年（1057），按宰相韩琦所奏，创设"校正医书局"。

宋仁宗（1010~1063），即赵祯，1022~1063 年在位，军事上因冗兵、冗费严重，对西夏、辽用兵屡遭失败。政治上曾起用范仲淹进行了一些整顿措施，但终因因循苟且相习成风，未能获得良好的成效。不过在其治下，社会经济与科学文化相继有所发展，医药卫生在其重视下，也得到前所未有的进步，主要表现在"校正医书局"与铸造针灸铜人等方面。

嘉祐二年（1057），枢密使、宰相韩琦奏："医书如《灵枢》《太素》《甲乙经》《广济》《千金》《外台秘要》之类，本多讹舛，《神农本草》虽开宝中尝命官校定，然其编载，尚有所遗，请择知医书儒臣与太医参定颁行。"宋仁宗根据韩琦所奏，诏令："于编修院置'校正医书局'，命直集贤院、崇文院检讨掌禹锡等四人，并为校正医书局官。"诏："命韩琦为校正医书局提举"。嘉祐八年（1063）诏："命翰林学士范镇提举校正医书局"。可见当时创设之校正医书局位置之高及仁宗的重视程度。

校正医书局的创设，是我国医学发展史上的创举。先后担任校正医书局提举的韩琦、范仲淹，都是地位很高的官员。韩琦（1008~1075），相州安阳（今属河南）人，仁宗朝进士，嘉祐年间，曾任枢密使、宰相。至神宗，执政三朝。范仲淹，进士第一，仁宗时知谏院，后为翰林学士，论新法与王安石不合。被调集到校正医书局的一批颇有校雠专长和精于医学的专家有：

掌禹锡，字唐卿，今河南郾城人，地理学家，兼通医药学，尤精本草，官至光禄卿直秘阁，以撰著校正《嘉祐补注神农本草》而著称于世。

林亿，北宋著名医学家，校正医书局的主力之一，为十部古典医书之校正做出了重要贡献，尤以校正《素问》一书为最，采数十家之长，端本寻支，溯流讨源，改错凡六千余字，增注计两千余条，使《素问》原貌基本重显于世，为千余年来读者所享用。

高保衡，宋神宗时（1067~1085）之国子博士，精通医学理论，深明方药知识，在校正《素问》《脉经》等理论典籍中做出颇多贡献。

孙奇、孙兆，今河南孟县人，著名医学家尚药奉御孙用和之长子、次子。奇、兆继承家学，通经学，精医方，以医闻名，皆登进士第，孙兆曾做过尚药奉御丞。二人对《素问》《伤寒论》等，研究尤精。

秦宗古、朱有章、钱象先等，也都曾在校正医书局任职，做出了他们的成绩。

校正医书局先后经过十个寒暑，在以上名家的辛勤劳动下，终于完成了《素

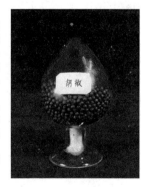

泉州沉船药物
1973年于福建泉州湾发掘宋沉船之药物，发现有中药降真香、沉香、檀香、龙涎香、乳香、槟榔、胡椒、玳瑁、朱砂、水银等，其植物药出水湿重2350千克。图为胡椒。
（中国医史博物馆藏）

问》《伤寒论》《金匮要略》《金匮玉函经》《针灸甲乙经》《脉经》《诸病源候论》《备急千金要方》《千金翼方》《外台秘要》等十部宋以前最富有代表性的医学巨著的系统校正和印行。这是一项非常重大的贡献，为我国医学发展的继往开来发挥了重大的作用。近千年来，特别是今天，我们学习中医、研究中医，没有不以这十部医书为重要参考者。因此，正确评价校正医书局，给予应有的历史地位，这是完全应当的。曾有一段时间，因此事是由皇帝诏令进行的，而不予其正确的历史评估，这是很不客观的。

林亿等人在其所校正医书的序文中，指出宋仁宗、宋英宗等，对校正医书局的成立，曾有过多次过问，并提出具体要求，采取了积极措施，除前已述及者外，还有"嘉祐中（1057），仁宗念圣祖之遗事"，"国家诏儒臣校正医书，令取《素问》《九墟》《灵枢》《太素》《千金方》《千金翼》《外台秘要》诸家善书校对"。林亿所强调者，也正说明当时的统治者对校正医书确曾是积极支持和十分重视的。联系征集和校正医书之前前后后，我们应当在征集医书、校正医书、刻印医书、颁布医书，普及医学等方面的作用上，给予宋太祖、宋太宗、宋仁宗等皇帝积极的评价。皇帝是中国封建社会的最高统治者，但并非都是坏的，反动的，我们应该对不同时期、不同皇帝、在历史上曾发挥过不同作用者，给予历史的、唯物主义的评价。既不可全盘肯定，也不应当全盘否定。

第五节　宋仁宗诏令翰林医官院考次针灸，创铸针灸铜人

北宋初，除皇甫谧的《黄帝针灸甲乙经》一书外，还有《黄帝明堂偃侧人图》等一类针灸明堂书流传于世。但是，由于年代久远，其中图形描绘及文字叙述，都有不少的错误和欠缺之处，正所谓"去圣浸远，其学难精。虽列在经诀，绘之图素，而粉墨易糅，豕亥多讹"，"平民受弊而莫赎，庸医承误而不思"。为了改变上述在针灸学上之混乱状况，宋代皇帝"命百工以修政令，敕太医以谨方技"。宋仁宗即位后，诏命集贤院校理晁宗悫、王举正

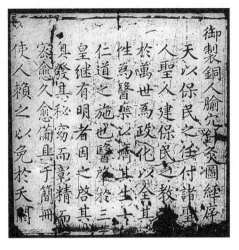

《御制铜人腧穴针灸图经》拓本
北宋医官王惟一奉诏编撰，曾由医官院刻石。
（据1972年北京出土残碑拓）

等，校《内经》《难经》等书，同时，有见于针灸之法，人命所系，日用尤急，所以要求首先纠正针灸书中之舛谬，以便针灸医家有所遵循。宋仁宗赵祯登帝位之初，于天圣初年（1023）诏令翰林医官院医官、尚药奉御王惟一，考次针灸之法，铸造针灸铜人，作为针灸之准则。

王惟一（约987~1067），又名惟德，宋代著名针灸学家，曾任医学研究机构翰林医官院医官和为皇室服务的殿中省尚药奉御等要职，他对古医书中之有关针灸理论、技术、明堂图经等，有着深入的研究。因此，在他奉宋仁宗诏编撰《（铜人）腧穴针灸图经》时，进一步对人体解剖、腧穴位置、经络走行、针灸主治等，竭心精意地进行了更深入的考察，系统总结了历代医学家对针灸穴位、主治等反复实践的丰富经验，删节迷信之说，增加古今治验，撰成《铜人腧穴针灸图经》三卷。书成后，于公元1026年呈宋仁宗，次年由翰林医官院刻印刊行。宋仁宗看后认为"经书训诂虽精，而学者执之多失"，指出"传心岂如会目，著辞不若案形"，于是"复令创铸铜人为式，内分脏腑，旁注溪谷，井荥所会，孔穴所安，窍而达中，刻题于侧，使观者烂然而有第，疑者涣然而冰释"。王惟一在此要求下，又设计铸造针灸铜人两具，这两具铜人，大小与人体相当，于公元1027年铸成，并由翰林医官院上于宋仁宗。仁宗诏令一置翰林医官院，一置大相国寺仁济殿中。

中国历史上铸造铜人虽然早已有之，但在普及和推广针灸医学并用以使经络穴位规范化方面，除汉代之针灸木人或陶质人外，铸造针灸腧穴经络铜人确以宋代王惟一的创造为最早。王惟一设计铸造的针灸铜人，根据文献记载，体同成年男性，躯体外壳可以拆卸，胸腹腔能够打开，腔内五脏六腑可见，而且位置、形态、大小比例也较正常；体表则精刻人体十四条经络循行路线，各条经络之上的穴位悉备，并各注明穴位名称，尺寸比例也较正确，各与体腔相通。针灸铜人，是我国针灸医学教学最早且最珍贵的教学模型。平时，它发挥着穴位规范化的作用，教学时它是针灸学生等学习针灸经络穴位的依据。根据文献记载：考试医学生时，会在铜人体表涂蜡，使穴位、经络被覆盖之后，诸孔穴也因

《铜人腧穴针灸图经》书影
明代金陵三多斋刻本。
（中国中医科学院图书馆藏）

此而被黄蜡所堵塞，再向铜人体腔内注入水银（一说注入水），令被试者针刺，若取穴刺之有误，则针不能入；如果取穴正确无误，则针从孔穴刺入体腔内，水或水银即可从拔针后之针眼中射出。如此精巧科学之设计，实属罕见。有了这样高级的教具，无疑大大方便了针灸教学，从而对统一穴位和促进针灸学的发展，发挥了巨大的作用。

两具针灸铜人铸成后，颇得国人之注目。早在12世纪中叶，宋金战争中，由于宋人失利，在宋金议和时，金人即以索取针灸铜人作为一项议和的条件。可见金统治阶级是如何看重针灸铜人的。元代至元年间（1264~1294），由于元朝定都北京，便将宋针灸铜人从河南开封移至北京。由于宋铜人已经历两百来个寒暑，其形象已经昏暗，穴名或已不清，并有缺损者。至公元1265年，为了修复针灸铜人，元朝统治者曾请尼泊尔匠人阿尼哥对针灸铜人进行修整。经过修复后，其形象"关鬲经脉皆备，金工叹为至巧"，说明这位尼泊尔工匠的技术也是很高明的。经此修复的宋针灸铜人，又经近两百年至明代正统八年（1443），明英宗朱祁镇，

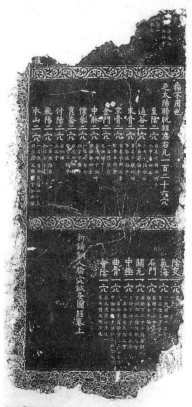

《新铸铜人腧穴针灸图经》碑拓本影
1972年北京西直门瓮城出土。

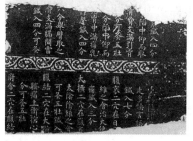

因见铜人之孔穴经络已昏暗难辨，便组织金工范铜仿作，"加精致焉，建诸医官，式广教诏。"明代复制之铜人，曾供奉在明太医院。1900年八国联军之俄军掠夺不还，据近调查，该铜人现藏俄罗斯圣彼得堡博物馆。从此之后，就难以寻找有关宋代针灸铜人踪影的文献记录了。明代高武，字梅孤，今浙江宁波人，著名针灸学家，于16世纪中叶著有《针灸节要》《针灸聚英》（又名《针灸聚英发挥》）等书。同时，铸造男、女、儿童针灸铜人各一具，作为定穴学习针灸的标准。此后，针灸铜人的铸造便由官府逐渐向民间发展，铜人也日益增多。现日本皇宫博物馆收藏的一具中国针灸铜人，有学者认为即宋代针灸铜人，但也有人考察后认为，该铜人确是中国铸造的，但并非宋针灸铜人。20世纪70年代，中国中医科学院中国医史文献研究所与南京医学院，曾考证历史资料，用电解铜复原宋针灸铜人，现收藏于该研究所中国医史博物馆。最近开封市也复原了针灸铜人，并置于复原之大相国寺供游人参观。

《新铸铜人腧穴针灸图经》共计三十卷，是宋仁宗"以针砭之法，传述不同，命尚药奉御王惟一，考明气血经络之会，铸铜人式。又纂集旧问，订正讹谬"而编撰成的。共记载腧穴657个，其中青灵、厥阴俞、膏肓俞、灵台、阳关等穴，是王惟一总结宋代针灸学家常用孔穴而新增加的，因为这些穴位在《针灸甲乙经》

一书中尚未收载。关于穴位的排列方法，王惟一兼采《针灸甲乙经》和《千金方》之长，除四肢仍按十二经次序排列外，其余穴位则是将人体分为偃、伏、侧、正四个面进行叙述；头部、面部、肩部、侧颈项、侧腋、侧肋等，则按部位论述。这样的叙述，既能使人了解古代经络系统，又有一定规律，且便于学习记诵和临床取穴，很是实用。书成后上奏宋仁宗，仁宗诏令翰林医官院刊刻印行，由政府颁赐诸州。同时，除铸造铜人外，还将《新铸铜人腧穴针灸图经》的经络腧穴图刻于石碑，由宋仁宗亲笔篆书题额，立于大相国寺仁济殿，如此既可作为法定标准，学习之教具，又可以避免传抄之误。20 世纪 60 年代至 70 年代，北京西直门瓮城出土的针灸腧穴经络图残碑，按其图形内容，很似宋代之石刻。该碑当系元代由宋都开封与铜人同时运至北京者。

以上我们仅就皇帝和政府设立医药卫生机构，在发展医药卫生上的诸种富有成效的成就，作了一些简要的论述，足以说明北宋诸帝与官府是很重视医学发展的，所有这些措施和成绩，确实也对我国医学的发展做出了显著的贡献，这是个人之力所难以实现的，是政策促进医学发展的一个有说服力的证据。当然，宋代绝非只有官府为发展医学做出了贡献，在两宋也有许多医学家以自己的学识、财力和物力为医学的发展做出了可贵的贡献。

第六节　宋神宗任用王安石变法，改革医学教育

王安石是我国 11 世纪的一位改革家。北宋中期，政府机构臃肿，军队员额不断增加，官吏俸禄及军费开支极为庞大，国家入不抵出，财政十分困难。统治者为了解决这些问题，不论民众的承受能力如何，不断增加赋税，使人民负担日益加重，导致阶级矛盾不断激化，最终农民起义之师此起彼伏，加之西夏与辽、金等政权的不断骚扰，威胁着宋王朝的安全，造成了北宋王朝严重的危机。在这样的背景下，公元 1067 年，宋神宗即位后，为了富国强兵，缓和日益尖锐的阶级矛盾和民族冲突，决心任用王安石，实行变法。

王安石（1021～1086），抚州临川（今江西抚州）人，庆历进士，北宋政治家、思想家。他于仁宗嘉祐三年（1058），上万言书，主张改革政治；次年拜相，积极推行新法，抑制特权，史称王安石变法。变法终遭特权阶层反对而失败。在王安石的变法中，改革教育制度是重要内容之一，医学教育的改革，是其总体教育改革的组成部分。

北宋教育承袭旧制，中央设有国子监和太学，分别招收七品以上官吏的子弟及八品以下官吏和平民子弟入学。宋代从来即以诗文辞赋取士，官吏大多无能。在这种情况下，王安石为了改革上述教育和取士制度，主张废除科举制度，兴办学校，欲以学校教育取代科举取士制度，以造就有真才实学的官吏人才。他决定增加太学学员名额，并于公元1071年（熙宁四年）创立了"三舍升试法"，颁布命令，增加教育经费。从此，在太学置80斋，每斋容30人，共分为3个班级，即"三舍"。低年级为外舍，2000人；中年级为内舍，300人；高年级为上舍，100人。外舍生，凡经过月考、年考者，择优升为内舍学员；内舍学员考试及格者，则可升入上舍；上舍学员，学习成绩优秀者，可以直接升任文官，成绩中等者可免礼部试（省试），直接应殿试，成绩较差者，还可以免去地方考试等。"熙宁三舍法"是我国教育史上著名的学制，不久这种三舍教学法即推广到医学教育中。

宋初，虽在太常寺下设有太医局，但尚未创设正式的学校。庆历时（1041～1048），范仲淹奏准"于太常寺，始建太医局，培养医师，学习《素问》、《难经》、脉候、修合药饵、针灸等"，并规定"凡医师未经太医局师学，不得入翰林医官院"。此后，学校教育开始萌芽，当时医学仍属太常寺管理。范仲淹（989～1052），苏州吴县人，大中祥符进士，出仕后有敢言之名，任参知政事时，主张建立严密的任官制度，注意农桑，推行法制，减轻徭役。但因保守派反对，其主张未能实施。他有一句名言："不为良相，但为良医；不能救国，但愿救民。"为宋代兴起的儒医奠定了舆论基础，明显促进了有宋一代儒医的成长。王安石实行变法后，皇帝于公元1076年下诏，太医局不再隶属于太常寺，另设提举（相当于校长）一名，判局（相当副校长）两名，按规定，判局必须由医学家充任。此时的太医局实际上已是一个独立的高等医学院校，负责进行独立的医学教育。医学的三舍法教育制度，学员名额定为300人，外舍为200人，内舍为60人，上舍为40人。在学习专业设置方面，分为方脉科，包括内、妇、儿科；针科即针灸科；疡科，包括有外科、伤科等。全专业共3科，或可理解为3系，可能更切合实际。各专业的学生必须精通若干相关的学科，也要求各专业都要有较广博的知识基础。所以，名义上只有3个专业，但实际上却包括了9科或13科的内容，每科都设有教授1人，选翰林医官以下或上等学员，或当代著名医学家充任教员。其分科、课程设置、学生数，虽不断有些调整，但大体上如下表所示：

分　科	学　科	人数	共同必修课	分科专业课
方脉科（系）	大方脉 小方脉 风　科 产　科	120 20 80 10	《素问》 《难经》 《诸病源候论》 《补注本草》 《备急千金要方》	《脉经》 《伤寒论》
针科（系）	针灸科 口齿咽喉科 眼　科	10 10 20		《针灸甲乙经》 《龙木论》
疡科（系）	疮肿兼折伤 金疮兼书禁	20 10		《针灸甲乙经》 《千金翼方》

医学三舍教育法培养下的医学生的考试，完全仿照太学办法：每月一次私考，每年一次公考，其考试的成绩评定，分为优、平、否三等，成绩优、平者，外舍补升内舍，内舍补升上舍。此外，还根据品行和医疗技术水平，将上舍生分为三等，二优为上，一优一平为中，二平或一优一否为下。对医学生的教育，三舍法不但强调理论学习，而且很重视实践医疗技术能力的培养。在学习过程中，令学生轮流为太学、律学、武学的学生与各营将士诊疗疾病，用以培养提高学生的实际工作能力，使其医疗技术水平得

到不断的提高。医学生的诊疗活动，对其治疗经过和效果要作详细真实的记录，年终根据其疗效之高下分为三等，即十全为上，十失一为中，十失二为下。并按其优否，给予适当的奖励。如果十个病人只治愈了五位，那么按规定是要开除学籍的。对学生的考查和评议有严格的规定，以及赏罚严明的管理制度，标志着我国医学教育的进步。

在宋代的医学教育中，除中央设置了太医局外，公元1061年，各州郡地方也仿照太医局的制度，开办了地方医学校，虽然设置规模均较小，但都设有医学博士，以进行医学教育。到公元1104年，各地方州郡的医学校普遍建立，由精通医术之官员兼任医学教师。1115年，也按规定实行分斋教育，三舍教育法在地方医学校也得到了贯彻执行。

王安石变法虽然由于官僚间的争斗而失败了，但他先进的教育思想所指导的三舍教育法，并没有随着变法的失败而被废除，因为此法对改进医学教育，特别是提高医学生实际才干的培养，确是很有帮助的。直到宋徽宗年间，医学教育在形式上仍然是按三舍法进行的。当时医学教育的宗旨，是要造就为统治阶级保健服务的高明医师，三舍法基本上达到了培养目的。到了宋代末年，统治者害怕这种制度出现的学潮倾向，他们宁肯不要高明医师，为了自身统治的安全，便将医学三舍法废除了。

第七节　宋神宗在京城创办太医局卖药所

王安石变法期间，在医学上采取的重要措施，除了实行医学三舍法以改革医学教育外，其次就是成立了太医局卖药所，这是中国药学史上的一件大事。

公元1076年（熙宁九年），宋神宗诏令太医局"勿隶太常寺，置提举一、判局二，判局选知医事者为之"；"太医局……以熊本提举，大理寺丞单骧管勾"。其后不久，又诏："太医局合瘴药三十种，遣使臣赴安南行营总管司"，并诏："太医局设卖药所"，亦称熟药所。卖药所之设，一是社会急需，一是王安石变法之市易法规定"药材、盐、茶、酒，同归国家专卖"。如此大的变革，反映了宋神宗的气魄。

宋神宗（1048~1085），即赵顼，1067~1085 在位。熙宁二年（1069），任用王安石，主持变法，力谋富国强兵，改变"积贫积弱"的局面。在医学方面的举措，也反映了神宗关注军民疾苦，力图革除药材贸易上的诸多弊端。

神宗即位后，在改善军民医疗卫生条件上，可以说举措不断。例如，多次诏令京城等："老幼贫疾无依丐者，听于四福田院额外给钱收养，至春稍暖则止"；上欲授善医术，每察脉便知人贵贱、祸福的智缘官职，后依王安石言作罢；表彰刘彝"知虔州，俗尚巫鬼，不事医药。彝著《正俗方》以训，斥淫巫三千七百家，使以医易业，俗遂变"；诏："内《摄生论》并药方，惟广南州、军各赐一本，与《太平圣惠方》同颁之"；诏："闻河东路赈济饥民，多聚一处……方春虑生疫病，其令察访，转运司谕：州、县人所受粮计日并给，遣归本贯。即自它州、县流至，而未能自归者，分散处之"。

正因上述情况不断发生，宋神宗不得不于熙宁九年（1076）采取有力措施，实行太医局改革，并创设太医局卖药所，以改药材贸易及医、患用药之弊端。

当时由于药商操纵药材，使得药品缺乏，成药规格也不统一。再者，药商只顾追求盈利，不管病人安危，以次充好，以假乱真的现象相当严重。实行变法后，按"市易法"规定，药品贸易由政府控制，国家专卖，禁止商人投机。并采取切实措施，于熙宁九年（1076），在开封设立太医局卖药所（又称"熟药所"），仅一年之中，卖药所收息钱多达 2.5 万余缗。神宗予嘉奖。后来各地增设，到 1103 年已有五所。另外还设"修合药所"（即炮制作坊）两处，专门负责药物之炮炙与加工，药物先经此所加工，再由卖药所出卖。元丰中（1078~1085），"合并熟药库与合药所"，归太医局，改名"熟药所"，或名"卖药所"。此后或改称"医药惠民局"，"修合药所"改称"医药和剂惠民局"。公元 1130 年，南宋也设"和剂局"，又 12 年后改称"太平惠民局"。不久，淮东、淮西、襄阳、四川、陕西等地，均仿此成立了"惠民药局"。

官方药局的设立，促进了宋代医药事业的发展，药局所卖的熟药，比生药更便于医生和病人使用，是中国药学史上的一大进步。药局方书《和剂局方》的编纂和刊行，为推广成药、普及医药知识，发挥了重要作用。另外，药局制定的若干制度，如轮流值班制度、药品检验制度、施药济贫赈灾制度等，在历史上也都有着一定的进步意义。

官药局成立之初，通过对药品贸易的垄断，纠正了药商投机造成的某些弊病，但随着宋政府的日益腐败，官药局也逐渐变质，他们亏减药料，以假代真，其唯利是图之严重，甚至过去之药商也有所不及。一些贪官污吏还私囤成药，投机发财，人们讽刺"惠民局"变成了"惠官局"，"和剂局"变成了"和吏局"。

第八节　宋徽宗创办"医学"与编撰医学著作

宋徽宗（1082~1135），即赵佶，1100~1125 年在位，是一位在政治上、生活上失治的君王。宋徽宗在位时广收古物、书画，扩充翰林图画院，使文臣编撰《宣和书谱》《宣和画谱》《宣和博古图》。擅长书画，书法自称"瘦金书"；绘画工花鸟，重写生，有《芙蓉锦鸡》等多幅存世。就对中医学的发展而言，宋徽宗从提高医学、医生地位，到御撰医学理论与医方著作，管理医学设施的变革等，都做出了历代皇帝难能与之比拟的贡献。

崇宁二年（1103），宋徽宗诏令"讲义司奏：昨奉圣旨，令议医学"，"正在今日，所有医工，未有奖进之法，盖其流品不高，士人所耻，故无高识清流，习尚其事。今欲别置'医学'教养上医……今既别置'医学'，教养上医，难以更隶太常寺，欲比三学，隶于国子监。仿三学之制，欲置博士四员……"。上述讲义司奏，实出宋徽宗圣旨之意，赵佶阅后当然十分满意，故有"览所修格目，条析周尽，意义显明，宜令遵守施行"之评，并即诏令：置"医学"，"改隶国子监，置博士、正、录各四员，分科教导，纠行规矩，立上舍四十人，内舍六十人，外舍二百人。斋各置长、谕一人。"宋徽宗为了提高医学与医生之地位，于 1103 年

9月完成了将医学与国子学、太学、四门学三学并立的体制。可惜这一创举坚持时间不长，尚未发挥应有的作用，在执行中也时有反复。如1104年，"复置太医局"；1106年诏：复"医学"；大观三年（1109），又有"医学"可令复置；政和三年（1113），又有诏：复置"医学"；宣和二年（1120）7月罢"医学"。可见此创举实施之不易，阻力之大，医学地位提高之难。

宋徽宗大观中（1107～1110），诏令陈师文等校正《和剂局方》，并于政和三年（1113）诏"访天下遗书"，"诏天下贡医士"，"翰林医官院增至1096人"。这些举措，或正是赵佶为编撰《圣济经》所做的准备。1114年8月30日，为编纂《圣济经》，御笔诏："求方书药法"。经过约四年的工作，重和元年（1118）五月，终于完成了《圣济经》之编纂。《御制圣济经》颁行，宋徽宗御制序，并亲笔手诏："颁行天下学校……令内外学校，课试于《圣济经》出题"。并令将《圣济经》置于与《内经》《道德经》一样的地位，遵博士训说，三书兼讲。

《和剂局方》，是宋代由政府创办的专营药物买卖的"和剂局"（原名"卖药所"）配制成药的处方集。和剂局成立之初，所用方剂"或取于鬻药之家，或得于陈献之士，未曾考订，不无舛讹"。甚至药味脱漏、分两差错者时有所闻。大观中（1107～1110），宋徽宗根据陈师文表所奏，得知此情之后，便下诏书，遴选医家，进行刊正。在太医令裴宗元、提辖措置药局陈师文、陈承等人的主持下，校正、编撰《和剂局方》。裴宗元，原为江浙一带名医，公元1107～1110年间，任奉议郎、太医令兼措置药局检阅方书等职。陈师文，今浙江杭州人，曾任尚书库部郎中、提辖措置药局等职。陈承，今安徽池州人，曾任将士郎措置药局检阅方书等职。《和剂局方》在他们付出了一年多时间的努力后订正完成，共5卷，收载医方297首，成为和剂局制剂的规范。其后，该方书经过多次增补，内容日益丰富，公元1151年，又经许洪校订，改名为《太平惠民和剂局方》，颁行全国，是我国也是世界上最早的国家药局的成药处方集之一。校订后，该书由5卷增至10卷，载方达788首，每方之后，除药物组成及主治病症外，还对药物之炮炙和药

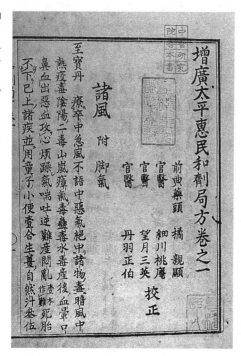

剂配制方法做了详细说明，在推广成药方面具有重要意义。该书所收载的方剂多为丸、散剂型，便于保存以备随时取用，很受群众欢迎，所以影响极大，甚至有"病者持之以立命，世人习之以成俗"的高度评价。长期的实践证明，《和剂局方》中的许多方剂都是确有实效的，所以至今仍为临床医学家所常用。但也不能否认，该书也确实收录了一些药味庞杂的方剂，对疗效的记述也有夸张的缺点，加之用药存在着偏于温燥的倾向，因此用者若不详辨疾病之证候，一味生搬硬套，则流弊难免。元代朱丹溪撰《局方发挥》给予批评，使之能更好地为人们按具体病症检方应用。

《圣济总录》，是宋代最大的一部方书，宋徽宗组织医学家广泛征集历代方书和民间有效方药，于公元1111年开始，历时7年编成。全书共200卷，分为60门，载方约两万首，对前代方书几乎囊括无遗。该书每门之下分列若干证，每证之首，先论病因病理，次述治法方药，综括内、外、妇、儿、五官、针灸、正骨等13科，内容极为丰富。

《圣济总录》是一部医方全书，故对宋代盛行的医学理论——运气学说，也做了系统的论述，体现了官方对该学术思想的重视和推崇。这里我们引用宋徽宗御制序的一段话，可知其对医药之修养和对五行六气学说的重视，他说："一阴一阳之谓道，偏阴偏阳之谓疾，不明乎道，未见能已人之疾者"，又说"可以跻一世之民于仁寿之域，用广黄帝氏之传，岂不美哉"。更强调："生者，天地之大德；疾者，有生之大患；方术者，治疾之大法。""朕悯大道之郁滞，流俗之积习，斯民之沉痼，庸医之妄作，学非精博，识非悟解。五行之数，六气之化，莫索其隐，莫拟其远，曰寒曰热，寒热之相搏，差之毫厘，失以千里"。"朕作总录，于以急世用，而救民疾，亦斯道之荃蹄云耳。……御五行之数，运六气之化，以相天地，以育万物，至于反营魂而起当生者，岂细事哉，盖有来者焉。"《圣济总录》于1125 年编成后，或未及印行，

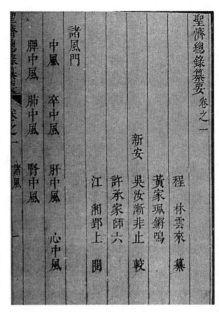

京城开封已陷落于金人之手，其书版也被金人运走，至金代大定年间（1161~1189）始刊行于世。因此，南宋医学家的著作中没有能引用该书之内容者。其后，元大德（1297~1307）重校再印，并奉诏颁行，该书才逐渐在全国流传，对我国医学的影响也逐渐扩大。

第九节　解剖新知：《欧希范五脏图》与《存真图》

中国解剖学起源较早，《内经·灵枢》中对人体内脏特别是消化管道的大小、形状、重量和容量等，已有了比较正确的记述。《汉书·王莽传》中，记载了一项明确以发展医学为目的的人体解剖活动："翟义党王孙庆捕得，莽使太医、尚方与巧屠共刳剥之，量度五藏，以竹筳导其脉，知所终始，云可以治病。"这次（尸体）解剖不仅度量了脏腑的大小，还注意探查了血管的走行方向，比欧洲以动物为解剖对象进行此项研究显然要高明得多。

宋代人体解剖学有了进一步的发展，其主要标志是出现了两种解剖图谱，即吴简的《欧希范五脏图》和杨介的《存真图》。

《欧希范五脏图》已佚，其全貌不得而知。不过从僧幻云《史记标注》所引《存真图》中杨介的追述，尚可了解该图的梗概："杨

介曰：宜（州）贼欧希范被刑时，州吏吴简令画工就图之以记，详得其证。吴简云：凡二日剖欧希范等五十有六腹，皆详视之。喉中有窍三，一食、一水、一气，互令人吹之，各不相戾。肺之下，则有心、肝、胆、脾；胃之下，有小肠；小肠下，有大肠。小肠皆莹洁无物，大肠则为滓秽。大肠之傍则有膀胱。若心，有大者、小者、方者、长者、斜者、直者、有窍者、无窍者，了无相类。唯希范之心，则红而硾，如所绘焉。肝则有独片者，有二片者，有三片者。肾则有一在肝之右微下，一在脾之左微上。脾则有在心之左。至若蒙干多病嗽，则肺且胆黑。欧诠少得目疾，肝有白点，此又别内外之应。其中黄漫者，脂也。"这些对胸腹内脏之描述，较之前人详明而准确。欧希范，广西宜州人，本为书生，通晓文字，桀黠多智，曾任推官。庆历间（1041~1048），因参加叛乱，被官兵诱杀。杨介后此五十余年，绘《存真图》时，当见过《欧希范五脏图》，其所引吴简的话，也许是吴简在《五脏图》中所说。从吴简的叙述看，当时对于脏腑的位置及其比邻关系，都有了基本正确的认识，最可贵的是记载了"蒙干多病嗽，则肺且胆黑。欧诠少得目疾，肝有白点"，这显然是我国早期的病理解剖学的萌芽了。虽然病嗽与肺胆变黑，目疾与肝生白点未必直接相关，但这种探索"内外之应"的思考方法却很有进步意义。

杨介（1060—1130），字吉老，泗州（今江苏淮安盱眙）人，以医术名四方，他所校订的《存真图》也已遗失了。晁公武《郡斋读书志》记载："崇宁（1102~1106）间，泗州刑贼于市，郡守李夷行遣医并画工往，亲决膜，摘膏肓，曲折图之，得尽纤悉。介校以古书，其自咽喉而下，心肺肝脾胆胃之系属小肠，大肠腰肾膀胱之营叠其中，经络联附，水谷泌别，精血运输，源委流达，悉如古书，无少异者。"这段话中，对于脏腑的解剖位置未予详细具体的说明，因而不能清楚地反映《存真图》的解剖学水平，但该图绘于《欧希范五脏图》之后五十余年，参照《欧希范五脏图》的可能性是很明显的，所以较前当有进一步的发展。赵希弁评价说："比《欧希范五脏图》过之远矣，实有益于医家。"此言大抵可信。

宋代的两部解剖绘图都没有流传下来，其部分内容却保留在后世的其他医书之中。例如元代孙焕在1273年重刊《玄门脉诀内照图》时，对《存真图》的图谱部分进行了转述。另外，宋代朱肱的《内外二景图》、明代高武的《针灸聚英》、明代杨继洲的《针灸大成》等等，都曾引用了《存真图》的资料。这说明杨介的《存真图》对后世医学家曾有过较明显的影响。元明时期医学书籍中的脏腑经络图、明堂图等，是我们了解宋代两部人体解剖图绘制水平的很有价值的参考。

第十节　疾病诊断水平提高

中医学诊断疾病，历来以望诊、闻诊、问诊、切诊合称四诊的所得资料，通过其所属虚、实、寒、热、表、里、阴、阳之八纲辨证，或属脏、腑、经、络之脏腑经络辨证，或属气分、血分、营分、卫分之卫气营血辨证，或属太阳、少阳、阳明、太阴、少阴、厥阴之六经辨证，或属上焦、中焦、下焦之三焦辨证等等，判断疾病的部位和性质。所有这些诊断的基本方法都是以四诊为基础的。随着时代的发展，四诊的内容也在不断丰富和发展进步，也就是说四诊的范围在扩大，在逐渐向客观化发展。例如宋以前已有王叔和之《脉经》等著述多种，但诊断方法的客观指标和数据仍然是很不具体的。所以，王叔和这样的切脉诊断专家，仍然感到切脉时有一种"心中了了，指下难明"的感受。到了宋代，疾病诊断在宋以前的基础上有了明显的进步，富有代表性、能够反映宋代的诊断理论与技术水平的专著有两部，即以切脉为代表的《察病指南》、以望舌为代表的《敖氏伤寒金镜录》(经杜本充实，为《杜氏伤寒金镜录》)。《察病指南》，是公元1241年，施发在前人成就的基础上，撰写的一部诊断专书，共三卷。施发(1190~?)，字政卿，今浙江温州人，青年时攻读医学并举子业，年长，放弃科举，专心致力于医学研究，尤以研讨疾病之诊断理论和技术为勤。同时，批评一些医学家将中医学理论简单化的倾向。《察病指南》为切脉诊断学专著中最早附图说明的文献。

该书取《内经》《难经》《甲乙经》以及有关脉学专著、诊法文献等，参互考证，以求其明白易晓、切于实用者，再分门别类，编纂而成。关于脉象的叙述，沿用了"七表八里九道"二十四脉分类法，并绘制脉图以帮助读者理解和掌握。其次，则列有审诸病生死脉法。除脉诊外，《察病指南》还对听声、察色、考味等各种诊法，进行了比较深入的论述。尤其可贵的是，该书所绘制的33种脉象图，以图示脉，使切脉诊断这一带有主观意念色彩的方法，开始有了客观依据。这是使切脉诊断易于为学者掌握、辨别、运用的一大进步。施发的脉象图，以圆圈表示脉管，在脉管内以各种象形图案，表现各种不同脉的质和形状。例如：浮脉，以脉管内有物飘浮于上来表现；与浮脉对应之沉脉，则以脉管内有物沉降于底的形状表现之；又如滑脉，历代脉学著作都形容为"如盘走珠"，也就是切脉时，病人脉象给医师指下的感觉，就像盘内走珠一样，施发在绘制该脉图像时，以一串圆圈表示走珠排列的图形；而相对的涩脉，则绘为一列直线加锯齿的图形。施发所绘脉图33幅，虽然还比较粗糙，但较之没有这种图形，学习者只能依靠文字形容的那种"心中了了，指下难明"来说，确是一次飞跃，是一次很有进步意义的创造。这是因为，它使脉诊这门学问，第一次有了比较客观且可以遵循的依据。无论初学或在临床切诊时，都可以按图所示之形状，进行体会和鉴别，对做出正确判断是很有参考价值的。

当然，施发所绘脉象图远非客观描记，而且是比较主观的想象，但这一尝试无疑是很有意义的。众所周知，在施发描绘脉搏图形之后600年，才有法国人马瑞于公元1860年首次制成脉搏描记器，实现了脉象描记图形的客观化。这较施发的脉图是一次质的飞跃，但也进一步证明施发所创造的事业，有着更为可靠的历史价值，证明了他的学术思想和设计，在历史上曾经是十分先进的。我们不能不指出，现代最先进的脉搏描记仪器，还很难甚至不能对中医学的切脉做出科学的鉴定和论断。

舌诊，是中医学特殊诊断方法的一个重要方面。这种诊断技术和理论，到了宋代，可以说也有了一个飞跃的发展和进步。

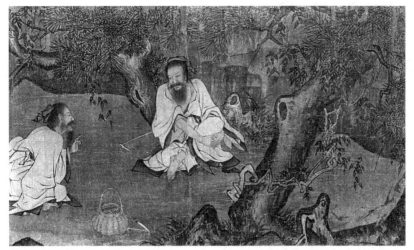

这就是可能出现于宋代末年的绘有舌苔图的诊断专书《敖氏伤寒金镜录》。

《敖氏伤寒金镜录》，现行本其作者署名杜本，而杜本生于南宋末之1277年。杜本写序时说："《敖氏伤寒金镜录》今以十二舌明著，犹恐未尽诸证，复作二十四图并方治列于左……时至正元年（1341）。"薛已也曾指出："旧有敖氏金镜录一篇，专以舌色视病，既图其状，复著其情，而后别其方药，开卷昭然，一览具在。"卢复作序时写道："敖氏不知何许人，有舌法十二首，以验伤寒表里，杜清碧又增定焉，薛已再加润色，流行于世。"从这些论述不难看出，在杜本之前确已有了舌苔图谱《敖氏伤寒金镜录》，而且绘有12幅舌图。杜本是在《敖氏伤寒金镜录》的基础上"复作二十四图"，使之舌苔图增至36幅，成为今天我们所能见到的《杜氏伤寒金镜录》（1341）。

杜本（1276~1350），字清碧，一字伯原，人称清虚先生，今江西宜春樟树人。博学善文，兼通医学，尤精望舌色、舌苔之诊断技术。曾任翰林学士，兼国史院编修官，后以病力辞。杜本增补的《杜氏伤寒金镜录》，所绘之舌图共36幅，其中24幅为舌苔图，4幅为舌质图，8幅兼论舌苔与舌质。其中标明的舌质颜色，有淡、红、青等三种，苔色有白、黄、灰、黑四种；论舌面变化有红刺、红星、裂纹等；论舌质有干、滑、涩、刺、偏、全、隔膜等描述。

每图之下，都有文字说明，结合脉证、病因、病机确定治疗原则和方法，判断疗效和预后。该书是我国现存第一部文图并收的验舌诊断专书。该书的增补、刊行，为中医诊断的客观标准化做出了较大的贡献。

第十一节　临床医学丰富多彩

两宋时期除本草、医方与中医理论之整理研究，续有创新性贡献外，临床医学的发展进步也比较明显。特别是更多有知识文化的人，在奠定了知识基础后，再来学习医学，从事医学研究与临床实践，成长为"儒医"，对推动临床医学经验总结发挥了重要作用，尤其在妇科、儿科等专科著作的著述方面成就显著。

一、妇产科学的发展进步

宋代妇产科学有了长足的发展，伴随着妇产科理论研究和临证经验的积累，产生了像陈自明的《妇人大全良方》、杨子建的《十产论》这样在中国妇产科学史上影响很大的妇科专书和产科专书。

陈自明（约 1190~1270），字良甫，今江西抚州人。世医家庭出身，博学有识，曾任建康府（今南京）明道书院医学教授。陈自明曾遍行东南，所至必尽索方书阅研，因虑妇科医籍纲领未备，医家难以深求，乃采众家之善者，并附以自家三世所传，于公元1237 年编成我国现存最早的一部妇产科专书《妇人大全良方》，以补宋太医院创设妇产科缺少专科著作之不足。

《妇人大全良方》全书 24 卷。陈自明参考宋以前妇科文献 30余种，采撷诸家之善，摘而用之，并附以家传之经验，分为调经、众疾、求嗣、胎教、妊娠、坐月、产难、产后等 8 门，每门之下又分若干病证，总 260 余论，每病证之后列举方药，分述各种疾病病因、证候、治法与方药，内容丰富，多切于临床实用。由于刻刊较多，书名比较混乱，如《妇人良方》《妇人良方大全》《妇人良方集要》等，至今尚难统一，给读者造成困扰。但这也说明其成书后对后世影响之广。

《妇人良方》一书中之调经、众疾、求嗣等门属妇科，主要论述了月经的生理、病理等。例如对月经不调、闭经、月水不断、暴崩、崩中带下、痛经等，均有比较详细的论述。该书在治疗上很重视调经，他认为"经脉不调，众疾生焉"。因此，他提出温经、通经、调和荣卫和滋养血脉等法。在求嗣门中，论述了受孕的时间问题，认为月经净后一至六天容易怀胎，过六天后则不易成胎。这只是经验之谈，与现代医学关于排卵期的认识不相一致，至于其立论依据，则有待于进一步探讨。

该书之胎教、候胎、妊娠、坐月、产难、产后诸门，则为产科内容。在产科的论述中，陈自明提出：若月经三月不行者，就应当考虑妊娠的可能；为了确定是否妊娠，他使用艾汤调川芎末内服，以验胎动的妊娠诊断方法是比较科学的。在胎教门中，他认为父母对子女的教育，不是开始于学龄时期，也不是始于婴幼儿时期，而是应当从母体妊娠之日起，就应当注意教育，所以名之为胎教。他强调母亲在怀孕期间，应当注意调摄精神情志，注意饮食劳逸，认为这些都会对胎儿有所影响。因此，他列举了妊娠禁忌药物，对于可能会产生吐、泻作用的牛膝、三棱、干漆、大戟、藜芦、巴豆等都应予禁服。此外，陈氏更明确强调孕妇应禁酒等。所有这些都是出于对胎儿正常发育的保护。因为这些药物对子宫平滑肌是有兴奋作用的，其毒性也可能对胎儿发育造成影响，甚至引起畸形。我国胎教学说的发展，不但强调妊娠期的饮食营养、起居劳逸，更有意义的是强调母亲要情志愉快，不要暴怒癫狂等，还要听喜爱的音乐，看有兴趣的戏曲，虽然还不能说明如此确能培养出未来子女对琴棋书画的兴趣和天才，但对胎儿之正常发育必定是有益而无害的。

我们还要指出，陈自明作为一位妇幼保健学者，他承继了我国提倡晚婚以强壮民族素质的传统主张，正如他所强调："男虽十六而精通，必待三十而娶；女虽十四而天癸（月经）至，必待二十而嫁。皆欲阴阳完实，然后交而孕，孕而育，育而子，必坚壮长寿也。"陈氏上述论述是十分科学的，中华民族的健康发展，不能说与陈氏的宣传教育无关。这一论述，不但历史上如此，而且对我们现代人仍有着可贵的指导意义。

令人钦佩者，除上述陈氏之远见卓识外，他所论述的"世无难治之病，有不善治之医；药无难代之品，有不善代之人"，颇富哲理。他对医、药学家在医疗实践中提出了很高的要求，也反映了陈自明在医疗实践中敢于治疗，又善于治疗，用药选择灵活，千方百计提高治疗水平的永不止息的思想。

杨子建，名康候，青神（四川）人，毕生勤奋读书，精研医理，能融会贯通《内经》之学，崇拜次注《素问》的王冰，认为后世仅"王冰一人精通此理"。他约早于陈自明100余年出生，他的《十产论》约成书于公元1098年，是一部产科学专门著作。所谓十产，是杨氏据经验总结的十种正常和异常的胎儿分娩式，即正产，指正常分娩；伤产，指未足月产或催产过早者；冻产；热产；横产，指肩先露；倒产，指足先露；偏产，指额先露；坐产，指臀先露；碍产，指脐带攀肩；盘肠产，指子宫脱垂。杨氏的概括是相当全面的，他的叙述几乎涉及了各种难产的情况。杨子建在《十产论》中详述了各种难产的诊断要点和助产方法，尤其是他所描述的转胎手法，是产科学史上异常胎位转位术的最早记载。例如肩先露的横产转位手法，他叙述说："凡推儿之法，先推儿身令直上，渐渐通以中指，摩其肩，推其上而正，渐渐引指攀其耳而正之。俟其身正，门路皆顺，煎催生药一盏，令产母服后，方可使产母用力，令儿下生，此名横产。"又如："碍产者，言儿身已顺，门路已正，儿头已露，因儿转身，脐带拌其身，以致不能生。"很明显，杨氏所叙述者是脐带绊肩不能生下的难产。那么，作为产科之助产人员，如何排除这一困难呢？杨子建也作了很具体的论述，他说："令产母仰卧，产婆（助产士）轻手推儿向上，以中指按儿肩，脱脐带，仍令儿身正顺，产母努力，儿即生。"以上所举两例难产之排除方法，都是符合现代产科学的基本要求的。杨子建是公元11世纪四川的一位产科学医学家，他身处边远的四川，又饱受封建社会礼教束缚之苦，但仍对产科特别是诸多难产，能有如此科学的论断，实在令人钦佩。陈自明撰《妇人大全良方》中之难产门，其内容基本上引自杨子建撰的《十产论》，可见其影响是很大的。现代产科学传入我国后，当时的人在全盘西化思想的影响下，不分科学与否，一概排除了我国世世代代流传下来的助产技术，视之为落后，不知其中尚有许多现代产科学所不能替代的科学内容，太可惜了。

二、小儿科学的进步

我国医学的小儿科，向以颅囟、少小名之，其专著应该说早已有之，如《颅囟经》等，但其失之过简，或已不存于世。唐代孙思邈十分重视妇幼之独立成科，也积累了非常丰富的资料，但只详列于《备急千金要方》与《千金翼方》之卷首，未能以专著形式面世。直至宋代，小儿科专家钱乙的《小儿药证直诀》一书问世，才使我国儿科学的进步达到了新的高度。该书是我国现存第一部内容丰富的儿科专著。

钱乙（1032~1113），字仲阳，今山东郓城人。父颢善医，然嗜酒喜游，东游海上不返。当钱乙只三岁时，母死，由姑母收养，并教导其继承医业。钱擅长儿科医疗，为方不偏执一家，不拘泥古法，时出新意，又与古法相合，闻名于时。元丰（1078~1085）间至京师，因治愈长公主之女疾，被授予翰林医学士。后皇子病瘛疭，钱乙进黄土汤而治愈，宋神宗（1068~1085）询问其治疗医理后很高兴，钱乙升任太医丞（相当于太医局业务副院长），并获赐紫金鱼袋。由是公卿宗戚家延请者无虚日。其后不久以病辞归故里。但哲宗年间（1086~1100）又诏钱乙入禁中，留之日久，终因年高固辞归里。钱乙治病有用药者，有不用药者，判断预后之吉凶，颇多所言。钱乙治学，十分重视三点：一要多多向名师名家请教，二要广泛阅读医书专著，三不可恪守古法。此三者当是钱氏在小儿科学方面取得成功的关键所在。

《小儿药证直诀》一书，共三卷，是由钱氏的学生阎孝忠，根据老师 40 年积累的临床经验和理论知识，加以整理总结而成的。本书上卷论脉证治法，中卷叙尝所治病，下卷为诸方，阎孝忠辑成之年为公元 1119 年。

钱乙论述小儿科学时十分重视小儿的生理、病理特点，他着重指出小儿处于发育生长阶段，"五脏六腑，成而未全，全而未壮"，由此决定了婴幼儿的病理特点为："易虚易实，易寒易热"。他考虑到存在于小儿身上的这些生理、病理特点，所以在治疗原则上主张应以"柔润"为法则，反对"痛击"和大下、蛮补之剂。对于一些必须应用下剂的病证，他也强调在下后必须用和胃之剂加以调理。他的这些论述和所制定的原则，在指导小儿科疾病的治疗上是十分重要的，也为历代小儿科医家所遵循。

钱乙治学思想如《宋史·钱乙传》所述，"为方不名一师，于书无不窥，不靳靳守古法"。他既尊重前人经验，又不墨守成方，根据自己的临证经验，大胆创制新方，并善于化裁古方。他自创或化裁的许多方剂，如异功散、六味地黄丸、升麻葛根汤、导赤散等，至今仍广泛应用于儿科临床。并且，一些方剂不唯儿科，也成为其他科的常用方。

钱乙分列五脏虚实证候及治则处方，并在临证时常以五脏病变作为施治的依据，从而确立了以五脏为纲的辨证论治方法，并为以后的脏腑辨证奠定了基础。

在诊断上，钱乙进一步发展了儿科望诊的方法，根据实践经验归纳总结出了"面上证""目内证"，运用面部望诊和目内望诊的方法，观察不同疾病在面部和眼睛上的不同变化，提高了难以准确获得问诊和切脉的儿科疾病的诊断水平。因此，他的望诊方法对指导小儿科临床是很有帮助的。

在儿科常见传染病麻疹、水痘与天花的鉴别诊断上，钱乙也有超出前人的见解。隋唐以前，有关这三种传染病的鉴别诊断是含混不清的，但对它们作出鉴别对于临床治疗和判断预后又是十分重要的。至宋代有关痘疹方面的书多了起来。钱乙在他的书中对这三种传染病的鉴别也有所论述。如他讲到麻疹患儿的典型症状："面燥腮赤，目胞亦赤，呵欠烦闷，乍凉乍热，咳嗽喷嚏，手足梢冷，夜卧惊悸，多睡，并疮疹者，此天行之病也。惟用温凉药物治之，不可妄下及妄攻发，受风冷。"可见钱乙已注意到麻疹与感受时邪有关，并比较正确地阐述了诊治法则。另外，对麻疹、天花与水痘三者在形态的鉴别上，钱乙也有所述及："五脏各有一证，肝脏水疱，青色面小；肺脏脓疱，色白而大……脾脏疹小而次癍，故色赤而黄小也。"这里分别提到天花的脓疱、水痘的水疱与麻疹的疹子。但在病因上，虽认识到与时行有关，却同时又认为系胎毒所致，可见在病因上，概念是比较笼统模糊的。

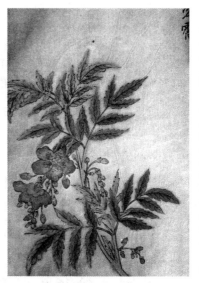

宋以前，惊、痫不分。至钱乙始创惊风病名，使与痫症区别开来。并将惊风分为急惊风与慢惊风，指出急惊多实，慢惊多虚，故治疗上"急惊宜服凉泻之药，慢惊宜用温补之方"。

书中钱乙还对许多儿科常见疾病进行了论述。由于钱乙在小儿科方面的贡献，后世尊他为我国儿科的奠基人。《四库全书提要》评钱乙书曰："小儿经方千古罕见，自乙始别为专门，而其书亦为幼科之鼻祖。后人得其绪论，往往有回生之功"。

董汲，字及之，东平（今山东东平）人，北宋医家。撰有《小儿斑疹备急方论》《脚气治法总要》《旅舍备要方》等。他擅长治疗小儿科疾病，于痘疹尤精，与钱乙齐名。公元1092年冬，山东东平县天花流行，当时已为名医的董汲，用白虎汤治疗获效。次年撰《小儿斑疹备急方论》，对麻疹与天花已有初步鉴别能力，始将麻、痘分别论述："其腑热者即为疹，盖热浅也，其脏热者即为泡。"将麻疹称为"麸疹"，以其疹愈时皮屑如糠麸脱落而名之。

董汲治疗斑疹，善用寒凉药物，反对滥用温热之剂："大率世俗医者，斑疹欲出，多以热药发之，遂使胃中热极。其初作时，即斑疹见于皮下，其已出者，变黑色而倒陷，既见不快，犹用热药，熏蒸其疾，斑疹得热，则出愈难，转生热证，大小便不通，更以巴豆取积药下之，则使儿脏腑内虚，热又不除，邪气益深……遂使百年之寿，一旦为俗医所误也，可不痛哉！"对此，董汲阐述了他的治疗原则，认为："其证候未全或未明者，可与升麻散解之；其已明者，即可用大黄、青黛等凉药下之，次即与白虎汤……大率疹泡未出即可下，已出即不可下，出足即宜利大小便……"他所述的治疗原则与方法对当时及后世均有一定影响。《小儿斑疹备急方论》一书，可称为论述小儿痘疹证治的第一部专著。钱乙看到董汲以书稿请教，读后惊叹曰："是予平昔之所究心者，而子乃不言传而得之"。钱乙为了嘉奖少年艺术之精，于元祐癸酉（1093），欣然为之作序。钱乙时已年逾古稀，称董汲为少年，可见当时董汲尚年轻。

在此，我们还应提一下滑寿的《麻疹全书》所论："舌生白珠，累累如粟，甚则上颚牙龈，满口遍生。"医史界曾有人以此认为滑寿是最早描述麻疹黏膜斑的医学家，并建议科氏斑应改名为滑寿科氏斑，以尊重滑氏之发现和贡献。

三、外科学的发展进步

外科在中国，是一个古老的学科，但以"外科"命名专著者约始于宋代。当时医学教育分医学为三个专业，外科与针灸、方脉并列，包括疮肿、伤折、金疮等。

宋代外科富有代表性的著作有：东轩居士《卫济宝书》（1170）、李迅《集验背疽方》（1196）、伍起予《外科新书》（1207）、陈自明《外科精要》（1263）等。其中伍起予《外科新书》已佚，但它是以外科命名书名之最早者。

伍起予，生平贯里未详，所撰《外科新书》，乃集上古以来有效方论要诀而成。原书虽佚，但其内容，因陈自明撰《外科精要》而尚可知一二。邹应龙为《外科新书》所作序说："大抵痈疽，发于背者，至危殆之疾也，多至不救者。夫岂皆命也哉！然有法可活，非膏涂末敷之能愈。初觉便从头上作艾炷，宜泄蕴毒，使毒气亟夺，而无内蚀之患。惟头颈则否，此更生法也。灼艾之外，则又有奇方存。起予平昔屡用屡效，实不敢私，以广其传。"由序文可知，伍起予在《外科新书》中，除论述传统的治疗痈疽之法外，并有自己创造性的医疗技术与理论，其创新之内容，或有被陈自明视为"精要"，而收录于《外科精要》者。

东轩居士《卫济宝书》，是一部富有学术性、创新性的外科专书，代表着宋代外科学发展的新水平。关于东轩居士，是否为《卫济宝书》为作者，存有异议，但他曾参与该书之整理则属实。《卫济宝书》内容中所涉神秘者，或能说明东轩居士或确为其作者，故暂以其为作者评述之。

东轩居士，生平贯里不详。据考，东轩居士即北宋之魏泰。按：魏泰，字道辅，襄阳人，工文学，崇观间（1101~1110）人，著有《临汉隐居集》《东轩笔录》。由此可知，东轩居士或即魏泰。又有人考证，其为孝宗（1163~1189）以前之人。其意与前考无矛盾。

《卫济宝书》，恐怕并非一人之专著，前后当有多人参与其整理研究。这也并非不可理解，医学史上此类悬案并不罕见。对待这部书，首先应该重视其内容。我们今天所能见者，乃因该本得《永乐大典》《四库全书》收录而传世。该书是中国医学书籍中首先正确描述恶性肿瘤之形态特点，而且首先创用"癌"字命名者。例如："癌疾初发者，却无头绪，只是肉热痛，过一七或二七，忽然紫赤微肿，渐不疼痛，迤逦软熟紫赤色，只是不破"。"癌"字是该书首创字，从广从嵒。嵒者通岩，取其盘纡隐深，磋嵬岑嵒，岩崖连形，用以比喻癌肿凹凸坎穴之菜花样外观形态，并喻其坚硬如岩石之状貌。为了帮助读者理解认识，作者还绘有"癌原图"，也很生动形象。再如：所记载之"验透胸膜法"，从方法与步骤来看，颇似来自唐代的孙思邈法。但在用物与具体要求上，则有明显之改进。如所强调：首先要用"捻子试之"，然后在用物上，将孙氏用纸改进为用竹膜，这是改进的重要一步。因为，竹膜比纸更能准确观察其是否透胸。《卫济宝书》："试法论，疮已溃，须用好厚纸，作一合索捻子捻之。看分数。如背上自肝腧以上，试直入无偏斜，及一寸三分者为将通，十全三四，过此不治。虽过数而精神强者，须以竹膜一片可敷疮口。密者，先择一净明室中，以水湿疮口四旁，然后敷竹膜，在静看其动，似气之拽，拽则已通矣。非风非扇，而与呼吸相应，十死不治，此无可疗。"并强调："背溃，皆以此法试，至妙。如无竹膜，可糊合为之。"《卫济宝书》所记述之鉴别胸背部化脓性感染是否穿透胸膜的方法，有着很高的科学价值，在没有 X 光等先进仪器设备的古代，可以说是最高的科技成就。

第十二节　宋慈总结法医学著成《洗冤集录》

我国最早有关法医方面的著作，是五代时期和凝与和𫎚父子合著的《疑狱集》。至宋，又有佚名的《内恕录》、郑克的《折狱龟鉴》、桂万荣的《棠阴比事》等。但这些书多为各种类型的案例记载，尚不能说是法医检验专著。堪称我国，并且也是世界上第一部系统的法医专著者，当推宋代宋慈所著之《洗冤集录》。

宋慈（1186~1249），字惠父，福建建阳人，出身进士，曾四任法官。在他掌管刑狱期间，非常重视检验工作，从而积累了丰富的经验。《洗冤集录》即他为提高检验水平，避免断案失误，总结自己的经验，并求教于医师、前辈，"博采近世所传诸书，自《内恕录》以下凡数家会而粹之，厘而正之，增以己见，总为一编"而成的。他认为，同行倘能按此办事，则能"洗冤泽物，当与起死回生同一功用矣"。

《洗冤集录》刊行于 1247 年。我国现存最早的本子为元代刊本。分为五卷，现藏于北京大学图书馆。

该书从人体解剖到检验官如何正确对待检验，以及检验疑难要案的方法对策，对初检、复检，妇、儿尸体的检验，对伤亡原因的鉴别等，都有详细论述。

宋慈在尸体检验方面，为检验官做出了严格的规定，强调法医需尽快带领仵作（具体施行检验的人）赶赴现场。检验时，不能为避尸气而高坐远离，燃香熏隔，更不能任听仵作喝报，要亲自检验。宋慈详述了自杀、他杀、生前伤与死后伤的鉴别方法，以及雷击、中毒、溺死、自缢死等的特征。论述的尸斑、尸僵、腐败等尸体现象，都是比较正确的。

书中的许多内容，符合现代科学原理。如：在验骨伤时，如表面无损伤痕迹的，可"用糟醋泼罨尸首，于露天以新油绢或明油雨伞覆欲见处，迎日隔伞看，痕即见"。这是利用油绢或明油雨伞吸收部分影响观察的光线，从而易于查验伤处。这与现代法医学用紫外线检验骨伤一样，都是在应用光学原理，只不过前者出于经验积累，尚不能明示其原理。

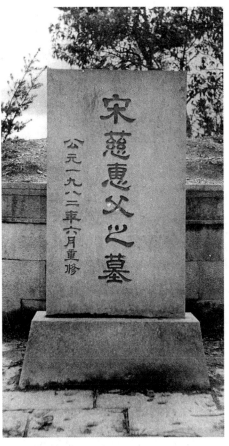

宋慈墓
宋慈（1186~1249），字惠父，福建建阳人，撰有法医专著《洗冤集录》。

此外，书中还提到了用糟（酒糟）、醋等，泼罨尸首及伤痕处，这种方法和现代法医学用酸沉淀以保护伤口，防止外界细菌感染，减轻伤口炎症及固定伤口的原理也是一致的。

又如滴血验亲法，自秦汉以来就有关于这方面的记载。《洗冤集录》也收载了该法。宋慈认为子女的血如滴在父母的骸骨上，则血入骨，若非亲生者则不入。说明古代已注意到父母血型对子女血型的影响了。所以说，这是后世血清检验法的原始记录，它较欧美各国有关这方面的记载要早许多。现代一些法医学家仍认为："滴血法"是现代亲权鉴定血清学的先声。

最后，宋慈还论述了解毒与急救的方法。在缢死急救法中，介绍了类乎现代人工呼吸法的方法，是比较科学的。

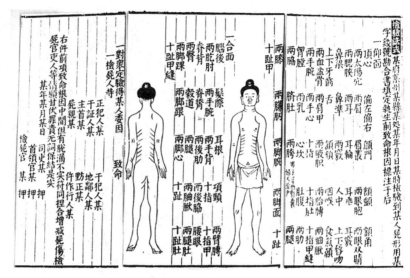

检尸法式图

法医学之检尸法式，亦称尸帐，是元代检验制度中的一项重要制度。该项规定颁发于元大德八年（1304）。检尸者按文字要求，依图记述伤损所见，其法律效用与今之法医鉴定书相当。

（引自《元典章·刑部》卷五）

总之，《洗冤集录》一书和现代法医学相比较，不仅论述所及范围、项目基本一致，且包括了现代法医检验所需的基础知识。它涉及生理、解剖、病理、药理、毒理、骨科、外科、检验学等多方面的知识，不仅是宋以前法医成就的总结，而且也从一个侧面反映了古代医学的发展水平。该书刊行后，引起了很大重视，迅即成为当时和后来审案官员的必备书。元、明、清代许多法医著作，很大程度上都是在《洗冤集录》的基础上发展而成的。《洗冤集录》一书不仅在国内，而且在国外也受到了广泛重视，曾被译成荷兰文、法文、朝鲜文、日文、英文、德文、俄文等多国文字流传。国外最早的法医专著为意大利人福窦乃·法特里（Fortunatus Fedeli）于1602年所著的《法医学专书》四卷。该书较《洗冤集录》要晚约350余年。西方在十六世纪以前，办案也基本上以《洗冤集录》为依据。

当然，《洗冤集录》中也存在着一些错误认识。如"若真自缢，开掘所缢脚下穴三尺以来，究得火炭方是"等，实在有些荒诞可笑。

第十三节　科学家沈括、文学家苏轼与医学

前已述及，北宋诸帝多关注医学，甚至亲自征集医方，治疗病人，编撰医书。当时著名政治家、文学家，如王安石、范仲淹等，也多有奏请促进医药卫生之发展与改进者，知识分子仕途不通，在"不为良相，愿为良医"的思想指引下，改变了过去以医为小技、为耻之观念，壮大了"儒医"队伍，促进了医学理论水平的提高与技术的普及。沈括、苏轼两位大学问家，虽不以医为业，但也涉足医疗，可谓宋之一大盛事。

沈括（1031~1095），字存中，今浙江杭州人，北宋著名科学家。仁宗嘉祐时进士，神宗时参与王安石变法，官至翰林学士，博通天文、历法、算学、物理、生物、医学等。晚年举生平见闻，撰《梦溪笔谈》，其所记之《奉元历》，与今阳历相似。他创立了"隙积术"和"会圆术"，发展了我国数学；他发现了地磁偏角的存在，比欧洲早400多年；他记述毕昇发明活字印刷，首先提出了石油这一名称，最早描述生物化石；等等。所有这些都为我国自然科学、应用技术等的发展，做出了重要贡献。特别值得重视的是他精究药物和收集有效医疗方法。

沈括在医药学上的贡献，除在《梦溪笔谈》中有所体现外，还可从《苏沈良方》一书中得到启示，因为该书中包括了沈括所收集到的大量有效医方。用现代语言来讲，沈括的治学是很有群众观点的，他并不迷信古人，曾强调："技巧器械，大小尺寸，黑黄苍赤，岂能尽出于圣人。百工、群有司、市井田野

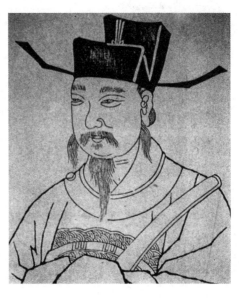

沈括画像

沈括（1031~1095）字存中，钱塘（今杭州）人，宋代杰出的科学家。《宋史》："博学善文，于天文、方志、律历、音乐、医药、卜算，无所不通，皆有所论著"。英国中国科学史专家李约瑟博士称之为"中国整部科学史中最卓越的人"。在医学方面撰有《沈存中良方》，与苏轼医方书合刊者名《苏沈良方》，影响广泛。

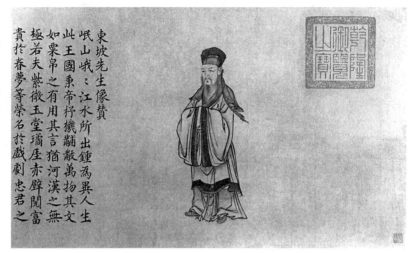

苏轼像

苏轼（1037~1101），字子瞻，自号东坡居士，眉山（今四川）人。元祐间官至翰林侍读，礼部尚书，后贬海南。擅长书法，喜好医药，撰有《良方》。

（引自徐邦达《古书画过眼要录》二集）

之人，莫不预焉。"他是这样讲的，也是这样恭身实践的，特别在医药知识方面尤其如此。所以人们赞扬他"凡所至之处，莫不询究，或医师，或里巷，或小人，以至士大夫之家，山林隐者，无不求访，及一药一术，皆至诚恳切而得之"。

例如：秋石的制备。秋石是一种尿甾体性激素。沈括在论述秋石的制备法时，分为阳炼和阴炼两种。其阳炼法，成功地运用了皂苷沉淀甾体的特异反应，从而勾画出 20 世纪优秀甾体化学家在 20 到 30 年代才取得的成就。英国以研究中国科学技术史而著名的生物化学家李约瑟博士，及随后的日本关西大学教授宫下三郎，都以其卓越的研究论文，确认沈括所记载的秋石制备法，是世界制药化学史上的光辉业绩。

沈括很注意有效方药的收集整理，但从不兼收并蓄，而是强调实效。因此，他对前人著作的评价也能一分为二。如他评述说："世之为方者，称其治效，尝喜过实，《千金》《肘后》之类，犹多溢言，使人不复敢信。"的确，古代医方书籍，存在着比较明显的有方必录的缺陷，夸大失实

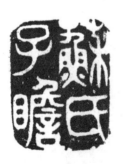

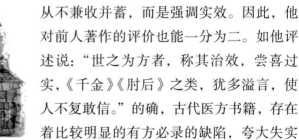

苏氏子瞻次瓷印印文

宋·苏轼印章

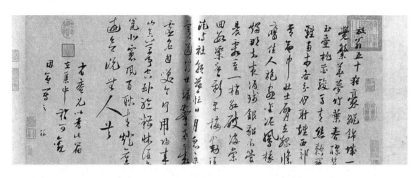

陆游《怀成都十韵诗》

陆游（1125~1210），字务观，晚年号放翁，越州山阴（今浙江）人，曾撰《陆氏续验方》一书，述其医疗经验与所征集之医方。（故宫博物院藏）

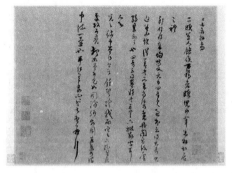

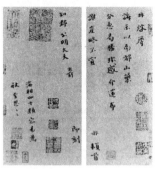

赵孟頫书《中藏经》

赵孟頫（1254~1322），字子昂，宋太祖子秦王后裔，世居湖州（今浙江），工诗文，善书画，《元史》本传称其"篆籀分隶真行草书，无不冠绝古今"，遂以书名天下。（上海博物馆藏）

之处不少，但能像沈括这样直言不讳地予以评述者太少了，由此也可看出沈括求实和对前代医学家一分为二的客观态度。在现今，对待中医学仍然存在着要么全盘否定，要么全盘肯定的现象。这两种态度都是很有害的。

苏轼（1037~1101），字子瞻，眉山（今四川）人，北宋著名文学家、书法家，号东坡居士。苏轼为嘉祐进士，因反对王安石变法而被贬。哲宗时（1085~1100），曾任翰林学士，官至礼部尚书，以文才列"唐宋八大家"之一。喜爱医药，广交名医，在其先后被贬黄州（今湖北）、惠州（今广东）、儋州（今海南）各地时，均很注意收集当地医疗知识经验。后人将其所集之医方，并入沈括《沈存中良方》之中，合称《苏沈良方》。

《苏沈良方》，即《苏沈内翰良方》，系后人将苏轼、沈括二位平素所集有关医药卫生知识与医疗经验之医方，汇纂成册予以命名的。由于二人先后均曾任翰林学士之职，而该官职负责内朝诏令之起草，掌内廷机要之事，被称为"内相"；而翰林院则总领天文、书艺、图画、医官四局，故编辑二人所集医方为一册时，命名为《苏沈内翰良方》，其后简称之为《苏沈良方》。原书15卷，现仅存10卷本、8卷本两种，包括医论、本草、医方、灸法、养生保健与炼丹内容，所收各科验方约150首，所集药物30余种，对药物性状、产地、功用、辨析、异同等，考订明细，十分重视实用。对该书价值的评价，《四库全书提要》赞曰"非他方所能及矣"，可作为研究者之参考。

第十四节　藏医学的发展

藏医学，是我国少数民族医学中发展历史最悠久，内容最丰富的一种传统医学。藏族阿里王时期，在时间上约与两宋时期相当。公元1038年，阿里王朝古格王智光，派人聘请孟加拉高僧阿狄夏·迪巴卡拉到阿里。这位高僧精通医学，编译有《头伤固定治疗》《补精壮阳甘露秘方》等。西藏医学家洛钦·仁钦桑布，又将由阿狄夏·迪巴卡拉带到西藏的天竺医学经典《八支药方》等译成藏文，在西藏流传。

随着四王系割据形势的稳定，在教派之中，有一迭玛教派，以从事考古和文物发掘为特点，从而有许多医学著作在各地出土，例如《医药甘露宝瓶》，在今达旺地方被掘出；《救命甘露》，在今隆子地方被掘出。尤其重要的是公元1012年（宋大中祥符五年），德敦·查巴旺西在今山南桑耶地方桑耶寺乌兹经堂的瓶形殿柱内，发掘出宇妥·元丹贡布手写的《四部医典》，并专心致力于该书的研究和流传。在他逝世前，再传多敦·贡觉杰布和宇妥·萨玛元丹贡布。

宇妥·萨玛元丹贡布（1126~1202），后藏尼昂堆古希热人，自幼跟父亲学医，后又拜师多人，并到印度、尼泊尔、斯里兰卡等地求学探索，后又到江孜地区学习参考内地传入西藏的医书《月王药诊》等。医术高明，撰有《脉诊指要》《医疗实践简论》《三部卷轴医经》等著作。当他得到宇妥·元丹贡布的手书《四部医典》后，视若珍宝，一面进行认真的学习和研究，加以批注；一面根据《四部医典》成书后300多年藏医学的发展和实践经验的积累，对《四部医典》做了新的补充和修订。与此同时，他还编写了多部关于《四部医典》的注释的著作。据统计：流传至今有关注释《四部医典》的著作共有18部，其中半数为宇妥·萨玛元丹贡布的手笔。此外，他的医学著作还有《五行调和论》《妇人医方十四种》《本草大全》等十余种。宇妥·萨玛元丹贡布，不但是一位杰出的藏医学家、药学家，还是一位画家，他所绘制的《脏腑解剖图》和教学用的接骨图画，在藏医学的发展中也产生了重要的影响。因此，清初著名藏医学家德斯·桑结嘉措（1653~1705），在全面研究了宇妥·萨玛元丹贡布的生平和著作后评价说：宇妥·萨玛元丹贡布编写的医书，犹如黑暗中的明灯，照亮了藏医学发展的道路。并誉他为"凡间的药王"。

　　在两宋时期，除藏医学得到很大的发展外，其他少数民族的医学或多或少还未摆脱比较原始的状况，或尚未有较深入的研究，如契丹、党项、回鹘、吐谷浑和蒙古族等，我们将纳入下章予以简要叙述。

第八章

医学争鸣与少数民族医学融合

辽夏金元时期（907~1368）

　　从唐末五代十国到元代统一的 300 多年间，华北、东北、西北、西南和北部边疆，同时或先后存在着各少数民族统治阶级建立的政权。如：西州回鹘（今维吾尔族），以高昌（今新疆吐鲁番）为中心，自 10 世纪到 1209 年活跃了 200 余年；西部和西南部的吐蕃政权（今西藏、青海、甘肃等地），白族大理政权（今云南），自 937 年到 1254 年活跃了 300 余年；同时，北部由契丹族建立的辽王朝（907~1125 年），活跃 200 余年；党项羌族建立的西夏王朝（1032~1227 年），活跃了近 200 年；女真族建立的金王朝（1115~1234 年），活跃了 100 余年。最后由蒙古族统治阶级统一中国，建立了元朝（1206~1368 年）。因此，在元代大统一之前，政权基本上分立，其间的战争兼并与友好交往相互交替进行，促进了医药卫生的交流。例如：战争的掳掠是十分凶残的，但在客观或主观要求上，交流了医药卫生知识和技术。这一段由于战争掠夺和作为议和条件，高明的医药学家、著名的医药书籍、先进的教学模具（针灸腧穴铜人等），成为边远少数民族同中原政府作战的目标之一。这种战争应该反对，但在促进国内医学交流，为边远地区带来先进医药卫生保健知识和技术方面，也从血泪中显现出若干积极因素。必须指出：这些少数民族的统治阶级在初建政权时，都是该民族内部的奴隶主贵族势力，在他们建立和巩固其政权的过程中，总是以对内对外的残酷镇压、杀戮和掠夺，造成过严重的灾难和祸害；但当他们进驻或入主中原之后，在先进的汉族文化、医学科学的影响下，自觉不自觉地总是要接受汉族文化和医药卫生习俗的影响，从而促进各少数民族奴隶制度的逐渐解体。在这些不断的交往中，契丹、回鹘、吐蕃、党项、羌、女真和蒙古族等人民，都与汉族人民建立起了互相学习、互相支援、友好交往的密切关系，也建立起了密切的经济、文化、科学技术、医药卫生联系。在这些密切的相互交往、联系和影响中，汉族的文化、科学技术和医药卫生得到了丰富和充实，各少数民族的文化、科学技术和医药卫生，则得到了提高和发展。在这一历史时期，由各族人民的辛勤劳动和创造发明，共同创造的中华民族的文化、科学、医学等，得到了更为明显的体现。

公元 1127 年，于北方兴起的金政权灭亡了北宋；公元 1279 年，随着南宋灭亡，于北方兴起之蒙古族统一了全国，建立了元朝。南宋时期（1127~1279），中国实际上已是辽、夏、金、蒙古与大理多个政权并立的状态，没有一个政权可以统领全国。政治上的多中心，军事上的对立、兼并，造成了经济上的衰退，人民生活困苦，科学文化发展受到严重限制与影响。从积极方面考虑，民族间文化、医药交流增多，促进了上述少数民族传统医药卫生的发展与进步。金、元时期处于女真、蒙古族等少数民族之统治之下，原汉族之统治文化受到冲击，学术界传统的统治思想相对有所削弱，争鸣思想与影响也相对比较活跃。《四库全书总目提要·医家类》高度评价金元医学之争鸣，比喻说"儒之门户分于宋，医之门户分于金元"，概括了中医学发展在金元时期的特点。

第一节　契丹族医学

契丹族，我国北方古老民族之一，在唐以前生活于辽水流域，"其疾病，则无医药，尚巫祝，病则巫者杀猪狗以禳之"，或有疾时求治于其他民族之医学家。公元 907 年，辽太祖耶律阿保机（872~926）称帝，建立辽。在扩张势力、大举征服的战斗中，契丹人从吐谷浑得医人之子直鲁古，直鲁古后为辽国名医。又如所得汉人韩匡嗣，也以医术名于辽。至辽太宗耶律德光，继续南掠中原，攻占后晋都城汴京（今河南开封），掠夺医官、方伎、图书、铜人、明堂、石经以及百工，"尽载府库之实以行"，分别送往上京（今内蒙古东北部）和黄龙府（今吉林长春农安县）。辽统治者对医生比较重视，如直鲁古、韩匡嗣，由于"善医，直长乐宫，皇后视之犹子"，邓延贞"治详稳萧留宁疾验，赠其父母官以奖之"。10世纪至11世纪初，辽引进汉文化，初创契丹文字。耶律庶成为了改变契丹族医人"鲜知切脉审药"之事，把汉族医学书籍翻译成契丹文，"自是，人皆通习，虽诸部族，亦知医事"。当时契丹人如饥似渴地攻研汉族医药书籍，如东丹王耶律倍"市书至数万卷，藏于医巫闾山绝顶之望海堂"，"其异书，医经，皆中原所无者"，足见其藏书之多和版本之珍了。在宋辽关系友善的100余年里，宋辽之间的药物互市十分繁荣。此外，辽与西夏、吐蕃、回鹘之交往也很频繁，药材之馈赠、易货的品种也越来越多。辽与女真的药物交易也很活跃，其中尤以"成形人参不定数"，可知东北人参已成为契丹、女真贸易的热门货。上述情况，基本上反映了辽王朝建立前，契丹族医药从信巫到朝着医药学方向发展的大趋势。

随着辽政权的稳定，至辽太宗耶律德光年在位时（927~947），采用"因俗而治"的统治办法，加之汉臣之被任用，中原汉族的制度等便被带到契丹，从此公卿百官皆仿效中原，尤以南府为最。即使在北府的官制中也有"汤药小底、尚饮小底、盥漱小底、尚膳小底"之设立，甚至也设有"太医局"，如："太康四年……有疾，上命乘传赴阙，遣太医视之"；"疾甚，遣太医视之"。又如直鲁古任太医等，都能说明北府（即北面官，在医事制度方面已设太医局，由局使，副局使，都林牙等总领医政，以辽人为主）已接受宋之医事制度。在南府，由于接近宋的统治区，其仿效唐、宋制度更为明显。如所设之三省、六部，以及台、院、寺、监、诸卫、东宫等机构，其官员也大都由汉人充任。在医药学方面，辽世宗天禄四年（950），设翰林医院，翰林医官多人掌供奉医药及承诏治疗众疾。这一设置创设于唐末，可见辽统治者为了完善自己的医药管理，发展其医药学，做出了巨大的努力。在翰林医院充任翰林医官者，除契丹贵族医学家耶律庶成外，有不少人都是汉族医学家，如李巘、李爽、陈秘等十余人。辽道宗时（1055~1101），为了加强药材之管理，在内侍省设立内库、汤药局，各选精通药材和汤药的医药学家，充任提点一职。内库是专门为皇室贮藏管理贵重药材的，据《辽史·萧兀纳传》记载，萧兀纳被诬借内库犀角而罢官一事，即知其内库乃管理药材的重地。至于汤药局，则是管理用药之机构，多由汉人充任都提点、勾当之职，如汉人王继恩、赵安仁等即是。

契丹族统治阶级为了发展自己的医药学，加强自己的医学家队伍，曾采用了求医、进医、习医三种措施。如公元937年（天显十二年）11月，"遣使求医于晋"，晋于12月派医赴辽；公元1001年（统和十九年）1月，"回鹘进梵僧名医"，充分说明回鹘（今维吾尔族）与契丹族之间的医药交流关系也是十分密切的。契丹族医学在与汉族、维吾尔族等等医学交流中得到了较快的提高。医药学水平的提高，使契丹人对巫医的信仰日趋动摇。到10世纪中叶，契丹人便对巫医的欺诈杀人活动，采取了断然的措施。例如公元955年，由于巫医猖獗，女巫肖古妄称取男子胆合药可以延年，"不数年杀人甚多"。契丹统治者"后悟其诈"，便下令将她射杀。

还须指出，契丹族在摆脱巫医的统治后，不但积极学习、引进临近各民族的医药，甚至掠夺医生、医药文献和针灸铜人、石经等，更有一个显著的特点，就是其统治阶级内部也很重视钻研医药学。例如：辽太祖之长子耶律倍（899~937），"通阴阳，知音律，精医药砭熨之术，工辽汉文字"，可惜由于其弟耶律德光继承辽太祖皇位后对他进行迫害，他被迫载书浮海追唐，唐明宗赐姓李名慕华。耶律倍的儿子兀欲，"善丹青，尤精饮药"，"也喜工画，颇知书"。耶律倍的族弟名迭里特，"尤神于医，视人疾，若隔纱睹物，莫不悉见"。一次，辽太祖耶律阿保机患心痛，经迭里特针灸治愈。又如辽景宗耶律贤（969~982年在位），也以高明之针灸技术而闻名。《契丹国志》记述他"好音律，喜医术，伶伦针灸之辈，授以节钺，使相传者三十余人"。由此可知，耶律贤不但自己喜好医药针灸，而且重视培养针灸医生，以针灸医师为朋友，重用针灸医师，并授予针灸医师较高的地位和权力等。史书称他"因风疾，多不视朝"，这也可能是他酷爱针灸医学的原因。

契丹医学还有一个特点，就是尸体处理技术十分先进。这里仅摘几段文字供读者知其大概。《虏廷记实》："契丹富贵人家，人有亡者，以刀破腹，取其肠胃，涤之，置以香药、盐、矾、五彩缝之。又以尖笔筒于皮肤，沥其膏血且尽，用金银为面具，锦彩络其手足。"为了说明其真实性，这里可用辽太宗耶律德光死后的尸体处理为例。公元947年，耶律德光攻占开封，并大批掳掠，北归途中，不幸患疾不愈，终于死在途中，《资治通鉴》记有"国人剖其腹，实盐数斗，载之北去"。为了证明其防腐的实际效果，这里可用1981年10月于内蒙古察右前旗豪欠营第六号辽墓出土之女尸为例。"女尸出土时，深棕色，皮肉完好，尚有弹性，发型完整"，从胃之检验，含砷量大大超过正常人体。以上种种，足证契丹族人所掌握的尸体防腐技术已是很高明的，比汉民族的尸体防腐技术更高一筹，但其来源尚待考察。

第二节　回鹘族医学

我国维吾尔族医学的发展，是一个曲折多变的过程。回鹘人最初信仰萨满教，后定摩尼教为国教，西迁后又改信佛教；公元10世纪下半叶，伊斯兰教传入西域，信仰摩尼教、佛教的西州回鹘人，又逐渐转而信仰伊斯兰教。从11世纪开始，西迁的回鹘人便逐渐废弃古回鹘文，改用阿拉伯字母。13世纪初，除个别地区的回鹘人外，大都成为伊斯兰教徒了。以上虽是讲的宗教信仰，但其与文化、科学技术、医药卫生之关系，也是至为密切的。因此，回鹘族医学也经历了一个很复杂的变迁过程，其内容除了本民族的医药特点外，很可能是包含有汉族医学、吐蕃医学、阿拉伯医学以及吐谷浑、契丹医学在内的一种结合体。

从上述变迁看，回鹘文医学文献，应该是研究回鹘医学在元代及其以前发展水平的重要依据。20世纪20年代，德国吐鲁番考古队发现了一些回鹘文医学文献，共有201行，记载了腹痛、催产或堕胎、眼痛、狐臭、夜盲、尿闭、腹绞痛、牙痛、白癜风、失明、头屑、疯、耵聍、气促、死胎、狂犬咬伤、月经过多、疮疖、虫蛀牙、多尿症、疣、毒疮、咯血、目浑浊无光、月经迟至、疟疾、难产、乳汁缺少、口眼歪斜、鼻衄、尿血、鼻息肉、感冒、目烂、癣等近40种病症，共59个医方。所用药物颇多动物药，如公山羊肉、狗奶、山羊胆、猪胆、兔胆、羊肺、黑山羊肝、乳牛角、绵羊角、黑牛粪、石鸡胆、骆驼尿、鹿角、田鼠胆汁、死母猫脂肪、骆驼肺、雪鸡脑髓、麝香、鸡胆汁、鸡蛋、骆驼肉、人小便、熊筋、狼胆汁、奶油、狼骨、狼舌、奶酪、牛胆汁、兔脑髓、燕子肉、骆驼粪、牛尿、狼粪、蛇皮、蜂蜜、狗毛、兔毛、海狸香、刺猬皮、蛇头、鱼胆等40余种，其中尤以各类动物的胆汁用得最多。尤其令人吃惊的是用人胆等治疗眼疾，这就使人想到契丹女巫肖古用男子胆合长寿药的勾当。这部医学文献中用植物药不到30种，矿物药只有8种，其他为酒类、醋类等，共计作为药用者有近百种。

这里举一二例：如治狂犬咬伤者，有处方多种，有服用雪鸡脑髓者，有用狼骨及舌晾干为末外敷者；又如"治眼痛用人胆、猪胆、山羊胆、兔胆四者之一，与榆树皮同烧，取其灰和水，敷眼即愈"；又如治疯人"可将鹿角碾碎，掺入水中喝，可愈"。

从这一医学文献由回鹘文书写，又从其论病、论证、论药、论方和用药特点等来分析，可见其反映了西州回鹘时期医疗卫生的实际水平，也反映了回鹘族医学家诊治疾病的水平和特点。在哈拉汗三朝时期，医学家喀什噶里（?~1083），从阿什（今克孜勒苏州）的麦钦德村萨吉尔学堂毕业。经过长期医疗实践，喀什噶里积累了丰富的经验，如用茴香治疗白癜风，用洋茴香、阿育魏等治疗弱视，用人参治疗阳痿等，对回鹘医学的发展有着较大的影响。喀什噶里还著有《医疗法规解释》等。著名医学家伊本·艾比孜克里亚是他的学生。在喀什噶里编纂的《突厥语大词典》中，反映了对麻风、天花、白内障、赤痢、妊娠斑等疾病，以及许多回鹘医学常用药的正确认识。他的另一部著作《福乐智慧》则热情颂扬了医学家们对人类的贡献。

到元代，统治阶级由于民族、宗教等原因，对回鹘医学和传入的阿拉伯医学都比较重视。回鹘医学的发展除其民族固有特点外，更多地吸收了阿拉伯医学，或称之为回回医学的内容。回鹘族更多信奉伊斯兰教，医学发展也日益受到这一趋势的影响。

从唐宋至金元，在西域和回鹘族政权时期，有时受中央统辖，其医药卫生管理即按中央之政令进行，汉族医学往往占据重要地位。在吐鲁番发现的大批汉族医药书籍残卷，例如《张文仲疗诸风方》《神农本草经》《耆婆五藏论》等，并有丸、散、汤剂之残方出土，都是内地医生、医学在吐鲁番产生影响的重要证据。汉族医学与回鹘医学互相交流影响的证据，则是翻译家安藏——他将汉族医学经典著作《难经》和《本草》等译为回鹘文，其影响自然更为深远。

西州回鹘与中原地区保持着比较密切的关系，他们通过朝贡或榷场（政府专卖市场）互市，把常用药物乳香、玛瑙、琥珀、硇砂等大量出售给宋、辽、金人，在辽上京甚至专门设立了"回鹘营"作为商人的聚居地，用以换取回鹘所需要的物品。

在中央政令不能到达时，他们则按其宗教信仰的习惯管理医药卫生。

第三节　吐蕃医学

继宇妥·元丹贡布《四部医典》及宇妥·萨玛元丹贡布《四部医典》注释发挥本之后，吐蕃医学的发展基本上是沿着《四部医典》的理论方法和诊断、治疗技术前进的。《四部医典》在藏医学中的地位，很似《黄帝内经》在汉族医学中的地位。

元世祖忽必烈册封萨迦教主八思巴（1235~1280）为"大宝法王"，统辖西藏13万户，西藏重新统一。政治上的统一，带来了经济上的发展和医药学的进步。元世祖忽必烈亲见表彰了祥迈·嘎布等五名藏医学家，这对藏医学的发展和提高藏医学家的社会地位，都有着很大的影响。与此同时，著名药学家嘎玛巴·仁琼多吉及其著作《药物总汇》，昌狄·班旦措吉及其《四部医典解难》《解剖明灯》《药物蓝图》《辉煌医史》等，都为藏医学的丰富发展做出了重要的贡献。

公元 1300~1400 年间，藏医学以先北后南的形势发展，形成两大学派。北方学派以强巴·南杰查桑为代表，主要总结了北方高原地区风寒等病的治疗经验，对艾灸、放血、穿刺治疗具有独特的心得，治病多用温热药。南杰查桑编撰了《四部医典·总则本》的注释著作《甘露流水》，以及《四部医典·后续本》的注释著作《所需所得》，有着较广泛的影响。另外，他的学生米聂玛·通瓦顿旦也编写了许多医书，弘扬了强巴·南杰查桑的学术思想。南方学派以舒卡·年姆多杰为代表。由于其地处南部河谷的气候特点，使得温热病较多，所以他们的经验以使用清解药物治疗传染性疾病为主。南方学派的医学著作，也是在《四部医典》的理论基础上写成的，如舒卡·年姆多杰的《藏箱之四部医典》以及注解《细经函》。南方学派的另一位代表，舒卡·罗珠吉布，为寻找宇妥·萨玛元丹贡布的原著，到娘麦（今日喀则白朗县）地区进行查访，终于找到了宇妥·萨玛元丹贡布曾经亲自翻阅过的《四部医典》。他根据南方的气候、地理条件和多发温热病的特点，进行了比较深入的探讨，经过四年多的努力，终于编写成著名的《祖先口述》一书。

吐蕃族医学发展到元代，由于西藏南北各自所处地理和气候条件之显著不同，常见病、多发病也多有所差异，藏医学家在制定切合实际的治疗方案和用药处方上也形成了明显的不同学派。虽然他们的理论依据都是《四部医典》，但在具体运用和注释上各有差别和特点。他们不但在学理和治疗思想上形成了不同的学派和风格，而且所绘制的《四部医典》彩色挂图，在风格上也各有不同。

第四节　女真族医学

女真族，由靺鞨发展演变而来，先后隶属于渤海政权和辽政权。公元 10 世纪前后，女真族还过着夏则出，随水草以居，冬则入，居地穴之中的游牧、采集生活。公元 1113 年，阿骨打继任完颜部首领，"力农积谷，练兵牧马"，最终在同辽的战争中获胜，于1115年称帝，建国号曰"金"。

在建立金政权之前，古靺鞨族尚处于原始社会，他们信奉萨满教，虽然也有用药的记载，但其医疗基本上是靠祷术，即"头戴尖冠，身着长裙，腰系铜铃，击鼓跳舞，口喃喃辞"，祀先祖祷神灵，以求愈疾免灾的。公元698年，靺鞨族在黑水白山之间建立了渤海政权，"数遣诸生诣京师太学，习识古今制度"，与唐建立了良好的关系，经济、文化得到不断发展。从此，渤海国政权的医事制度多仿唐制，唐时之医药知识，已为渤海政权和靺鞨族人民所掌握和运用，这从其药物贸易之繁盛即可推知。例如："渤海所产诸药"，"大兴十三年(750)，黑水部遣使贡于唐……(有)牛黄、头发、人参"，"贡茯苓、茯神、细辛"，其他还有白蜜、麝香、蜡……为渤海自用之药"品类至繁，有南有北，无者，东丹之所易，皆其国之所无者也。"这里的东丹，是指辽政权。可见有些药物也有通过对辽贸易而得到者。此外，从《新唐书》记载看，渤海设有翰林医官、太常博士、弘文馆博士等官职，可知唐代创设之翰林医官制度已被引进，也可推知靺鞨族医学在与唐朝之交往中已有了很大的进步。

公元925年，东丹王耶律倍灭渤海政权，靺鞨族处于奴隶地位。靺鞨族后代女真族首领于1115年推翻了辽的统治，建国号曰"金"，占领了大片契丹族、汉族聚居地区。金国的医药卫生更进一步吸收了契丹族医药和汉族医药学知识和管理制度，特别是先后破辽、灭北宋之后，几乎是完全接受了汉民族的文化和科学技术，以及医疗卫生知识。

公元1127年，金攻陷北宋都城开封，宋王朝南迁，史称南宋，北宋从此灭亡，中国半壁山河由女真族统治。女真族为了巩固自己的统治，采取了许多与高丽、辽、西夏、回鹘、南宋加强友好关系的活动，并努力调和民族矛盾，任用各族官员，尤其是引进汉族文化和官员，乃至渐渐汉化。例如公元1138年，金熙宗（1135~1149在位）完颜亶，诏以经义、词赋取士；以韩昉为翰林学士；诏百官诰命，女真、契丹、汉人各用本字。次年，又确定"百官朝参，初用汉服"。完颜亶亲自用功阅读《贞观政要》，学习唐太宗的统治艺术和才能，并与韩昉进行讨论，如"朕每阅《贞观政要》，见其君臣议论，大可规法"，韩昉曰："其书虽简，足以为法"。"上称善"，"上亲祭孔子庙"，并设置国子监等。可见女真人建立"金"之后，除了继续以扩充地盘和增加实力为其目标外，还逐渐加速引进汉文化的封建制度和意识形态。

在医药管理制度方面，约于1138年即以宋之医事制度为鉴，改进了女真族的医事制度。例如完颜亶颁布的制度，改太医官六品而上立七阶，为从四品；而下立为十五阶。其"从四品：上曰保宜大夫，中曰保康大夫，下曰保平大夫。正五品：上曰保颐大夫，中曰保安大夫，下曰保顺大夫。……正九品：上曰医效郎，下曰医候郎。从九品：上曰医痊郎，下曰医愈郎"。其御药院等也都逐渐改为汉地宋代体制。金之医师选举，按规定，"凡医学十科，大兴府学生三十人，余京府二十人，散府节镇十六人，防卸州十人，每月试疑难，以所对优劣惩劝，三年一次，试诸太医，虽不系学生，亦听补"。从金代统治者所设医官名目之多和录用"虽不系学生，亦听补"，可见其在建国之初曾大量吸收医药学家，用以改变其医药比较落后之状况。此时，医师的地位可从官品、俸给、信任等方面看出已有所提高。例如1151年，"诏朝官称疾不治事者，尚书省令监察御史与太医同诊视，无实者坐之"。这件事虽然未必能真实解决大臣们是否确有疾病的问题，但却说明金统治者已从信巫术而完全转到相信医学上来了，医师的地位确也得到提高。海陵王完颜亮（1122~1161），于1153年因其母"大氏有疾，诏以钱十数万贯求方药"，说明了他对医学的信任。但医学在当时远非万能，当1158年爱子矧思阿补病死，凶残的完颜亮竟将太医副使谢友正、医者安宗义及其乳母等统统杀死。1160年，"太医使祁宰上疏谏伐宋"，"海陵怒，命戮于市"，他们对医师又时而视若仇敌，随意杀害。与此形成对比的是，1221年，宣宗完颜珣（1213~1223在位），对医生的过错反而持有较为容忍的态度："太医侯济、张子英，治皇孙疾，用药瞑眩，皇孙不能任，遂不疗，罪当死。上曰：济等所犯，诚当死，然在诸叔及弟兄之子，便不应准法行之，以朕孙故杀人，所不忍也"，"命杖七十除名"。

女真族统治者，与高丽、西夏保持着较友好的关系，其医药方面的关系也较密切。《金史·高丽传》："初有医者善治疾，本高丽人，不知其始自何来，亦不知姓名……穆宗时戚属有疾。穆宗谓医者曰：汝能使此人病愈，则吾遣人送汝归汝乡国"，"其人疾果愈，穆宗乃以初约归之"。又如《金史·西夏传》："大定八年（1168）正旦，遣奏告使殿前太尉芭里昌祖等，以仁孝（即西夏仁宗赵仁孝，1140~1193在位）章乞良医为得敬治疾。诏保全郎（从六品医官）王师道银牌往焉，诏师道曰：如病势不可疗，则勿治。如可治，期一月归。得敬疾有瘳"。上述二例，一为高丽医生为女真族统治者治疗得愈，一为女真族遣医为西夏统治者治疗疾病得愈，充分说明此时北方各民族之间的医学交流还是比较正常的。

第五节　党项族医学

党项羌族，公元1038年于今宁夏银川之东南建立大夏政权，宋代称之为"西夏"，盛时曾统辖今宁夏、陕北、甘肃西北、青海东北，以及内蒙古部分地区，其居民有党项羌、汉、藏、回鹘等，与宋、辽、金多次战争、修好，曾与辽、金先后成为与宋代鼎峙之政权。在其统治区，西夏文、汉文并用，其政治制度、医药卫生多仿宋制，并与辽、金多有交流。西夏文现已不用，但近年考古学时有西夏文献发现，例如医学书籍《治疗恶疮要经》，以及1972年在甘肃武威发现的西夏文伤寒病方等。这些都是研究西夏时期医药学的珍贵资料。

西夏医学，除了各北方民族所固有的医药卫生特点外，如契丹、如回鹘、如女真之医药卫生，从其有关文献可知，与汉族医药学也有着十分密切的关系，特别是较晚期更为明显。例如，人体解剖部位名、生理现象名词、病证名、治疗方法等，大都与中医学相似。从约成书于12世纪中叶的西夏文字典《文海》的有关内容可知其大概。该字典共收字词2577个，有关医药卫生的字词约150个。这些字词涉及人体解剖部位者40多条；涉及生理现象者20多条；涉及的病因病理比较简单，只有凝血、脉阻、染、传等，但从此也可看出西夏医学比较重视血脉不通及疾病的传染，这或许是其重视放血疗法的理论依据；涉及内科杂病的，有懈、胀、胀满、满溢、噎、噎逆、噎呛、晕、痉挛、口吃、嗔、呻吟、佝吟、佝偻、疾、病患、常病等近20种；涉及外科疾病者有疮蛆、疮痕、疮、疤、疹痘、脓、肿、肿疮、癫疥、癫、疝气、驼背、跛等；涉及五官科疾病者有眼屎、耳塞、耳聋、鼾、鼻息肉、疮及喉胀等；另外还有关于产科的小产、晚产子、产、生等；涉及治疗方法者，如扎针、热烫、灸、烤晒、刺咽等数种。从这些资料来看，无论病证或治疗技术，都比较简单，说明其医药卫生状况处于较低的水平。当然，依据一部字典来判断其医学水平是欠妥的，因为字典只能反映出很一般的医学理论和治疗技术水平，不可能对医学的真正水平做出全面的评价。但由于文献和历史记述的缺无，这个估计虽然比其实际水平低，但仍可能是可靠的。

此外，西夏医学也接受了印度医学的影响，因为在西夏文字典有关病因的解释上强调了"四大不和"，这一理论是直接接受了印度医学理论，还是来自汉族医学、吐蕃医学的间接影响，现已难做出确切的结论。

西夏医学的扎针，并不是或不完全是针刺疗法，其主要内容是指放血疗法。如《文海》关于扎针的释文是："病患处，铁针穿刺使出血之谓。"

西夏医学的管理制度也多仿宋制，与其他北方民族政权的医事制度相似。

第六节　回回医学

唐末五代时，我国与古波斯、阿拉伯一带之药物交流仍较频繁。波斯人李珣，其父兄几代人，都是因药物交流而长期居留长安的阿拉伯后裔，李珣及其弟弟妹妹五人是在唐末战乱中流落四川的。李珣的《海药本草》，现知者收药124种，大多数来自波斯、阿拉伯及南海诸地区。虽然我们还不能把李珣父子的海药与回回医学等同，但海药之中确有不少来自波斯或阿拉伯地区，是回回医学根基的一部分。"回回"，在我国人的概念中，由于时间不同而所指有异。就民族而言，在宋人有指回鹘者，在元代已较确切，是指伊斯兰教和信仰伊斯兰教的人；明清主要指回族。因此，我们所说的回回医学，是指伴随伊斯兰教之传入，而在中国传播和发展的阿拉伯医学。为此，我们必须介绍一个很有影响的人，他就是来自西域梯袜（即弗林，东罗马帝国及其所属西亚地中海沿岸一带）的爱薛（1226~1308）。爱薛通西域诸部语，工星历、医药。初事定宗（1246~1248在位），直言敢谏。公元1263年，元世祖忽必烈"命掌西域星历、医药二司事"；公元1273年，"改回回爱薛所立京师医药院，名广惠司"。由这两条史料可以看出，爱薛是回回，他所掌的星历、医药二司，或由他所立的京师医药院，或为二而一，是广惠司构建的基础，其性质为回回医药已很清楚。《元史·百官志》明确记有："广惠司秩正三品，掌修制御用回回药物及和剂，以疗诸宿卫士及在京孤寒者。"可见爱薛的官职是很高的。广惠司的医官和其他人员多达十余人。该书还记有"大都（今北京）、上都（今内蒙古锡林郭勒盟区蓝旗境内）回回药物院二，秩从五品，掌回回药事，至元二十九年（1292）始置。至治二年（1322）拨隶广惠司"。这说明回回医学在当时曾受到广泛的重视，单广惠司之设立已不能满足需要，所以在30年后又在大都和上都各设一回回药物院，以满足社会各阶层希望得到回回医学之治疗的愿望。回回药物院归广惠司领导，定置达鲁花赤一员及大使、副使共四人掌管。

回回药物院为什么能在中国得到发展，这与蒙古族统治阶层中有越来越多的波斯籍官兵有着密切的关系。公元1253~1259年，蒙古族军队占领波斯一带后，在城防军中有许多阿拉伯卫士，他们惯于接受阿拉伯医疗方法。同时，一些阿拉伯医生也到中国内地行医，这样回回医学便在中国得到了不断的发展。有广惠司，有回回药物院等医疗保健机构的设立和发展，必然会有回回医药著作和医疗技术、药物等大量由西域传到内地。达36卷之巨的《回回药方》即其代表之一。这部书虽然现在只残存四卷，但给我们了解回回医学提供了珍贵的资料。学者们近年来对该书做了较多的研究。虽然有认为该书是元代阿拉伯医家之遗著，有认为它

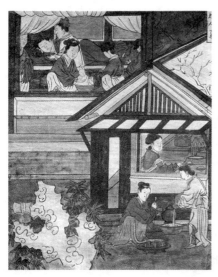
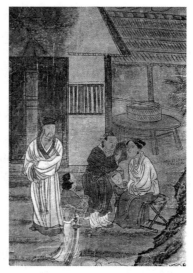

是由阿拉伯文译成者，但比较正确的一种看法，是以阿拉伯医学为主，同时包含着中医药的内容的著作，是中医学与阿拉伯医学学术交流的产物，是一部回回医学传入后，在蒙古和元代百余年间，同汉族医学、蒙古族医学、维吾尔族医学逐渐融合而有着明显的阿拉伯医学特点的医学著作。该书比较系统地反映了我国回族医学的概况。关于该书的成书年代和作者，见解不一。有认为作者是元代的阿拉伯医学家，有认为是元代的回回人医学家。《回回药方》成书时间约在 1292~1330 年间；但也有认为该书成书于1368~1403 年间，可能是一位久居北京一带，熟知阿拉伯医学，又了解中医药学知识的人写成的。将上述看法结合起来，联系到该书能见的内容，可以推断，现存《回回药方》的成书年代，可能是元末明初。但必须指出：回回药物院一定会有处方集，如宋和剂药局有《和剂局方》一样。如果《回回药方》是回回药物院的处方集，则其成书年代理应向前推 100 年。当然早期的《回回药方》可能与现存的《回回药方》不一致，因为《回回药方》在北京等回回药物院近百年的发展中，必然不断有所修订和吸收中医学等内容。其作者应该是回回医学家而不是其他人。

《回回药方》残卷所反映的骨伤科治疗技术是相当高的。现以颅脑外伤之处理为例，该书这样记述了"颅脑骨粉碎骨折剔除法"：先令病人剃去发，于外伤之伤纹处，或横或直作十字切开，刀口较损伤要大些，以便死骨之剔除；在手术进行时，扶病人令坐或卧位，以有利于手术进行之姿势为好；用棉花塞耳，以免闻凿锯骨声而惊惧；若颅骨厚，可按颅骨之厚度限制钻头进骨之分寸，排钻数孔，以防伤损脑膜和脑组织，然后用锯锯开，用镊子、钳子，清除碎骨并屑。关于手术时机之掌握还指出：脑膜无"挤沓"，碎骨"未签入"脑膜，可不急于进行手术；但若"挤沓"或"签入"脑膜者，必生肿、筋缩，或中风不省人事等，宜立即进行手术以剔除碎骨等。所有这些描述，生动地反映了元代回回医在颅脑外科手术方面，已达到了很高的水平。从文字和学理看，这些记述与阿拉伯医学有着密切的关系。可惜的是，回回医学不知何故未能在我国得到应有的发展。

第七节　蒙古族医学

公元 10 世纪末，蒙古族逐渐强大。13 世纪初，成吉思汗统一了大漠南北，并于 1206 年在斡难河畔建立了蒙古帝国，推动了蒙古社会的发展。随着国内各兄弟民族之间不断进行科学文化和医药卫生的交流，与欧、亚、非各国之间的贸易往来也更加频繁。在这样的形势下，处于萌芽时期的蒙古族医药学也进入到一个新的发展时期，蒙古族医师临床医疗经验有了进一步的丰富和发展，并不断地总结和提高，从而产生了初步的医学理论，逐渐形成了富有蒙古族和蒙古草原疾病特点的蒙古族医学。

蒙古族医学在初级阶段以正骨、灸疗、刺血疗法、外伤治疗、食饮治疗、马奶酒疗法以及动物药疗法等医疗技术为特点，经验丰富，但理论缺无。同时，此期的蒙古族医学尚未与巫医、巫术决裂，在普通人群，甚至在最高统治阶层的意识和日常生活中，巫术和祈祷仍然占有重要的地位。例如"太宗（1229~1241 在位）孛儿只斤窝阔台不豫暴瘠，六月疾甚。师巫言：'全国山川神以我杀戮过多为祟，非牺牲所能禳，惟子弟可以代之'，拖雷乃祷于天，请以身代，取衅祓之水而自饮焉，数日太宗疾果瘳"。如此求病愈者，在大臣及皇族之中屡见不鲜。以下我们先介绍一些蒙古族医师治疗外伤、骨伤的方法，以及由此类伤病引起的休克抢救技术，这些疗法有着十分显著的蒙古族和地方特色。

《元史》载有这样一个故事：公元1262年，蒙古军人匣剌在作战中，"矢镞中左肩不得出，钦察惜其骁勇，取死囚二人，剖其肩，视骨节浅深，知可出，即为凿其创，拔镞出之，匣剌神色不为动"。这种实验研究性的手术确是很不人道的，但为了搞清局部解剖，探索剔除矢镞的可靠方法和技术，不能不说是一项可贵的实验研究。而且，对指导正确手术而言，总结出科学的经验很有必要，这说明蒙古族医学的外科手术已有了很明显的进步。

蒙古族医师急救外伤休克的技术也是很高明的。这里仅据《元史》的三个病例加以说明。"布智儿从征回回斡罗斯等国，每临敌必力战，尝身中数矢，太祖亲视之，令人拔其矢，流血闷仆几绝（外伤流血过多引起的休克）。太祖（1162~1227）命取一牛，剖其腹，纳布智儿于牛腹，浸热血中，移时遂苏"（《新元史·布智儿传》第二十六）。又如"进攻沙洋新城，炮伤左胁，破其外堡"，"复中炮，坠城下，矢贯于胸，气垂绝，伯颜（1237~1295）命剖水牛腹，纳其中，良久乃苏"（《元史·李庭传》第四十九）。在《元史·谢仲温传》第五十六，也有关于抢救外伤休克的记述："从攻西京，睦欢力战先登，连中三矢，仆城下，太宗（1186~1241）见而怜之，命军校拔其矢，缚牛剖其腹，裸而纳诸牛腹中，良久乃苏。"以上三个病例，都是对因为外伤、筋伤等所造成的休克进行急救的如实记录，而且都是使用剖牛腹，将休克患者纳入牛腹的方法。这种方法很有一些科学道理。因为，在战场上，将休克患者立即放入温度适宜的牛腹内，避免了寒冷和过多移动患者可能造成的刺激，对复苏是非常有利的。令人感兴趣的是，这种急救技术，在当时的蒙古族中可能已是相当普及的急救常识。这三例患者的抢救，一例是在元太祖成吉思汗的建议下采取的急救方法；一例是在元太宗窝阔台的建议下采取的急救措施；一例是在元代著名大将伯颜的建议下采取的急救技术。重要的是这三人均非专职医生，他们虽然出自不同时期、不同地点，面对不同患者，但其急救方法和内容几乎完全相同。这足以说明战场中休克的急救方法和技术，已为最高统治阶级所普遍掌握了，其普及的程度已可想而知。这种方法，从文献记录看，在蒙古族医学史上至少应用了四五百年之久。

蒙古族医学中除上述之外伤急救外，正骨技术也是比较进步的。一般认为：《回回药方》中之正骨、骨外伤手术等，元代危亦林《世医得效方》中的正骨、脱臼之治疗原则等，元代李仲南《永类钤方》中的骨伤科处理措施等，都或多或少吸收和总结了蒙古族正骨医士的经验和技术。

随着蒙古族与内地和西藏的交流，蒙古族医学家也越来越多地研习汉族医学与藏族医学。他们的著作虽以汉族医学或以藏族医学为其基本内容，但同时也反映出浓厚的蒙古族医学的特点。例如：忽泰必烈，即忽公泰，字吉甫，元翰林学士，著有《金兰循经取穴图解》（1303）一书，该书绘有脏腑前后图，手足三阴、三阳图，以及十四经络流注等，各为注释，并附图，对当时的针灸学家及后世针灸学家有过不小的影响。忽思慧，元代营养学家，于延祐至天历年间（1314~1330），任饮膳太医，主管宫廷饮食卫生与药物补益诸事。忽思慧与赵国公普兰奚将历代宫廷珍看异馔，汤膏煎造及诸家本草医书所用食品，取其可补益于人者，集成《饮膳正要》三卷，于天历三年（1330）进呈。参与校正者有太医院使耿允谦等。《饮膳正要》内容包括有蒙、汉、回、藏等各民族人民常用食物和食谱。该书分为养生避忌、妊娠食忌、乳母食忌、饮酒避忌、聚珍异馔、五味偏走、食疗诸病、服药食忌、食物利害、食物相反、食物中毒等专门章节，而且还插入很多精美的图画。细读之，如马思哥油（白酥油）、西蕃茶（酥油茶）、回回豆子（豌豆）、阿拉吉酒、塔剌不花、阿八儿忽鱼、哈昔泥等，明显地反映出该书与蒙古族、藏族之饮食营养有着很密切的关系。沙图穆苏，一作萨德弥实，字谦斋，于泰定年间（1324~1328），以御史之职出任建昌太守。沙图穆苏平素留意方书，每思病之所起，审药之所宜，收集经验效方，遇有疾必谨试之，积久经验弥富。再与一两医家共同订正成书。因尝插竹，竹再生根，而生枝叶，人以为瑞，故命名所撰书为《瑞竹堂经验方》（1326）15卷，从辑佚本可知其内容丰富，而且也很富有北方各民族的用药特点。

蒙古族，或其他少数民族，在元代任职回回药物院、广惠司、太医院、御药局、官医提举司者也很多，有些知其精于医学，有些则不得而知。例如：田阔阔为尚药奉御，齐揖为太医，野里牙为太医院使，答里麻授御药院达鲁花赤。由于资料欠缺，对他们的医疗技术等已不得而知。又如刘哈剌八都鲁，"河东人，世业医，至元八年（1271），世祖驻跸北海，以近臣言得召见……初赐名哈喇斡脱克赤，擢太医院管勾"。仅知该人以弓法和为王妃疗疾得愈，升长史。

元统一全国后，在医疗卫生管理上，采取了较宋代更为完善的机构和管理制度，这是适应各民族和内外医学交流需要而诞生的，此刻已不能称之为蒙古族医药卫生了，这个道理很易明了。

第八节　金元时期的医学争鸣

唐宋之前，医学领域虽然也有在认识上和学术理论上的不同见解，但基本不存在学术派别和学派争鸣。自宋以来，封建统治阶级加强中央集权，并在意识形态领域大兴融合儒、道、佛于一炉的"理学"，借以从思想意识上巩固其统治。于是，理论研究之风日盛，这种风气也逐渐影响到中医学界。加之，金元时期，继宋、辽以及各民族医药学的交流融合，以及战争频繁导致疾疫流行，向医药学提出了许多新课题，促进了医学家们从各个不同侧面，探索人体奥秘和疾病防治问题。同时，在"不为良相，愿为良医"的思潮的影响下，更多知识分子或自觉改儒学医，或有因仕途不通而从事医学研究者。他们由于观察问题的角度不同，或由于地域、气候、岁时、民族、习俗之差异，或因疾疫病种等因素，在医学、药学理论上提出了种种学说，对前人的医学理论提出了不少的评论，创造性地倡导各自的学术思想和理论，并总结出各自理论实践的经验和病案。这些竞相阐述各自心得体会的学风，即金、元时期颇具特色的医学学派争鸣。

还有一个因素，就是在宋代统治下，由于印刷术之进步，宋政府所颁行的《太平圣惠方》和《圣济总录》等，在国内医学发展上产生了广泛的影响，特别是《太平惠民和剂局方》颁行之后，在医界和非医学界逐渐形成了按证索方、不精求病因病机的不良风气。医学家们多忽视医学理论研究，使疾病诊断、防治水平日益下降，按证索方造成的不良影响日益明显。基于这种原因，许多进步医学家开始重视理论研究，批评这种错误倾向，反对拘泥于"局方"的风气，主张临床治病必须强调具体疾病的具体病因、病理的分析研究。因此，在当时医学界，出现了空前活跃的学术争鸣，并由师承、私淑和医学著作的广泛流传而逐渐形成了学派和学派间的争鸣。这种学术、学派之间的争鸣论辩，促进了中医学的发展，丰富了中医学理论宝库，从而也提高了疾病防治能力，在推动我国医学的进步上起到了积极的作用。

当然，我们也必须看到，由于历史的局限，比如当时理学的唯心主义影响，科学技术水平还很低下，这些学术思想、学术理论，难免瑕瑜互见。我们必须给予历史唯物的评价，既不可全盘肯定，更不能全盘否定。

《四库全书提要·医家类》有这样一段比较确切的评论："儒之门户分于宋，医之门户分于金元"，正确地反映了医学学派争鸣的历史实际。金元医学学派争鸣中，最具有代表性者，有刘完素、张从正、李东垣、朱震亨，世人称之为"金元四大家"。

一、张元素倡"古方今病，不相能也"的学说

张元素，字洁古，金易州（今河北易县）人。27 岁时，曾举经义进士，因犯庙讳下第，始攻读医学，时年已近 30 岁。由于他刻苦钻研，学验俱丰，著有《医学启源》(1186)、《珍珠囊》、《脏腑标本用药式》(13 世纪初)等书。

据兰泉老人张吉甫《医学启源·序》可知：张元素以医名于时者，实始于治愈当代著名医学家刘完素之伤寒病。张元素与刘完素属同一时代，而学医稍晚于刘完素，因此医名不如刘氏。一天，当时已成名医的刘完素因患伤寒，自疗八日不解，其门人请

来张元素为刘完素诊治。起初，刘氏轻视张氏为后学，面壁不顾。然当张元素一一陈述其病因、病机及用药之误后，刘完素始知张氏医理胜过自己，并服用了张元素为自己所处之方药，一剂而愈。从此，张元素的医名大振。

张元素的学术思想以《内经》为据，吸收了钱乙、刘完素的学术理论和经验，重视脏腑辨证，以脏腑虚实论病机辨证。

张元素治病不用古方，自为家法。他批评当时中医界流行的泥守古方、不知变通的风气，提出"运气不齐，古今异轨，古方今病，不相能也"的见解。主张方药的应用，要根据气候的变化和患者的体质情况等而随时变动。他本人即以善制新方和化裁古方而闻名。此举在当时那种只知一味按证索方，奉古方为金科玉律，不敢越雷池一步的守旧风气中，不啻吹入一席清新的春风，给学术界带来一股生气。

在治法上，张元素偏重于温补，对下法的运用极为慎重。其弟子李东垣传其学，受其脏腑辨证和治重温补的影响，又结合自己的临证经验发明之，提出"内伤脾胃，百病由生"的论点，重视调理脾胃而自成一派。子璧，继其业。私淑者众。因张元素为易水人，故世称此派为易水学派。

张氏在遣方用药上，重视药物气味，制方以药物气味与病机相协调为准则。他又发明了药物的归经理论，认为使药物各归其经，则力专而用宏，给全方的治疗效用起到了向导作用。李时珍赞其"大扬医理，灵（《灵枢》）素（《素问》）之下，一人而已"。

二、刘完素倡传染病治疗重用寒凉的学说

刘完素（1120~1200），字守真，金河间（今河北省河间市）人，故后又称之为刘河间。25 岁时深研《内经》，经 30 多年之钻研与临床实践，终于触类旁通，领悟益广，学术见解多所独创。是金元四大家之首。

刘完素幼时家贫无力付药资，数次延医不至，致其母终因失去治疗机会而病故。自此，刘完素立志学医，深研医理，勤于实

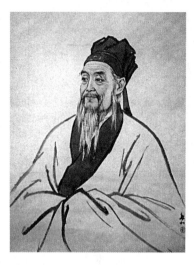

刘完素画像（蒋兆和作）

刘完素（1120~1200），字守真，河间（今河北）人，人称刘河间。金元四大家之一。

（中国医史博物馆藏）

践，医学上造诣颇深。其主要著作有《素问玄机原病式》（1182）、《素问宣明论方》、《素问病机气宜保命集》（1186）等。

刘完素的学术思想源于《内经》，但又不拘泥于《内经》。他指出："法之与术，悉出内经"，"若专执旧本，以谓往古圣贤之书，而不可改易者，信则信矣，终未免泥于一隅。"（《素问玄机原病式》）他在钻研《内经》的基础上，理论联系实际，又发展了《内经》的学说。

刘完素生活的时代，战争连年，群众流离失所且饥寒交迫。蔓延的传染病，严重威胁着人们的身体健康。而当时医家不求医理，只知一味泥古，重用温燥药物，造成诸多弊端。对此，刘完素提出了尖锐批评，批评当代医家"多赖祖名，倚约旧方，耻问不学，特无更新，纵闻善说，反怒为非"。因此，他强调："病机者，寒、暑、燥、湿、风、金、木、水、火、土，万物悉自此而生矣。故谨察病机之本，得治之要者，乃能愈疾"（《素问病机气宜保命集》）。他本人即以此为指导思想，在伤寒病的病机阐述和治疗方剂方面，做出了超出前人的贡献。

他认为，伤寒同疫疠的传染性有相似之处，"多染亲属，尤戚、侍奉之人"，说明他对接触传染已有了较正确的认识。他强调"六经传变，自浅至深，皆是热证，非有阴寒之病"，"古圣训阴阳为表里，惟仲景深得其旨，厥后朱肱奉议作《活人书》，尚失仲景本意，将阴阳释作寒热，此差之毫厘，失之千里"。这是他治疗伤寒病的理论基础，据此理论，结合自己的临证经验，按照伤寒在表、在里的不同证候，创制了许多新的方剂，如益元散、凉膈散、双解散、防风通圣散、黄连解毒汤等。在当时习用温药治伤寒的风气下，刘完素敢于从客观实际出发，提出不同的见解，独树一帜，实属难能可贵。他的学术思想，逐渐为较多的医家、病家所接受，并为广大群众所信赖，为各流派学者所继承发展。他创制的方剂至今仍在临床上广泛应用。后世温病学派的诞生和发展也是受了刘完素学术思想的启发。从这里可以看出刘完素的贡献。

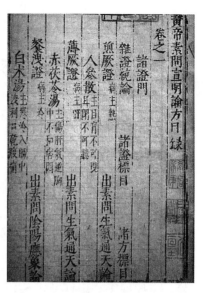

《黄帝素问宣明论方》书影

明代王肯堂《医统正脉》刻本。

刘完素撰于金大定年间（1172），全书15卷（一作3卷）。

（中国中医科学院图书馆藏）

　　但是，历代对刘完素的评价都有很大片面性。明代张景岳批评刘完素"不辨虚实，不察盛衰，悉以实火言病"。甚至说"医道之坏，莫此为甚"。近人也因袭旧说，认为刘完素主张"六气皆从火化"，"用药悉取寒凉"。这些看法，因为没有对刘完素的学术思想作全面研究，都有以偏概全之嫌。刘完素在论述自的己治疗原则时强调："大凡治病必求所在，病在上者治其上，病在下者治其下。中、外、藏、府、经、络皆然；病气热则除其热，寒则退其寒，六气同法；除实、补虚、除邪、养正，平则守常，医之道也，岂可病已热而反用热药，复言养水而胜心火者，可谓病在迩而术诸远，事在易而求诸难，深可戒哉。"（《素问玄机原病式》）由此就更加不难看出上述指责和评价的失实了。

　　刘完素在治疗伤寒病上，多用寒凉药物，是辨证结果使然，实践已证明其正确性。而在内伤杂病中，刘完素事实上是常用温热药物的。例如《宣明论方》有方剂1350余首，"寒热并用者约占百分之六十六，偏于温热的占百分之二十一，偏于寒凉的，只占百分之十三"；而治疗疟疾方剂中，几乎完全为温热之药。因此，可以肯定的是，刘完素在治疗传染性温热病时，是善于重用寒凉之剂的。

　　总之，刘完素的学术思想源于《内经》而又不拘于《内经》；学习《伤寒论》而不照搬伤寒之法；在治疗上善用寒凉而并不离开辨证论治。他在用寒凉药物治疗传染病方面的贡献是尤为世人所称道的。笼统强调刘氏是寒凉派，甚至说他"用药悉取寒凉"，是十分欠妥的。

三、张从正倡以汗吐下法攻治驱邪的学说

张从正（1156~1228），字子和，号戴人，睢州考城（今河南兰考县）人。著有《儒门事亲》，但该书不完全是张本人的著作，还有别人整理的内容。

张从正的主要学术思想，用他自己的话来概括即是："养生当论食补，治病当论药攻。"（《儒门事亲·推原补法利害非轻说》）"夫病之一物，非人身素有之也，或自外而入，或由内而生，皆邪气也。邪气加诸身，速攻之可也。""先论攻其邪，邪去而元气自复也。"（《儒门事亲·汗吐下之法该尽治病诠》）可见，他在疾病的病因认识及治疗上，很强调以汗、吐、下三法攻治之，论补法则主要强调食补。

综观张子和的攻下三法，并非简单局限于发汗、涌吐、泻下之三法，实际包含的内容是非常广泛的。在汗法的应用上，凡能解表者，皆为汗法，计有：灸法、蒸法、熏法、渫法、洗法、熨法、烙法、针刺法、砭射法、导引法、按摩法等；所谓涌吐法，凡上行者皆为吐法，计有：引涎法，漉涎法、嚏气法、追泪法等；关于泻下法，凡下行者皆为下法，计有：催生法、下乳法、磨积法、逐水法、破经法、泄气法等。后人据此称张子和为"攻下派"。但我们首先应正确了解张子和攻下法的具体含义。

张子和在三法的运用方法及注意事项上，也有较详细的阐述。如在汗法上，讲究辛温与辛凉法的适应证。吐法则强调剂量须由小渐大，中病即止，不可过剂。并谈到对吐不能止的情况处理以及吐法的禁忌证。下法方面，也注意到非实证者，不能妄攻。在有些疾病的治疗上，张子和还酌情将三法有机地结合运用。凡此种种，说明张子和通过大量的临床实践，已经能熟练、灵活地运用汗、吐、下三法了。后世尊张子和为金元四大家之一，称其为攻下派之代表。

张子和在临床治疗技术上也很有特色。如他使用铍针治疗内外

科疾患。过去，铍针多用于外科引流排脓，消瘀散结。张子和超出了前人的应用范围，在外科上，用以治舌肿、喉闭、背疽、痤疠、赤瘤、丹毒等证；内科上，用以治风搐、雷头风、肾风面黑等。

现举一案，也可以说明张子和在医疗技术设计上的出色成就。"一小儿误吞一钱，在咽中不下。诸医皆不能取，亦不能下，乃命戴人。戴人熟思之，忽得一策：以净白表纸，令卷实如箸，以刀纵横乱割其端，作髼鬤（发乱貌）之状，又别取一箸，缚针钩于其端，令不可脱。先下咽中，轻提轻抑，探之，觉钩入钱窍，然后以纸卷纳之咽中，与钩尖相抵，觉钩尖入纸卷之端，不碍肌肉，提之而出"（《儒门事亲》卷七）。张子和设计的这种钩取咽中异物的器械是很巧妙的，这种套管式结构在急救时，可使钩藏于外管之内，使钩可以钩入钱窍而不会损伤食管及咽壁。在公元13世纪初发明的这种用于急救的医疗器械，可以说在构造的设计上已具备了现代的食管镜的雏形了。

四、朱丹溪倡滋养重补虚的学说

朱震亨（1281~1358），字彦修，元金华（今浙江金华义乌）人。他出生的地方有一条溪流名叫"丹溪"，故人亦尊其为"丹溪翁"。其著作有《格致余论》（1347）、《局方发挥》、《本草衍义补遗》，尚有经后人整理而成的如《金匮钩玄》《丹溪心法》《丹溪治法心要》等。还有后人假托丹溪的著作，如《脉因证治》《丹溪手镜》等。朱震亨为金元四大家之一。

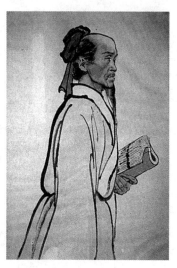

朱丹溪画像（蒋兆和作）
朱丹溪（1281~1358），字彦修，名震亨，世居义乌丹溪，金元四大家之一。
（中国医史博物馆藏）

朱丹溪30岁时读过《内经》，三年后似有所得，曾治愈其母之脾病。后从理学家许文懿学习。因其师病久治不愈，加之《和剂局方》盛行，滥用温热香燥，乃四处求学问教，曾游江苏、浙江、安徽等地，皆未能得到

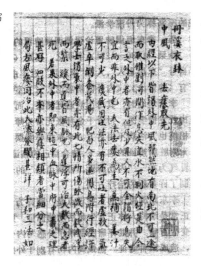

《丹溪衣钵》手写
本影
明嘉靖（1522~1566）
万卷楼写本。

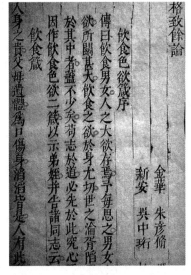

《格致余论》书影
明代王肯堂《医统
正脉》本。
元代朱丹溪撰于元至
正七年（1347），以
"格物致和"之义，
命名书名。
（中国中医科学院
图书馆藏）

启示，返回杭州时，才访知罗知悌曾得刘完素之学，乃登门拜师，备竭虔诚。罗知悌传刘完素之学，又旁通张子和、李东垣之说。朱丹溪尽得其传，学成后治愈了其师十几年之风疾。

朱丹溪在刘河间与李东垣学说的影响下，又根据自己理论研究及临证实践的经验，提出了自己的学术思想。他认为：《内经》中虽已提出阴不足阳有余的理论，但张、李诸家未能为之表彰，这也是造成局方香燥药物广泛流行的原因。

朱氏的学术见解主要见于其著作《格致余论》，即"阳常有余，阴常不足"及"相火论"。他将人体与自然界天地日月相对照，提出天大地小，故阳多阴少，日常圆月常亏，故倡"阳常有余，阴常不足"之学说。

基于上述理论，朱丹溪在疾病的治疗上多主张滋阴降火，并针对时人沿袭宋代《和剂局方》，滥用辛温香燥药物的旧习，特作《局方发挥》以正时医之弊。他批评那些固守《和剂局方》之辈："自宋迄今，官府守之以为法，医门传之以为业，病者持之以立命，世人司之以成俗。"往往使病家轻者转重，重者死亡。朱丹溪以滋阴降火为法创制了一些有名的方剂，如：大补阴丸，虎潜丸等。故《四库提要》评其："大旨专为辟温补，戒燥热而作。"此外，朱丹溪还在《格致余论》中首创饮食箴和色欲箴，强调平时应注意摄生，节饮食，戒色欲，不使邪火妄动。

丹溪学说对后世影响很大，在日本尚有丹溪学社这样的专门研究朱丹溪理论和学术经验的团体。人们把丹溪及后世发挥其学说的医家称为丹溪学派，或滋阴派。

五、李东垣倡脾胃论强调调理脾胃的学说

李杲（1180~1251），字明之，真定（今河北正定县）人，晚年自号"东垣老人"，人称"李东垣"。近年于陕西黄陵县发现其家谱。著有《脾胃论》（1249）、《内外伤辨惑论》（1231）、《兰室秘藏》（刊于1276年）等。

李东垣幼时，其母因病遍延诸医，而最终不知何病而死。东垣由此发愤学医，付资千金拜张元素为师。张元素倡"古方今病不相能也"，治病不用古方。李东垣亦能摆脱宋《和济局方》之束缚，在张元素脏腑辨证的启示下，结合自己的临证经验，总结而产生了"土为万物之母，脾胃乃化生之源，人以胃气为本"，"内伤脾胃，百病由生"的学术见解，治疗重在调理脾胃，补中益气，以滋化源。并据此观点创制了补中益气汤，升阳益胃汤等许多新的治疗方剂。

李东垣《脾胃论》的主要观点是：脾胃为元气之本，脾胃升降活动正常，是维持人体正常生命活动的保证。脾胃受病，升降失常，则生百病。并批评庸医混淆了外感与内伤病，以治外感法疗内伤，造成诸种变证。他强调内伤有别于外感，论述了内伤的病因病机，其中尤其注重脾胃失调在内伤中的重要性。在治疗上，他注重脾胃的调理，尤重升发脾胃之阳气和潜降阴火。他创制的著名方剂补中益气汤即是这一思想在临床运用上的具体体现，至今仍是最常用的成方药之一。李东垣在临证中不唯内科，对外科、五官科疾病也常用此法。

李东垣《脾胃论》的产生，是与他所生活的时代的背景分不开的。时值金元动乱时期，广大人民饥饱不调，颠簸劳倦，加之围城断粮，人民精神上常处于紧张、恐惧状态，内伤疾病确实较多，脾胃失调者更为常见。而时医多袭《和剂局方》香燥之剂，

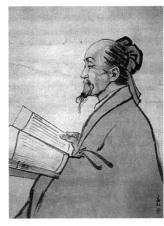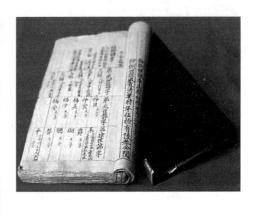

或以治外感法治内伤，因此，治疗效果常常不好。在这种状况下，李东垣内伤脾胃理论的产生是历史的必然。

李东垣学说，弥补了刘、张学说的不足，完善了治疗方法，促进了中医学的发展。由于在调理脾胃上的突出特点，后世称他为"补土派"。李东垣也是金元四大家之一。

中医学发展，历代以来由于《内经》奠定了先进的医学理论基础，医学家们几乎无不以《内经》为自己的医理渊源，十分罕见有非《内经》理论原则者，所以医学发展中的学术争鸣，很难形成主流趋势。金元时期比较特殊，最高统治者是科学文化尚处于比较落后状态的女真族、蒙古族。他们对汉族医学重在吸纳，而很少有规范其发展的举措，对学术界、特别是医界，还没有思想上的过多控制。这种有着较大制约力的大环境，有利于医学自由发展。就医学与医学家本身而言，在此百余年中，战争不断，人民生活颠沛流离，饱受饥饿劳役之苦，面临疾疫猖獗之时局。此时，宋代《局方》之偏用温热几乎居于统治地位，难以治愈上述社会条件下的疫与疾。生长在此时代，追求进步而有胆识的医学家们，不能不寻求新的医理与医术。金元医学家们虽然也仍然尊重《内经》，学研《内经》，力求以《内经》医理为指导，但他们大声疾呼："运气不齐，古今异轨，古方新病，不相能也。"这一认识几乎成为金元时期许多医家的共识，他们纷纷在自己的临床实践领域，恭身钻研《内经》与前人的医著医论，细心揣摩时时遇到的疾疫之同点与异点，领悟总结自己所诊疗疾疫的成功经验，以及未效或失效的经验教训。在大量总结实践经验的基础上，逐渐形成了各自有特色的理论概括，或传徒，或著书传播，便形成了各自的学派，引发了争鸣。这就是中医学发展在金元时期最为显著的特点，最有影响力的优势，也是中医学历史上最为辉煌的创新。

以金元四大家为代表的争鸣与创新，为中医学发展开拓了新思维、新途径与新方法，取得了诸多领域的新成果。争鸣与创新不但直接促进或引导了金元时期临床各科疾病医疗的丰富发展，使之取得了明显的进步，而且为明清医学的革新奠定了思想基础，创造了良好的条件。无论是明代一些医学家的革新，还是清代温病学派的形成与发展，都或多或少地得到金元争鸣与创新的启迪。

辽金元时期，是我国历史上少数民族比较集中地统治全国或部分地区的一个时期。在医学史上由于民族之间的医药交流等，也形成了上述诸多特点，因此我们在本章着重介绍了这些特点。汉族地区的医药学在吸收各少数民族医学的同时，也继续在其理论指导下发展。各少数民族统治全国或部分后，无论是在卫生体制还是在医药学方面，几乎无保留地照搬中国历代形成的体制，并据此管理医药卫生事业，使全国各少数民族医药学与汉族地区固有医学，得到更充分的交流和融合。至此，汉族医学中吸收了藏族、蒙古族、维吾尔族医学的内容，藏族、蒙古族、维吾尔族医学等各少数民族的医学中，也或多或少吸收了汉族的医学内容。

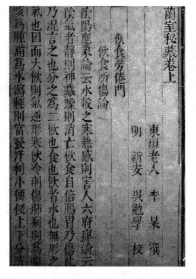

《兰室秘藏》书影
明代王肯堂《医统正脉》本。
元代李杲撰，首刻于元至元十三年（1276）。
（中国中医科学院图书馆藏）

第九节 医学理论与临床各科

前八节我们着重评述了辽夏金元时期医学发展的特点，即各少数民族医学在与中医学的交流与融合中发展进步，及其医学发展中的争鸣与创新，也介绍了此一时期著名医学家在理论研究与临床医疗方面丰富多彩的情况，但基本上未能涉及中医学本身的发展，更未能作较有系统的评述，以下将举例弥补其不足。

一、继承发扬医圣张仲景之学说

辽夏金元时期，在继承发扬张仲景之学说方面取得了重要成就，之前对此未进行评述，或由于之前在重点介绍金元四大家的关系。我们现在仅就金代成无己《注解伤寒论》，元代王好古《阴证略例》，元代李仲南《永类钤方》介绍如下。

成无己（约 1066~1156），金代著名医学家，聊摄（今山东聊城）人，世医出身，性识明敏，记问该博。据南宋张孝忠于宋宁宗开禧改元（1205）时，于《注解伤寒论·跋》所记："成公当乙亥丙子岁"，其年 90 余，则必生于嘉祐治平之间（1056~1067）。《四库全书提要》基本上认同此观点，根据成无己金代正隆丙子（1156）年 90 余尚存，推断成无己生年，当在北宋英宗治平三年（1066），卒年约金代海陵王正隆丙子（1156），享年 91 岁。另据《成氏无己注解伤寒论·序》，严器之写于"时甲子中秋日"。序文中："昨者邂逅聊摄成公，议论该博，术业精通，而有家学，注成伤寒十卷，出以示仆，其三百九十七法之内，分析异同，彰明隐奥，调陈脉理，区别阴阳，使表里以昭然，俾汗下而灼见……莫不允当，实前贤所未言，后学所未识，是得仲景之深意者也。"由成无己向伤寒学家严器之请序之时，可知《注解伤寒论》之成书，当为严器之写序之时，即金熙宗皇统四年（1144）。

《注解伤寒论》（1144），10 卷，为医圣张仲景《伤寒论》第一个全注本，流传广，历代学者受其影响者众多，世称成无己本，简称"成本"。成氏对经典注解，引文严谨，能自圆其说，其注解多为后世伤寒注家仿效。成氏注释着重于病因、病机及组方意义，条理清晰，论理明了，使读者容易理解，使用时便于化裁，多为后世伤寒家广泛效法。成氏注文比较详明，且有不少比较独到的见解，为历代研究伤寒学者所赞誉。例如：明伤寒大家赵开美，在校刻《仲景全书》时，赞誉《注解伤寒论》"博极研精，深造自得，本《难（经）》《素（问）》《灵（枢）》诸书，以发明其奥；因仲景方论，以辨析其理。表里、虚实、阴阳、死生之说，究药病轻重、去取加减之意，真得长沙公之旨趣"。明代王肯堂赞誉："解释仲景书者，唯成无己最为详明"。《注解伤寒论》为后世研学仲景伤寒学说理论，创造了良好的条件，它流传十分广泛，单历代刊本约有50种之多，至今仍为学习、研究仲景伤寒论的重要读本。

李仲南，元代医学家，因居栖碧山中，故人称之"栖碧"者。李仲南是有名的孝子，初因养亲寿老，曾进修道院以求还丹之道，后悟丹之道远，只有精研医疗之道，始能寿母，于是更加勤奋于医学之研究，并于至顺二年（1331）撰成《锡类钤方》22卷。惜于书成之时，母已谢世，仲南御哀茹痛，更名《永类钤方》，"诚欲著吾永感也"。

李仲南撰《永类钤方》，除上述寿母之动机外，因感于"今人讳疾恶目伤寒之名，弃其书而不读"，乃"本之医经，伤寒之法，杂病之方，……以伤寒杂病，通为一门，凡仲景伤寒证中，有此病者，因以杂病之亦有此病者，附其后，而加三因之所向以明之"。由此而言，《永类钤方》之要，实为以内经理论指导，辨伤寒，析杂病，论伤寒、杂病之脉、因、证、治，使脉因证治四事，增而为脉、病、因、证、治五事，或为李仲南精研仲景伤寒、杂病之心得，其重点当在伤寒之学。前有学者将《永类钤方》归之为杂病著作，或以为该书之重要内容在正骨，似有偏颇之嫌。当然，《永类钤方》之正骨内容，无疑可以反映元代骨伤科发展水平，甚或为其代表作之一种。滕宾称其书："则大集古人医书，条其钤列，为锡类之书，盖诸科之方药，一阅而无不在目者矣，仓卒遇证，如暮夜求水火，无不应者。"

二、中医针灸疗法之进步

金元时期，中医针灸学之发展与进步，在宋代王惟一贡献的基础上，显现了学理研究与普及推广并重的特点，其重要的代表人物当首推窦默与滑寿。

窦默（1196~1280），字子声，早年名杰，字汉卿。金元时期著名针灸学家，广平肥乡（今河北）人。幼嗜书，元军伐金时曾被俘，后南走渡河遇医家王翁，从师学医。王翁以女为其妻。在蔡州（今河南淮河北）时，得李浩之铜人针法，精其术，遂以针灸疗法救治人病，有医名。又说曾得丘处机之传，隐于大名（河北大名县），讲习性理之学，公元1253年曾与名医罗天益交往，研讨医理。元世祖（1260~1294年在位）加官为昭文馆大学士，卒时追封魏国公，赠太师，故人称窦太师。撰有《针经指南》（1232，或名《窦太师针灸》）、《八穴真经》《流注指要赋》（1253，或名《通玄指要赋》）、《窦太师流注》《标幽赋》《指迷赋》《六十六穴流注秘诀》《铜人针灸密语》《玉龙歌》《龙髓经》等。兰溪王镜泽，名开，字启元，师从窦太师二十余年，悉得其术以归。窦公嘱之曰："传吾术以济人，使人无病，即君之报我也。"遇人有疾，无不立愈。整理师之《标幽赋》为《重注标幽赋》；《铜人针灸密语》为《增注针经密语》，传承窦太师之学，为发展、普及针灸疗法做出了重要贡献。

罗天益《卫生鉴宝》称："癸丑岁（1253），窦子声先生随驾，在瓜忽都田地里住，冬与先生讲论，因视见《流注指要赋》，及补泻法，用之多效。"

滑寿（约1304~1386），字伯仁，晚号撄宁生，祖籍襄城（今河南），祖父迁居仪真（今江苏仪征）。初习儒，工诗文，师从名医王居中，精研医经，对《素问》颇有心得，集为《读素问钞》《难经本义》，订误疏义，以掌握医学之机要。在研读医经之基础上，后学针法于东平高洞阳，尽得师传，精于脉理，治则多仿东垣，精于诊而审于方，遇沉疴痼疾，每获良效。他强调"医莫先于脉"，因撰《诊家枢要》，颇多发挥。另有《伤寒例钞》《伤寒论钞》《脉诀》等著，可见其在医经、仲景书、诊断之研究上已有了深厚的基础，然而影响深远者，仍以先生之《十四经发挥》为最。滑寿认为："观《内经》所载，服饵之法，才一二，为灸者四三，其它则明针刺，无虑十八九，针之功其大矣。厥后方药之说肆行，针道遂寝不讲，灸法亦仅而获存。针道微而经络为之不明，经络不明，则不知邪之所在。"强调如此"于初学或未易也，乃以《灵枢经·本输篇》《素问·骨空》等论，衷而集之，得经十二，任督脉云行腹背者二，其队穴之周于身者，六百五十有七，考其阴阳之所以往来，推其骨空之所以驻会……厘为三卷，目之曰：《十四经发挥》"。

《十四经发挥》，成书于至正初（1341）。当代名医吕复序曰："……专疏手足三阴三阳，及任督也，观其图章训释，纲举目张，足以为学者出入响方，实医门之司南也。"该书对十四经脉循行、腧穴部位、经脉主病、脏腑机能、奇经八脉循行、主病等，予以系统记述，并附有仰、伏人尺寸图及十四经穴分图等，给初学者提供了重要的参考，对后世影响深远。

三、各科临床诊疗之进步

金元时期，前已述及金元四大家等，他们均对临床内科、伤寒杂病等之论述，做出了重要贡献，在此再不赘述，仅就危亦林《世医得效方》与齐德之《外科精义》等做一些简要评介。

危亦林（1277~1347），元著名医学家，尤擅正骨。危亦林字达斋，南丰（今江西）人，世医出身。高祖云仙，以精于大方脉著于世。伯祖碧崖，擅长小方脉。伯父熙载，专长眼科并疗瘵疾而名故里。至危亦林，少小习医，传家学，参究疮肿正骨咽喉口齿等科，有名于时，曾官本州医学教授，教授生徒，名益显。元天历初（1328），太医院分医学为十三科，即：大方脉、小方脉、杂症科、风科、产科、眼科、口齿科、咽喉科、正骨科、金疮肿疡科、针灸科、祝由科、禁科。危氏依太医院分科为据，参以家传，整理家藏古方以及近代名家诸方，特别是祖辈五世医疗试用多效

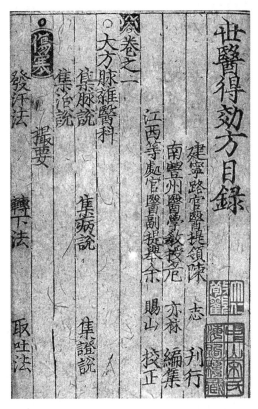

之经验，经10年之刻苦努力，终于至元三年（1337），撰成《世医得效方》19卷。经江西医学提举司送太医院审阅，至元五年（1339），太医院题识，以是书牒医院，下诸路提举司重校，覆白于院，院之长等皆曰善，而后刊行。又五年后，至正五年（1345），由建宁路官医提领陈志始刊刻。

《世医得效方》。卷1~10为大方脉、杂医科，卷11~12为小方脉，卷13为风科，卷14~15为产科兼妇人杂病，卷16为眼科，卷17为口齿咽喉，卷18为正骨兼金镞，卷19为疮肿。有关针灸内容则于上述各卷中分论。《世医得效方》卷帙浩繁，录方宏富，《四库全书总目》称其"所载古方至多，皆可以资考据"。今读其书，卷18之正骨兼金镞，论述尤精。其中关于骨折、关节脱臼之整复手法、复杂骨折之手术整复，整复时强调用乌头、曼陀罗麻醉剂先行麻醉，运用悬吊复位法治疗脊柱骨折等，多有创新进步，代表了中医正骨理论与经验的丰富与发展。

齐德之（14世纪），元代外科学家，生平贯里未详。曾任医学博士，御药院外科太医。重视外科疾病诊候，认为："脉者，医之大业也"。批评："独疮科之流，多有不诊其脉候，专攻治外"，"于疮科之辈，甘当浅陋之名"的风气。行业存在的陋习，促成了齐德之编撰外科学著作以改变上述错误倾向的夙愿。自称："愚虽不才，辄取黄帝《素问》《难经》《灵枢》《甲乙》，及叔和、仲景、扁鹊、华佗、《千金》《外台》《圣惠》《总录》，古今名医诸家方论之中，诊候疮肿之说，简编类次，贯成篇帙，首载诊候入式之法，次论血气、色脉、参应之源，后明脉之名状，所主证候，及疮肿逆从之方"。于至元元年（1335），撰成《外科精义》二卷。

《外科精义》强调外科疮肿之病必须重视整体，反对医家只关注局部。诊断方法强调望、闻、问、切四诊合参，尤其重视望形色，切脉，并将26脉结合疮肿特点，进行了详细之论述，这也成为本书的一大特点。此外，《外科精义》还首次将肺痿、肺疽列入外科诊疗范畴，也体现了外科临床发展的一大进步。齐氏在重视外科疮肿诊疗整体观念思想的指导下，在治疗方面主张内外兼治，提出内消、托里、止痛、追蚀、针烙、灸疗、砭镰、溻渍等，按疮肿之特点，分别或综合使用。《外科精义》对后世外科学之发展与进步，有着比较大的影响。

葛乾孙（1305~1353），元代内科学家，字可久，平江路（今江苏苏州）人。葛乾孙世医出身，高祖思恭，祖从豫，父应雷，叔应泽，均以医名于时。特别是父亲葛应雷，曾以医名由平江医学教授，升任江浙医官提举。乾孙继承家学，特别得名医葛应雷的直接传授，治疗疾病往往有奇效。其他人治疗效果不好的病人，经他诊治也都能获得良好的效果。因此，他医名远扬，与金元四大家之朱丹溪齐名。有一富家女，四肢痿痹，目瞪不能食，众医诊治不效。乾孙诊之，知其病乃因过嗜香味引起，乃命其悉去房中香奁（香粉匣子）以及种种释放出香味之器物家私之类，另掘地为坎，置女其中。久之，手足动，能出声。乾孙投药一丸，次日女自坎中出，诸证悉除而愈。

乾孙性情温厚，医德高尚，诊疗不图回报，他既精通医道，又爱好击刺战阵之法，还长于文。当时，勇士言其长于武，士子言其长于文，方士家则言其长于医，实则文武医药皆精通也。他除传承家学外，还熟谙刘完素、张子和之学，与朱丹溪更是交游好友。后遇至人，极明医理，精通方脉，善于诊治劳损吐血之病，遂拜为师。至人授予秘方，乾孙诊疗劳瘵疗效明显提高。朱丹溪治浙中一女子瘵（相当于肺结核病），且愈，但面部两颊丹红不灭。

谓病家请乾孙诊治，乾孙诊过后提出必须针刺胸乳部，病人难之，乃隔衣针之，应手而愈。主人赠厚礼，悉置不受。乾孙得至人传授秘方，医名大振，常对人说："余如久旱逢霖，夜行得月，心中豁然"。这就是葛乾孙整理编撰《十药神书》之来历。

《十药神书》（1348），诊疗肺痨专著，一卷，书中所收有：十灰散、花蕊石散、独参散、保和汤、保真汤、太平丸、沉香消化丸、润肺膏、白凤膏、补髓丹等十首治疗肺痨的方药。其对肺痨之咳嗽、咯血等之处治，以及病人饮食调养等，富有指导价值。后世不少医家颇为推崇。清代名医陈修园称："此书则奇以取胜也，然奇而不离于正，故可取焉"。

赵孟頫手书《中藏经》（手书卷子本）
赵孟頫（1254~1322）元书画家，字子昂，浙江吴兴（今浙江湖州）人。所书《中藏经》为中医学重要典籍之一。
（上海博物馆藏）

第九章

中医学发展的革新倾向

明代（1368~1644）

元代统治晚期，社会日益动荡不安，反压迫、反剥削的农民起义此起彼伏。1368 年，朱元璋利用元末农民大起义的有利形势，起而推翻了元代的统治，建立了明朝。

明朝建立后，由于统治集团比较体恤民情民苦，在政治上、经济上采取了某些措施，诸如减轻赋役、鼓励垦荒、兴修水利、释放手工业奴隶、增加耕地面积、扶植手工业和商业等，使社会矛盾缓和，生产力得到发展，农产品、手工业产品大量增加，商品化进程加快，社会渐趋安定。16 世纪，中国社会出现了资本主义萌芽，全国不少地方的某些行业，出现了许多具有资本主义性质的手工工场，如苏州的丝织，景德镇的造瓷等，其雇工数量大增，有的手工工场拥有织工、杂工等多达数千人。

明代造船技术之发展尤为突出，所造之船可以远航印度洋，甚至到达非洲。公元 1405~1433 年间，郑和率领庞大的船队，出于政治和经济的需要，曾七次下西洋，远涉南洋、印度洋，曾到过亚非等三十多个国家。这不但说明中外交流在明代盛况空前，也说明中国的造船技术已达到很高水平，反映了中国科学技术与对外交流方面都取得了很大成绩，这也更进一步促进了中国科技和医药之发展。与此同时，西方传教士如利玛窦等也相继来到中国，他们把西方的科学技术和医药知识也带到了中国，并与中国知识界进行着较广泛的接触和交流。

在上述比较安定的政治环境和不断发展的经济环境下，中国在天文、地理、水利、农学、工艺、文学和史学等方面，都取得

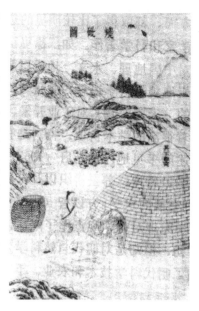

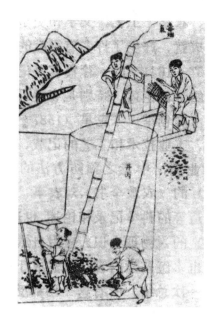

了比较明显的进步和成就，产生了许多有贡献的科学家和科学著作。如：徐弘祖（1587~1641）的《徐霞客游记》，对中国地理、水文、地质以及植物的详细论述，特别是有关石灰岩地貌的科学记录，是我国科技史上之创举；宋应星（1587~？）的《天工开物》，对矿业开采、农业、工业技术和工艺的记载，有着很高的学术价值，特别是有关职业病、中毒之预防方法的论述颇有见地；徐光启（1562~1633）的《农政全书》，对农事、水利、种植、养蚕、耕织以及农机具制造等的科学记录和论述，也达到空前的水平；方以智（1611~1671）的《物理小识》，应用自然科学原理对哲学观点作了阐述，其中也多医药学内容，虽然成于清初，却是对明代自然科学发展的一次总结。所有这一切都反映了明代科学技术和农业、手工业、采矿等的发展已达到较高水平。

在意识思维方面，也出现了若干闻名于世的思想家，如李贽（1527~1602）"天下万物皆生于两，不生于一"的观点，王夫之（1619~1692）"尽天地之间，无不是气"及"天地之化日新"的观点，对时代都有着的积极影响。

医药卫生水平，在明代进步思想之影响下，在政治安定、经济发展、人民生活有所改善的促进下，与其他自然科学技术一样，得到了很大的发展。例如李时珍所撰《本草纲目》，是举世闻名的博物学、药物学著作；人痘接种术预防天花流行之成功，为人类免疫带来希望并开辟出新的途径；吴又可撰《温疫论》，对传染病传染途径、传染病因子和特异性的论述，颇有卓越见解；明代皇帝与皇室，继宋代皇帝十分关注医药卫生事业的优良传统，也给予了医药卫生发展一定的重视，从而获得了颇富影响的成就。随着明代手工业、采矿业的发展，职业病的防治也取得了明显进步。所有这些，形成了明代医学发展的若干特点，使之在理论和实践上都取得了令人瞩目的成就。

第一节　皇室关注本草学发展

明代皇帝、皇室对医学发展的关注，应该说是比较明显的。如：太祖（1368~1398 在位）朱元璋，在其登位前后都很注意对名医之招募，而且很反对服丹长生之说；成祖（1402~1424 在位）朱棣，在北京营造皇宫时，即关注太医院的扩建。在文化事业方面，明成祖使解缙等编撰《永乐大典》，贡献巨大，影响深远。周定王朱橚（约 1361~1425），不但关注灾民生活，编撰《救荒本草》（1406），更完成了巨大方书《普济方》的编纂。宣宗（1425~1435 在位）朱瞻基，是身居帝位的著名书画家。彩绘《食物本草》虽然著作者佚名，但确属宫廷画师亲自工笔彩绘，可惜绘制时间也不确定，是否与宣宗有关，是否与朱橚有关，都不确定。此外，《食物本草》是否与《救荒本草》为姐妹篇也是个疑问。孝宗（1487~1505 在位）朱祐樘，于弘治十六年（1503）因本草讹误，命刘文泰为总裁，修订本草，始有《本草品汇精要》书成（1505）。《本草品汇精要》亦彩绘药图。两部彩绘本草书，或皆因为宫廷事未能面世。但明皇帝、皇室关注本草学之发展，已可通过对上述本草类医书之编纂与精心绘制彩色本草药图得到证明。

一、朱橚与《救荒本草》

朱橚，太祖朱元璋第五个儿子，洪武十一年（1378 年）被封为周王，殁后谥作周定王，能辞赋，洪武十四年就藩邸开封。由于连年灾荒，朱橚购求当地野生植物之可供充饥者，移植园圃，亲自观察，待其成长，召画工写生绘画成图，并注明可食用之部位与食用方法，撰成《救荒本草》（1406）四卷。

《救荒本草》是一部以解决灾荒饥馑为群众提供代食品为目的的著作，既有药物学著作的性质，又具有植物学著作的价值，该书的编撰，是明初药物学发展上的一次创举。编汇者朱橚，以其权势和地位，派人到全国各地，采访和调查野生植物中在灾荒时可以充作食品者，弄清其分布和生长环境，然后组织人力，将调查所得的400多种可食植物"植于一圃"。这样不但为自己亲自观察这些植物的形态特征、生长、发育、繁育等创造了良好条件，而且为植物成熟后的"画工为图"打下可靠基础。值得提出的是，朱橚所建的园圃，是为研究而建的，应该说它是我国继唐代太医署设药园为教学实习基地之后，第一个实验植物园。所以，美国科学史家萨顿在谈到中世纪植物园时指出："杰出的成就产生在中国"。萨顿所说的杰出成就，即朱橚为研究所建的栽培了400多种可食植物的实验植物园。朱橚经过观察和研究，选其中确无毒害者共414种，以植物之名称、产地、形态、性味、加工烹调方法，予以分类，并绘成食用之枝、干、叶、花、果等图，以方便辨认和采集，书成后名《救荒本草》。在414种可供代食用的植物中，除1/3来自前人的本草著作外，其余约276种均系此次调查研究之新内容。该书用意之新和费工之大，都是值得称赞的。嘉靖三十四年（1555）重刻时，误题为朱橚之子周宪王朱有燉所作。《救荒本草》不但有着很高的救济贫病灾民的经济价值，还有着很大的学术价值，成为徐光启《农政全书》、李时珍《本草纲目》等的重要参考资料。该书在国外也有一定的影响，20世纪30年代曾被译成英文在国外出版发行。

二、刘文泰与《本草品汇精要》

刘文泰（15~16世纪间），江西上饶人，宪宗时（1465~1487）

曾任右通政，太医院
院使、御医等职。弘治
十六年（1503），孝宗朱
祐樘因见本草讹误，命
官修订，下诏太医院，
以刘文泰为总裁，太监
张瑜为总督，修订编纂
新本草，于弘治十八年

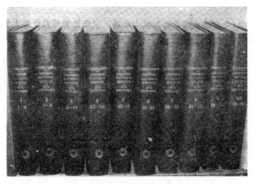

《本草品汇精要》
手写本
该书曾流传于英国，
被误为《本草纲目》
而加以整理装订为10
册。图中书册为日
本学者大塚恭男博
士购得，现藏大塚
恭男博士处。

（1505）完成，名为《本草品汇精要》，共42卷。

在此必须指出：据考刘文泰是一位品质不好的医生，他不安
于御医、太医院院使之职，为了升迁，与丘浚为伍，以挑拨离间
之手法，诬告王恕，以致皇帝将之下锦衣卫诏狱审讯。另有一事，
孝宗朝为了提高太医院御医等之水平，欲进行考试，以甄别其实
际水平，刘文泰等但欲援引所案，妄图升赏，实未有精于医理者，
皆畏考试。最为突出者，据载因"投药乖方，致宪宗"，遭大臣
参劾，以及在编纂《本草品汇精要》的过程中，与礼部、内阁、
翰林院、医堂太监等矛盾激化，直接造成成书于孝宗驾崩之时的
《本草品汇精要》没有了新君及众朝臣的支持，最终被束之高阁。

刘文泰等奉命编撰的《本草品汇精要》是在《证类本草》成
书之后、李时珍《本草纲目》成书之前的一大巨著，其最出色的
成就，收有王世昌等八名画家工笔彩绘的1358幅药物图。这些药
物图十分精美，且多为实物写生，生动真实，特别是新增药物之
彩图，均系厚创，不但有着重要的药物学价值，而且是很珍贵的
艺术品。

该书的文字部分，按玉石、草、木、人、兽、禽、虫鱼、果、
米谷、菜为纲进行分类，共收植物、动物、矿物药1815种。在每
药之下，又以名、苗、地、时、收、用、质、色、味、性、气、
臭、主、行、助、反、制、治、合治、禁、代、忌、解、膺等进
行论述，有着较高的参考价值。其特点还表现在，凡《神农本草
经》之原文，均以朱笔写成红色，后世本草内容则以墨笔写成黑
色，使人一目了然。

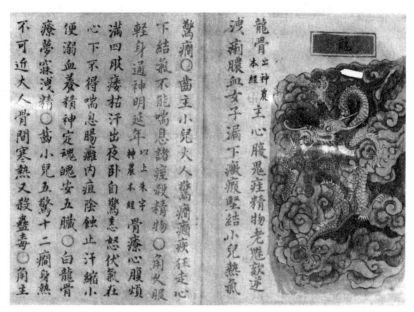

《本草品汇精要》书影

明代刘文泰奉旨于弘治十八年（1505）撰成，是与太医院、宫廷画院王世昌等合作的成果。但因刘文泰获罪而未能刻印。清武英殿监造赫世亨与张常住奉康熙帝之命，于公元1700年据弘治本摹造。1923年因收藏本书之中正殿大火，摹造本流入社会，经香港流落意大利。

《本草品汇精要》一书完成后，由于刘文泰等主要编撰者因医疗事故获罪，加之朱、墨书写和五彩工笔绘制之药图无法雕版印刷等原因，一直被统治者束之高阁。因此，该书在明代是没有发挥什么作用的。虽然该书完成于李时珍之前，但李氏撰《本草纲目》时也未能得其助益。直到清代康熙三十九年（1700），才由武英殿官监造赫世亨、张常住，奉诏将弘治本《本草品汇精要》摹造一部。同时，太医院吏目王道纯、医士汪兆元，奉诏参照《本草纲目》对该书之文字部分进行了改错校误和注释。但经过这些工作后，该书仍然只限于皇室陈设和使用。直到1923年因失火，才使该书之原稿本、摹本、校注本流落社会，后又流落罗马、日本。目前国内仅能见到明代抄绘本之438幅图，还有清代抄绘本之彩图520幅。现罗马收藏本经五洲出版社影印出版。日本杏雨书屋藏本，据考为弘治原本，但拒绝中国翻拍出版。大塚恭男收藏者，为清代彩绘之抄本。该书之文字部分，20世纪后叶有排印本。

三、明宫廷画师彩绘《食物本草》

《食物本草》彩绘本，根据学者考证，系明代宫廷写本，乃太医院奉旨整理编撰，由宫廷画师工笔彩绘而成。但究竟其真实作者是谁，奉何皇帝旨，由太医院何人整理，编撰始于何时，终成于何时，哪些宫廷画师参与绘制，是临摹还是写真、创作，等等，均是未知之谜团。

据《影印食物本草彩绘本·序》，为说明《食物本草》与《本草品汇精要》之关系，列出二者有九个方面相同，即开本相同、版式相同、颜料相同、画风相同、文体相同、标题相同、缩行相同、版本相同、药图错误相同。如此重要的相同点，可知二者之关系是何等之密切，也不难推断二者之编撰者、绘图者，即使不是二而一，也至少是有一定重叠的。另外，有人认为《食物本草》彩绘本之文字来自薛己（1487~1559）之《食物本草》。薛己继承父亲薛铠在太医院所任医官职，并于1514年升御医，1519年升院判，1530年以院使职归里。薛己《食物本草》作为彩绘本依据之可能性是存在的。还有卢和的《食物本草》，经正德年间（1506~1521）九江知府汪颖之手，由四卷本整理编次为两卷本。由于薛己做过南京太医院御医、院使，汪颖做过九江知府，时间大体相当，故亦有认为《食物本草》宫廷写本源于薛己、卢和之《食物本草》者。

《食物本草》宫廷写本，全书四卷，共收386种水、谷、菜、果、禽、兽、鱼、味等食物，于每种之下，

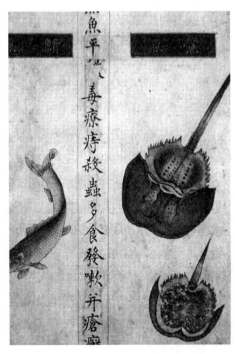

《食物本草》书影
明代宫廷医学家与画家奉旨编绘而成，成书年代在明代似无异议，但具体年份仍待考。
图示之鲎鱼、鲭鱼，精美生动，字迹秀丽，富有学术研究价值与文物价值。
（中国国家图书馆藏）

分别性味、功效、主治、用法，每种有一种或多种工笔彩绘图，共计492幅。据专家辨析，《食物本草》彩绘图，承袭了两宋时期画院之院体风格，工笔重彩，写生逼真，由明代宫廷画师精雕细作而成。释文手书，隽秀挺拔，清新典雅，外加朱色栏框，与《永乐大典》相当，尽显皇家气派，虽历约500年之久，色泽亮丽如初，画意清新可辨，熠熠生辉。

可喜的是，华夏出版社于2000年，由《中国本草全书》中将其分出，首次影印出版发行，印制精良，色泽艳丽，尽现原书之风貌，特别是装帧考究，采用中式大12开本，豪华典雅，使学术界得以共享。

四、宫廷彩绘《补遗雷公炮制便览》

明代宫廷，除上述《本草品汇精要》《食物本草》附有工笔彩绘药物图之外，另一部作品也附有彩绘药物图，即《补遗雷公炮制便览》一书。如果联系起来看，似乎有一个庞大的计划，或由某一位或几位皇帝主宰，整理修订各个本草学系列，并各附相关的药物彩色画图。例如：《本草品汇精要》是一部系统本草典籍，与历代皇帝修订颁布本草于天下的作为一致；《食物本草》虽不始于明代，但其内容显然与宫廷饮食营养有关，富有为宫廷服务的特色。若结合朱橚《救荒本草》纯一为受灾贫民提供代食品之目的，《食物本草》之完成，显然可以成为目的完全不同的姐妹篇。总之，《食物本草》是为适应宫廷需要而补《本草品汇精要》之不足。同时，在中医领域，药物的炮制一向是十分重要的，因为炮制是否符合要求，对临床医师用药是否增效、能否减轻或消除药物之毒性，至关重要。另外，通过加工修治，植物根茎等药材便可成为美观漂亮的饮片，以直接入药而用于临床制作丸、散、膏、丹等。所以，明代《补遗雷公炮制便览》的编撰，正可弥补《本草品汇精要》与《食物本草》在此领域之不足。

《补遗雷公炮制便览》14卷，其完成时间约于《本草品汇精要》与《食物本草》之后，从明神宗万历（1573~1620）本（缺一卷）

统计，有彩色绘图 1128 幅，若计入清代抄绘本，则共存 1162 幅。据郑金生研究：《补遗雷公炮制便览》从《本草品汇精要》弘治正本仿绘的药物形态图、辅助图达 855 幅，新增图 298 幅，该书琳琅满目的药物形态图，基本上都仿自《本草品汇精要》。可见二者的传承关系亦十分密切。与《本草品汇精要》不同者，是因该书重点在补遗雷公炮制，故其内容的最大特色，亦即本书的价值，在于新绘，或创作了有关炮制的 224 幅彩图。这些图以药材的炮制为题材，画师们或依《雷公炮炙论》之文字，当时所用炮制之场所、器具，或出于想象构思而绘成。因为炮制是由人操作的，因而出现在画面中的人物，由《本草品汇精要》的 174 人，增加到 910 人。

《补遗雷公炮制便览》之炮制图，以展现的药物炮制场景、各种器具之形态与应用，构成了明代炮制实际情形的非常珍贵的图像资料。

第二节　民间本草研究成果卓著

明代本草学之发展，除上节所评介之宫廷或皇帝亲自主持所编撰的本草学典籍外，民间学者在此领域也做出了巨大贡献。民间本草研究成果富有创新性与实际应用价值，其影响与对本草学发展的促进作用，远远超过宫廷所编纂的本草。

一、兰茂与地方本草《滇南本草》

《滇南本草》是一部专门总结我国云南省滇池地区及其周围医学家和民间医疗用药经验而编成的地方性药物著作。该书之完成是明初在药物学发展上的又一次创举。该书作者是云南著名医药学家兰茂。

兰茂（1397~1470），字廷秀，号止庵，外号和光道人，原籍河南洛阳，后徙云南嵩明县，好读书，博通经史、术数，尤其对医药学有着较深的研究。他为人正直，不愿与官僚为伍。兰茂自幼酷好本草，常考药物之性味，辨其生长环境，曾遍访滇南蔬食草木之可作药用者，区类辨性，绘为图形。兰茂专心与农民和少数民族交往，搜集昆明滇池一带之民间医疗经验和中草药知识、民族药物等，最终编成《滇南本草》(1436)三卷，收载药物400多种。每药之下，分药名、性味、功效、主治、附方，个别兼述生态、形态等。经他的整理研究，使中医中药与民族地区的医药知识熔为一炉。其中大部分药物，既反映了云南地区和若干少数民族用药经验的地方本草特色，也使中国医药学宝库的内容更为丰富。尤其是民族中草药之叙述，多附有民间单、验方，有着较高的参考价值，在群众中有很大影响，如土茯苓、川贝母等，均由本书首先收载而遍及全国。嘉靖三十五年(1556)，有范洪据其书补撰，因其写生绘图甚精，故改书名为《滇南本草图说》，12卷。清道光年间，孙兆惠刊有《一隅本草》，其内容亦多来自《滇南本草》。

二、李时珍划时代巨著《本草纲目》

明代药物学的发展，是在宋代本草集大成的总结基础上向前迈步的，就这个意义来讲，没有唐慎微的《经史证类本草》和宋政府多次集中药物学家重加整理和修订充实，也就不会有李时珍的《本草纲目》，也不会有明代药物学的出色成就。《本草纲目》是明代药物学发展的一个突出代表，也是中国医药学高度发展的一个标志，至今仍然是国内外学者研究中国医学、药学的重要参考书。《本草纲目》在国外已有多种文本的全译和节译本，今天在欧洲共同体的资助下，欧洲学者与中国学者合作的英译全书的工作也已取得巨大成就。

李时珍的《本草纲目》是一部划时代巨著，但它也不是从天上掉下来的，任何一个巨人，都是在前人的肩上攀登高峰的，李时珍自然也不能例外。李时珍之前，除了宋金元医药学家个人和集体对药物学的大力整理研究为他创造了极好的发展基础外，明初的药物学家也为之积累了专科性的本草资料，例如专为救助荒年的《救荒本草》，少为人们注意的具有滇南地方特色的药物经验总结《滇南本草》，等等。

李时珍（1518~1593），字东璧，号濒湖，湖北蕲春县人，中国著名的药学家、医学家。李时珍出身医学世家，父亲李言闻是当地名医。李时珍受父亲的影响很深，从小即喜爱学习医药知识，但父亲希望他攻读四书五经以求仕途。李时珍在父亲的严格督促下，精读经史之书甚勤，但却无心功名利禄。因此，幼虽习儒，但三次乡试均不中，及长，他更加用心于医药学之研讨学习。父亲也不得不接受时珍的志愿，便将自己一生临床治病的经验传授给儿子。李时珍专心医药钻研的志愿得到父亲赞同后，除跟父亲学习医学外，更师事顾日岩，所有精力和时间，几乎都用于医药知识和相关学科的广搜博采上。他闭门读书达 10 年之久，因此，对史学、哲学、文字学、训诂学等，造诣甚深，尤其对药物名称、药性、药效、炮炙、药物资源，均有着深入而广泛的研究。他在深入研究药物时，走出读书室，躬身实践，足迹遍及湖北、湖南、广东、河北、河南、江西、安徽、江苏等省。有关谷、菜、瓜、果类药物的问题，就去向农夫学习；有关各种鱼、鳞、介类药物的问题，就去向渔夫请教；有关矿石类药物的问题，就去向手工业工人、采矿者询问；有关蛇类药物、兽类药物的问题，他就去向捕蛇人、猎人咨询。数十年如一日，直至生命的最后一息。

李时珍治学态度严谨，除了深入实地进行调查核实外，还做了不少临床药理实验、动物解剖和比较解剖等。如山茄花能使人笑，有麻醉作用，他采集后亲自尝试予以验证。他为了订正一味药的记载，往往要花费很大精力，如为了能区别蓬莱草的五个不同品种，他亲自采集，一一对比鉴别，并与《尔雅》所记述者进行对照，最后得出结论认为："始得其的"，"诸家所说，皆未可信也"。他为了丰富自己的著作，不但对前人之本草广收博采，还对当代人之用药经验进行总结，同时，还对国外传入以及我国少数民族地区的医疗用药经验进行整理。因此，他的《本草纲目》记述了许多由亚、欧、非国家和地区传入之药物。经过他的努力，使中国药用植物新增加 374 种，达到 1892 种，这一成就在中国药物学史上可以说是绝无仅有的，对个人而言更是突出。

李时珍治学思想比较进步，他不迷信古人，敢于"发现前人未到之处"。因此，他在《本草纲目》的每一种药物之下，几乎都列有"正误"一条，就是为了改正前人的错误。在这些"正误"中，凝集着他一生之研究心得，无论是古人还是当代人，也不论是经典著作还是一般著作，只要他发现其中的任何错误，他都会给予批评指正，从不回避矛盾。可贵的是，李时珍所作的结论，不论是正名、产地、药性、气味功效和采集、加工，其纠正、辨误，大多是言之有理，持之有故，而且比较符合科学道理。他的"正误"，提高了中国药物学的研究水平，有着明显的创造性，也说明了他的自然科学知识渊博，鉴别能力高超。

李时珍研究医药学的进步思想，还表现在对非科学的服石以求长生不老的神仙术，持有坚决的批判态度。如在谈论古代服石时，批判说："血肉之躯，水谷为赖，何能堪此金石重坠之物，久在肠胃乎。求仙而丧生，可谓愚也矣。"他强调，抱朴子云银可成仙，"亦方士谬言也，不足信"，视之为"邪说""幻诞之谈"。他还公然向药物学的老祖宗——《神农本草经》及著名炼丹家、医药学家葛洪宣战，批评他们在提倡服石，追求长生不老方面的"误世之罪，通乎天下"。他指出：这些药物"治病可也，服食不可也"。所有这些论断，可谓金玉良言。

李时珍治学态度严谨，知之为知之，不知为不知。凡经研究者，则力陈己见；所未能考察者，则存疑待考，不作妄断。所以，他对许多未能深知的问题，则用"未审然否""亦无所询证，姑附于此，以俟博识"加以说明。这种科学态度和实事求是的精神难能可贵，他对后人寄托的厚望和笃信，是给予我们的有力鞭策和鼓励。

《本草纲目》其52卷，撰于1552~1578年，经近30年的工夫成书，其间稿凡三易，收录药品1892种，附图1109幅。其总例"不分三品，惟逐各部，物以类从，目随纲举"。以部为纲，以类为目，计16部，即水、火、土、金石、草、谷、菜、果、木、服器、虫、鳞、介、禽、兽、人。各部按"从微至巨""从贱至贵"之原则论述，很符合进化论思想。在部之下设69类，如草部又分为：山草、芳草、隰草、毒草、蔓草、水草、石草、苔、杂草，有名未用等类。

李时珍对发展中国药物学所做的卓越贡献，是有口皆碑的。其实，他在医疗方面，在发展切脉诊断方面，也都有着出色的成就。由于他的医术高明，有"千里就医于门，立活不取值"之誉，楚王闻之聘为奉祠，掌良医所事。因世子暴厥，李时珍治之即苏，故获荐太医院吏目，但不一年即辞归故里。他医疗思想活跃，不但重视传统的理法方药理论，还很尊重金元四大家的医学争鸣论述，推崇张元素、李东垣的医疗思想，而且强调民间医疗经验的总结。他将自己收集到的 11096 个单方、秘方、验方，各一一附录于该药物之下予以论述，这也是他的一大创举。他研究中药学数十年，参考各种图书 800 多种，撰成《本草纲目》，集明代药物学之大成。在诊断方面，他还撰有《濒湖脉学》一书，发展了中医诊断学。他所著《奇经八脉考》一书，则是规范中医经络学说的一次有价值的努力。李时珍被誉为中国最著名的医药学家、世界著名的学者，受之无愧。

《本草纲目》是李时珍的代表作，撰成于 1578 年，得知名人士、文学家、南京刑部尚书王世贞作序，于 1596 年在南京刊行，即世所谓"金陵版"。李时珍之子李建元将此书进献皇帝，圣旨："书留览，礼部知道，钦此。"书成后经儿子进献之想法虽已实现，但并未达到借朝廷之力予以推广之遗愿。此当是明神宗在位之时，可见朱翊钧对此巨著的冷落态度。可喜的是，《本草纲目》以其继往开来的卓越成就，迅即为医药学界赞赏推崇，金陵初刊后不到七年，即在江西刊刻了第二版。到目前为止，仅国内刊刻排印次数就已近 60 次之多，平均每六年多即再版印刷一次，足见其影响之大了。

《本草纲目》以 52 卷之巨，对所收药物以其天然来源之属性为纲，更以相近之类别为目，条分缕析，一目了然。特别是李时珍的药物分类法，在前人基础上做出了创造性贡献，有着相当高的科学价值。例如其所收之 1094 种植物药，是根据其根、茎、叶、花、果的特点，及其性味、形态、生长环境、习性与人类生活的关系等因素，加以综合分析，归纳比较进行区分的。李时珍的动物药分类法，尤其具有较高的科学价值。书中把444种动物药分成虫、鳞、介、禽、兽、人等六部。其中虫部所记述者，相当于无脊椎动物；鳞部所记述者，相当于鱼类；介部所记述者，有一部分爬行类和两栖类动物；禽部所记述者，则相当于鸟类；兽部所记述者，系指哺乳类动物；人部是指人类。这样的分类排列顺序，李时珍认为是"从贱至贵""从微至巨"，这个贵贱，既非药用之经济价值，也非动物体型之大小，而是以动物从简单到复杂，从低级到高级的发展过程而言。有一个例子足可以证明李时珍所说的贵贱，确是对动物发展的一种肯定，绝非指其存在的经济社会价值。譬如封建社会至高无上的龙、凤，均被列入低级的鳞、禽部。《本草纲目》对动物药的分类，确已具备了生物进化的进步思想。《本草纲目》论述动物性药物时，还科学地指出："鸟产于林，故羽似叶；兽生于山，故毛似草，毛合四时，色合五方。"充分论证了动物为求生存，适应环境而变异的生物特征。关于家种、驯养，更指出：野生动物可以人工驯养，而家种植物伏于野生。实际上是对生物受到人工方法的干预，而发生变异和动物遗传的某些特征的有关认识，其思想认识境界是十分先进的。

　　《本草纲目》在国内外的影响极为广泛。《本草纲目》出版后，在国内有广泛而深远的影响，确是医药学著作罕见者之一，所谓"士大夫家有其书"，并非过誉。与此同时，随着该书之东渡和西传，《本草纲目》在国外影响之大，是中国医药著作中之佼佼者。

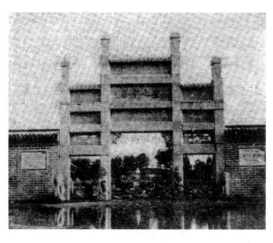

李时珍墓
湖北蕲春。"药中之圣"牌坊内为李时珍墓与其父母墓，李时珍碑为郭沫若先生题书。

　　早在《本草纲目》首刊后11年，即公元1607年，江西本就已东渡日本，以"神君御前本"珍藏于幕府首脑德川座右。公元1614年，日本著名医学家曲直更得到金陵本。1637年，日本便以江西本为底本翻印《本草纲目》。此间除了医学家们竞相传抄外，刊刻之江西本、杭州本等，先后有八次之多。另外，1699年，冈本的《图画和语本草纲目》虽只载药1834种，然可算是日译《本草纲目》之始。此后，以日语编译之作很多。1934年东京春阳堂刊印的《头注国译本草纲目》精装本15册，是日本全译《本草纲目》的第一部。1974~1979年，更出版了修订本。300多年来，特别是近些年来，日本学者以《本草纲目》为对象的研究论文和著作，真可谓雨后春笋，方兴未艾。

《本草纲目》的西传，据现在所知，最早可能是在18世纪初。此后，《本草纲目》或被带到欧洲，或被节译介绍到西方。到18世纪末，《本草纲目》被摘译的西文本有英、法、德、俄等多种文字。《本草纲目》之中文本，也同时相继传到欧美，英、法、德、俄、意、荷、瑞典、比利时，分别藏有《本草纲目》的善本，如金陵本（1596），江西本（1603），张云中本（1655），太和堂本（1655）等等十多种。尤其是美国国会图书馆珍藏的首刻本金陵本，是经日本著名本草学家森立之（1807~1885）批注过的，更为可贵。

《本草纲目》传入欧美，不但使西方医药学界开阔了眼界，而且对其生物学之研究以及其他科学，都起到了很大的影响。19世纪，闻名于世的英国生物学家达尔文（1809~1882），他提出的著名的进化论学说，也曾从李时珍的《本草纲目》中获得了有益的思想养料。达尔文在《动物和植物在家养下的变异》（1868）一文中，谈到鸡的变种时指出：1596年出版的《中国百科全书》（即《本草纲目》）中曾提到过七个品种，包括我们称为跳鸡（即爬鸡）的，以及具有白羽、黑骨和黑肉的鸡。这段引文，与《本草纲目》禽部之鸡条所列举之七种鸡和乌骨鸡的

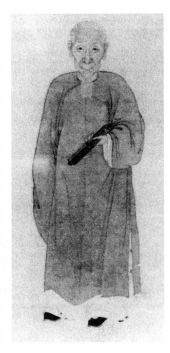

孙星衍画像

孙星衍（1753~1818），字渊如，江苏阳湖（今江苏常州）人，精于经史、文字、音训、校勘，喜藏书。乾隆五十二年（1787）进士，历任编修等职。生平辑录群书，以辑佚、校刻中医文献为医界所重，其与孙冯翼合辑之《神农本草经》，富有影响。

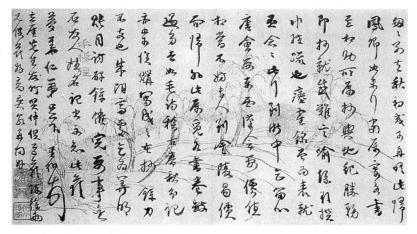

孙星衍尺牍（清代）
纸质，长33厘米，
宽18厘米。
（上海中医药大学
医史博物馆藏）

论述完全一致。又如达尔文在论述金鱼家化史所引《本草纲目》之依据，说明达尔文研究生物变异现象时，都曾从李时珍《本草纲目》中找到其进化论学说得以立足的历史依据。英国以研究中国科学技术史而著称于世的李约瑟博士（1900~1995），曾高度评价说：无疑地，明朝最伟大的科学成就，就是李时珍的《本草纲目》。李时珍在和伽利略、凡萨利乌斯等的科学运动完全隔离的情况下，还能在科学上获得如此辉煌的成就，这对任何人来说都是难能可贵的。

的确，《本草纲目》在其成书后的400年间，不但在国内外一直发挥着广泛和深远的影响，就是在今天，在国内外仍有着旺盛的生命力。欧洲共同体应欧洲学者的申请，资助他们与中国学者合作进行的《本草纲目》的英文全译项目，并拟在美国出版，可谓国际合作继承发扬中国传统医学的壮举。

三、辑复与研究《神农本草经》

《神农本草经》成书之后，对中医中药的发展发挥了巨大的作用，由于梁朝陶弘景的《本草经集注》，唐代苏恭等的《新修本草》，宋代唐慎微的《经史证类备急本草》等之引用，《神农本草经》之流传反而受到了影响，甚至由于战乱等因素，逐渐在学术界消失，南宋时已很难看到完整的《神农本草经》原本了。为了使学术界能够重睹《神农本草经》之原貌，明清学者乃至日本学者，共同兴起了一门新的学科，这就是已佚《神农本草经》的辑复。

辑佚本《神农本草经》最早出现者，是明代卢复所辑之《神农本草》（1616）。卢复，字不远，钱塘（今浙江杭州）人。于万历年间（1573~1620）以医名。早岁习儒，20岁时弃儒，始以医为业，与名医缪希雍等交游。卢复之医学辨证入微，善疗奇疾，投药多效，医药学著作甚多。晚年尤感《神农本草经》遗佚之憾，尝费时14年研究本草，广辑前人引录《神农本草经》之内容，正文取自宋代唐慎微《证类本草》所存《神农本草经》之佚文；其上、中、下三品排列顺序则依明代李时诊《本草纲目》所载《神农本草经》之旧目为据，辑成《神农本草》三卷，开创了辑佚《神农本草经》之先河。卢复认为某些古代典籍有"种子功能"，他潜心辑佚《神农本草经》，即其思想指导下的研究成果。

明代缪希雍《神农本草经疏》，是明代研究《神农本草经》的一部更重要的著作。

缪希雍（1556~1627），字仲淳，海虞（今江苏常熟）人。侨居浙江长兴，尝从无锡名医司马铭鞠学，深究医理，尤精于本草，医著甚多，著《先醒斋笔记》《先醒斋医学广笔记》等，影响极广。倡导"凡邪气之入，必从口鼻"，创制疾病诊疗法则，对后世医家

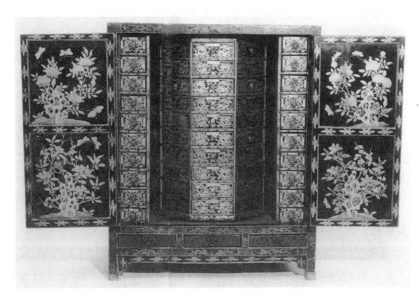

黑漆描金云龙药柜内貌（明代）
明太医院专用药柜，长78.9厘米，宽57厘米，高94.1厘米。柜内正中八方有旋转式药屉80屉，两侧各10长屉，每屉3格。全柜可盛药140种。柜背金书"大明万历年制"。

的学习钻研颇有启示。他集数十年医学研究与临床用药经验，深刻体会到，先人《神农本草经》之著，仅言药物之功用，未论其所以有效者，乃"据经以疏义，缘义以致用"，撰成《神农本草经疏》（1625）30卷。选药490种，阐释药理，详论药忌、病忌，举列七方十剂，阐发五脏苦欲补泻。其编次依《证类本草》。各药主治，多遵《神农本草经》与《名医别录》，如有未尽者，则参以诸家之所论述。其重点在于阐发药性理论，评价临床用药经验，辨析药物名实种类知识等。因此，对临床药学之应用，尤有独到之见解，参考价值甚佳，对后世影响较大。

第三节　朱橚与大型方书《普济方》

医师治病，要用药物，而多种药物之运用，只有符合一定的配伍要求，才能形成一个处方。治病的处方，随着历代医学家根据自己治病经验的总结创造而逐渐丰富，因此便产生了专门研究整理处方的医学著作，即医方著作，现代称之为方剂学。当然，用现代概念衡量古代医方著作，似有欠确切之处，然而明代以来的医方著作，在一定程度上确实具备了方剂学的性质。明代对医方的收集整理，不但集大成，而且开始普及和推广，也就是说，既有整理提高，也开清代医方大普及之先河。

一、集大成的医方巨著《普济方》

明代集医方之大成者，当以朱橚主编撰写的《普济方》为最。他在编撰《救荒本草》的同时，在与医学教授滕硕和长史刘醇的合作下，共同对明以前之医方进行了系统全面的收集整理和论证研究，甚至还兼收了传记杂说、道藏、佛书中的有关记述，并于公元1390年始编，至1406年编成《普济方》一书，共168卷。《四库全书》改编为426卷。

《普济方》，全书分为总论、身形、诸疾、疮肿、妇人、婴孩、针灸七大部分。总论部分叙述方脉总论、药性总论、运气、脏腑等 11 门；身形部分则为头、面、耳、鼻、口、舌、咽喉、牙齿、眼目等 9 门；诸疾部分有诸风、伤寒、时气、热病以及各种外治等 39 门；疮肿部分为疮肿、痈疽、瘰疬、瘿瘤、痔漏、折伤、膏药等 13 门；妇人部分包括妇人诸疾、妊娠诸疾、产后诸疾、产难 4 门；婴孩部分则分初生、婴孩五脏、婴孩耳目口齿、诸风、伤寒、惊、痈、疳、疝、积等 22 门；最后是针灸与药品鉴别等 3 门。共 101 门。据《四库全书提要》作者统计，其理论论述共 1960 论；101 门之下共分为 2175 类；计有 778 法，239 图；所收历代医学家之治疗处方共 6.1739 万首；总字数近千万字。可谓空前之壮举。

《普济方》完成后，由于篇幅浩繁，久久未能刊印流传，但辗转传抄者有之。因此，影响医界者不如其他著作广泛深远。20 世纪后期，人民卫生出版社曾两次排印，颇受医学界之重视。对《普济方》之评价，可以说历来毁誉各半，誉者以为采摭繁复，编次详析，自古经方，无不赅备于是者；批评者以为其内容重复抵牾，病其杂糅，又因转相传写，错谬滋多。比较公允的看法，认为该书所收医方内容，其原出之书已散落不存者十之七八，幸得该书而存于世，所以强调：是古之专门秘术，实借此以有传，后人能参考其异同，而推求其正变，博观约取，应用不穷。对于辑佚古书，尤其是宋元医书，亦有重要参考价值。

二、重视医方知识之普及推广

明代除了完成上述大型方剂学性质的著作外，医学家们对医方知识之普及推广，也做出了许多具有开拓性的成绩。例如，李恒以医名，被选为太医院太医，擢周府良医，奉周定王朱橚之命，类集周府《袖珍方》(1391)，包括临床各科常用处方 3077 个。又如胡濙(1375~1463)，于永乐年间任礼部侍郎时，曾奉旨出使四方，他东临沿海，西至沙漠，每至一处，都利用公余时间，采集良方，凡 17 年，将所收集之效方整理成书，名《卫生易简方》(1423)，书中颇多简、便、廉之治病处方，刊刻后很受欢迎。还有周文采，于弘治年间(1488~1505)，曾任明宪宗四子兴献王之侍医，奉命选择古医方书与平日常用有效方，删繁就简，分门别类，编成《医方选要》(1495)。董宿，会稽（今浙江绍兴）人，明正统年间(1436~1449)，任太医院院使，深察药性，博究医理，诊疗每多奇效，编成《试效神圣保命方》10卷，后改名《奇效良方》。张时彻(1504~？)，嘉靖二年(1523)进士，喜爱医学，钻研甚勤，著普及性医书多种，其中《急救良方》(1550)影响较大。以上均系为医方之普及推广而作。《四库全书提要》介绍《急救良方》时，评价其"专为荒村僻壤之中，不谙医术者而设，故药取易求，方皆简易"。

普及推广方剂学知识之医方书，最有影响的当以《医方考》为代表。《医方考》之作者吴昆(1552~1620)，字山甫，歙县人，是明代著名医学家之一。他15岁即有志于医药学，攻读精研之功甚勤，一生谨慎小心，兢兢业业，不敢自是，在他学理经验均已成熟之年，犹游海内，访求名家同道。他在这些调查研究中，发现十分之九的医生，对于医之理法方药不甚了了，精良者只有十分之一，他对此深为不安。这些医术不甚高的医生，不但对上古之医学理论不甚明白，就是对于中古之医方，所掌握的知识也是十分缺乏的。他们不但不明处方之旨，也不明处方之证；甚而对于诸种药物升降浮沉、寒热温凉以及有毒无毒之性，也都不甚了解。吴昆面对这样的现实，本着一位医学家之道德和良知，决心取前代名医治病之医方，精选700余首，一一考其方药，考其见证，考其名义，考其事迹，考其变通，考其得失，考其所以然之故，编成《医方考》(1584)，共6卷，分72门。

吴昆在自序中，还向读者介绍了他编《医方考》之用意和目的。他说："如山野之陬，湖海之远，求良医而不速得，开卷检方，能究愚论，而斟酌自药焉。"也就是说，他编此书之目的，是普及医方知识，推广医疗经验于穷乡僻壤。据不完全统计，《医方考》成书后，连续刊刻印行近10次，在医界和知识界流传很广。清代普及医方之著作甚多，实多受《医方考》之启迪。

第四节　人痘接种预防天花的伟大创造

人痘接种术之创造发明，并成功用以预防烈性传染病天花，是我们中国人对人类保健事业的一项卓越贡献。没有中国人痘接种术之发明，就不会有英国琴纳牛痘接种术之发明，也就不会有1979年10月26日世界卫生组织在肯尼亚内罗毕宣布全球消灭天花之伟大胜利。人类最终消灭天花这最为光辉的一页，既要归功于英国人1796年发明牛痘接种，更要归功于中国人最晚在16世纪即已发明的人痘接种术。

人痘接种术之创造，自然有着十分曲折的道路。这里首先让我们简要回忆一下中国医学十分强调疾病早期治疗和重视预防的光荣传统。《周易》："君子以思患而预防之"；《淮南子》："良医者，常治无病之病，故无病"；《内经》："是故圣人不治已病治未病，不治已乱治未乱"，"病已成而后药之，不亦晚乎"，"故曰上工（高明医学家）治未病（尚未发病之病），不治已病（已经发病之病），此之谓也"。汉代著名史学家司马迁，在论述战国名医扁鹊的出色成就时，感叹说："使圣人预知微，能使良医得早从事，则疾可已，身可活也。"上述事例，都有力地证明，我国医学家在公元前的年代里，已十分强调和重视疾病的早期治疗和预防，这些思想是十分宝贵的。

上述疾病预防思想是很先进的，但要获得真正的预防方法并非易事。在一千多年中，我国无数医学家曾为此目的而默默奋斗，他们虽然没有成功，但却积累了非常丰富的资料，以及可供借鉴的观点和理论认识。譬如"以毒攻毒"的思想认识，就十分朴素而富有真理性。为了说明以毒攻毒思想的价值，先举几个例子。公元3世纪，中国著名医学家葛洪，用咬伤人的狂犬的脑组织，为被咬伤人之伤口敷贴，以预防狂犬病之发作；还用恙虫末内服或外敷，预防恙虫病之发作。中国伟大的医学家孙思邈（581~682），更创用病人生疮的脓汁、血汁，以小刀接种于健康之皮下，用以预防和治疗疖病等。其指导思想与具体的方法，已与接种天花患儿的脓汁十分相似。这些突出的成就，都或多或少与以毒攻毒思想之指导有着密切的关系。

天花给人类造成的极大灾难是众所周知的。在中国本来没有天花，大约是公元 1 世纪时，由俘虏从印度经越南带到中国，此后即由南向北蔓延。公元 16 世纪，我国东北地区可能还没有天花的大流行，因此，清兵入关后，每因天花流行而惊恐，甚至为其继承人的安危而担忧。

天花传入中国后，中国历代医学家们，可以说是无不为其治疗和预防而努力探索。那么究竟是什么时间，什么人对预防做出了卓越的贡献呢？对于这个问题，历代学者存在着不同的认识。第一种说法，是董玉山在《牛痘新书·种痘源流》(1884) 中提出的，他说："考上世无种痘，诸经自唐开元间，江南赵氏，始传鼻苗种痘之法。"董氏认为我国种人痘之法始于公元 713~741 年间。第二种说法，是朱纯嘏在《痘疹定论·种痘论》(1713) 中提出的，他说："宋仁宗时 (1023~1063)，丞相王旦，生子俱苦于痘。后生子素，招集诸医，探问方药，时有四川人请见，陈说：峨眉山有神医能种痘，百不失一……凡峨眉山之东西南北，无不求其种痘，若神明保护，人皆称为神医，所种之痘称为神痘，若丞相必欲与公郎种痘，某当往峨眉敦请，亦不难矣！不崇月，神医到京，见王素，摸其顶曰：此子可种。即于此日种痘，至七日发热，后十二日正，痘已结痂矣，由是王旦喜极而厚谢焉。"这段记述说明，中国有人痘接种术，始于公元 11 世纪之峨眉山神医。还有一种说法，是俞茂鲲在《痘科金镜赋集解》中提出的，他说："又闻种痘法起于明朝隆庆年间 (1567~1572)，宁国府太平县 (今安徽)，姓氏失考，得之异人，丹传之家，由此蔓延天下，至今种痘者，宁国人居多。"此说证明，我国在公元 16 世纪中叶之前，已用接种人痘的方法预防天花之流行。

综上所述，中国医学家最早发明种痘法以预防天花的约有三

洗眼长细嘴瓷壶 (明代)
1974年江苏江阴县明墓出土，同时出土的还有洗眼器、手术刀、手术剪、手术镊子、圆针、棒针、药罐、银痂气罩等医疗器具。由此可知墓主人夏颧是一位外科、五官科医师。
(江苏江阴市博物馆藏)

种说法，即始于公元 8 世纪、始于公元 11 世纪和始于公元 16 世纪。究竟哪种说法最可靠呢？一般学者出于论据充分，有旁证资料，而大多赞成始于公元 16 世纪一说，这当然是无可非议的，因为此说可以举出许多证据，这里就不多赘述了。不过始于宋代，甚至唐代的说法，也并非完全出自臆造。以始于公元 8 世纪的说法为例，一般学者多认为这种学说是不足信的，因为提出这种观点的董玉山，未能交代这一看法的根据，而且是时隔 1000 年才提出的，这确有可疑之处。但是，如果联系到孙思邈用小刀刺破疖疮周围健康皮肤，然后以脓汁接种刺伤处，并肯定这种办法可以防治疖病，这实际上与后世接种天花患者脓汁、脓痂没有什么两样。所不同的，一是接种疖病患者之脓汁用以防治疖病，一是接种天花患者之脓汁脓痂用以预防天花，但可以肯定，二者都与以毒攻毒的思想密切相关。孙思邈早于董氏所说的江南赵氏始用鼻苗法约 50 年，赵氏继其后而有此方法不能说毫无可能吧。

任何新方法新技术，都有其被承认肯定而后逐渐推广的过程，有的进展顺利，推广得很快；有的则遭怀疑，甚至否定，几经波折始得推广而造福人类，经历了一个漫长的过程。人痘接种术之推广虽然未有严重的挫折，但被医学界肯定，被改进，而后推广，确也经过了一个相当长的过程。因为其发展、改进、推广，都是在民间医学家之间自发进行的，其间还受到诸如自秘不传等社会因素之干扰。这种先进技术之推广，于全国乃至国外，我们还必须肯定康熙皇帝的一份功劳。

清初，顺治皇帝患天花危重之际，与母后商立太子时，出现分歧，顺治皇帝欲立次子福全，而孝庄皇太后则坚持三子玄烨。此刻他们只好求助于第三者，即在皇室颇有威望的德国天文学家——汤若望（1591~1666）。具有医学知识的汤若望，顺治帝尊称其为"玛法"（满语爷爷），其关系之密切，由此可知。汤若望理智地提出：玄烨已患过天花，有了天花的终生免疫力，立玄烨为太子，比较安全。故顺治死亡后，玄烨继承了帝位，即康熙，他十分重视天花的防治。康熙十七年（1678），皇子患天花，有位候选知县傅为格，侍奉调治有功，升官武昌通判。《康熙起居注》

（1680）："武昌通判傅为格善为小儿种痘，曩皇太子喜事（天花），令诊视痊愈，今宫中小阿哥等欲种痘，已令往取。"康熙二十年（1681），康熙皇帝命内务府官员徐定弼至江西求种痘医师，地方官员李月桂推荐朱纯嘏应诏。种痘有效后，朱纯嘏便成为给皇室子孙和宫廷官员子孙种痘的医官，而且被派遣到边外四十九旗及喀尔喀，为满蒙官员之子孙种痘。这是最高统治集团下令推广种痘之始。康熙皇帝对此成功颇为得意，在其《庭训格言》中明示："国初人多畏出痘，至朕得种痘方，诸子女尔等子女，皆以种痘得无恙，今边外四十九旗及喀尔喀诸蕃，俱命种痘，凡所种皆得善愈。尝记初种痘时，年老人尚以为怪，朕坚意为之，遂全此千万人之生者，岂偶然耶?"皇帝亲自发布命令推广预防传染病的技术，这在中国历史上恐怕还是第一次，获得完全成功肯定是绝无仅有的。同时代痘科医师张琰曾在《种痘新书》（1741）中记载："经余种者不下八九千人，屈指计之，所莫救者，不过二三十耳。"这说明，接种人痘以预防天花者，只百分之三左右是不成功的，可见该技术在18世纪中叶已达到相当高的水平。

随后，人痘接种术在国外开始广泛传播。由于康熙皇帝大力推广人痘接种术获得成功，天花流行之暴烈有所控制，首先是俄国于公元1688年，即请求派医师来中国学习种痘。俞正燮在《癸巳存稿》中记载了这件事，他说：俄罗斯遣人至中国学痘医，在京城肆业。中国人痘接种术除康熙命令推广于蒙古等当时属于中国的领土外，俄罗斯派遣医师到中国学习种痘可能是有文献记载之最早者。其后，英国来华传教医师德贞（1837~1901），在《牛痘考》一文中说："自康熙五十六年（1717），有英国使曾驻土耳其国京，有国医种天花于其使之夫人，嗣后英使夫人，随传其术于英国，于是其术倡行于欧洲"。现代世界医学史界大多承认：英国公使夫人蒙塔古（1689~1762），在土耳其学会了人痘接种技术，于1718年返回英国，并因传播该术而得到女王的信任。关于土耳其流传的这一技术的来源，学者们在传播途径上虽有分歧，但都承认来自中国。法国启蒙思想家伏尔泰（1694~1778），在批评法国保守势力反对推广人痘接种术时曾说："我听说100多年来，中国人一直就有这种习惯，这是被认为全世界最聪明最礼貌的一个民族的伟大先例和榜样。"有人还认为土耳其是从俄罗斯学来的，也有人认为土耳其是从丝绸之路学习来的。苏联医史学者彼得洛夫认为：早在18世纪初，英国航海家们就已从中国把人痘接种术传入欧洲。他还认为人痘接种术是由中国和西欧两途径传入俄国的。英国人学习和推广了中国人痘接种术后，很快传到欧洲许多国家，乃至经由英、法传至非洲许多国家，还经由英国传至亚洲的印度等国。

中国人痘接种术是什么时候传至美洲的呢？在美国，马瑟牧师在《皇家学会报告》上谈到土耳其人痘接种术时，曾指出他与波斯顿医师曾讨论过如何推广该技术之事，但不幸的是他们的努力未受到重视。然而在布鲁克林乡下的一名普通医师波尔斯东（1679~1766）接纳了这一建议。公元1721年6月，波尔斯东为自己的儿子和两名奴隶接种了人痘，并取得了成功，这是美国推广人痘接种最早的例证。后来，华盛顿让他的家族和由他统率的军队都接种了人痘。美国著名科学家富兰克林（1706~1790），在儿子死于天花后，也开始大声疾呼人痘接种法，中国人痘接种法遂得以在美洲广泛传播。

中国的邻国朝鲜、日本，据文献记载，在18世纪初也先后从中国学习并推广了这一技术。牛痘的发明者琴纳（1749~1823），是英国的一位人痘接种医师，本身也因接种人痘而获天花之免疫。他在中国人痘接种术的实践基础上，于公元1796年创造性地接种牛痘，并取得成功。牛痘源于人痘，因人痘之启迪，其关系是很清楚了。牛痘1805年传入中国，人痘、牛痘接种术在中国都得到了发展。

中国人痘接种术，被誉为人类免疫学的先驱。人类第一次消灭烈性传染病天花，当然应该归功于牛痘接种术的发明与推广，

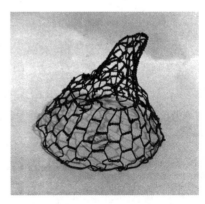

疝气罩（明代）

明代，银质，1974年于江苏江阴夏颙墓出土，为圆锥形银丝网罩，位于墓主人大腿骨与骨盆之间。该疝气罩的使用说明墓主人生前患腹股沟斜疝，乃借以承托疝气部位。疝气罩之作用与现代疝气托相当。

（江苏江阴市博物馆藏）

但中国人痘接种术之发明，也有着不可磨灭的丰功伟绩。正是中国医学家，运用天花患者脓浆接种于健康孩童之皮下，才取得了对天花的免疫，这一创造是很宝贵的。牛痘接种术发明后，相继在急性传染病的免疫上取得了辉煌的胜利，肠伤寒、猩红热、霍乱等一大批传染病获得了免疫技术。因此，可以说中国人痘接种术为人类做出了最伟大的贡献。

第五节　吴又可《温疫论》与传染病理论革新

关于传染病，在两千多年前的《内经》一书中已有论述，如：五疫之至，皆相染易，无问大小，病状相似。公元 7 世纪初，《诸病源候论》一书更以时行、戾气、伤寒论述了三种不同类型的传染病，除了指出其相互传染之共性外，并强调预服药以防之。这可以说是我国传染病学史上的一个重要阶段，可惜该书是一部专论疾病病因、病理的著作，对其具体的预防方法却略而不载。此后，我国医学家对传染病的研究多局限于伤寒学说，很少强调预防方法，更谈不上如何改进了。人痘接种以预防烈性传染病天花，可能源自唐宋，到明清广泛应用成功，可谓一枝独秀。与之相关者，即明末温病学说的兴起，但至清代，又步入传统的理论制约之下，并不追求病原体之研究。在传统理论基础上对传染病学说有所革新创造者，当以明末著名医学家吴又可为最。

吴又可（1582~1652），名有性，江苏吴县（今江苏苏州）人。据统计，公元 1408~1643 年间，共暴发大瘟疫达 19 次之多，杀伤人命不计其数。在吴氏生活的年代里，传染病流行也很猖獗，据吴又可自己记载，1641 年的传染病流行，就使江苏、河北、浙江、山东等地的群众死者无数。面对这样的灾难，吴又可十分悲愤，他尖锐地指出：大批因疫而死者，并非死于病，而是死于医，是因为广大医学家对传染病缺乏研究造成的，这一认识是很有道理的。基于这一认识，吴又可专心致力于瘟疫（传染病）之研究，他认为：瘟疫"以伤寒法治之不效，乃推究病原"。明确指出：瘟疫为病，"由无形之戾气从口鼻侵入人体而致"。他总结自己治疗传染病之经验，记述个人学习前人理论之心得，并结合平时对传染病病因、病理之推究体会，以及对人类传染病和禽、兽传染病异同点的观察所得，编写了一部专著——《温疫论》（1642），共两卷。这是我国传染病史上的一颗明星。综观《温疫论》，可知吴氏著书完全不同于一般医学家之引经据典，或文献综述，或所谓千古文章一大抄之套式。吴氏之著，对传染病提出了许多新见解，

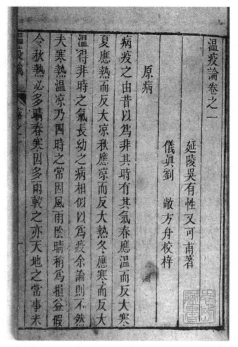

《温疫论》书影
清康熙四十八年（1709）刻本。明代吴又可撰于崇祯十五年（1642）。吴又可是杰出的中医传染病学家，开后世温病学派一大法门。（中国中医科学院图书馆藏）

甚至有着改革和创新，他的一些理论认识，或可说是传染病学说的一个里程碑。以下我们举几个方面的例子加以说明。

关于传染病的传播途径，我国以治疗伤寒传染病而著称的医圣张仲景，由于时代的局限，他在公元 3 世纪时，认为急性热病伤寒之病因和传染病变之途径，是因伤于寒，以致寒邪传变。是由皮毛，而腠理，而半表半里，而里的途径实现的。这一认识，是对疾病发展过程和不同时期的不同证候特征的观察研究得出的，这种理论一直为我国伤寒学派的医学家所推崇，直到现代仍然行之有效。温病学派因是不满足伤寒理论而兴起的，在理论上倡导病因和发病途径，是由上焦（心肺）到中焦（脾胃）再到下焦（肝肾）逐渐发展的，认为病因是温邪。认真讲起来，其病因和传染途径与伤寒理论并没有根本之不同，只是在治疗方法上大大丰富了。按学派讲，吴又可或可以归为温病学派，但在有关传染病病因、传染途径等理论方面，他的学说可以说是独树一帜，而且是最富有科学性的创见。他认为传染病的病因"非风、非寒、非暑、非湿，乃天地间别有一种异气，即戾气"。在这里，他大胆地否定了

医圣"伤于寒"的传统理论，赞赏戾气学说。他虽借用戾气之名，却赋予戾气全新的概念。他认为戾气"无象可见，况无声无臭，何能得睹得闻"。那么这种戾气既不能视见，也不能嗅见，不是太玄了吗？不是，吴氏强调：气即是物，物即是气；物者气之化也，气者物之变也。他确切肯定这种戾气是物质，只是我们尚不能看得见闻得着罢了。他的病因学说已经将病原体形容得非常具体了，只是由于显微镜尚未发明而未能得到证明。关于传染途径，他所指出的传染病传染途径，实际上已有了空气传染和接触传染的思想。他说：戾气之着人，有自天受之，有传染受之。自天受之，指的便是空气传染。他还说：凡人口鼻之气，通呼天气。这是吴氏自天受之即空气传染的一个绝好的自诠和证明。传染受之，指的是接触传染，这是很明白的了。那么传染病是如何传染于人的呢？吴氏在论述"非寒、非风"之后，接着强调"瘟疫自口鼻而入"，这一点也是大大超越前人的卓识灼见。人要呼吸，口鼻之气通乎天气，空气传染统于此。人要饮食，故病从口入，故有接触传染，所谓消化道传染病几乎无不属于此。吴氏的学说是十分正确的，也是很进步的。

关于传染病病原体的特异性。对此问题，吴氏虽然对传染病病原体只是认识到戾气这一物质，并未观察到具体的病原体，然而由于他精深的观察能力和大量实践鉴别经验的积累，他的确对属于传染病病原体特异性等问题，提出了比较正确的理论和认识，是中医学对传染病认识的一次创新，实属难能可贵。他在论述这一问题时说：戾气之"偏中于动物者，如牛瘟、羊瘟、鸡瘟、鸭瘟，岂当人疫而已哉"，"然牛病而羊不病，鸡病而鸭不病，人病而禽兽不病"。同是传染病，为什么会有这种现象呢？他又进而强调：这种现象之出现，是由于所感染之戾气有所不同。更重要的是他提出了"万物各有宜忌，宜者益而忌者损，损者制也，故万物各有所制"的论点。这就是说，他已认识到造成上述现象的重要因素是：人与动物，牛与羊，鸡与鸭等，相互之间对某些戾气（病原体）各自具有一种制约的因素。他虽然尚不能指出这种制约因素的实质内容，但他从理论、思维、经验等方面出发，肯定了人与各种动物之间存在着相当普遍的对戾气的不同制约关系。遗憾的是，中国社会的发展，由于受到封建体制的制约，以致明末出现的改革趋势被阻滞，科学技术未能得到社会发展的支持。这种认识虽未得到应有的实验证明，但它已为当今实验和现代科学研究所证实。

吴又可还首先把戾气与外科之化脓

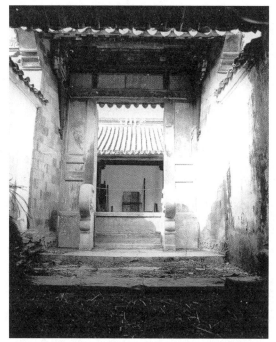

吴又可故居——凝德堂

吴有性（1582~1652），著名传染病学家，字又可，吴县（今江苏苏州）人，其故居凝德堂位于吴县东山镇殿新村，今仅存厅与内厅。凝德堂之建筑彩绘艺术堪称明代民间苏式之典型。1981年，江苏省政府曾拨专款修葺凝德堂。

性感染联系起来，这就使得中医对病原体学说与导致化脓性感染的细菌的认识大大向前推进了一步。因为在他之前的医学家解释化脓时，几乎都认为是气血郁滞的关系，或也提到"毒"的概念，但没有一位医学家肯定其与戾气学说相关。也就是说，以前的医学家多只注重全身经络、气血之不和，鲜有观察和注视局部病原体之存在。吴又可创造性地指出："如疔疮、发背（背部化脓性感染）、痈疽、流注（深部化脓性感染）、流火、丹毒，与夫发斑痘疹（天花、水痘、麻疹等）之类，以为痛痒疮疡，皆属心火，实非火也，亦杂气所为耳。"这一认识也是一次划时代的进步。

《清史稿》赞誉："古无瘟疫专书，自有性书出，始有发明。"《四库全书总目》谓："推究病源，参稽医案，著为此书，瘟疫一证，始有绳墨之可守，亦可谓有功于世矣。"

上述种种学说，都说明吴又可的洞察能力及敢于创立新说的精神，是很高明和高尚的。他在传染病和外科化脓性感染方面，对病原体之形容和认识理论，距离揭示真正的病原体，可以说只是一纸之隔，但终因认识工具显微镜未创造出来，而尚未捅破这层纸罢了。这是吴氏学说因客观因素的制约未能被证实的一个重要原因。但我们也不能不注意到，我国传染病发展史深受传统思维方法的制约。吴氏的学说虽然在病原体、传染途径、特异性等方面已有卓越的见地，但终因传统理论之强大束缚以及客观条件的限制，未能得到医学家的继承、阐述和发展，实在令人惋惜遗憾。

《温疫论》，上卷载文 50 篇，阐发瘟疫病因、病机、证候、治疗，论述瘟疫与伤寒不同之理；下卷载文 33 篇，叙述瘟疫各兼挟症。吴氏所总结的防治瘟疫的自创方有：达原饮、三消饮、举斑汤等，均有较好的临床实用价值。书成之后，吴氏又陆续补入"正名""伤寒例正误""诸家瘟疫正误"等，并为"补遗"一卷。《温疫论》书成后流传甚广，评注本颇多，广泛流传于国内与日本医学界，影响深远。

第六节　临床内科学的发展

中医内科学，按其传统概念，应该既包括伤寒之证治，也包括一般杂病之诊断和治疗。明代之后的温热病证，也应是内科医师治疗的范畴。有关传染病方面我们在上节已作论述，此节我们将对伤寒学之发展作简要述及，然后对杂病之发展情况作些重点介绍。

明代是研究医圣张仲景《伤寒论》学说的重要时期，不同学派纷纷兴起，代表人物有方有执、张遂辰、张志聪、王肯堂、李中梓等。其中，方有执（1523~ ？ ）字中行，歙县（今安徽）人，为明清研究伤寒学说的著名代表。他精心研讨伤寒 20 余年，倡导《伤寒论》初编于晋代王叔和，已有改移，及金代成无己所注，又多所窜乱，弥失其真。故主张必须重新考订，以求不失仲景原意，为有名之三纲编次派。方氏认为：六经以太阳为纲，太阳病又以"风伤卫，寒伤营，风寒两伤营卫"为纲，即后世三纲鼎立之说。他调整篇目，重排条文，编成《伤寒论条辨》八卷。方氏关于伤寒之学说，对清代伤寒学派之影响甚大。喻昌、张璐、吴仪洛、程应旄、黄元御、章楠等承其学，形成《伤寒论》错简重订学派。

其次，是以明末清初张遂辰、张志聪为代表的维护传统学派。张遂辰（1589~1668），字卿子，由歙县迁居杭州，以成无己《注解伤寒论》为本，参金元诸家之旨，撰《张卿子伤寒论》（1624）十卷，阐发伤寒学说。张志聪（约1619~1674），字隐庵，钱塘（今浙江杭州）人，对三纲说提出异议，反对方有执、喻昌"错简"之说。他们认为，经王叔和编次的宋本《伤寒论》之三阴三阳篇，皆仲景原文，其章节起止照应，王肯堂谓如神龙出没，首尾相应，鳞甲森然，绝非断简残篇。甚至认为该书系医学中的《论语》《孟子》，不能增减一字，亦不可移换一节。可见其立论与方有执针锋相对。张志聪乃张遂辰之学生，师生合作推行维护传统之学说。张志聪不但推崇老师的《张卿子伤寒论》，还以章句法论证《伤寒论》连贯井然，并无遗漏。他还批驳方有执等三纲编次派是举一而废百，反失仲景辨证心法。这一学派也对清代研究伤寒学派影响很大。

王肯堂虽然并非专伤寒之大家，但他的《伤寒准绳》，倾注了王氏一生学《伤寒论》、研伤寒学说、治伤寒病、论伤寒学派得失的心血，亦为研究《伤寒论》之重要参考，于后世影响甚广。王肯堂（1549~1613），字宇泰，万历十七年（1589）进士，因上书抗御倭寇事被降而辞归故里，以医为业。他非常崇敬张仲景，他认为：两千年来，其间以医名世，为后世所师承者，未有不从仲景之书悟入。他尊仲景若儒门之孔子。他还认为伤寒法不但可以治疗传染病，还可以用以治疗内科杂病，确有独到见地。《伤寒准绳》是对仲景《伤寒论》的发挥和发扬的著作。该书首列序例入门，辨证内外伤及类伤寒辨；其后则以伤寒总例居前，叙伤寒之四时传变，及汗吐下法，又愈解死证，阴阳表里，伤寒杂病，类证杂论，察色要略；以下又分次论太阳病、阳明病……所以，清代汪琥认为"伤寒之书，至此可为详且尽矣"。

内科杂病在有明一代亦甚昌盛，名家辈出，学派林立。首先，医学家们在前代内科杂病进步的基础上，更为重视辨证论治理论的运用。如孙一奎生活于嘉靖、万历年间（1522~1620），字文垣，号生生子，安徽休宁人。孙一奎在其著作《赤水玄珠》中强调：凡证不拘大小轻重，俱有寒热、虚实、表里、气血八字，苟能于

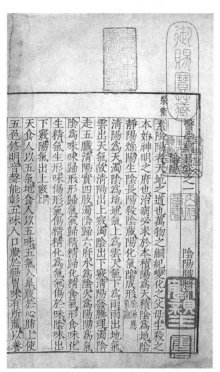

《医学纲目》书影
明刻本，初刊于明嘉靖四十四年（1565）。
明代楼英撰，40卷。
（中国中医科学院图书馆藏）

此八字认的真确，岂必无古方可循。楼英（1320~1389），字全善，萧山（今浙江杭州）人，以医名，于洪武年间（1368~1398），被召至南京，拟授太医院太医。楼以年迈力辞。他以阴阳脏腑分病析法为大纲，汇集前贤医论，凡经文有脱落者，则以医理考释，众论矛盾者，各以经论推阐辨明。他认为各种疾病变化，均不离阴阳五行；强调疾病之辨证论治，编纂《医学纲目》，指出：必先分别气血、表里、上下、藏府之分野，以知受病之所在；次察所病虚实、寒热之邪以治之。明代内科杂病学医家、医著，几乎无不强调临床之辨证论治，以及理、法、方、药之运用。两相结合，是明代内科学家的一大特点。明代著名内科杂病学家——薛己（1488~1558），字新甫，江苏吴县（今江苏苏州）人。父铠，曾任太医院医官。薛己初承家学，尤殚精方书，医名鹊起，正德初（1506）补为太医院院士，1515年升御医，1520年授予太医院院判。薛氏初阐外科，后以内科驰名。他的著作《内科摘要》，是我国医学史上以内科命名学科、书名之最早者。他除了恭身医疗实践外，于著书立说亦孜孜不倦，所以他的知己好友，叙说了薛己在家中"蓬头执卷，抽绎寻思"的攻研医理和埋头于著述的情景。他的著作特点，是每论均附有医案，以临床经验之例证，说明理、法、方、药的依据，既重视前人经验理论的整理，又着重自己的独立见解，对内科杂病之发展颇有助益。薛己又是明代在内科疾病治疗中倡导温补学派的代表人物之一，他的《食物本草》对明宫廷彩绘《食物本草》等之成书，曾有过明显的影响。

明代温补学派除薛己外，还有著名医学家孙一奎、张景岳、李中梓等，其影响十分广泛而且深远。

张景岳（1563~1640），名介宾，会稽（今浙江绍兴）人。虽然致力于医学研究较晚，但由于其刻苦过人，学术日精，医名大振于时。他对《素问》《灵枢》研究甚深，历30年，以类分门，探索《内经》精义，阐发颇多独到见解，编成《类经》（1624）32卷。同时，又编《类经图翼》，以图解之法阐述运气学说，阐发"医易同源"之思想。张氏学术思想，前后曾有过截然不同的转变。最初，他十分推崇元代著名补阴学派创始人朱丹溪，推崇朱氏"阳常有余，阴常不足"的学说；但中年以后，随着自己学理的提高和临证经验的积累，转而对老师的学说持批判的态度；晚年则力主"阳非有余，真阴不足"的理论观点，认为人体虚多而实少。因此，在其代表著作《景岳全书》中，颇多"补益真阴，元阳""滋阴养阳""温补脾肾"之论述。同时可见慎用寒凉和攻伐方药之主张。他继薛己之后，而超出薛己之影响。《四库全书提要》评其"谓人之生气，以阳为主，难得易失惟阳，既失而难复者亦惟阳，因专以温补为宗，颇足以纠卤莽灭裂之弊"。

有关内科学之著作在明代十分丰富。除上述名家之外，还有秦景明、王肯堂等人。秦景明，名昌遇，明末医学家，上海人，在学术上推崇元代名医朱丹溪的《脉因证治》，然而他认为，临床诊疗疾病，首先应重视对疾病症状之调查掌握；在全面掌握疾病证候的基础上，探求病因，再审脉象；最后根据辨证候，查病因，审脉象，进行综合分析，得出治疗方案。如此诊疗程序比先审脉，次求因，再辨证更科学。基于上述认识，他撰写了《证因脉治》一书，总结了自己诊治内科杂病的经验和理论，对发展明代内科学不无小补。其他如王肯堂的《杂病准绳》（1602），虞天民的《医学正传》（1515），王纶的《明医杂著》（1502）等等，亦为影响深远之佳作。此外，还出现了不少内科疾病之专门著作。例如：郑全望的《瘴疟指南》（1609）两卷，卢之颐的《痎疟论疏》（1657），张鹤腾的《伤暑全书》（1623）两卷，方有执的《痉书》（1589）一卷，龚居中有关结核病专书《痰火点雪》（1630）四卷，胡慎柔的《慎柔五书》（1636）

以及汪绮石的《理虚元鉴》(17世纪)等。专论寄生虫病者，有周履靖的《金笥玄玄》(1597)一卷等。许多都是研究专病的很有开创性的重要著作。在此影响下，清代的有关疾病专著更为丰富多彩，它标志着我国医学发展到明代的，对疾病的研究已大大深入了一步。

第七节　外科学理论与技术革新成就

明代外科学之发展，继唐宋之后，有很多创造和革新，这与明代整个医学出现的革新倾向是密切相关的。其特点是治疗领域扩大，外科手术种类增加，外科学家注重外科学之理论研究，特别是围绕着外科医疗技术和学科理论的争论等，都构成了明代外科学取得长足进步的重要因素。

汪机(1463~1539)，字省之，别号石山，安徽祁门人，出身世医，随父汪渭学习和行医数十年，成为当代名医，对医学理论问题之研究尤有卓见。他于公元1519年，总结广辑刘完素、李东垣、朱丹溪、薛己等人的外科医理，结合自己对外科学研究心得，写成《外科理例》八卷，列外科医理论述等154篇，选方265首，以及汪氏临床外科治疗经验。从外科学之发展而言，该书或可誉之为外科理论继往开来的巨著。汪氏十分强调外科疾病治疗的整体观念，创造性地提出："外科必本诸内，知乎内以求乎外……有诸中，然后形诸外，治外遗内，所谓不揣其本而齐其末，殆必己误于人，己尚不知；人误于己，人亦不悟。"在外科医疗技术与手术上，他反对滥用刀针，主张外病内治，并调补元气，先固根本为主，不轻用寒凉攻利之剂。外科学在汪氏学术思想的影响下，在理论上得到了显著的提高。

薛己，前已提及，他不但是一位多学的内科学家，而且对外科学也有着较深刻的研究。也有人认为他尤精于外科学，这是因为他强调外科医学家必须要有内科学基础，要有医学理论修养。他主张外科疾病疮疡诊断治疗，也一定要注重本末虚实等辨证论治原则，这是很有科学道理的。薛氏有关外科的著作有《外科发挥》(1528)、《外科经验方》(1528)、《外科心法》(1528)、《外科枢要》（1571），以及骨科方面的著作《整体类要》（1529）等。

王肯堂（1549~1613），字宇泰，江苏金坛人。曾任翰林院官员，因上书抗御倭寇事被降职，后称病还乡，精心于医学研究，以医名于世。他积十余年之功，编成包括有杂病、类方、伤寒、外科、儿科、妇科等内容的《六科证治准绳》，在中医发展史上有着深刻的影响。王氏在繁忙的医疗实践和紧张的撰著生涯中，还与同道广泛接触、探讨医学，

从而建立了友谊，并与意大利来我国传教的科学家利玛窦过往较密，这对形成王氏在外科学上的某些学术思想特点，不无影响。王肯堂的《外科准绳》（1602），对许多外科疾病的记载，以及其认识水平的提高，给人们留下了深刻的印象，特别是他所记述的许多外科手术，更是令人钦佩。例如炭疽病，王氏在其著作中记载了公元1587年，一妇人售羊毛于市，曾引起了紫泡疔（炭疽病）流行，造成大量死亡的历史事件。他在总结经验时，正确指出："若因开割瘴死牛、马、猪、羊之毒，或食其肉，致发疔毒。或在手足，或在头面，或在胸腹……或起紫泡，或起堆核，肿痛，创人发热烦闷，头痛身痛，骨节烦疼。"这就给炭疽病的传染途径、发病局部体证、好发部位以及全身症状和预后，作出了科学的论述。其他如对麻风病，以及由外国传入之梅毒等性病，也都作出了比较确切的论述。他是我国首先记述男性乳腺癌的医学家。在外科手术和医疗技术方面，他所记述的肿瘤摘除术、甲状腺切除术、肛门闭锁症之成形术、耳外伤脱落之缝合再植术、骨伤科整复手法与手术等，以及消毒清洁和护理之技术，内容十分丰富，实属不可多得。该书不但有着医史文献价值，其外科手术和医疗技术，对实现中医外科学之现代化也不无参考意义。

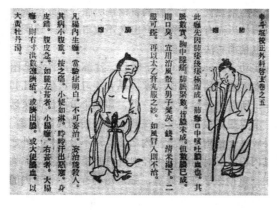

申斗垣《外科启玄》插图

左图：肺痈图；右图：肠痈图。

以上三位医学家，虽然都对中医外科学发展做出了贡献，但他们还都不是以外科为专业的医学家。以下列举几位外科学专业医学家，说明外科在明代的卓越成就。

申斗垣，名拱辰，字子极，长洲（今江苏苏州）人。早岁游侠建康（今南京），后学习医学，精于外科，曾撰《伤寒观舌心法》，叙述不同舌形 135 种，并绘其形质。1604 年，外科学家申斗垣撰成《外科启玄》12 卷。他对外科鼻祖华佗的外科手术未能传世深表惋惜，故以"启玄"为其书名，旨在发掘历代外科发展的手术疗法与医疗技术，以为民造福。他提倡外科疾病的预防和早期治疗，在外科学发展上是富有特点的。例如在叙述筋瘤的治疗时，强调"以利刀去之"，不要延误时日。对血瘤，他主张"以利刀割去，银烙匙烧红一烙止血，不再生"，也有早期治疗之意。而在淋巴结结核的治疗上，则明确反对乱施刀针手术，批评手术切除淋巴结结核的医生"如割韭相同"，只"取其标而未治其本"。外科手术器械的彻底消毒，对外科手术取得成功是至关重要的，申氏与同时代的眼科学家傅允科，对此十分重视。他们强调：煮针一法，《素问》本无，今世用之，有益而无害，故从之。这是外科消毒观念建立的重要一步。申氏还强调："古有以口吮脓之德，今则以一端留节、削去青皮之薄竹筒，药煮十数沸，乘热安疮上，脓满自落法吸脓，如此至脓尽，膏药贴之，以防挤压而有形成胬肉突出久不收口之患"。这既是吸脓法之改进，也是消毒法之新进展。

陈实功（1555~1636），字毓仁，江苏南通人，我国外科学发展史上的著名医学家。从青年时代起习外科学，肆力久而术益精，凡四十余年，学验俱丰，所著《外科正宗》（1617）一书，影响广泛而深远。陈氏的外科学术思想是很有借鉴意义的。他引述前人关于外科症必根于内的正确理论，倡导内外兼治，即："治外较难于治内，何者？内之症，或不及其外，外之症，则必根于其内也"。他公开反对内科医生轻视外科的错误观点。在临床治疗和研究中，他重视医学理论修养，强调治外症必本诸内的学说，反对外科医生轻视诊断、乱施手术和乱投药物的医匠学风。他对100余种外科常见病症，大都作了比较系统的论述，一般在每一病症之下，首先综述病因病理，再述症状证候，次论诊断及各种治疗方法，然后分析介绍成功或失败的病案，最后为选列处方。在外科手术治疗上，他创造性继承和发扬了截趾术，下颌骨脱臼整复手法，骨结核死骨剔除术，鼻息肉摘除术，咽部异物剔除术，食管、气管吻合术等。对于气管吻合术，陈氏记述指出："自刎者，乃迅速之变，须救在早，迟则额冷气绝，必难救矣。初刎时，气未绝，身未冷，急用丝线缝合刀口……枕高，使刀口不开，外再用绢条，围裹三转，针线缝乞。"又如咽、食管异物剔除术。陈氏创造性地发展前人的医疗技术，创造了乌龙针巧剔异物法。他记述说："乌龙针治骨哽于咽下难出者，用细铁丝烧软，双头处用黄腊作丸如龙眼大，裹铁丝头上，外用丝棉裹之，推入咽内哽骨处，其骨自然顺下矣，不下再推。"又一种方法，如："误吞针刺哽咽疼痛者，用乱麻筋一团，搓龙眼大，以线穿系，留线头在外，汤湿急吞下咽，倾刻扯出，其针头必刺入麻中同出。"再如下颌骨脱臼整复术。陈氏正确指出："落下颏者，气虚之故，不能收束关窍也。令患者平身正坐，医用两手托住下颏，左、右两大指入口内，纳槽牙上，端紧下颏，用力向肩下方捺压，开关窍，向脑后送上，即投关窍，随用绢条兜于颏头顶上，一小时光景即可解除绢条固定而治愈。"再如鼻息肉。他对其病因、症状，作了比较确切的论述，指出"鼻痔者，由肺气不清，风湿郁滞而成。鼻内息肉结如石榴子，渐大下垂，闭塞孔窍，使气不得宣通"。关于手术治疗方法和步骤，他在"取鼻痔法"下，记述了自己的手术器械的设计与制法、手术麻醉方法，以及手术方法和术后护理等要点。他强调："先用茴香散（局部麻醉药），连吹入鼻黏膜两次，次用细铜箸二根，在铜箸之一端钻一小孔，用丝线穿小孔内，二根箸间丝线相距五分许，以两根铜箸穿丝线一端，直入鼻息肉根基部位，将箸头丝线束鼻痔根，然后绞紧，再向下一拔，其痔自然脱落。置水中观其大小。再用术前配好的胎发灰与象牙末等分，吹入鼻内息肉之根基处创面，其血自止。"这个外科手术虽然并没有什么高、深、难的技巧，但就医疗器械设计、手术麻醉以及手术方法步骤而言，在公元17世纪初，确实是很先进的。对于血栓闭塞性脉管炎所造成的足趾、手指逐步向上蔓延的坏死，陈氏的截趾手术等，也有着很大的进步。陈氏除正确论述了该病的好发部位、症状诊断和药物治疗外，还指出了其严重的预后。为了争取较好的治疗效果，他发展了《内经》"急斩之，不则死矣"的结论，强调："用利刀寻至本节缝中，将患指徐顺取下，血流不止，用金刀如圣散止之。"他认为只要早诊断，早手术治疗，有些"脱疽"是可以治愈的。在他的治疗病案中记有四例，其中三例达到近期治愈。

明代外科学发展除上述成就外，还有许多外治法得到丰富和发展。在外科之疾病专著方面，也出现了不少很有价值的学术论著。其中影响较大的，麻风病专著方面有薛己的《疠疡机要》（1529）、沈之问的《解围元薮》（1550）；梅毒性病专书有陈司成的《霉疮秘录》（1632）等。此外，明代的骨伤科也有较明显的进步。

例如大型方书《普济方》，虽不是专著，但因其主编是明太祖第五个儿子——朱橚，而颇具影响力。其中"折伤门"反映了当代的骨伤整复治疗水平，如：兜颈坐罂复位法、牵头踏肩法治疗颈椎骨折，手牵足蹬法整复肩关节脱臼，等等，均在前代基础上有了新的改进和提高。

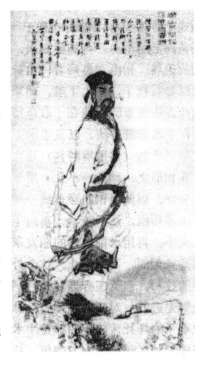

陈实功画像

麻醉术是否可靠，对外科手术能否成功，对骨伤科整复手法及整复手术能否成功，都是一个十分重要的因素。中国麻醉术，早在汉代已有华佗成功运用之光辉历史。明代如何呢？举数例以反映其先进水平。首先，在全身麻醉术方面，仅举非外科专业的两位著名医学家运用的经验，或更能说明当时的普遍水平。李时珍曾于外科疮疡手术和艾灸术等治疗中，应用全身麻醉，他说："曼陀罗花，八月采，火麻仁花，七月采，阴干，等分为末，热酒调服三钱，少倾，昏昏如醉，割疮灸火，宜先服此，则不觉苦也。"又如张景岳所记述的蒙汗药："一名铁布衫，少服止痛，多服则蒙汉，方用闹羊花、川乌、自然铜、乳香……热酒调服，乘饮一醉，不片时浑身麻痹。"明代外科学家记述之麻醉法尤多，兹不赘述。值得称道者，乃明代创造性地应用了局部麻醉术，这是外科麻醉史上的一大进步。例如用于唇裂修补手术之麻醉术。王肯堂记述唇裂修补术之局部麻醉是："却以麻药抹缺处，以剪刀薄剪去些皮，抹封口药，以线缝合。"王肯堂用的局部麻醉药是由什么组成的呢？他在另一处回答了这个问题，他记述说：用川乌、草乌、南星、半夏、川椒为末，唾调擦之。唾调在现代看来虽很不卫生，然其局麻效果确是比较可靠的。必须强调指出，中医外科学到明代，经过以上诸位大家的发展与提高，可以说已成为一门有理论、有技术的学科，已经彻底甩掉了"外科匠"的帽子。

第八节　妇儿科学之进展

明代妇产科和小儿科，与上述医学领域相比，虽然没有更为突出的贡献，但在宋元基础上仍取得了不小的进步，对封建伦理给医学发展造成的限制所进行的批判，也十分中肯，但这些呼吁终未能扭转根深蒂固的封建思想对医患与社会人士的制约局面。

一、妇产科之进展

南宋医家齐仲甫，曾任南宋太医局医官教授。他以问答体编写了一本妇产科专书，名叫《女科百问》（1220），对妇产科的生理、病理、疾病等，分100个问题，一一予以解答，很是实用。明代闵齐伋，在刊刻该书时写了一个序文，可以说是在妇科疾病检查方面，对封建伦理观念限制医学发展进行了严厉批判，是很有进步意义的。他说：医生诊治疾病，依靠望、闻、问、切四术，其中以切脉为下。但是，其他三术，可施诸男子和婴儿，不能用于妇女。因为名门闺秀，颇多限制。特别是月经、胎孕、带下、淋症等，既不明示于医，更不肯令医查验观看和询问。他在议论了种种封建伦理对妇产科发展的限制约束后，还指出："问之则医危，不问则病危"，确是一针见血。这也反映了妇科医学家们，对那种种的限制，是何等不满和厌恶了。尽管这一思想在明代妇科学发展上，没有发挥重要的指导作用，但我们应当给予这种进步思想高度评价。

明代对妇女不能生育方面所作的研究是很有成效的，除理论和传统认识外，也开始注重外生殖器可能造成的影响。妇产科学家钱雷，字豫斋，浙江宁波人，他对阴蒂之功用已有认识。万全，字密斋，江西南昌人，出身世医，以医名于时。他记载了瘢痕阴道狭窄、阴道发育不全性狭窄等疾病原因。王肯堂等还记述了阴户小如箸头，只可通，难交合，以及阴道闭锁等，同时记述了阴道扩张术和手术切开等疗法。另外，医学家们对月经与不育的关系，也做了不少观察和记载。关于新生儿的接生和护理，也比前代有所进步，更符合妇婴保健的要求。例如世界行医的薛己家，很强调新生儿断脐要用烧灼法。薛氏医案中强调："儿生下时，欲断脐带，必以蕲艾为捻，香油浸湿，熏烧脐带至焦，方断。"他还明确提出要求：包扎时要用软帛厚棉裹束，时时检查，防止小儿尿湿包扎物。更令人钦佩的是，薛氏正确指出："此预防脐风（破伤风）乃第一要紧之事。"这个精辟的论断，实属难能可贵的经验总结。新生儿破伤风，几乎完全是由不洁的断脐带方法引起的，是旧社会婴儿所患疾病中死亡率最高的疾病之一。遗憾的是该病直到 20 世纪后半叶，才由于妇幼保健制度的建立、新法接生的推广，而得到比较彻底的预防。薛氏在 400 多年前的杰出成就和期望，直到近几十年才得到完全实现，实在令人遗憾。

此外，明代还对妇产科疾病的一些方面，在认识上有了创新。例如薛己在张仲景对直肠阴道漏描述的基础上，首先报道了直肠膀胱漏，更描述了阴道息肉等。这些疾病，若没有借助阴道窥镜一类器械进行检查，是很难作出确切论述的。由此可见，当时的一些妇科医生已经冲破了封建伦理思想的束缚。孙一奎还报道了据说是第一例先天梅毒的病例。

明代的妇产科学著作也空前丰富，其中尤以王肯堂的《女科证治准绳》(1607)，万全的《万氏女科》(1549)及《广嗣纪要》，武之望的《济阴纲目》(1620)等，影响最为广泛。其中，《济阴纲目》是对王肯堂《女科证治准绳》的继续和发展。薛氏家传的《女科撮要》(1548)也是十分富有影响的。

二、小儿科之进展

明代小儿科也有一定的进步，最突出的表现是有关小儿科医学著作空前丰富，据统计，仅现仍存世者约 30 种。同时，明代还出现了许多小儿科常见疾病的专门著作，如专论天花、麻疹一类疾病的专书近 40 种，其中专论天花者有近 20 种，可见明代医学家攻研儿科疾病之用心和普遍，也可见所获成果之大了。这里首先从小儿科学之理论研究所达到的水平，做一些简要的叙述。

明代小儿科医学家，比前代更加强调小儿脏器不完善、易于患病的情况，如万全在其著作中着重指出，小儿"如草之芽，如蚕之苗"；张景岳在《景岳全书·小儿则》中也论述了小儿的特点："略受伤残，萎谢极易"。这些儿科特点，不但是诊断疾病、分析病情时必须格外注意的方面，而且也是确诊后确定治疗方案，遣方用药时要特别予以周密考虑的因素。明代儿科治疗水平的提高，与此不无密切的关系。再有，婴幼儿的喂养，在当时也已有了比较科学的方法和要求。龚廷贤，字子才，号云林，江西金溪人。龚廷贤出身世医，父信曾任职太医院。廷贤随父习医，因治愈鲁藩元妃之疾，入任太医，并获"医林状元"匾额，撰有《痘疹辨疑全幼录》《小儿推拿秘旨》(1604)等。他指出：四五个月的婴幼儿，只能乳食。半年以后才可以用炒熟的米面煮成稀粥喂食。10个月后，稀粥可稠一些，或逐渐用煮烂的饭喂养。他还指出，如此可以助益脾胃，能够使婴幼儿健康，减少疾病。这一认识自然有着很高的科学价值。龚廷贤还强调："初生三五日，宜绑缚令卧，勿竖头抱出，免致惊痫。"他所要求的方法一直沿用到现代，确是婴幼儿护理的一个重要方面。虽然谁也说不清龚氏所强调的预防惊痫方法在当时是否真有科学依据，然而我们可以确切地讲，他所强调的方法是比较科学的。保姆和乳母对婴幼儿的健康成长是十分重要的，我国儿科史在唐代，已有著名医学家孙思邈(581~682)对此作过相当正确的论述，明代则在此基础上有了新的见解和要求。著名小儿科学家薛铠，字良武，为薛己之父，弘治年间(1488~1505)，以医名征入太医院。他不但强调婴幼儿必须要有保姆专司护理，而且对乳母提出了严格的要求，他指出："小儿初生，须令乳母预慎七情六淫，厚味炙煿，则乳汁清宁，儿不致疾。否则阴阳偏胜，血气沸腾，乳汁败坏，必生诸病"。这一观点也是很正确的。万全还提出：凡小儿嬉戏，不可妄指它物作虫作蛇，使小儿产生恐惧；小儿啼哭，也不可令装扮欺诈，以制止其啼哭。他说这样对待小儿，会使小儿心小胆怯，易于使之神志昏乱和因过于胆怯而造成一种客忤症。从历代医学家对客忤症的形容描述可知，该病很似儿童的精神疾病，这些都是来自实践经验的总结。

关于小儿科用药，明代医学家在上述理论认识基础上，十分强调"小儿肠胃薄脆，不胜汤丸""病衰则已""不可过剂"。清代陈复正《幼幼集成》（1750）一书也指出："无情草木，气味不纯，原非娇嫩者所宜也"，更要求儿科医师做到"但能确得其本而摄取之，则一药可愈"。这些都是很精辟的见解。

小儿科方面的著作，影响于当代和后世较大者，还有寇平的《全幼心鉴》（1468）、鲁伯嗣的《婴童百问》（1506）、薛铠的《保婴撮要》（1554）、万全的《幼科发挥》（1549）和王肯堂的《幼科准绳》（1607）。在疾病专著方面，如汪机的《痘治理辨》（1531），对天花、水痘等病之理论认识、鉴别诊断和治疗经验之积累，都进行了比较全面的总结；聂久吾（1572~？）的《活幼心法大全》（1616），首论受病之源，次析诸家之衷，辟时医之谬，辨寒热虚实之异，析气血盈亏消长之理，精究用药之法及痘疹各阶段之证治，对天花、麻疹等儿科疾病的病源，以及其不同阶段的发病特点、证候与治疗方法，均有较系统的论述。清代人痘接种术推广大家朱纯嘏（1634~1718），1681年应康熙召入宫，为皇室子孙接种人痘，卓有成效，因功授太医院御医。他评述聂久吾幼科书"集痘疹之大成，开幼科之法眼，议论精，辨证确，用药……深得中和之理"。上述两书各书有治疗病案，提示不同发展阶段的不同治疗原则等，为猖獗流行于明、清的天花、麻疹的治疗，做出了很大贡献，历来为儿科医家和痘疹专科医家所推崇。

明代儿科学家中有卓越贡献者，还有寇平，他提出：饮食不宜是导致儿科疾病的重要因素，他就此说对明以前之有关学说进行了较深入的论证，给人以深刻的印象。薛铠对儿科贡献尤大，他正确认识到婴儿破伤风与断脐之感染有着密切的关系。因此，他在前人经验的基础上改进了断脐方法，主张用艾火烧断脐带，以避免脐风（破伤风）的感染。这种方法在古代尚未发现破伤风梭菌是造成脐风的直接原因前，是最有效且最为科学的创见，比前代医学家强调的用清洁布帛包裹后咬断的技术，大大提高了一步。薛铠的艾火烧断脐带的方法，虽然没有得到普遍的推广，也未能得到更多医学家的认可，但确是一项具有远见卓识的先进方法和技术。万全的《幼科发挥》(1549)，从围产期卫生到婴幼儿卫生，均作了比较正确的理论阐述。例如在"预养""胎养"等章节里，着重介绍了产前之卫生要求；在"蓐养"章节里，着重介绍了新生儿的卫生要点；在"鞠养"章节中，着重论述了幼儿期的卫生要求。他所论述的幼儿卫生要求，与孙思邈的要求有很多类似之处，但也可以看出其较具体的特点。他主张的令幼儿常见风日，注意养成耐寒冷、节饮食的良好习惯，戒惊吓，勿妄用药等，均属较好的经验，这些要求显然对优生优育是很有历史意义和现实参考价值的。

王肯堂以读书多和善于评述临床各科理论而著名，他对明代诸家儿科学著作的评价很有代表性。他说：古今编撰儿科书籍而未能达到高水平者，如寇平撰《全幼心鉴》(1468)之芜秽，王銮《幼科类萃》之粗略，宋代刘昉撰《幼幼新书》(1132)则有古无今，鲁伯嗣撰《婴童百问》则挂一漏万。王氏认为这些儿科专书虽然皆刊行于明代，但均不足以为小儿科学之准绳。这一评价虽然过严，但也确有一定的道理。王氏编撰的《幼科准绳》，确有吸收各家之长的特点，因此流传最广，对儿科学发展的作用也最大。

第九节　眼科、口齿科与耳鼻咽喉科成就

眼、齿、耳鼻咽喉科，在历代太医署、太医局、太医院等的分科设置上，大多早已形成专科，但有专科著作流传者十分罕见，或仅有书目存世。明代，上述情况有了明显的改变，有关各科医理医论、医疗技术之专著也纷纷出现，甚至形成顶级学术著作，医疗技术达到了高水平。

一、眼科学成就

明代五官科医学的发展，我们首先从眼科之发展水平开始介绍。

1.王肯堂对眼科疾病的精彩论述。在正确描述眼科疾病方面，明代著名医学家王肯堂有着许多独到之处，他观察之细微，记述之正确，令人钦佩。例如，对角膜溃疡从初期发病，到发展、转归、痊愈、预后和后遗症这些临床变化的描述，为前所未有。他所叙述的黑睛凝脂翳证："初起如星，色白无凹，后渐大而变色黄，始变出凹者，如凝脂一片，肥浮脆嫩……甚则为漏，为蟹睛，内溃精膏，外为凹凸，或气极有声，爆出稠水而破者……虽救得（眼）珠完，亦带病矣。去后珠上有白障，如鱼鳞圆翳等状，终身不能脱。若结在当中，则视昏渺。"如果认为角膜溃疡是外眼病，医学家可以一目了然，只要用心观察记录，实不难作出上述较确切的论述，那么我们再看看王氏对有关眼底出血病的生动描述。明代是没有眼底镜的，也没有其他什么仪器设备可以检测眼底病变，然而他却把眼底病的绝大多部分自觉症状，进行了比较详尽的形容和描述，其洞察力实在令人吃惊。他在论述珠中气动证时强调："视瞳神深处有气一道，隐隐袅袅而动，状若明镜远照，一缕消烟也。患头风痰火病，郁久火胜抟激，动其络中真一之气，游散飘耗，急宜治之，动而定后光冥者，内证成矣。"这段话，正确描述了有似眼底出血尚在进行中的征象，为眼底疾病的诊断和治疗做出了很大的贡献。王氏还提出用拨治法治疗斜视（瞳神反背）病。王氏在他的综合性医学巨著《证治准绳》中，设立七窍门，论述眼科疾病193个，该书虽非眼科专著，王氏也不是眼科医学家，但他的论述，凡今日能用肉眼检查到的眼科常见病，几乎罗列无遗。因此，有清一代和现代中医眼科医学家，都认为《证治准绳》有关眼科疾病的论述具有划时代的重要意义。

2.眼科专著《银海精微》的出色成就。在介绍明代眼科学的发展水平时，必须评价一部名为《银海精微》的眼科专著。首先，书名"银海"是何意义？《四库全书总目提要》考得"银海"为道家对眼目的称呼，宋代著名诗人苏轼之咏雪诗中有"光摇银海眩生花"之句，可知该书名之银海即指眼目。《银海精微》一书，原书并无作者署名，今通行本则题为唐代孙思邈辑，据考，实系伪托。其成书年代显然不是唐，一般多认为成于明代较为可靠，故在此章评述之。该书特点，从文字上考查，很像来自民间眼科医疗经验的总结，理论并不高深，而对眼科医疗技术和手术治疗方法的描述却比较丰富，特别是手术方法之应用，比其他眼科书籍为多。较大的手术为金针拨白内障术，文字通俗，而手术方法、步骤等，都交代得比较清楚具体。眼科疾病手术治疗的适应证和禁忌证，记述也很具体，而且比较正确严谨。对于劀洗、钩、割、针、烙等眼科手术术式，均提出了比较严格的适应证和禁忌证要求。此外，该书在许多外眼疾病的治疗项下，对术式不同层次的原则要求均加以说明。如烙法明确指出："烙更妙""烙三五度无妨""切不可烙"；又如劀洗法，每注明"宜刺洗""此眼不可劀洗""切不可劀洗"等。《银海精微》在病的分析认识上也较朴素实在，以血灌瞳仁为例，明确指出此症有三，一是肝郁血热，一是外伤或因刺伤眼珠，一是白内障针拨手术误伤，亦即手术并发症。这些论述是十分确切的。对三种不同原因所造成的血灌瞳仁，书中还分别叙述了其治疗的难易。如因肝肾二经病症所引起的血灌瞳仁，强调"此血难退"；对因外伤所造成的血灌瞳仁，则指出"灌虽甚，退之速"；手术误伤亦然。更可贵的是该书在病因预后方面，分别进行了论述，而在治疗上能够明确指出"此三症，治法颇同"。作者在叙述了共同的处理方法和原则后，还对需要个别治疗的病症的治疗方法也作了具体论述。如外伤之"血灌瞳仁"，若并发有睛珠脱出者，他强调要"以手掌心捺进珠"，再加上其他外伤处理方法，确实有着很高的技术水平。与该书相比较，《审视瑶函》对该病的叙述虽然文字通畅流利，但却不分病因，只强调"急急医时亦是迟""十患九不治"。两种格调显然相差远矣。

《银海精微》的医疗技术，除上述之劀洗、钩、割、针、烙等手术外，还包括点、搽、涂、贴、熏、洗等外治疗法。所有这些手术疗法和外治法，至今仍是中医眼科常用的治疗方法，有些也是现代西医所常用的治疗方法。

《银海精微》在眼科疾病的诊断上也有重要贡献。眼科疾病的诊断，以望诊最为重要。该书抓住这一特点，唯于望诊叙述颇详。例如在叙述眼科疾病的诊断顺序和方法要求时，向初习眼科的医学生指出：凡看眼法，先审瞳仁神光，次看风轮，再察白仁，四辨胞睑二眦，此四者，眼科之大要。看眼之时，令其平身正立，缓缓举手，轻撑开眼皮，先审瞳仁，若有神光，则开合猛烈，次看风轮等等。该书对明代及明以后眼科学的发展有着很广泛的影响，一是由于其丰富的内容和纯朴的治疗经验；二是因其假托唐代孙思邈之大名而博得了眼科医生的信任。

3. 傅仁宇与《审视瑶函》。眼科发展到明代，还有一部名著，即《审视瑶函》，由于汇集内容丰富，又称为《眼科大全》。作者是傅仁宇，字允科，江苏南京人，祖传眼科医术，行医 30 余年，专长眼科手术治疗技术，精于金针拨白内障术，钩、割、针、烙等眼科手术尤为擅长。该书由其子傅国栋首刊于 1644 年，是宋元之后具有总结性的眼科专著。作者认为前代眼科列 160 症失之滥，而只举 72 症又过简，因此，《审视瑶函》论述眼科疾病 108 症，详而公允，且有颇多傅家经验之总结，后世流传甚广。其内容不但精减前人过滥之失，而且补充了前所未载的眼科常见病症，如色盲、眼肌麻痹等，充分表现出他对前代眼科学家著作删繁补阙的出众才能，也说明他的眼科临床经验和对疾病的认识水平是十分高明的。《审视瑶函》一书之内容，每证均多论其特点，诊视依据，并各附主要方剂，且以内服药为主。他主张眼病多与内脏密切相关，故治疗用药选方十分重视辨证论治。对眼科手术也很重视，但主张审慎，不可随意用之，较详细地介绍了拨白内障术，以及钩、割、针、烙、点、洗、敷、吹等手术方法步骤和医疗技术，并绘制眼科手术之器械图，尤其可贵的是，书中还有关于手术器械煮沸消毒的论述。

关于煮针法，他强调："煮针一法，《素问》原无，今世用之，欲温而泽也，是法有益而无害，故从

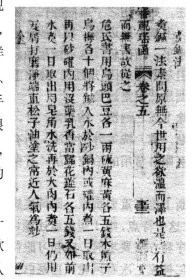

傅仁宇《审视瑶函》
关于煮针（清毒）一
法

之。"关于煮针的具体方法，他叙述了用乌头、巴豆、硫黄、麻黄、木别子、乌梅入砂锅，将针入砂锅药水中煮一日……傅氏虽然并不了解煮针之消毒作用，但明确指出"有益无害"，这是非常正确的。傅氏强调，手术前，"随拨（手术），新汲井水一盆，放于桌上，令患目者，对盆就洗，医家侧坐，以手蘸水，频频于眼上连眉棱骨淋洗……以洗透数十遍"。结合煮针、洗眼之要求，说明傅氏深信这些要求和步骤对保证手术成功是十分重要的。他不自觉地运用了手术器械消毒、手术部位局部清洁手段，且对这种繁复的手术步骤不以为烦琐，强调其有益无害，这也反映出他难能可贵的认真态度。这对保证手术之成功，肯定是很重要的。

傅氏在《审视瑶函》中，首先记载了色盲症。他说："视物易色，病源非一，要当依色辨分明，方识重轻与缓急。"在说明此症之具体情况时指出：此症谓视物却非本色也，因物着形，与瞻视有色，空中气色之症不同，譬诸观太阳冰轮，靓灯火反粉色，视粉墙转如红如碧者，看黄纸而如绿如蓝等类。其观察之入微，论述之确切，都是很可贵的，其描述同我们今天所论述的各种色盲并无两样。

该书还有一个特点，就是最后附有"眼科针灸要穴图像"，确定13种眼科疾病为针灸适应证，介绍常用穴位30多个，为针灸学在眼科疾病治疗上的应用，发挥了积极的作用。

在眼科方面，还有明代邓苑撰的《一草亭目科全书》（1644），又名《感应一草亭书》。该书以"目论""目议"为题，简述眼目之生理、解剖和病因、病理等要点，以"外障""内障"为节，论述眼疾虽有七十二症，然总不越内、外二障，故以内、外二障总括眼病为两大类。该书文字简洁，叙述易懂，各附治法、方剂，或附治疗案例以资读者学习掌握和参考，实乃眼科之普及著作。由于篇幅小，内容简明，所叙疾病多为眼科之常见症，故流传甚广，影响也比较大。

二、口齿科成就

明代之前，虽然早有唐代邵英俊之《口齿论》《排玉集》两书，均口齿专书，可惜已佚。

明代口齿科也有较大的发展。此期不但在医学分科上，口齿学科已独立成科，而且有了专科著述，对口齿疾病的认识水平和治疗水平也都有了比较明显的提高。譬如薛己的《口齿类要》（1529）一书，就是现存最早以口齿命名书名的专著。该书对口、齿、舌、唇、喉部等口腔疾病进行了简要的叙述，先唇后齿，再舌而喉，依次论证，最后附有治疗咽喉异物之医疗技术以及方药等。对每一疾病之叙述，多附医案症例报告，有着很好的文献研究价值。例如茧唇（唇癌）就附病例11个，有3例是死亡病例。为了加强人们对该病的认识，他强调："若患者忽略，治者不察，妄用清热消毒药，或用药线结去，反为翻花败症矣。"这说明薛己对唇癌已有了比较正确的认识，而且积累了丰富的治疗经验。他对病家、医家的告诫，既是科学态度严谨的表现，也是个人对该病预后已有深刻认识的自信。我们说薛己在对唇癌的认识和处治原则上，达到了时代的高水平。口腔卫生是预防口齿咽喉疾病的重要条件。我国人民讲究食后漱口已有很久的历史。大约晋唐时期，人们已用柳枝头作刷，刷牙揩齿，敦煌壁画还保存着唐代的《揩齿图》。从地下文物发掘看，辽代已有了植毛的牙刷。这种牙刷，是1953年，从辽驸马卫国王墓发掘出来的，计两把，其柄由象牙制作，其形状与现代牙刷相同。植毛孔分两排，每排四孔。到了明代，牙刷的类型约有两种，一为马尾毛牙刷，一为棕制牙刷。明代著名养生专家高濂（16~17世纪），撰《遵生八笺》（约1591年），认为用棕制牙刷刷牙对人齿有害，所以他强调，"漱齿勿用棕刷，败齿"。清代养生家曹廷栋（1699~1785），在《老老恒言》里也强调："骏刷不可用，伤辅肉也，是为齿之祟。"一位强调棕牙刷败齿，一位强调马尾牙刷伤齿龈，均系经验之谈。这可能与当时的制作技术和刷牙方法不正确有关。同时，两位学者的劝告也正说明，明代我国人民用牙刷刷牙以保持口腔卫生已相当普遍。

三、耳鼻咽喉科成就

在明代医学十三科中虽有咽喉一科独立成科，但咽喉专著流传甚少，一般均在综合性医书中予以论述。前述之口齿科专书，也多已涉及咽喉科疾病的认识与诊治。另外，有代表性者，首推朱橚主持编撰的《普济方》。《普济方》中，有18卷分述耳门、鼻门、口门、舌门、咽喉门、牙齿门，系统收载明以前口齿耳鼻咽喉方面的经验，阐述比较客观，内容十分丰富，可以说是前所未有之集大成者，对该学科在明代和以后的发展，发挥了重要的作用。

《普济方》，耳门三卷，分总论、耳聋、耳鸣等。如耳聋一节，又分为耳聋诸疾治法、风聋论治、劳聋论治、暴聋论治、暴热耳聋论治、久聋论治、耳聋有脓论治等。

鼻门，两卷，分总论、鼻塞气息不通、鼻塞不闻香臭、鼻自衄、鼻息肉、鼻痛、鼻渊、鼻流清涕、鼻中生疮、疳虫蚀鼻生疮、鼻干、鼻疱酒渣等论，各详其证治和方药。例如，对于鼻中生息肉，指出："鼻者，肺之窍，鼻和而知香臭，风寒客于肺经，则鼻气不利，致津液壅遏，血气抟结，附著鼻间，生若赘疣，有害于息，故名息肉。"在治疗上强调了外敷药物疗法，有吹药、有点药、有臭药、有涂敷药等，其外用药有相当一部分与枯痔（肛门痔）药相类同，方法也大同小异。

在舌门类，也记述了烧烙法止舌出血不止的医疗技术等。

咽喉门，五卷，有论有证，有总论，有各论，有方有药，很有咽喉科专书的模样。在治疗技术方面也较丰富，如：用火燃烧烙代刀针切开治疗扁桃休化脓；用针刀穿破切开治疗咽后壁脓肿；等等。在医疗手术器械方面，也较前代有所改进和发展。除上述者外，为了解除一些病人对咽部开刀手术之恐惧，特制笔管刀。笔管刀要求以毛笔制成，外观与毛笔无异，手术切开咽部脓肿时，病人只知医生用毛笔蘸药给予外敷药物，在涂药刹那间，医生已用笔管内之刀针，为患者进行了脓肿切开手术，其技术之熟练，要求之严格，水平之高，令人敬慕。

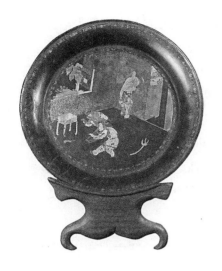
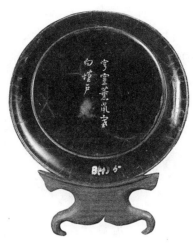

螺钿漆盘·熏鼠图
（明代）

漆盘直径12.6厘米，盘心直径9.5厘米，敞口折沿，口沿嵌螺钿小花，中以螺钿嵌一老人在堵鼠洞、抹墙，二童子熏烟捕鼠之图，画面生动。盘底面微凹，有螺钿嵌行书：“穹窒熏鼠，塞向墐户。”（出自《诗经》）（上海中医药大学博物馆）

咽喉异物剔出：咽喉异物包括有针、古钱、钓钩、骨刺、铁钉等，一旦入咽喉食道，均为急危之症，历来为咽喉之难症，处治不当，多危及生命。此类疾病多系幼儿婴童所患，父母亲友之急可以想见。《普济方》记载一“巧匠取喉钩方”，虽与金代张子和之方法有类似之处，但由其所述却看不出其间的关系，甚至比张氏之法为早而且比较安全。这段记录是：“咸平中（998~1003），职方魏公潭州，有数子弟皆幼，因相戏，以一钓竿垂钩用枣作饵，登陆钩鸡雏，一子学之，而误吞其钩至喉中，急引，乃钩以须逆不能出，乃命之诸医，不敢措手……召莫都料至，言要得一蚕茧及大念珠一串，剪茧如钱大，用物推四边令软，以油润之，乃中通一窍，先穿上钩线，次穿念珠三五枚，令儿正坐开口，渐添引数珠，捩之到喉，至系钩处，乃向项下一推，其钩向下而脱，即向上急出之。见茧钱向下，裹定钩线须而出，并无所损。”虽然这一医疗器具并不复杂，但构思设计却十分精巧科学。《普济方》咽喉门与清代众多咽喉科专著的出现多有着较密切的关系。

第十节　针灸学之发展

针灸学的发展，在明代也是一个高潮时期。其主要成就表现在：（一）对前代针灸文献进行了广泛的搜集整理，出现了丰富的汇编性针灸著作，尤以杨继洲的《针灸大成》内容最为丰富，对后世针灸发展的影响也最大；（二）开展了内容广泛的针刺手法的研究，并围绕着手法研究形成了学术争鸣；（三）灸法研究也趋于多样化，从艾炷的烧灼灸法向用艾卷的温热灸法发展，并于艾卷中加药，实现了辨证论灸的新学说；（四）继承宋代铸造针灸铜人的优良传统，另行铸造新的针灸铜人，促进针灸医学进一步规范发展；（五）整顿历代经外穴位，使之向规范化发展，形成"奇穴"，对扩大针灸学的治疗范围做出了新贡献。

一、复制针灸铜人和创制男、女、儿童针灸铜人

宋代针灸铜人的铸造，是我国医学教育和针灸发展的一项重要创造。不论在当代或金元时期，针灸铜人都被视为一件珍宝，它确实在针灸教学和普及针灸，规范针灸教学，使人正确掌握针灸经络穴位上，发挥了重要的作用。公元1443年，明政府为了适应针灸学发展的需要，继承宋代的优良传统，指定专人负责仿照宋代针灸铜人的式样，另行铸造了针灸铜人。由于这一铜人铸造于明正统年间（1436~1449），一般称为正统针灸铜人。正统针灸铜人铸成后，即供奉于始建成之明太医院，清太医院沿袭其制，一直到光绪庚子年（1900），八国联军入侵北京，俄罗斯军队占领太医院作为俄使馆，铜人方被掠夺，该铜人现收藏于俄罗斯圣彼得堡博物馆。

清光绪时，太医院御医任锡庚撰《太医院志》称："铜神，太医院署，药王庙香案前立有范铜之铜人，周身之穴毕具，注以楷字，分寸不少移，较之印于书、绘于图者，至详且尽，为针灸之模范，医学之仪型也，铸于明之正统年间。光绪二十六年，联军入北京，为俄军所有。"

另外，明嘉靖年间（1522~1566），也曾铸铜人，藏于宫廷东药房药王殿，其形制略小于正统铜人。光绪二十八年，太医院迁于今地安门东大街新址，因明铜人被掠而重铸铜人，即光绪铜人，置于太医院新址之铜神庙，后移交故宫，再移交南京博物院、中

国中医研究院针灸研究所。20世纪50年代，我国曾据此再次复制了光绪针灸铜人，其照片已流传于国内外。高武，字梅孤，四明（今浙江宁波）人，16世纪著名针灸学家。高武鉴于针灸穴位在男、女、儿童身上存在着差异，而且每多错误，便精心设计铸造了男型针灸铜人、女型针灸

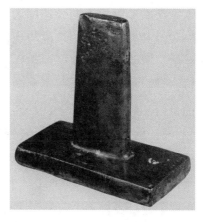

铜人和儿童型针灸铜人各一座，用以作为取穴定位的规范化标准，其用心可谓良苦，这对针灸学的发展肯定是很有益的。可惜这三座针灸铜人已不存世了。

明代，对以针灸铜人为考试针灸医生的依据十分重视，往往以其针刺铜人能否得中，来测其针灸水平的高低。明初，针灸学家宁守道（河南扶沟县人），即以精于针灸法应召入京，经针刺铜人得中，而被选为太医院院使。据载，明中叶仍以此法作为考试针灸医师技术水平的依据，如明孝宗朱祐樘，听说针灸学家凌云很有名声，便把凌云从原籍浙江吴兴县召至京城，命太医院医官出针灸铜人，给铜人穿上衣服，然后出题命凌云以针刺之。凌云按题取穴，针刺无不中，孝宗即授予其太医院御医之职。凌云，字汉章，号卧岩，生平好义轻财，撰有《子午流注图说》《流注辨惑》等。年77岁时，无疾而终，死之日家无余资。由此可知凌云医术之高超和医德之高尚。

二、明代影响较大的针灸著作

《针灸大全》，六卷，成书于公元1439年，作者是当时著名针灸学家徐凤。徐凤，字廷瑞。该书是一本综合性针灸学著作，次第论述了针灸经穴、经脉宜忌、治疗原则，全身折量寸法、十二经络穴位取穴法，灵龟八法取穴及主治配伍，子午流注针法，点穴、艾炷、壮数以及有关问题等。灵龟八法、子午流注，是针灸

学家按季节时辰不同，选用人身不同部位经穴，进行针灸治疗的一种经验总结。这一学说与现代国际上所研究的生物钟学说十分相似。过去人们曾视子午流注、灵龟八法学说为封建迷信，并予以批判，现在看来是欠妥当的，我们应当重新估计这一学术思想的价值并对其进行科学的研究。

《针灸聚英》，或名《针灸聚英发挥》，著者为针灸医学家高武。他除铸造前述之男、女、童针灸铜人外，该书是他在针灸学发展史上的又一贡献。该书共四卷，刊行于 1529 年。高武认为：《针灸甲乙经》等许多针灸书，多祖于《素问》《难经》之理论，但多异而少同。他取各书之同，而议其异，故编其书并以《针灸聚英》为名，集明以前针灸学的主要成就，并以按语形式提示了自己的独到见解。《针灸聚英》首先简要介绍历代针灸学著作；次论五脏六腑、仰伏人尺寸、十二经脉、奇经八脉、循行主病；再论骑竹马法、四花法、子午流注等各种取穴方法和特点；再次专论煮针、火针、温针、折针，以及艾炷、灸疮和禁忌等；最后记述有关各种针灸歌赋等。其内容反映了明代中期对针灸学发展的又一次较高水平的整理提高，对发扬中医针灸学的特点和优势，做出了新的贡献。高武在铸造男、女、童三式针灸铜人后，鉴于世人不知针灸源流，不溯其源则昧于古人立法之善，特撰《针灸节要》，或名《针灸要旨》(1519)三卷，以普及针灸医学，便于初学者研习。两书于后世之流传皆广，对明清针灸学之发展亦影响巨大。

明代末期，堪谓明代第三本颇具代表性的针灸学著作，当推杨继洲的《针灸大成》。由于分别晚于《针灸大全》近 200 年和《针灸聚英》近 100 年，其内容更为丰富，也可以说是明代针灸学集大成的著作。

杨继洲(1522~1620)，名济时，浙江衢县人。出身世医之家，祖父任当时太医院太医职务，名盛于时。继洲从小攻读举业，欲进仕途，终未能成，乃转而继承家学。40 岁时即以医名，公元 1568 年被召，任职太医院，历任世宗(1522~1566)侍医，太医院医官，并在太医院度过了晚年的经验总结和撰著针灸专书的生涯。由于他专心针灸医疗数十年，积累了丰富的实践经验，其间生活安定，有着比较优越的读书条件，能读一般人难以寻觅的针灸文献，又有数代家传，这就为他晚年从事针灸学著述工作创造了良好的环境和条件。杨氏博览群书，通各家之说在临床医疗上，他强调针药并重，曾以家传集验医方与诸家针灸之论，参合汇考，编成《卫生针灸玄机密要》（1580）三卷。万历年间（1573~1620），因治愈山西监察御史赵文炳痿痹，在赵文炳支持下，复广求群书，兼采有关针灸之法，考绘《铜人明堂图》。而后，晋阳人靳贤受赵文炳之托，选集校正，以继洲之《卫生针灸玄机密要》为主体，增广汇编，与《铜人明堂图》合刊而成《针灸大成》。《针灸大成》一书，有理论，有经验，有技术，有适于记诵的歌诀诗赋，既是学术专著，又有普及特色，深入浅出。因此，该书于1601年刊行后，于后世影响颇大。据统计，该书已有50余次刻版排印，可见在国内影响之广泛。该书还传到许多国家，全译或部分翻译出版的有法、德、英、日等国版本。近年来，法国针灸学会为提高其法语译文质量，重新翻译《针灸大成》，也可见其在国外影响之大。

第十一节　医疗经验的宝库——《名医类案》

中医学之发展，在其早期即很重视医疗经验的记录和整理总结，已如前述之汉代淳于意的《诊籍》。此后虽也有一些医学家忽视，然而在总体上，仍可以说是很重视医案病历的记录和经验积累的，特别到了明代，对医案记录更为重视，在医案书写格式上也有了新的要求。例如医学家个人医案著作明显增多。在明以前，从《全国中医书联合目录》（1960）看，只有《仓公（淳于意）诊籍》、《罗谦甫治验案》（1281）和朱丹溪《怪疴单》（1358）三种，且流传很不广泛；到明代，医案著作大大丰富，如《石山医案》（1519）、《薛氏医案》（1529）、《孙文恒医案》（1573）、《王肯堂医案》（1562）、聂久吾《奇效医述》（1616）、卢复《芷园臆草存案》（1616）等十余种。此外，在医学家个人著作中附上自己治愈或失败的医案，也相当普遍，如明代外科学家陈实功在《外科正宗》中，即附了很多医案。这说明医学家在平时的医疗实践中，不但用意记录自己诊病的经验，而且并不回避失败、误治的教训，这是十分难能可贵的优良传统。正是在这种传统的启迪下，医学家江瓘，对明代及其以前一千余年十分散乱的医案，进行了一次工程浩瀚的收集整理工作，撰成《名医类案》（1549），这是一次很有学术价值的伟大创造。

江瓘（1503~1565），字明莹，今安徽歙县人。原为县诸生，因母病不治，加之自己也患呕血一症，乃弃仕途而用心钻研医学，终成为一代名医。他在医疗实践中，深感《褚氏遗书》倡说的"博涉知病，多诊识脉"，甚为有理，萌发了系统整理历代医案以资后学的理想。江氏在"宣明往范，昭示来学；既不诡于圣经，复易通乎时俗"的思想指导下，努力搜寻，更加刻苦钻研历代医学著作和非医学文献中之医案记录，并结合个人数十年之经验积累和家传，经20多个春秋，终于撰成不朽巨著《名医类案》12卷，但未及刊刻他便已谢世。后经他的儿子江应元、江应宿校正、补述，始于1591年刊刻于世。

《名医类案》之资料收集十分广泛，在编辑上也有着严格的统一要求。他对诸子百家文献中所收医案，会细心地分门析类；凡编入之医案，或署医家之名，或注明出自何文献；需加附说者，则取先贤之言，或加管见与医案作者共议；对所列处方用药，或有或无，或详或略，皆本诸书之旧；凡有自己经验者，亦附各该类之后，供作采择；每类内容，皆按时代排列。该书共计205门，每门病证收录医案数家至数十家，如中风病即收录历代医家医案达52例，伤寒病收录医案更多达117例。

《名医类案》不但系统汇集了明以前数以百计的医学家的医案，而且有江氏父子许多验案。其宝贵之处，还在于所收录的资料中，有一部分医案的原始文献已佚，使该书之文献价值更大。譬如"人暴长大"一案，记载有"皇甫及者，其父为太原少尹，甚钟爱之。及生如常儿，至咸通壬辰岁（872），年十四矣。忽感异疾，非有切肌彻骨之苦，但暴长耳，逾时而身越七尺，带兼数围，长啜大嚼，复三倍于昔矣。明年秋，无疾而逝"。这一记录十分可贵，它说明我国医学家在公元9世纪，对巨人症（脑垂体前叶分泌生长激素过多的细胞增生症）的发病过程和临床表现及预后，都有了比较明确的记述。关于该病病因的正确认识，只是在近代才比较清楚。

又如麻风病医案，江瓘收录了《说选》的一条资料："真腊国人，寻常有病，多入水浸浴，及频频洗头，便自愈可。然多病癞者（即麻风病等），比比道途间，土人虽与之同卧同食，亦不校。或谓此中风土有此疾，曾有国主患此疾，故人不之嫌。以愚意观之，往往好色之余，便入水澡浴，故成此疾。闻土人色欲才毕，入水澡洗，其患癞者十死八九。亦有贷药于市者，与中国不类，不知其为何物，更有一等师巫之属，与人行持，尤可笑。"这段记述，对于考察中国与柬埔寨之医学交流，有一定的参考价值。借此，我们还可了解古代柬埔寨人的医药卫生风俗。

《名医类案》所收医案数以千计，大多数都是很有参考价值的。因此，在1591年刻印后不到400年，不断刻版印刷，石印、铅印正编者，据现存版本有20次；续编与正编合刊者，有5次之多，平均16年即出版发行一次，足以说明它的影响大而深远。

《四库全书提要》称其注说："多所驳正发明，颇为精当"，"虽有骛博嗜奇之处，然可为法式者，固十之八九，亦医家之法律矣"。可见评价之高。

第十二节　中医经典整理与丛书全书编撰

明代医学发展继金元学派争鸣之后，在政治比较安定，经济取得较大发展，社会比较进步等诸种因素影响下，出现了较多的革新倾向，有了不少的进步，一些方面还获得了创造性成绩。与此同时，还有不少医学家投身于古典医籍的整理研究，以及从事医学全书等的编纂，甚至在医学史的研究上，也有了很明显的成绩。在这些方面，虽不能直接为医学发展做出个人创造性的贡献，但却为他人更好地掌握医学并做出创造性贡献奠定了良好的基础，创造了继承发扬的优越条件。对医史文献的研究整理，同样应该受到人们的敬重。起自宋代，发展在明代的医籍整理，对后世之影响是很大的。

一、关于《内经》的注释整理研究

明代用注释、类编、摘要方法研究整理《素问》或《灵枢》等，仅其著作尚存于世者，也约有 30 家之众。其中影响较大者，有马莳的《黄帝内经素问注证发微》和《黄帝内经灵枢注证发微》各 9 卷，他还将《素问》与《灵枢》加注合印，尤其是他的《黄帝内经灵枢注证发微》，更是最早对《灵枢》做出诠释者。马莳的整理研究工作，对明清乃至现代的《内经》研究和教学，都有着很大的影响。将《内经》全文按其内容分类编撰，"以类相从"，明代著名医学家张景岳的《类经》一书，是最富有代表性的。《类经》（1624），将《素问》与《灵枢》的内容重新调整归类，共分为摄生、阴阳、藏象、脉色、经络、标本、气味、论治、疾病、针刺、运气、会通 12 类，每类之下又有若干小类，并给予注解阐述，是学习和理解《内经》的一部很有参考价值的专著。为了加强对《内经》的理解，张景岳在编撰《类经》的同时，还编有《类经图翼》（1624）和《类经附翼》（1624），用图解的方法，加强学者对《类经》的研究兴趣与理解能力。在便于初学者学习《内经》方面，李中梓（1588~1655，字士材，号念莪）选录《内经》之重要内容，重新分类编排而成的《内经知要》（1642），是影响最为深远的一

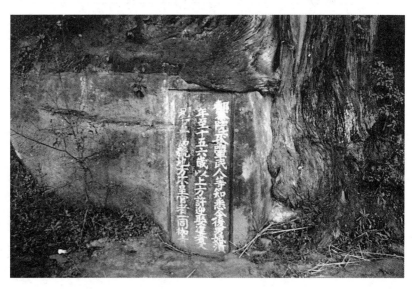

明代禁止早婚告示石刻

位于四川剑阁至阆中古驿道上，距剑阁县城15公里的龙原镇以北约1公里处。石刻高140厘米，宽23厘米，保存完好。石刻正书阴刻四行："都察院示谕军民人等知悉，今后男婚须年至十五六岁以上方许迎娶，违者父母重则枷号，地方不呈官者，一同枷责。大明万历十三年（1585）。"

部《内经》普及读物。该书分为道生、阴阳、色诊、脉诊、藏象、经络、治则和病能，内容简要，条理清晰，是《内经》节要本的佳作。

二、《伤寒论》《金匮要略》的注释研究

历代注释整理研究古典医籍的学者，以整理《内经》者为最多，其次即为整理医圣张仲景的《伤寒论》和《金匮要略》者。其中《伤寒论》注家多于《金匮要略》。宋元明清时期，颇多以注释研究仲景书而著称于世的医学家。明代以注释整理研究《伤寒论》而成名者颇多（参见第六节），最早者当推方有执的《伤寒论条辨》（1589）。方氏研究仲景学说，认为晋代王叔和将《伤寒杂病论》整理为《伤寒论》与《金匮要略》，是仲景学说之一乱；金成无己的《注解伤寒论》是仲景学说之二乱。这种评价虽有偏颇之处，但其敢于非古，以及按自己之研究心得畅论己之所获的治学精神，其论述的精辟见解，仍然是最可贵的。正是在这样的理论观点指导下，他重新编注了《伤寒论条辨》，在《伤寒论》注本中是卓有影响者之一，后世甚至有宗之者，形成了一个学派。如程应旄的《伤寒论后条辨》等。

《张卿子伤寒论》，是明末医学家张遂辰研究仲景学说的代表作，他立论与方有执不同，他推崇成无己，认为成氏《注解伤寒论》"引经析义，尤称详治，虽抵牾附会，间或时有，然诸家莫能胜之"。张氏吸取宋代朱肱、许叔微、庞安常和明代王履、王肯堂等研究《伤寒论》的学术论点，总结为自己的《张卿子伤寒论》颇有参考价值。

有明一代，注释、发挥、研究《伤寒论》的著作，仅现存名者也有近30种之多。

三、关于丛书全书编撰

明代医学丛书、全书之编撰，在唐宋医学进步、医学著作日

趋繁荣的基础上，可谓空前丰富，现仅举临床医学参考价值较大者，分述如下。

明代富有代表性的医学丛书、全书，首推徐春甫编辑的《古今医统大全》(1556)。徐春甫，字汝元，号思鹤，安徽祁门人，世儒出身，博览医书，为当代名医，精于医学内、妇、儿诸科之诊疗，后迁居京邸，求医者甚众，曾任职于皇家医疗保健机构太医院，在京师颇有声望。隆庆初(1568)，参与组织成立医学学术团体"一体堂宅仁医会"，并撰《一体堂宅仁医会录》。他将自己平日所研读之书，择其优者230余部，选编成《古今医统大全》100卷，包括内经要旨、历代医家传略、各家医论、脉候、运气、经络、针灸、临床各科证治、医案、验方、本草、养生等等。可以说是一部由个人之力编纂的、内容丰富的古代医学百科全书。

其次为王肯堂的《古今医统正脉全书》(1601)等，在明代清代影响也很大。王肯堂(1549~1613)，万历十七年(1589)进士，授翰林院检讨，辞官后潜心医学研究，撰《六科证治准绳》(1602)，包括《伤寒》八卷，《疡医》六卷，《女科》五卷，《幼科》九卷，《杂病》八卷，《类方》八卷。王氏辑刻之《古今医统正脉全书》，又作《古今医统》，汇刊自《内经》以下至明代富有代表性的医书44种。现有万历二十九年(1601)吴勉学校刻本。其后刊刻者多种，流传较广，影响较大。

再次，张景岳(1563~1640)所编撰之《景岳全书》(1624)六十四卷，是张氏晚年以其丰富之临床经验、深湛的理论认识编撰完成的。其立法与论治，均多独到之处，也是明代一部很有影响的全书。该书是作者总结前人和自己的医疗经验，探讨医学理论问题，论述临证各科理法方药的著作，全书分为传忠录、脉神章、伤寒典、杂证谟、妇人规、小儿则、麻疹论、痘疹诠、外科钤、本草正、新方八略、新方八阵、古方八阵等16种。全书贯穿了他关于"阳非有余，真阴不足"的学术思想，是一部颇具个人学术观点的医学百科全书。该书为温补学派医学家所重视，对后世也有着较大的影响。清代医学家对张景岳的学术思想和观点，有持赞赏者，有持批评者，或可以说是毁誉参半。

四、关于医史整理研究

中华民族是一个重视历史研究的民族，有着光荣的传统。在医学史方面，也有着优良的传统。虽然专著之出现较晚，但在太史公司马迁撰写的我国第一部通史——《史记》中，已有"扁鹊仓公列传"，专门记述了战国时期民间医学家秦越人（扁鹊），西汉时期医学家淳于意（仓公）的事迹和医药学成就，是我国最古老的医学家传记。自此以后，历代所修史籍中，都有名医传记，或医学著作，或疾病流行，或医药交流等史实的记述。唐代出现了专为医学家写传的著作，即甘伯宗的《名医传》一书，集伏羲至唐历代医学家120人之传记成册，开创中国医史人物传记专书之先河，可惜已佚。宋代周守忠，一名守中，南宋钱塘（今浙江杭州）人，撰《历代名医蒙求》（1220），收载医学人物202位，是一部记述医学家事迹和掌故的专书，其内容很有特点。到明代，最有影响的医史著作，即李濂编撰的《医史》（1513）一书。李濂（1488~1566），字川父，河南开封人，进士出身，以古文著称于世。他所编撰的《医史》，除了记述史传的医学家外，又采集诸家文集中所收载的医学家，更对上述史传、文集所未收入的著名医学家，如张仲景、王叔和、王冰等，补写了传记，并各加论述，很有参考价值。

第十三节 医德与医林故事

对医学家的道德修养，历来有着严格的要求，这也是我国医学发展的优良传统之一。从扁鹊、淳于意，到张仲景、华佗，从王叔和、葛洪，到孙思邈等历代医学家，凡在医疗技术上有所贡献者，几乎无不在医疗道德上达到很高的修养。他们不但身教甚严，而且多有言传论述，为后学者立有规范。明代医学家在前代基础上，对医疗道德也提出了许多必须遵循的标准。

李梴，字健斋，江西南丰县人，一代名医，尤重考求医经奥义，以儒家思想注释医理，强调医疗道德修养。李梴立志编撰医

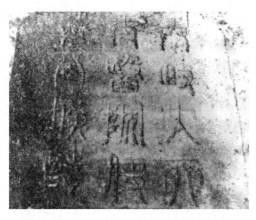

学门径书，乃究心古今方论，论其要，括其词，发其隐，以《医经小学》为蓝本，编著《医学入门》(1575)一书。该书除简要阐述外感、内伤、杂病及临床各科疾病的基础知识和治疗方法外，更对初学医学之人必须具备的道德修养，提出了严格而具体的要求，被视为学习医学的门径书，在教导医学生树立高尚的职业道德思想和掌握基本的医疗技术方面，发挥了深远的影响。在医学家道德思想修养上，他强调指出：医司人命，非质实而无伪，性静而有恒……未可轻易以习医。又说：论方用药潦草而不精详者，欺也；病愈后而希望贪求，不脱市井风味者，欺也。为培养一个合格的医学家，从选择学生到医师临床治病等，他都提出了切实而具体的要求。

陈实功，是我国医学史上著名的外科学家，已如前述。陈氏行医的数十年间，十分重视医学家的职业道德，他在自己的外科专著《外科正宗》一书中，用专门章节强调医家的"五戒"和"十要"，为自己规定了座右铭，为同道和后学者立下了医疗道德规范。他所强调的"五戒"，就是强调医生在五个方面要引以为戒，不可触犯。其内容主要是，医师不得计较诊金的多少；贫富病人要平等对待；医生不得远游，不得离开职位，以免危急病患得不到及时的抢救而发生意外等。"十要"，就是十个要做到的要求，其主要内容是，要求医师必须勤读先古名医确论之书，且夕手不释卷，细心体会，使临床不会发生错误；对所用药物一定要精选，绝不可粗制滥造，影响疾病治疗效果等。陈氏所论医德，在中国医学发展史上，特别对中医外科学家的医德修养，曾产生过普遍的积极影响。陈实功因医术高明，诊金收入增加而富裕，他即以诊金之收入进行社会公益活动，如为贫穷病人赈济柴米油盐，为无依无靠病死者购置棺木，修建纪念医圣等先代良的医祠堂等。一次，他治愈因背疽而垂危的江苏巡抚慕天太夫人，但他辞而不受其重金酬谢，唯言："通州通济桥年久失修，通行甚难。"慕体会到陈氏话语之心意，当即许诺，随后只数月已叠石成桥。更于西门将军巷建报功祠，赠长匾"医德长存"（1621），以报陈氏救母之恩德。现代有部分医生医德之坏，令人甚为不安，在此呼吁，医学家应该认真继承发扬我国优秀的传统医德。

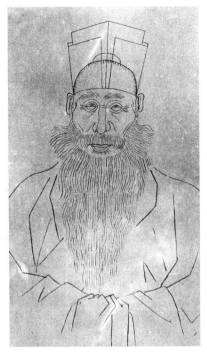

孙一奎木刻像

孙一奎，明代医学家，字文垣，号文宿，安徽休宁人，生活于明嘉靖、万历年间（1522~1620），集生平医疗经验，撰有《赤水玄珠》与《孙文垣医案》，尤擅长结核病治疗。图为《赤水玄珠》一书中之孙氏木刻像。

（安徽中医学院图书馆藏）

以上我们讲的是医生面对平常病人时里有的医德修养。对于那些有权有势，甚至持有生杀大权的统治者，医生要做到不卑躬屈膝，就尤其难能可贵了。这里我们仅举明代敢于坚持医学科学真理的正直御医钦谦为例作些介绍。

钦谦（？ ~1449），江苏吴县人（今江苏苏州），一代名医，都督府军医出身，后为太医院判。明宣宗（1426~1435 在位）朱瞻基，多次召见他，索取秘药（一种刺激性功能的药物），谦均以不知为对。最后，在皇帝再三询问下，他斩钉截铁，坚持科学态度和医学家的医德，向皇帝申述了以下一段话："臣以医受陛下官禄，先圣传医道者，无此等术，亦无此等书，陛下承祖宗洪业，宜兢兢保爱圣躬，臣死不敢奉诏。"皇帝恼羞成怒，命力士以旃席裹头，治罪下狱。但谦之家人只知钦谦入朝，却不知什么原因未能回家，四处打听不得下落。后从一知情的锦衣卒处获悉，钦谦已"械系卫狱，后幽室中"。过了很久之后，皇帝醒悟，将钦谦释放出狱，并复原职。英宗正统末年（1449），谦随驾出土木（指"土木之变"）殉难。天顺初（1457），英宗复位，追赠奉政大夫太医院使，并封谦之子孙继承其职务。这一事件，其中虽包含着许多封建伦理道德因素，但钦谦的正直不谀，不畏权贵，不怕治罪杀身，敢于坚持医学科学和实事求是的精神，以及其高尚的医学道德思想境界，是十分令人钦佩的。

这里我们还要讲一个历史故事，这是一篇真实的史诗。历代中医为病人送医送药的佳事甚多，明代亦不乏其人其事，可以说是我国医学家的光荣传统，张文启即其中突出一例。张文启，字开之，浙江仁和人，随当代名医张遂辰和潘楫学习医学。张遂辰祖籍江西，后迁居杭州，字卿子，著有《张卿子伤寒论》七卷，学术上推崇金代成无己。由于张卿子品学兼优，声名很大，故人称其所居之巷为"张卿之巷"。《仁和县志》称张文启为张遂辰弟子中之最著者。张文启以张遂辰为师，尽得其传，对古代医学著作又无所不读，因此，医术精良，颇有声望。然而他并不以此追求名利，相反却更加注重对贫苦无依患者的医疗救助，联合志同道合者，创办惠民药局，由此而全活者甚众。如前所述，惠民药局乃宋代皇室所创建，后因管理不善和官员贪污，人们称之为"惠吏局"加以讽刺。明代也有官办的惠民药局，然亦虎头蛇尾，有益于民者实为罕见。张文启所办惠民药局，从文献记载看，不但坚持有年，为一方民众谋取了很大利益，而且在张文启故后，子张璟、张琏亦能世其家学，实属难得。此外，张文启还创办"育婴堂""天医院"，此乃个人支持慈善事业的伟大创举。对于非己力所能为者，他四处呼号，请于当途，集资建筑"靖浪亭"，使渡浙江者，得免风涛之厄。所有这些，为群众特别是那些贫苦无依者，谋取了福利，解除了疾苦，人民永远纪念他。

第十四节　医事管理与建庙祭祀先医

明代的卫生管理制度，与元代大致相似，在不同时期虽有增设机构，或减并设施，但一般来说比较稳定。

太医院，是明代医药卫生部门的最高管理机构，也是为皇室保健服务的最高学术机构。由于明代由南京迁都北京，原在南京设置的太医院其医官有随帝到北京者，故太医院人员大减，但机构并未撤销。因此，明代有两个太医院，即南京太医院与北京太医院。

北京太医院，设院使（院长）1人，院判（副院长）2人，吏目（文书后勤）10人，御医10人，医士、医生各70人，惠民局大使、副使各1人，生药库大使、副使各1人。太医院的职责，是为统治阶级的医疗保健服务，其对象包括帝王将相，文武大臣，外宾和军部、刑部等；其次负责医生的推荐、考试和为各府、州、县考核及派遣医士、医生；再次，太医院还负责医学教育和药物采办、调拨及管理事宜。由此可见，太医院既是统治阶级的医疗保健机关，又是中央卫生部，还是医学教育的最高机构。

《明史》记述："凡医术十三科，医官、医士、医生专科肄业，曰大方脉、曰小方脉、曰妇人、曰疮疡、曰针灸、曰眼、曰口齿、曰接骨、曰伤寒、曰咽喉、曰金镞、曰按摩，曰祝由。凡医家子弟，择师而教之，三年五年一试、再试、三试，乃黜陟之"。从上述记载看，明代分医学为13科，即内科、小儿科、妇产科、外科、针灸科、眼科、口齿科、骨伤科、传染病科、咽喉科、创伤科、按摩科与祝由科。由于时代限制，当时在医学分科中还设有迷信鬼神的咒禁祝由一科，这是我国医学史上分科最多的一个时代。如果说医学分科多是医学进步的一个标志，那么这正说明明代医学较前已有明显的进步。这段记载还说明，明代一般分医师为三级，医官最高，医生最低，医士居中。医学教育则分三年或五年考试一次。学医者，一般要求必须是医学家出身，所谓世医，明代称之为医籍。如果考试成绩及格，即授予医生职位，成绩优异者可升医士。如果考试不及格，按规定还可以下年再考，三次考试均不能及格者，按规定就要取消医籍，黜免为民。有趣的是，明代沿袭元制，户口分为民、军、医、儒、灶、僧、道、匠等。作医生的必须代代业医，不许变更，谓之"医籍"。当兵的必须代代当兵，不许私自改行。法律明文规定："不许妄行变乱，违者治罪，仍从原籍"，"若诈冒托免，避重就轻者，杖八十"。太医院负责管理，三年清查造册一次，如有违者照章治罪。

太医院还负责药物管理。《明史·职官志》记载："凡药辨其土宜，择其良楛，慎其条制而用之。四方解纳药品，院官收贮生药库，时其燥湿，礼部委官一员稽察之。诊视御脉，使、判、御医，参看校同，会内臣就内局选药，连名封记药剂，具本开写药性、证治之法以奏。烹调御药，院官与内臣监视，每二剂合为一，候熟分二器，一御医、内臣先尝，一进御。仍置历簿，用内印钤记，细载年月缘由，以凭考察。"这段文字，前段叙述了药品采纳、收藏保管等制度，后段则说明皇帝患病时用药的严格制度。例如给皇帝诊脉，必须太医院院长、副院长、御医共同参校；用药必须御医、内臣、药局连名封记；煎药时必须有太医院官员和内臣监视，而且要求同时煎两剂合二为一，然后再一分为二，其中之一，必须由御医和内臣先尝以确定其无毒，然后才可奉进皇帝服用。规定还明确要求，诊皇帝病及用药，必须详细记录年月缘由等病历，并各签字印章以明职责，凭此考察其功过是非和奖罚等。

凡太医出诊，一般均需皇帝同意才可，例如太医院规定，王府请医，本院奉旨遣官或医士往；文武大臣及外国君长有疾，亦奉旨往视。其治疗可否，皆具本复奏。

地方医药卫生，亦属太医院管辖。当然这也只是对地方官员的医疗保障，有些福利设施虽然民众有可以受惠者，但一般贫苦大众，并不能从官府举办的医疗设施上获得好处。他们的疾病最多也只可以从民间医师处得到救治和处理。

地方医学教育，据统计，明代先后在府、州、县设立医学，兼管地方医药行政管理和教育者约有六十处，其中时设时撤，或设而不成者亦有之。地方医学教育开设课程，按规定有《素问》《难经》《脉诀》和有关临床各科之方书。考试也比较严格。每年考试四次，在四季分别举行，考试方式为笔试和口试。毕业考试及格者按其优秀与否给予医士或医生称号。取得医生、医士资格者，可参加太医院举办的大试，大试三年或五年一次，成绩优秀者可录取在太医院任职，或放府、州、县任医官。

明代医师的待遇是很低的。一位御医是正八品，禄米只六石五斗。太医院医士原无月粮，后经请求，对有家小者支米五斗，无家小者只给三斗。所以医籍之家，多不顾法制，逃亡改籍。

第十五节　创建先医庙与祭祀历代医学家

随着中华民族文化的进步，医学科学的发展，人们对创造丰富医药知识并做出卓越贡献的圣贤、先医的尊敬和爱戴之情，越来越浓厚，乃至念念不忘，其表现形式，或在家供奉，或集中众志建庙立碑祭祀，这种祭祀、供奉，在民间早已有之。如纪念张仲景，并誉之为"医圣"，约在宋、明间，在其故里便建有"医圣祠"，代代祭之，年年祭之。又如纪念孙思邈，并誉之为"药王"，在其故里、隐居之五台山，约于宋始建"药王殿"，代代祭之，年年祭之。又如纪念李时珍，并誉之为"药圣"，在其故里、祖墓或行医处，设馆代代祭之，年年祭之，等等。如此有纪念遗迹者，全国约有数十处。有的十分普遍，如药王孙思邈的纪念祠堂几乎遍及全国各省市县（"文革"中毁去不少），甚至在日本、东南亚，也有纪念庙宇。所有这些举措，虽然由于时代的局限，带有浓厚的迷信色彩，但人们对为了中华民族的健康而做出过卓越贡献的先医进行顶礼膜拜，那种纯真的敬仰之心，却是实实在在的。

按事物的发展推断，从个人自发行为，到联合为众人的意志，一村一寨集资建祠建庙的发展，逐步引起关心民意的统治者关注，由地方而中央，通过大臣们的关注而奏请皇帝立为朝廷大事者，应当说也在情理之中。那么皇帝诏令建三皇庙、先医庙，并设年年祭祀制度者，始于何时呢？据初步查阅史书，大约起于唐玄宗时。据《唐书》记载：天宝六年（747），敕建三皇五帝庙，于春秋致享，并定伏羲以勾芒配，神农以祝融配，黄帝以风后、力牧配。明代礼臣在议祭祀三皇时也指出："唐玄宗尝立三皇五帝庙于京师。"唐玄宗李隆基（685~762），712~756年在位，重视学术文化发展，打击豪强，兴修农田水利，使唐朝出现了全盛局面，史称"开元之治"。他在京师设立三皇五帝庙，纪念三皇五帝对中华民族的贡献，应当是一个进步的措施，在民众中的正面影响应当是肯定的。虽然难以断定当时纪念三皇是否与医药学有关，但其本身确与医药始祖之纪念有着密切的关系。

元代至元十二年（1275），立伏羲、女娲、舜、汤等庙于河中、绛州、洪洞、赵城；元贞元年（1295）"命郡县通祭三皇，如宣圣释奠礼。太皞伏羲氏以勾芒氏之神配；炎帝神农氏以祝融氏之神配；轩辕黄帝氏，以风后、力牧氏之神配"。"黄帝臣俞跗以下十人，姓名载于医书者，从祀两庑，有司春、秋两季行事，而从医师主之"。至正九年（1349），"三皇庙每岁春秋祀事，命太医官主祭，典礼未称，如国子学春秋释皇祭礼"。从上述皇帝命令看，每年三月三、九月九，春、秋祭祀三皇，其礼相当于祭祀孔子礼，除祭拜三皇丰功伟绩外，对三皇在医药学之开创业绩，也是纪念学习的重要内容，而且越来越被重视，逐渐将黄帝医臣俞跗等十大名医列为从祭，并命太医官主祭。据考，当时所定的十大名医，即俞跗、桐君、僦贷季、少师、雷公、鬼臾区、伯高、岐伯、少俞、高阳。主祭官为太医，说明祭祀三皇的活动，已逐渐过渡到以医药祭祀三皇为主体的时期。这种趋势在礼臣议的文献中，曾有过异议，至元、成宗时，确切年代可能是公元1295年，"乃主三皇庙于府、州、县，春秋通礼，而以医药主之，甚非礼也。帝曰：三皇继天立极，开万世教化之原，汩于药师可乎？命天下郡县毋得亵祀"。看来元成宗孛儿只斤·铁穆耳，对重视祭祀先医这一趋势还是十分不满的，但成宗的严重不满，因为他的短暂执政，似乎没有发挥重大作用，这一趋势仍然不断发展着。

《明史·礼四》关于祭祀三皇的礼制，在回顾了这一历史后，仍然强调了祭祀历代名医的功能，而且将从祀十大名医，扩大到二十八名。"三皇，明初乃元制，以三月三，九月九通祭三皇，洪武元年（1368），令以太牢祀。二年（1369），命以勾芒，祝融、风后、力牧左右配，俞跗、桐君、僦贷季、少师、雷公、鬼臾区、伯高、岐伯、少俞、高阳十大名医从祀，仪同释奠。四年（1371）帝以天下郡邑通祀三皇。"

嘉靖年间（1522~1566），明世宗朱厚熜，对祭祀三皇及重视强调先医纪念进一步发展，命将"建三皇庙于太医院北，名景惠殿，中奉三皇及四配，其从祀：东庑则僦贷季、岐伯、伯高、鬼臾区、俞跗、少师、桐君、雷公、马师皇、伊尹、扁鹊、淳于意、张机十四人；西庑则：华佗、王叔和、少俞、皇甫谧、葛洪、巢元方、孙思邈、韦慈藏、王冰、钱乙、朱肱、李杲、刘完素、张元素、朱彦修十四人。岁仲春、秋上甲日，祀部堂上官行礼，太医院堂上官二员分献，用少牢。复建圣济殿于内，祀先医，以太医院官主之"。

嘉靖二十一年（1542），"帝（世宗）以（太医院三皇庙）规制秋隘，命拓其庙"。

由此可见，在公元16世纪中，明世宗为了更好地祭祀三皇，迁建三皇庙于太医院址北，紧临明成祖朱棣时所建太医院，并提升为礼部制礼。此外太医院官分献，用少牢礼，令复建先医庙，太医院官主之等，说明已形成国家礼制。世宗可能参与过三皇祭祀，不然何有太医院三皇庙狭小，"命拓其庙"的命令？

公元1644年，明亡，清入北京称帝，但祭祀三皇、先医的制度得到了继承。《清史稿·礼三》："群礼先医，初沿明旧，致祭太医院景惠殿，岁仲春上甲，遣官行礼。祀三皇：中伏羲、左神农、右黄帝，四配：勾芒、风后、祝融、力牧。"

"东庑：僦贷季、岐伯、伯高、少师、雷公；伊尹、淳于意、华佗、皇甫谧、巢元方、韦慈藏、钱乙、刘完素、李杲十四人。"

"西庑：鬼庾区、俞跗、少俞、桐君、马师皇；扁鹊、张机、王叔和、葛洪、孙思邈、王冰、朱肱、刘元素、朱彦修十四人。"

"礼部尚书承祭，两庑分献，以太医院官，礼用三跪九拜三献。雍正（1723~1735）中，命太医院官咸致斋陪祀。"

清光绪二十六年（1900），帝国主义列强八国联军侵入北京，太医院、三皇庙、先医庙等，被俄罗斯军队占领，太医院等被作为俄罗斯驻华大使馆，太医院等房屋、设施被毁，先医庙供奉的针灸铜人等被掠，虽经几度交涉，俄军仍不肯归还，最终被掠夺运到俄国，现存圣彼得堡博物馆，十分可惜。更可惜的是，中华民族运道渐衰，每年春秋两季祭祀先医的优良传统，也因此次挫折及国运渐衰而逐渐被淡忘了。

国家祭祀制度，在明、清时期逐渐重视对先医的祭祀与纪念，其影响不断扩大，使民间的纪念活动，也慢慢被地方官员所重视，城乡修建药王庙以祭祀先医者日趋普遍。例如《明实录》记述："天启七年（1627）正月，帝王（明熹宗朱由校）支持修建药王庙之事：'以……捐资茸理城药王庙，上心喜悦，命四方商贾依庙开一切租税尽行免。所有香火钱粮，差内臣张添祥等前往经营，共同登记收贮，以备修理焚祝之资，府县不得干预。'"因为药王庙一般均供奉药王孙思邈，但两庑从祭者有十大名医或二十八位名医。此提倡影响遍及全国各省市县，包括台湾，这对尊重先医，扩大医学影响，提高医生地位，推广医药知识，都起到了很好的作用。

北京药王庙，有东、西、南、北四大药王庙，有调查称有九座，但始建最早者，即明天启年间所建。据陈文良主编《北京传统文化便览》记载："药王庙始建于明天启年间（1621~1627），位于崇文门外东晓市街……庙内第一层殿为药王殿，面宽三间，殿内供奉伏羲、神农、黄帝塑像与药圣孙思邈、药王韦慈藏，两侧立有十大名医塑像"，"北京有不少药王庙，此庙为北京四大药王庙之首，俗称'南药王庙'"。

第十六节　中外医学交流

明代也是我国历史上比较开放的一个时期，继元代之后，在医药学领域内，中外医药交流相当频繁。由于我国医学发展于唐宋之后，仍处于世界领先地位，所以交流的内容仍然多为医学传到国外和从国外引进药物。

一、中国与朝鲜间的医药交流

在明代，朝鲜医学家在研究中国医学方面做出了杰出的贡献，其研究之深度、广度，有些方面甚至超过了中国同行的水平，从而对中医学的发展发挥过重要的作用。例如朝鲜医学家金礼蒙等集体编撰的医方巨著《医方类聚》。该全书原为365卷，分总目、五脏门、小儿门共95门，收方约5万条，全书字数近千万。据研究，金氏等为完成此项巨大工程，仿中国唐代王焘《外台秘要》

及宋代《太平圣惠方》之编撰体例，每论每方悉载出处，共引录之参考书多达153部。其中除历代医学著作外，还兼收传记、杂说、道藏、佛经等有关医药内容者。该书在当时朝鲜政府的支持下，于1445年开始编撰，经共同努力，于1464年编成，1477年刊出活字版265卷本。其内容十分丰富，可称得15世纪以前中医学的集大成者。近年来，在我国政府十分重视发展传统医学的政策指导下，《医方类聚》由人民卫生出版社重新出版。

朝鲜医学家许浚，选择中国明代以前的医学著作80余种，以及朝鲜医学家的医学巨著——《医方类聚》《乡药集成方》等，择其精要，撰成《东医宝鉴》（1610），1613年刊行，分内景、外形、杂病、汤液、针灸等5类，33卷。其中内景、外形，论述人体解剖、生理；杂病则分为临床各科，以论述其疾病的脉、因、证、治；汤液为本草学专卷；针灸篇介绍针灸经络腧穴和针灸方法等。该书撰成刊印后，不但在朝鲜医学发展史上做出了杰出贡献，也为中国、日本等国的医学发展做出了贡献，影响十分广泛。我们从该书现存中国的刊本，如1613年朝鲜内医院重刊本，1724年大阪书林刊本，1763年璧鱼堂沃根园刊本，以及中国历代刻印本16种，可知其平均不到20年即刻印发行一次，足以说明其在中国影响之大了。

中朝医学交流更有意义的是，两国学者共同就医药学疑难问题所进行的面对面问难解疑讨论，这种学术讨论会曾进行过多次，并有答疑解难的纪要流传于世。根据明代傅懋光《医学疑问》一书所载，赵南星题云：（吕九如）"廷尉有瘳，问谁治之，曰：太医院吏目傅君懋光。余亟请之，则知往年朝鲜使所选内医院官来，以方书药性未解者，上疏，得旨，下礼部，许其就太医质问，无敢应者。猥以言语不通拒之。至万历丁巳（1617）年，复使院正崔顺立来，乃以傅君应之，所回答一一簿记。每有闻，以为未曾有，不胜郁摇俯伏而拜。至万历己未（1619），复使金正安国臣来。明年（1620），复使院正尹知微来，皆以傅君应之。于是以所问刻为三册。……无不博涉周知，叩之即鸣，不待思索。则幸太医院之有人，匪傅君，则为外国所轻矣"。实际上，参加解答朝鲜医官崔顺立、安国臣、尹知微医学疑难问题的中国医学家，除傅懋光为正教外，还有朱尚约、杨嘉祚、赵宗智为副教，有的文献记录，还有王应遴等。这种国际医学学术讨论会，涉及面之广和先后参加人数之多，在明代和明以前都是极其少见的，特别是还有其提问和答疑简要刻印出版等，都是中外医学学术交流的创举，影响很大。傅懋光（1573~1644），浙江绍兴人，1607 年经礼部考核，授太医院吏目，1617 年升御医，后升任为朝鲜内医院教习官崔顺立讲析医学疑难问题"正教"，因讲习有功，擢为上标苑右监丞，1635 年任太常寺卿，掌太医院院使。

据《中外医学交流史》记载：中朝此期的医药往来其有 19 次，加上两国医学家医学疑难问题研讨会，即有 20 多次，集中在 15 世纪，平均每 5 年即有一次交流活动。例如交换医药图书资料、互缺药物调剂、医学家培养进修、疑难医理辨析、药材真伪鉴别、医事管理、会诊治疗等，内容十分广泛，对促进两国医药学之发展，发挥了重要的作用。

二、中国与日本间的医药交流

中日医学交流，继唐宋最为繁盛之后，到明代仍然十分紧密，特别是学术和思想交往更加深入频繁。

明初，日本来中国学习考察中医学的学者，与唐宋时期的特点仍较一致，医学交往仍多带有宗教色彩。例如公元 1370 年，日本人竹田昌庆到中国，拜道士金翁为师，学习中医与针灸技术。他在中国期间，曾以其技术解决了明太祖皇后的难产问题，被封为"安国公"，在当时名重一时。竹田昌庆 1378 年回国，带去一批中医典籍和针灸明堂图等。这种交往在中日间是重要的，但似乎还只是不太成熟的医学交往，在学术上的研讨深度也并不深刻。

明中叶，中日医学交流向成熟方向发展。日僧月湖，于 1452 年来中国，随明代医学家虞抟学习，并以医为业。著有《全九集》（1453）、《大德济阴方》（1455）。1487 年，日本人田代三喜来中国学习考察中医药学，跟随月湖和虞抟及其孙学习，经过在华 12 年的刻苦钻研，对中国金元四大家的学术思想颇有研究，尤其推崇李东垣、朱丹溪的学术思想和成就。1498 年学成后，据传他将月湖的著作等带回国，在日本以茨城县古河市为立足点，大力提倡和推广李东垣和朱丹溪的学说，使李朱学派的学说在日本医学界得到广泛流传。他是中国医学日本化的一位缔造者，也是日本李朱医学的先驱。当田代三喜 66 岁时（即 1531 年），学术思想和经验更趋丰富成熟，日本医学的中兴之祖——曲直濑道三（1507~1594），投拜在田代三喜门下为徒，从师学习十余年。曲直濑道三回到京都后，一面创办"启迪院"进行师徒教育，一面著书立说撰写"启迪集"，推广李朱学说，从而培养了许多优秀的人才。他不但推崇李东垣、朱丹溪的学说，对当代中国医学家虞抟、王纶的著作和学术思想也十分重视。他是日本医学史上重要学派之一的后世派（新方）的创始人之一，也是完成中国医学日本化的重要人物，在日本医学史上占有重要的地位，为日本学者所推崇。曲直濑道三的养子曲直濑玄朔，继承了他的学术思想，推崇中国的李朱学说，成为一代闻名于日本的医学大家，曾任阳成天皇秀次的侍医。田代三喜，其学生曲直濑道三，以及后继者曲直濑玄朔等，在推行中国医学日本化以及发展日本医学方面做出了卓越的贡献。日本现代著名医学家矢数道明博士近著《近世汉方医学史》一书，对此有详尽论述。

虞抟（1438~1517），字天民，浙江义乌人，世医出身，尊朱丹溪之学，其临床诊疗脉法取王叔和，伤寒宗仲景，内伤循李杲，小儿尊钱乙，余病承朱丹溪，乃编历代医学家可法之语，成《医学正传》（1515），在中国和日本有着广泛的影响。

大约与田代三喜同时代的坂净运，于 1492~1500 年到中国学习中医学。他崇拜张仲景学说，学成回国时，将张仲景的著作《伤寒论》带回日本，并先后编撰医学著作，向日本医学界介绍和传播仲景学说。由于他和同道的努力，在日本也逐渐形成了一个新的学派，即与"后世派"在学术观点上相对立的"古方派"，与我国的经方派相似。他们在学术上推崇张仲景的学说，反对以曲直濑道三为首的李朱学派。古方派推崇张仲景《伤寒论》之医理和医方，认为仲景方之用药不可以随意加减。其后，如日本著名医学家名古屋玄医（1627~1696）、吉益东洞（1702~1773）等，也以继承发扬仲景学说而闻名于世。

明代中国医学家到日本行医讲学者也多有其人，这里仅举一人为例。明末陈元赟（1587~1671），名珦，字义都，浙江余杭（今浙江杭州）人。是一位博学卓识之士，长于诗文，傍及书法、绘画、制陶、建筑等，他对医药、针灸、气功、导引、食疗、饮食营养、烹调、点心、饮茶等，都很有研究。1619年他东渡日本，在日本居留和传播中国文化和医药学52年。1671年在日本长崎逝世。陈氏居留日本半个多世纪，与日本学者交游甚密，特别是医学界的朋友很多，他们之间经常进行医药学研讨。例如野间三竹，他是日本李朱学派创始人田代三喜的四传弟子，寿昌院著名儒医，著有《席上谈》，陈元赟为该书写序。其次如泷川恕水，既是三竹的弟子，也与陈氏多有学术交往。又如板坂卜斋，好藏书，曾手抄明代高武所撰《针灸聚英》一书，请陈氏为他写了跋。还有黑川道祐、儿岛意春、深田正室等，都与陈氏有着密切的讨论医学学术的关系，有的还成为结拜兄弟。明朝被灭亡后，有些中国医家不满清朝统治，便逃亡日本。如陈明德、戴曼公、张寿山等五六人。他们与陈元赟多为同乡，或在日本相识为友，同在日本行医治病，因此，往来关系甚密。他们共同为日本医疗事业和中日医学交流，做出了很大的贡献。戴曼公（1596~1672），名笠，浙江杭州人，明亡后乡居，后去日剃度为僧，名独立，宣讲佛学，行医济人，将中国人痘接种术传于日本人池田正直。

富士川游《日本医学史》："吾邦吉野朝时，正值中国元亡明兴之际……明洪武至嘉靖间（1368~1565），相当于室町时代，著名医学家王履《医经溯洄集》，戴元礼《证治要诀》，刘纯《玉机微义》，熊均《妇人良方补遗大全》、《医学大全》、汪机《脉诀刊误》，虞抟《医学正传》……如是，中国医方赖僧侣之力传入吾邦，镰仓时代尤为盛行。在此期间，除僧侣外，尚有不少其他医家进入中国，直接传来彼邦医方"。

三、中国与东南亚及欧洲国家的医学交流

中国通过丝绸之路，与阿拉伯各国乃至欧洲，早就建立了贸易和学术交流关系，其中包括医药学交流。虽然每当社会动乱时，这种交流都会受阻乃至被迫停止，但当社会安定时，这种交流便日益活跃起来，明代之前如此，明代也是如此，特别是药材贸易交流尤为频繁，贸易量逐渐增大。15世纪初，随着郑和下西洋带领大批船队远航，海上丝绸之路也更趋发达，中国通过海上与东南亚以及欧洲、非洲一些国家的贸易和科学技术、医药学交流，都有了进一步的发展。

公元1275年，意大利人马可·波罗（1254~1324）来到中国，他在游记中，叙述了中国福建的樟脑，江都的肉桂，西藏、四川的大黄等中药。同时他在一封信中还谈到了中国的针灸治疗技术。他的游记在西方普遍引起对中国的无限向往。中国的大黄、肉桂、樟脑成为大宗出口药材，与马可·波罗不无关系。此后，1514年，葡萄牙人的第一只商船来到中国，之后，葡萄牙人的商船先后到达澳门、常州、宁波等地，他们采购并运往欧洲的中国药材中，有樟脑、桂皮，大黄、土茯苓、高良姜、菝葜等。与此同时，中国也从东南亚和欧洲大量进口香料药物。例如公元1373年，一次获走私苏木多达7万斤；1382年，一次入贡胡椒7.5万斤；1390年，一次入贡苏木、胡椒、降香更多达17万斤。西方传教士也接踵而来，在传教士当中，也有通晓医药学者，他们与中国学者共同研讨医学问题，促进了医学之交流。

郑和（1371~1435），回族，本姓马，云南昆阳（今云南昆明）人，航海家。公元1405年第一次率舰队通使"西洋"，此后28年间，先后7次出使，航行于越南、爪哇、苏门答腊、斯里兰卡等30多个国家，最远处到达非洲东岸、红海和麦加。郑和首次航行比西方哥伦布航行早半个世纪，是世界远程航行史上的创举。这次航行有宝船62艘，最大者长44丈多，宽18丈，可容1000人。其随行官兵2.78万余人，他们每到一地，即以中国特产与亚非国家进行贸易和加强联系。必须指出，在近3万人的队伍中，必然

有不少医师随船服务，这些医生也一定会在与他国人之交往中，促进医药学的交流。随郑和下西洋的中医师究竟有多少位，现在不得而知，但就已知者有二人，即陈以诚和陈常，他们二人均曾作为船医同往。

陈以诚，号处梦，今浙江嘉善人，善诗画，尤精医学。于永乐（1403~1424）间，应选入太医院，随从郑和，往西洋诸国。后升为太医院院判。临终时有诗："九重每进千金剂，四海曾乘万斛船。"他这里所讲的"九重"可能是一语两意，既指天，也指官，说明他的医术不但曾为"西洋"诸国和远航的中国官兵服务，也为皇室贵族服务，从而不难看出中外医药交流的痕迹。

陈常，字用恒，上海人，学医于外祖父家，有医名。1418年，明成祖遣使下西洋，陈常以医从往，凡三次往返。由于他的医疗工作勤奋认真且负责，颇受器重。《松江府志》记载陈常的话："自占城（今越南南部）至忽鲁谟斯，凡三十国，平生足履人所不到，目见人所不知，未尝自多。"同样，我们虽尚未得到直接资料，但我国船医在这28年的7次往返航行中，对于医疗经验的交流，必有不小的促进作用。

明代，与泰国（暹罗）、马来西亚（满剌加）、文莱（渤泥）、新加坡（淡马锡）、印尼（满者伯夷与苏门答腊）、菲律宾（苏禄和猫里雾）等国家都有着较密的医药学往来关系。

根据研究者统计，明代末年乃至清初的17世纪，欧洲出版过的有关中医药方面的图书共计约有10种，其中脉学三种、针灸学五种、药物学一种、通论性一种。由这个参考数字可以看出，西方对中国医学的兴趣，在明代是比较重视针灸和脉学的。在这些有关中医药的著作中，以波兰耶稣会来华传教士卜弥格（1612~1659）所撰之书影响最大。他于1643年来华，利用传教的形式接触明代皇室贵族。同时，他很留意中国医药学，在调查研究的基础上，用拉丁文编撰了一部《中国植物志》，其内容多取材于中国本草学著作，是目前所知向西方介绍中国本草学的最早的文献。此书1656年在维也纳出版后，颇受西方学者的注意。卜弥格还用拉丁文译述了中医学的脉诊、舌诊、中药制剂等。其中脉学著作还有法译本，以《中医秘典》为书名出版。从此之后，西方对中医药学日益注意，研究译述者越来越多。

明末清初，西方传教士来华传教者不断增加，其中不乏天文学家、医学家等科学技术人才。最早带西医到中国者，可能是意大利传教士利玛窦（1552~1610），他于1582年来到中国，1601年到达北京，他不但与中国当局往来密切，还与中国著名医学家王肯堂相互研讨过医学。利玛窦在中国著有《西国记法》，其中有关于医学的论述。与利玛窦先后来中国传教的科学技术、医药学家，还有意大利人艾儒略、毕方济、龙华民、熊三拔、罗雅谷，德国人汤若望、邓玉函等。

汤若望撰有《主制群征》，论述了西方医学的解剖学等知识；熊三拔撰有《泰西水法》，论述了西方医学的生理学等知识。汤若望（1591~1666），字道未，1620年抵澳门，1622年入北京，在明皇室任天文官职。1644年投清廷，以精确预测1644年9月1日日食，得清廷的信任，由钦天监监正升太常寺卿、光禄大夫，并深得顺治帝与孝庄皇太后的宠信。顺治帝以"玛法"（满语爷爷）称呼汤若望，其关系之密切，甚至在顺治帝与皇太后在立太子问题上出现矛盾时，听从了汤若望建议立玄烨为太子，其理由并非顺从孝庄皇太后之意，而是汤若望提出玄烨出过天花，已获终生对天花之免疫为依据。顺治帝就是因感染天花而驾崩的，清朝入关后，对在皇室中流行的天花十分恐惧。艾儒略撰有《性学粗述》，论述了西方医学的生理、解剖、病理、疾病治疗等知识。这些著作虽然向中国介绍了若干西方医学的解剖、生理、病理和疾病治疗知识，但由于西方医学在当时还处于比较落后的水平，加之这些人并非专职医师，所论也多欠确切，因此对中国医学发展的影响甚微。虽然有人说王肯堂的外科学著作强调人体骨骼解剖，可能与他同利玛窦的交往有关，但目前来说，这一看法仍是缺乏确凿证据的推论。

综上所述，中国医学传到欧洲可以说是一个新的开始，西洋医学传入中国也只是一个新的开始。交往虽然比以前频繁，但相互之间的影响却并不很深。

第十章

医学发展使普及面扩大与发展中的思想阻力

清时期（1644~1911）

　　女真部落，在 15 世纪时，尚散居吉林、黑龙江一带，正由渔猎经济向农业定居过渡，文化科学还很原始，但在与关内日益频繁的经济贸易和文化交流中逐渐发展壮大。努尔哈赤统一女真，做了建州女真首领后，逐渐接受汉族先进文化，力量也渐渐强大。随后，女真人向明朝在辽沈的统治发动进攻，并于 1626 年占领辽沈平原，进逼山海关。1636 年，皇太极继承父业，改国号后金为清，自称皇帝。1641 年进军山海关，败明将洪承畴、吴三桂。次年，洪承畴投降，引兵入关。正在此刻，1643 年，李自成率农民起义军，进潼关，破西安，渡黄河，逼北京，终于在 1644 年 4 月 23 日打到北京郊外，不到三天工夫，即攻破北京。明皇帝思宗在景山自杀，李自成称帝。清军与吴三桂联合，向立足未稳的李自成扑来，仅仅做了 40 天皇帝的李自成，被赶出北京。顺治从沈阳来到北京，定都北京，以清朝贵族为首的各族封建统治阶级的联合体，便在中国形成了。这是中国历史上，又一个科学文化比较落后的民族建立的全国政权。清代科学文化、医学科学等的发展，与此不无一定的关系。清康熙、雍正、乾隆时期，统治者奖励垦荒、轻徭薄赋、惩贪节支、兴修水利，社会生产力得到发展，人口也有所增加，由 1661 年的 1900 多万户，到 1774 年增至 22 102 万户。社会生产力的发展在一定程度上推动了科学文化的发展，医学科学在继承前代成就的基础上也有所进步，出现了名医辈出、学派林立的局面。不但官方主持编撰了一些带有总结性的综合医书，私人著作也较活跃，医学普及和门径工具书的刊刻也很盛行。此期制约医学创新发展的重要因素，即统治者大兴文字狱，这在促成学术界转而大兴考据之学，医学领域获得对古文献整理研究的进步的同时，也使思想则遭受严重的制约。咸丰、同治、光绪时期，帝国主义列强侵略中国，加之统治阶级内部矛盾激化，特别是清代后期对内高压，对外闭关自守，政权日趋保守，导致出现了故步自封、因循守旧的社会思潮，若干创新发展只能是昙花一现，随即便被淹没在保守的思潮之中，严重阻碍了科学技术和医学科学的发展。在这种统治下，医生地位低下，即使是学验俱丰的医学家、学者，也只能是统治阶级的附庸。医学科学在有清一代，如果说有发展的活，也只是缓慢的发展。必须指出，清代实行八股科举取士，大兴烦琐考据使尊经复古之风潮盛行，对医学科学的发展，也产生了不少消极的影响，形成清代医学发展的若干特点。

第一节　医事管理的经验与教训

清代沿袭历代医药管理制度，其最高的医药管理机构为太医院，或称太医院衙门，其上级机构一般为礼部，但许多事务往往还是遵循皇帝的旨意。如御医之外请出诊等，均需皇上批准，诊后治疗情况也必须上奏，且不可私自收取礼品。清太医院机构设施与人员编制，虽然较明代为简，但任务比明代繁重。

《清史稿·职官志》："太医院设管理院事王大臣一人，院使、左右院判各一人，俱汉人。其属御医13人，吏目26人，医士20人，医生30人。院使、院判掌考九科之法，帅属供医事。御医、吏目、医士各专一科，曰：大方脉、小方脉、伤寒科、妇人科、疮疡科、针灸科、眼科、咽喉科、正骨科。"此制只是记述了嘉庆二年（1797）之设置，实际上此前此后均有较大之变化。

清初，沿袭明13科之设，顺治帝时，天花流行甚烈，给皇室造成很大压力，直接威胁皇位继承人等之安全。因此，在调整太医院分科设施时，改明制13科为11科，将小方脉一分为二，即

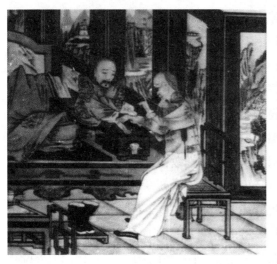
中医诊脉图（清代）

增设了"痘疹"一科，将金镞、按摩、祝由并入针灸。康熙帝亲政后，由于父皇顺治死于天花，他自己也曾感染天花，虽然得以幸免，但脸上却落了麻点，因而大力寻找天花预防良方。后得人痘接种术后，康熙帝命首先在皇室子孙中接种，获得成功，因此更设种痘一科。嘉庆二年，可能由于天花流行在宫廷得到控制，太医院医学分科又将痘疹科并入小方脉，将口齿与咽喉并为一科，太医院医学分科成为九科。1801年，又将正骨科并入上驷院绰班处。道光二年（1822）旨："针灸一法由来已久，然以针刺火灸究非奉君之所宜，太医院针灸一科着永远停止。"针灸一科在太医院被废止，使太医院医学分科减为七科。到同治五年（1866），更因经济困难，再将"伤寒""妇人"两科并入"大方脉"，改疮疡为"外科"，使太医院之医学分科仅剩下五科。

清代医学教育，在太医院者仍只是为统治阶层服务，特别是仅着眼于皇室。据《清史稿》记载：太医院设内教习与外教习，即医学教师，有内外之分，由太医院御医、吏目中选取优秀者充任。内教习负责培养御药房等内廷之太监，使其掌握医药知识，更好地为皇室帝后等服务；外教习负责教授医官子弟或平民之习医者，实际上，外教习之教学，应系太医院教育之正职，其医学生经过三五年之学习，考试合格后升医士，再经实际医疗实践深造后可升吏目，再升迁便是御医。没有20年之苦功锻炼，没有幸运的机会，晋升御医是十分艰难的。

当然，清代宫廷医疗保健体制，除太医院系统外，与之相关和不相关之设置，或属太医院之分支设置，还有许许多多机构，如：御药房，除宫廷内两处或更多处设御药房外，皇帝的行宫、

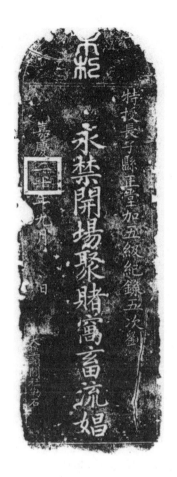

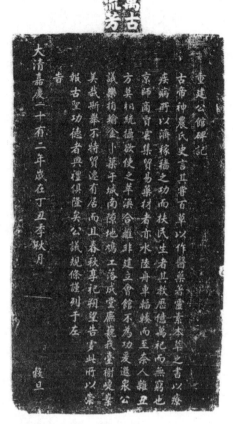

《永禁开场聚赌寓畜流娼碑》拓片（左）

禁止赌博、娼妓，是清嘉庆帝为整顿社会秩序，严正社会风气所采取的重要措施。此碑刻立于嘉庆二十年（1815）。

《药行会馆碑》拓片（右）

大约在六朝时期，医药分家之势已很明显，社会上开始出现专门采药、卖药之药商，至于药商何时形成药行会馆尚待查考。此碑刻立于清嘉庆二十二年（1817），反映其时药材贸易已很兴盛。

巡幸之处所，均设有御药房；又如有为战伤者等服务的军阵外科性质的上驷院绰班处；又如专门为皇太子等服务的宫廷卫生设施；又如专为宫廷服务的药库，太医院生药库也有多处；又如民政部设卫生司，陆军部设军医科，海军部设医务司，法部设监医，禁卫军设军医长，以及府、州、县设府正科、州典科、县训科，奉天模范监狱置医务所；等等。

在中国医学史上，清代可能是太医院体制调整变迁最频繁的时期。属于发展改进者，当以顺治帝时鉴于天花、麻疹猖獗流行，果断将属于小方脉之传染病科独立出来，以痘疹科与小方脉并列。这一调整，说明了当局对传染病的重视，也确实促进了痘疹等传染病学的发展，使之取得了更多的进步。康熙帝继承这一传统，加强了对天花的调查研究，并建立了战胜天花的措施，特别是他进行了关于接种人痘预防天花的调查研究，建立了预防措施，并征得接种人痘预防天花的专职医师，首先在皇室子孙中推广。除重视在京城设立"查痘章京"这一专职官员负责天花流行之警戒、隔离等之外，还创设"种痘科"在皇室、京城乃至军中、边陲重地，普种人痘，以预防天花之暴发流行。以上对太医院科室的调整是很正确的，也是符合医学发展规律、战胜传染病的有力措施，促进了中医学的丰富与发展。康熙皇帝为了表彰太医院御医们的成绩，为御医太医院院判黄选题诗一首："神圣岂能在，调方最近情。存诚慎药性，仁术尽平生。"此大匾被悬挂在太医院大堂正中，因而，大堂改名为"诚慎堂"。在太医院纪念医学先贤的"先医庙"，康熙帝还特书"永济群生"匾额，悬挂在先医庙以示与医学界共同纪念先贤医学家的贡献，并激励御医们为永济群生而勤奋工作。到乾隆时，他鉴于太医院大堂的地面破旧，特赏赐宫廷用地板重新翻修，以示他对太医院的重视。同时，我们也清楚地看到，清太医院在医学分科方面有所倒退。在 19 世纪始，政局、经济等由于列强不断之侵扰等日趋不稳，民众生活日益困苦，流离失所者增多，卫生条件不断恶化，传染病流行加剧，当局不但未能加强对太医院的医事管理，反而一再压缩与合并医学分科，使清初 13 科、11 科设施，归并减少到 5 科，处理传染病的医学科目，竟全部被拆并甚而取缔，其结果可想而知。道光帝于 1822 年，竟以"针刺火灸究非奉君之所宜"，将太医院针灸一科"永远停止"，这充分反映了他的无知，也反映了清代的衰败。

第二节　传染病治疗学派林立与理论创新

温病，一般来讲是针对传染病而言的。毋庸讳言，什么是温病，在历代医学家的认识上存在着许多分歧。但研究一下历代学者对温病的认识和描述，可以发现温病主要是指急性发热性传染病，以及若干流行病、时令病等。温病的治疗对象，严格讲，与张仲景的"伤寒"并无多大差异，只是由于对传染病理论认识上的不同，从而导致治疗原则和用药等的差异，才有伤寒与温病之争论。温病概念之起始，与伤寒并无先后之别，由于张仲景撰《伤寒论》专论伤寒，并以医圣之名而影响历代，故伤寒学派日益壮大，使温病学派之发展几乎无闻于医界。金元时期，传染病流行较烈，医学家用伤寒方治疗效果不佳。因此，著名医学家张元素倡导"运气不齐，古今异轨，古方新病不相能也"；刘完素也提出"热病只能作热治，不能从寒医"。这些讨论和认识，对温病学派之产生和发展，是一副重要的催生剂、助产药。明末，吴又可撰《温疫论》(1642)，明确提出："夫温疫之为病，非风、非寒、非温、非暑，乃天地间别有一种异气所感"，"时疫之邪，自口鼻而入"。他还认为：邪从口鼻而入，客居膜原，其传变发展也不按《伤寒论》中所讲的六经次第，而是由膜原溃发，或表或里而出现不同的证候和症状。这就使传染病理论和治疗原则完全从伤寒学中分裂出来，自成一个新的学说。所以，《四库全书总目提要》评述曰：吴氏"乃推究病源，参稽医案，著为此书。瘟疫一证，始有绳墨可守，亦可谓有功于世矣"。发展吴氏温病学说者有戴天章，其学术思想是必须了解的。戴氏以《温疫论》为依据，详述温病的辨气、辨色、辨舌、辨神、辨脉，撰有《广温疫论》(1722)，对温病研究颇有心得。他研究的结论为："风寒十无一、二，疫症十有六、七。"在治疗上，他兼取刘完素之理论与方剂，使温病学派的发展向前推进了一大步。

温病学派在清代蓬勃发展，特别是清代中叶及其以后，温病学派日趋壮大，影响也日益深远。叶天士、薛生白、吴鞠通、王孟英等，可谓温病学派发展到比较成熟阶段的杰出代表，所以有人称他们为"温病四大家"，确是有道理的。

叶天士(1667~1746)，名桂，字香岩，江苏苏州人。出生于世医家庭，学通诗文经史，博览医药典籍，在十年时间内，先后拜师17人，以善于汲取他人之长而著称于世，从而使自己的学术思想和临床治疗经验趋于成熟。他以治疗时疫温病之麻疹、水痘、天花等为专长，倡导卫气营血辨证纲领。他对温病的传染途径、发病部位和临床辨证论治，均有独到的见解，是温病学派奠基人之一。叶天士治学严谨，对仲景学说主张"师古而不泥古"。对温病学派之理论原则，他提出：温病应以仲景之说为体，而以刘宗素之论为用。由于他在群众中有着极高的威信，所以日日忙于诊务，一生未有整理自己学术理论和经验的机会。因此，流传于后世的叶天士著作《温热论》《临证指南医案》《叶天士医案》，都是由他的门徒、学生，根据平时记录叶氏所传授的理论知识和学术经验，加以整理而编成的。这些著作虽然不是叶天士亲自写成，但也确实可以代表叶氏的学术思想和经验，其温病理论及其在发展温病学派上的贡献和作用，也是完全可以相信的。

《温热论》(1746)，是温病学派发展史上的一部重要著作。这部著作基本上是叶天士的门生顾景文在随师出诊之船上，记录老师对他们讲解传染病诊疗问题的言论，再经过整理而成的。叶天士首先提出："温邪上受，首先犯肺，逆传心包。肺主气，属卫，心主血，属营。"还强调了传染病病因温邪侵袭人体后，由浅入深，以卫、气、营、血为序的传遍过程，创立"大凡看法，卫之后，方言气，营之后，方言血"的新理论。在这一理论指导下，他明确指出：温病的病因是温、热之邪，不是风、寒之邪；其感受途径是口鼻清窍，而不是由皮毛而入；其传变规律，是由卫而气而营而血为顺传，由肺直陷心包为逆传，而不是由表及里，由太阳经而少阳经而阳明经而太阴经……之顺六经传变。从而把温病（急性传染性疾病）的病因、病理学说，同《伤寒论》的理论和学说完全一分为二，基本上推翻了伤寒学派病邪之六经传变学说，将温病的整个病理过程，概括为卫、气、营、血四个不同阶段，并以此为温病辨证论治的纲领。在此理论学说指导下，温病的治疗也就有章可循。譬如关于诊断和治疗法则，他强调：在卫，汗之可也；到气才可清气，入营犹可透热转气，如用犀角、玄参、羚羊角等物。病邪入血，尤恐耗血动血，直需凉血散血，如用生地、丹皮、赤芍等物。这些可以说是治疗温病的大法。在温病诊断上，叶氏除了辨卫、辨气、辨营、辨血、分等之外，还十分重视辨舌、辨齿、辨斑疹与白㾦等，实则可以视之为诊断温病的大纲，为温病学家所珍视。《临证指南医案》(1746)中，则收集了叶氏治疗温病的大量医案，亦为后世温病学家所推崇。

薛生白（1681~1770），名雪，号一瓢，江苏苏州人，博览群书，精于医术，尤长于诊治温病。撰有《湿热条辨》，刊于1831年。但也有认为该书并非薛氏所撰者。湿热是温病中的一个难题，薛氏强调，湿热之病从表伤者，十之一二；由口鼻入者，十之八九，认为是由湿饮停聚胃肠，使内外相引而成。薛氏为湿病学派之发展作出了贡献，后世遵之者颇多。他与叶天士同时代，同在苏州业医，比叶氏小十多岁，并均以擅长治疗温病而齐名。然而二人之间颇有一些成见，还常常互相抨击，趣闻不少。虽然二人心底也有相互钦佩之意，然在人前却从不表露。易宗夔《新世说》记述了叶、薛之间的逗趣故事。他说：薛一瓢，与天士齐名而相忌。病者就诊于叶天士，叶必询问病家，曾请薛一瓢诊治否；若病者请薛雪诊治疾病，薛也必然询问，曾请天士诊治否。若否，则予诊治；若是，则不予诊治处方。日久，二人成见益深。一次，天士闻知病家就医薛雪而得愈，他十分愤慨，提笔大书榜于其堂，曰"踏扫雪"，又名诊室为"踏雪山房"。薛雪闻讯笑之曰："人谓天士不通，今果然矣，彼云扫雪，与我何干？纵其大扫可也。"因此，他也大书二字榜其堂，曰"扫叶"，又名自己的诊室为"扫叶山庄"。其趣如此。该书还记载他们二人常常斗智，叶谓不可治之病，薛必千方百计争取治愈。叶天士也如此，以显示自己技高对方一筹。显然，这种文人相轻和相互嫉妒的行为是很不应该的。有人考据，晚年薛氏得人告知叶母病，而叶对用石膏难以下决心，薛便亲往叶家，助叶为其母用石膏治，终使叶母病得愈，叶薛二人两相交善。这才是同行相济，相互交流，共同提高的盛举。

薛雪的医疗技术，据文献记载略逊于叶天士。但也有不少记载说，二人在苏州一带齐名。如果作一历史评价，二人医术平；互相为高下争斗，甚至不顾病人安危，亦平；然而，叶氏终日忙于诊务，大量接待病者，薛氏却性好嬉戏，人病濒危，亟请不时往，两相比较，则叶天士应高于薛生白。对温病学派发展的贡献，叶氏也应大于薛氏。

吴鞠通（1758~1836），名瑭，江苏淮阴人。少习儒，后专事医学，学验俱丰，既是一位温病学理论家，也是一位颇有声望的温

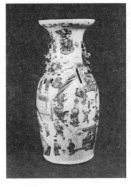

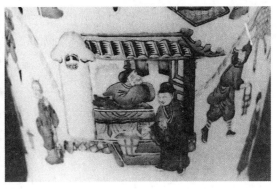

病治疗大家。吴氏生当18世纪末19世纪初，他的家乡一带，传染病时常流行。因此，吴氏对温病的研究和积累的实践经验日益增多。他的学术思想渊源，是吴又可《温疫论》的理论观点和治疗经验，对前辈叶天士的温病理论和经验尤为推崇，在与传染病频繁流行的斗争中，广泛得到群众的信赖，声名亦振。18世纪末，他游学京师，曾参与抄写校阅《四库全书》的工作，得阅吴又可《温疫论》，深受启发。适逢京师暴发传染病，经治者每多良效。由于他积累了大量临床经验，逐渐产生了整理自己医疗思想和经验的愿望，终于1798年撰成《温病条辨》一书。吴瑭根据叶天士论述刘河间"温热须究三焦"的论点，创造性提出温病的三焦辨证论治的理论，即："温病由口鼻而入，鼻气通于肺，口气通于胃，肺病逆传则为心包。上焦病不治，则传中焦，胃与脾也，中焦病不治，即传下焦，肝与肾也。始上焦，终下焦。"在他的《温病条辨》中，分温病为风温、温热、温疫、温毒、暑温、湿温、秋燥、冬温、温疟九种，并各以条文的形式，分别辨述其病因、病机、证候表现、诊治原则和用药处方等。文字简明，条理清楚，论理中肯，对温病学派的发展和壮大影响其巨，所以人们称吴瑭为温病学派的主要代表人物。吴瑭治疗温病，除在理论上的创造性总结外，在创设新的有效方药上也有很显著的成就。譬如，他在叶天士治疗经验的基础上，确定温病的治疗原则：清络、清营、育阴等，在指导临床处方用药上有着较高的价值。他所创造的常用方剂很多，如：桑菊饮、清络饮、清营汤、银翘散（银翘解毒散、片、丸）、羚翘解毒丸、雪梨浆、五汁饮等，既富有防治温病的作用，其方剂组成和用药量又有轻简的特点。特别是桑菊饮、银翘散等，至今仍是临床医师治疗上呼吸道感染、流感等最常用的方剂。

王孟英（1808~1868），名士雄，号半痴山人，浙江海宁人，生于杭州，后迁居上海，出生于世医家庭。曾祖父王学权，著《重庆堂随笔》（1808），未竟而殁。祖父王国祥为之辑注，亦未成而逝。父升继之诠次，于1816年缮成清本。该书重视西医传入，曾说："若非泰西之书入于中国，则脏腑真形，虽饮上池水者，亦未曾洞见也。"这对王孟英是有影响的。清末政治腐败，经济停滞，社会动乱，群众生活困苦，传染病流行。作为一名医生，王孟英继承家学，投身于为群众治疗疾病的活动之中，逐渐以其较好的治疗效果而名显于时，是清末著名温病学家之一。王孟英治疗传染病，何以能取得如此好的效果呢？成功原因在于他对前人的理论和经验，都能虚心体察，没有门户、派别之见，这从他撰写的温病专著《温热经纬》（1852）一书即可看出。该书卷一，引录《内经》一书有关温病之论述，参考后世名家之理解与发挥所论，结合自己的意见为注。卷二，引录医圣张仲景有关伏气温病、伏气热病、外感热病、湿温、疫病等的论述，也选录历代名家关于上述各病之观点和实践经验予以为注。此外，凡自己有体

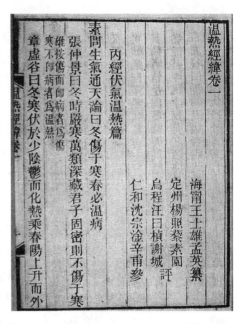

王士雄尺牍（清代）
纸质，长26厘米，宽16.3厘米。
（上海中医药大学医史博物馆藏）

《温热经纬》书影
清咸丰二年（1852）刊本
清代王士雄（1808~1868），撰于1852年。王士雄，字孟英，浙江海宁人，世医出身，温病大家。
（中国中医科学院图书馆藏）

会和见解、经验者，亦以按语的形式给予说明。卷三，引录叶天士关于外感温热篇，三时伏气外感篇为正文，并以温病学家章虚谷（19世纪中）、薛生白、徐灵胎（1693~1771）、吴鞠通等名家的观点作论、作注。在此卷中，王氏更多地阐发了个人的见解和经验。卷四，引录温病学家陈平伯关于外感温病的论述，薛生白关于湿热病的论述，余师愚（18世纪）关于疫病之论述，并以个人的理解和经验作了比较系统的按语。卷五为方论。就全书而言，他以《内经》、仲景之文为经，以叶天士、薛生白诸家之辨为纬，众美兼收，弃瑕录瑜，故以《温热经纬》为书名。在他所加按语中，畅述了个人的见解，有赞美颂扬之论，亦有反对批评之语，足以表达王孟英在温病的证因脉治上的理论、观点和丰富经验。王氏著作还有《霍乱论》（1838），王氏在此所论的霍乱虽然也引述了《内经》、仲景所述之霍乱，但他基本上正确地描述了传入我国的霍乱弧菌所致的真霍乱。同时，在病因上指出：上海"人烟繁萃，地气愈热，室庐稠密，秽气愈盛，附郭之河，藏垢纳污，水皆恶浊不堪，今夏（1821），余避地来游，适霍乱臭毒番痧诸症盛行，而臭毒二字，切中此地病因。"他又说："上海，特海陬一邑耳，二十年来，屡遭兵燹，乃沧海渐变桑田，外国之经营日广，苏省又以为会垣，而江浙之幸免于难者，率迁于此，各省商舶麇集，帆樯林立，踵接肩摩，居然一大都会矣。"尽管霍乱弧菌是科赫（Koch）于1883年发现的，但王孟英于1838年、1852年刊定于《重庆堂随笔》所论述之霍乱，当均属霍乱弧菌所引起。他对霍乱暴发于上海的种种社会因素，特别是所强调的"臭毒"病因，已与霍乱弧菌相去不远，只是中国医学家此时尚未掌握先进的检视工具——显微镜。他的记述，为我们研究霍乱从国外传入的时间、地点、蔓延路线、病死率等，提供了可贵的资料。

温病学派发展至此，可谓极盛时期，以诊治温病而著称的医家之多，以论述温病（包括疫病）为中心内容的著作之多，均属前所罕见。综观温病学派的发展及卓越成就，叶天士、薛生白、吴鞠通、王孟英为温病四大家，受之无愧也。但也必须指出：清代温病四大家之理论思维，关于疫病之病原体、疫病传染之从口

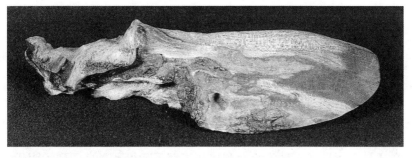

檀香切药刀（清代）
檀香木质，长19.5
厘米，宽6.5厘米。
檀香木为名贵中药
材，也是名贵家
具、香料之原材。
有些药材之炮制加
工，不宜用铜、铁
刀切制，故有用檀
木制刀者。
（上海中医药大学
医史博物馆藏）

鼻而入之途径，以及疫病病原体之特异性等问题之探索，较之吴
有性所著之《温疫论》，不但未见更深入之研究，似乎还有些倒
退。遗憾的是，由于社会思潮的影响，大环境的制约，吴又可在
传染病病因、特异性等方面的学说和设想，未能得到认真的继承
和发扬。传染病病原菌仍然首先发现于西方，而不是在拥有古老
文明的中国。

第三节　康熙推广人痘接种预防天花获重大成就

天花，是人类现已消灭的唯一一种烈性传染病，在历史上，
它以给人类造成巨大伤亡而著称。在欧洲、在美洲，天花的暴发
流行，曾使一个城市，甚至一个国家、一个民族消亡。

公元3世纪，天花由于战争而传入中国，中国医生对这一新
的灾难，在与其斗争的过程中，提出与总结了许许多多防治办
法，最初虽有效果，但并不明显。根据中国医学家防治天花的历
史经验，我们可以认为：最迟在唐宋时期，中国医生的工作，已
显露出战胜天花的一束光明，这就是孙思邈运用"以毒攻毒"法，
接种患者自身或父身血汁、脓汁于患者皮下，以防治患者顽固的
"疔病"，或其他屡治不效的化脓性感染病症，取得了很好的效果。
清代一位人痘接种医师，将接种人痘历史追溯至唐，虽然尚未提
出证据，但并非是毫无根据的妄说。宋代峨眉山道士，已直接运
用天花患儿的脓汁痘痂，接种于健康儿童而使其成功获得对天花
的免疫力。从清代另一位接种人痘的医师记载可知，宋代王旦丞
相的几个孩童，均因天花而夭折，幼子王素出生后，王丞相四处

寻觅防治天花的良医良药，终于聘得峨眉山神医，为王素接种了人痘，使其获得了对天花的终生免疫，活了67岁也未感染天花。这一事例流传千年，仍为人们所乐道。但十分可惜，这一技术在封建社会未能得到有效的推广，其提高与改进也显得十分缓慢。在民间，虽然有以此为生的人痘接种先生，但往往存在着技术保密不外传、不推广的思想意识，致使这种技术推广甚慢，不过终究还是有所发展，其安全性和成功率都不断得到提高。到了明代，中国人痘接种以预防天花的技术已在江南、安徽等天花较猖獗的地区，取得越来越显著的效果。

清初，顺治皇帝入关称帝，次年（1645）即诏令：凡城中之民出痘者，即行驱逐，于城外40里之东西南北各定一村居住，并创设"查痘章京"，严格管理天花的隔离预防，负责"理旗人痘疹及内城人痘疹迁移政令"的监管与执行。顺治所生有8名皇子，其中4个被天花夺去生命，3个尚未出痘，唯玄烨1人，幼小时感染天花后，被送出紫禁城进行医护，因而幸免于夭折。顺治皇帝虽然在1651年13岁时，还自称"朕避处净地"而成功避免了天花的感染，但是，10年后的1661年，23岁的他，终因感染天花而英年早逝。这在皇室引起了极大的恐慌。

顺治帝患天花病危之际，最大的事就是传位问题。据史载：顺治喜欢长子，而顺治母后孝庄皇太后钟爱的是顺治的第三子。此时此刻，看来母子之意见难以调和，但他们母子想到了二人都很敬重的日耳曼传教士，星历学者钦天监监正、太常寺卿汤若望，故请汤提示看法。汤若望虽不精通医学，但他深知患过天花者，已获得对天花的终生免疫力。因此提出，已患过天花的顺治第三子玄烨，由于已获对天花的终生免疫，继承皇位最为理想。顺治与皇太后听了汤若望的建议，均以为然。这就是顺治帝公元1661年驾崩后，康熙帝七岁即登上皇位的原因之一。

康熙《庭训格言》："因朕幼年时未经出痘，令保姆护视于紫禁城外。父母膝下，未得一日承欢。此朕六十年来抱歉之处。"由此可知，康熙幼年未经出痘之时，为了避痘而被送出紫禁城，由保姆护养之情况。同时，也可知清统治集团对天花的恐惧。虽然

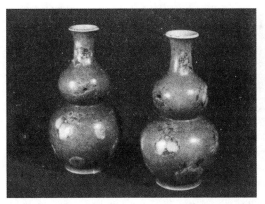

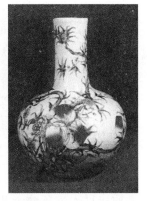

粉彩葫芦瓷瓶（清代）（左）

瓷质，口径0.6厘米，高5.8厘米。葫芦是中国医生行医的标志，也是中国医生装盛药物之容器，或以悬挂葫芦为开业之标志。医生开业行医时，人们每以"悬壶之禧"祝贺。（中国医史博物馆藏）

九桃瓶（清代）（右）

高27.5厘米，口径12厘米，白釉、施桃枝、九桃彩图。中国民俗以桃喻寿，九桃为数之极，喻健康长寿，多福多寿。（中国医史博物馆藏）

如此，康熙却并未避免感染天花之灾难，所幸他在医生的救疗下，战胜了天花而获得了健康。在康熙登位后，父皇死于天花，兄弟姐妹死于天花的惨痛经历，无疑给他幼小的心灵造成极大的伤害，自他懂事之日起，无一日不笼

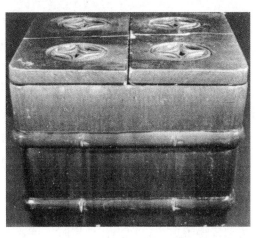

藏冰箱（清代）（下）

清，琉璃质，方形，上稍大，上、下边长分别为46.5厘米、42.5厘米，高24厘米。中国在春秋战国时期已有每年冬取冰、藏冰以应次年夏季降暑之用。该箱内藏冰以用于食物保鲜，或用于室内降温。（中国医史博物馆藏）

罩在痘魔的阴影下，并逐渐意识到天花对大清王朝的威胁。因此，他对寻求预防天花的技术十分关注，除了继续推行太医院将小方脉科之痘疹科分出独立，以加强在此领域的诊疗水平，并严格推行"查痘章京"，力求早期发现天花、严加隔离等之外，面对皇子患天花之危局，还积极设法寻求预防、救治的技术与方法，期望最终能战胜天花。

康熙十七年（1678），皇子出痘，康熙寻得一懂得天花诊疗技术的候补知县傅为格。在傅氏调理治疗下，皇子平安，因此他也被升为武昌通判。两年后，他因善于种痘，又被康熙召入宫廷，专门负责为皇子接种人痘。当时，傅为格为皇室子弟种痘，一般均在每年春、秋两季，即风和日暖、天晴气爽之时进行，规定最佳年龄为二至四岁，其痘苗多选用"水苗法"提取的痘痂。种痘地点多选在紫

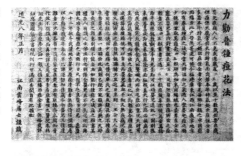

力劝普种痘花法招贴（清代）

纸质。道光八年（1828）正月，江南云峰居士，力劝普种人痘以预防天花的招贴。云峰居士可能为接种人痘的医生。

禁城内，或在圆明园。康熙二十年（1681），或许由于傅为格并非专业种痘医师，康熙访得江西有专业医师从事种痘业务后，又命内务府官员徐定弼，亲往江西求种痘医师，地方官李月桂推荐了朱纯嘏。朱纯嘏（1634~1718），江西新建人，专痘疹科，尤擅接种人痘预防天花的技术，应召进京入内廷为皇家子孙及皇亲国戚、大臣子孙种痘，卓有成效，授予太医院御医。后又奉旨赴边外四十九旗及喀尔喀（内蒙古与蒙古），为满蒙王公大臣子孙种痘，前后达 26 年，积累天花预防与治疗经验尤富，对于应对天花感染患者之怪症、变症，亦增加了广泛的见识。随后编撰《种痘全书》（1713），又名《痘疹定论》，影响颇为广泛。对傅为格，特别是富有医学修养的朱纯嘏，为皇室与满蒙王公大臣子弟接种人痘预防天花获得的成功，康熙十分满意、欣慰，他在《庭训格言》中又强调指出："国初，人多畏出痘，至朕得种痘方，诸子女、尔等子女，皆以种痘得无恙。今边外四十九旗，及喀尔喀诸蕃，俱命种痘，凡所种皆得善愈。尝记，初种痘时，年老人尚以为怪，朕坚意为之，遂全此千万人之生者，岂偶然耶。"

据较晚于朱纯嘏的同行张琰记述，人痘接种预防天花，由于痘苗的不断改进，成功率已达到百分之九十七。康熙坚信人痘接种可以预防天花之感染，亲自决策，不顾老人之怀疑，坚意为自己的子女接种人痘，并令推广之壮举，令人钦佩，作为一代皇帝，对发展中国医学乃至人类医学，对人类战胜烈性传染病，可以说都是顶天立地的创举，是最伟大的贡献。

康熙亲自调研寻找人痘接种医师，并经种痘预防天花获得重大成功后，此法在国内得到普遍重视与推广。政府设"种痘局"，民间更张榜《力劝普种痘花法》，劝说民众为子女接种人痘以预防天花的剧烈危害。康熙推广种痘预防天花之成功，在国外也引起了广泛关注。首先是俄罗斯于康熙二十七年（1688），请求派医师来中国学习接种人痘预防天花的技术。俞正燮（1775~1840）在《癸巳存稿》中记述："俄罗斯遣人到中国学痘医，由撒纳特衙门移会理藩院衙门，在京城肆业。"这是中国人痘接种术外传之始。

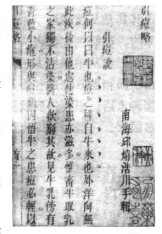

其次，英国来华传教士、医师德贞（1837~1901），在《牛痘考》中强调："自康熙五十六年（1717），有英国使，曾驻土耳其国京，有国医种天花于其子女，嗣后英使夫人，随传其术于本国，于是其术倡行于欧洲。"苏联医史学家彼得洛夫认为：土耳其的人痘接种术，来自俄罗斯，也可能直接学自中国。英国驻土耳其公使夫人蒙塔古（1689~1762）也于土耳其学到了这一技术。

英使夫人蒙塔古回国后，在英国推广人痘接种预防天花取得成功，并在欧洲得到推广。法国启蒙思想家伏尔泰（1694~1778）曾说过："我听说一百多年来，中国人一直就有这种（接种人痘）习惯，这是被认为全世界最聪明、最礼貌的一个民族的伟大先例和榜样。"其后人痘接种术由英、法再传至非洲。

美国人波尔斯东（1679~1766），于公元1721年6月，为自己的儿子与两名奴隶接种人痘成功。美国著名科学家——富兰克林（1706~1790），在儿子因未接种人痘而死于天花时，疾呼要推广人痘接种术。在美国独立战争中，由于华盛顿（1732~1799）为其家族与他统帅的军队接种了人痘，从而避免了天花流行造成的灾难。

康熙在位61年，他好学勤政，重实际，不尚虚文，文治武功之盛，冠于有清一代。他是一位兴趣十分广泛，精研多科学问的皇帝，不仅精于骑射武功，而且擅长诗词书画，喜爱自然科学，数、理、化、中西医学，皆在其涉猎研读之列。他为清王朝的经济繁荣和社会稳定，建立了不朽的功勋。法国人白晋的《康熙帝传》称其为"世界历史上最伟大的君主"，实在是很公允的赞美。他对人痘接种术之调研、判断，乃至使其成功推广、传播于海内外，可以说建立了伟大的业绩。

第四节　乾隆命令编纂医学教科书《医宗金鉴》

爱新觉罗·弘历（1711~1799），即乾隆皇帝，1736年即位，承袭康熙、雍正治国策略，勤于政事，宽严相济。不仅赦免雍正时定为罪大恶极的诸王与因罪流放者，减免租税，勒令假僧还俗，还罗致天下名士，设四库书馆，编《四库全书》、修《明史》等。乾隆在位六十年时，以"不敢上同皇祖纪元六十一载之数"，禅位于皇太子，自称太上皇，实际总揽朝政六十三年，享年八十九岁，是中国历史上有可靠记载的寿命最长的皇帝。乾隆帝在医学上也继承了康熙帝的传统，关注医学教育。乾隆帝曾接受太医院院使钱斗保等的奏折：古医书"词奥难明""传写错讹"，自晋以下"医书甚伙""或博而不精，或杂而不一，间有自相抵牾"并请将大内所藏医书发出，敕下直省以及家藏秘书、经验良方，或购或抄，"分门别类，删其驳杂，采其精粹，发其余蕴，补其未备"。

花鸟（清·蒋廷锡）
立轴，设色，绢质，130.5×59厘米。
蒋廷锡（1669~1732），清文学家，康熙四十二年（1703）进士，工诗善画，知医药，曾奉命参与编撰《古今图书集成·医部全录》等。《花鸟》绘于1726年。
题识：丙午秋日仿无人墨戏，蒋廷锡。收藏印有：乾隆御览之宝、乾隆鉴定、三希堂精鉴玺、宜子孙等。

《四库全书·医家类》书影（文渊阁本）
《四库全书》是乾隆朝官修的一部大型丛书，由永瑢、纪昀、陆费墀等负责编纂，成于乾隆五十二年（1787）。本书子部收入大量清以前医药古籍，编为医家类。图为《本草乘雅半偈》一书之书影。
（中国中医科学院图书馆藏）

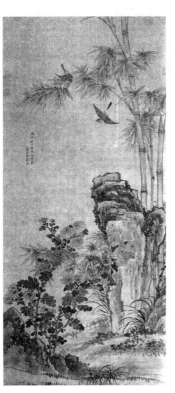

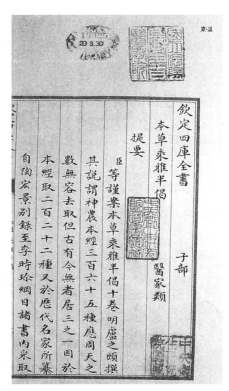

但因钱斗保等"内庭差事所关重大，难以分任修书之事"，乃命太医院御医（后升太医院右院判）吴谦、太医院御医刘裕铎，任总纂修官，全面掌管编纂之学术研究与撰写工作。

吴谦，字六吉，安徽歙县人，雍正、乾隆年间名医，精研《伤寒论》《金匮要略》，颇有心得。曾任太医院御医，供奉内廷，于1739年奉旨修纂《医宗金鉴》，书成后晋升太医院右院判。

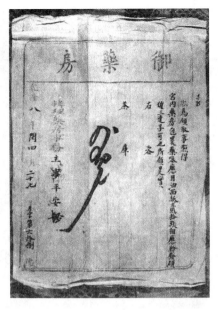

刘裕铎，字辅仁，回族，北京人，曾任雍正朝太医院吏目、御医。医术高明，曾被雍正帝誉为"京城第一好医官"。但后因雍正怀疑刘和与自己争夺王位的八弟胤禩关系密切，斥责刘"包藏贼性"，声称"定将刘裕铎即行正法"。虽未即时正法，但仍下旨将刘革职，令其诊治"已成痼疾，不能痊愈"之人，"倘数人中一有不虞，定将刘裕铎即行正法"。不料，经刘裕铎诊治的痼疾患者，竟纷纷向雍正帝上奏"臣体全愈""旧患悉除"。山东巡抚岳浚为裕铎请旨回京，不料雍正朱批："若无用，再放新疆边防战军营。"刘裕铎自备马匹，为边防兵站士兵官员急诊救治，颇多佳绩好评。虽然流放三年已期满，请准其回京奏折也多次报上，但雍正临死也再未过问，直到乾隆登位，刘裕铎已在新疆军营超期服役五年后，始得昭雪回京，受到乾隆帝重用。

吴谦与刘裕铎出任《医宗金鉴》总纂修官后，乾隆帝批复奏折："令太医院堂官并吴谦、刘裕铎等，将平日真知灼见，精通医学，兼通文理之人，保举选派"，"令翰林院……查派"，"选取字、画好者以备誊录，如不敷用，照例行文国子监……秉公考试，务择字画端楷，咨送本馆，以凭选取"。于是，二人不仅要负责编纂、誊录，还要管理近百人的工作，随后，朝廷于太医院

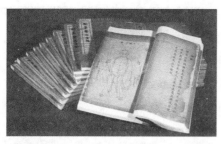

《御纂医宗金鉴·外科心法要诀》定稿本影

清太医院院判吴谦，刘裕铎，奉乾隆帝之命，任总纂修官，于1742年编成《御纂医宗金鉴》，90卷、共15种。《外科心法要诀》为其一种，图为该书之定稿稿本，十分珍贵。（中国医史博物馆藏）

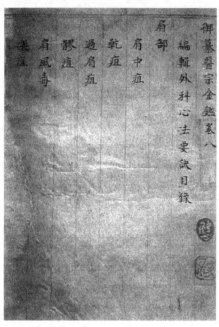

内设医书馆，并将内府所藏医书与各省地所献医书，集中于医书馆。经过约一年的筹备，乾隆四年（1739）十二月二日，太保议政大臣、大学士、总管医书馆事务的鄂尔泰，向乾隆请示后，于乾隆五年（1740）二月七日，正式开始医书修纂工作。

经过两年多的精心安排和周密研究，再加上太医院御医们的勤奋努力，在四十多人的分工合作下，在数十位字、画端楷人员的誊录抄写、校对与绘制插图的配合下，终于按计划完成了修纂医书的任务。成稿共90卷，15个分册，即《伤寒》17卷、《金匮》8卷、《名医方论》8卷《四诊》1卷、《运气》1卷、《伤寒心法》3卷、《杂病心法》5卷、《妇科心法》6卷、《幼科心法》6卷、《痘疹心法》4卷、《种痘心法》1卷、《外科心法》16卷、《眼科心法》2卷《针灸心法》8卷《正骨心法》4卷。该书特点是图、说、方、论俱备，另附有歌诀帮助诵读，开帝皇兼重学术与普及之先河。乾隆看后十分满意，钦定嘉名《医宗金鉴》，即《御纂医宗金鉴》，1742年，以武英殿聚珍本与尊经阁刻本印行，在全国推广。1749年，被定为太医院医学教育教科书，"使为师者必由是而教，为弟子者必由是而学"。

《医宗金鉴》刊行全国，远播海外，除了内容丰富，简明实用，易学易读易诵，兼顾学术与普及之外，还有着十分明显的权威性与时代性特点。为了表彰编纂有功人员，乾隆帝还特别铸造针灸铜人予以奖励。

《医宗金鉴》的权威性是十分明显的，除了与以前历代皇帝诏旨修订编纂的《唐本草》《太平圣惠方》《和济局方》等，同为皇帝命令编撰，书成后皇帝命令颁行全国的相同权威性外，《医宗金鉴》还是钦定的太医院医学教科书，也是医师考核的标准。《医宗金鉴》既是教师教学的依据，更是医学生学习的依据，其权威性为历代医学图书之最高。

《医宗金鉴》更为重要的特点，即显明的时代性，仅就两点加以说明。清太医院，乾隆时的医学分科为11科，而《医宗金鉴》的学科则为15科，多出者主要为《种痘心法》1卷与《运气》1卷，体现出了自身的特点。特别是将小方脉科分解为《幼科心法》《痘疹心法》与《种痘心法》3个学科11卷，可见对小儿痘疹与种痘的重视。这是与康熙、乾隆朝时期，天花对清王室继承人的严重威胁分不开的，特别是与康熙大力推广人痘接种以预防天花的杰出成就密切相关。此举，十分明显地体现了《医宗金鉴》在吸纳

针灸铜人（清代）（左）
铜质，高46厘米，较盒中铜人高约20厘米，铸造于乾隆九年（1744）。乾隆帝为了嘉奖纂修《医宗金鉴》有功人员，以此针灸铜人一座为奖。
（上海中医药大学医史博物馆）

针灸铜人（清代）（下）
铜质，高26.2厘米，置于书形盒中，盒贴黄绸封面，四面均钤有雍正帝玉玺。内封有："臣等虽修纂医书并制铜人存于太医院衙门内，另制小像，颁给翰林院及各部院、各省督抚衙门，文武官员内凡有通晓医学者酌量发给，其小而约者，以便初学练习，其大而转者，以便学成参考。使为师者，必由是而教，为弟子者，必由是而学。"此当为太医院使钱斗保等给雍正帝的奏文。

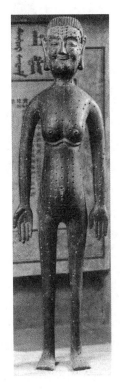

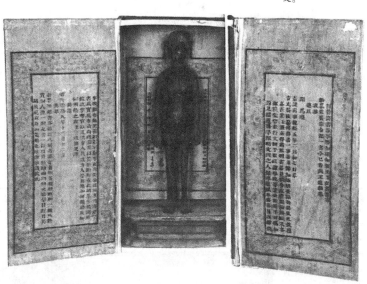

嘉庆帝临终抢救脉案（清代）

纸质，此件为嘉庆帝临终时，御医高景蔚、李厨名、苏钰、杨庆祥、商正恭等会诊所处生脉散医疗之脉案记录。
（中国第一历史档案馆藏）

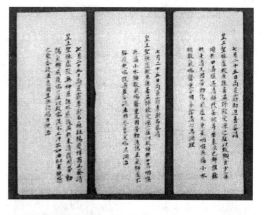

慈禧皇太后脉案底簿（清代）

为慈禧皇太后医疗档案之最完整者，系统记录了太医院御医与外请名医为其诊疗疾病的过程，是研究其疾病史最为珍贵的资料。
（中国第一历史档案馆藏）

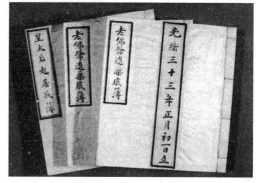

同治帝临终前急救脉案

图示为十二月初五日申刻，御医李德立、庄守和等，以生脉散方救治同治帝之脉案。
（中国第一历史档案馆藏）

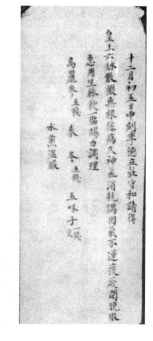

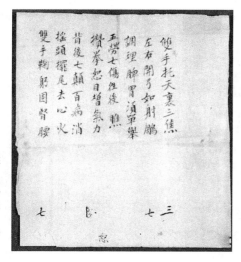

光绪帝御笔养生练功要诀（清代）

纸质，此件为光绪帝御笔所书之养生练功要诀。
（中国第一历史档案馆藏）

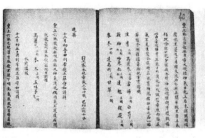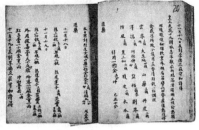

同治病案（实为梅毒）死亡记录

《万岁爷（同治帝）天花喜进药用药底簿》，记录了御医从同治帝于同治十三年（1874）十月三十日病重，至十二月五日崩逝之全部脉案，以天花论治。据考，康熙帝时已将人痘接种预防天花引进皇室，取得成功，立为《庭训》，并推广至国内外。此外，牛痘接种也于1805年由英国引进，并成功推广。同治帝实难因天花崩逝。考同治之死因当是梅毒所致。

（中国第一历史档案馆藏）

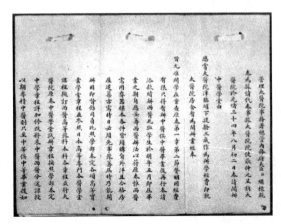

光绪帝御笔抄录之医方

纸质。此件为光绪帝病中朱笔所抄录之医方。

（中国第一历史档案馆藏）

太医院关于中医学堂增设西医课奏折

纸质。清末，关于中医教育要否增设西医课程，在太医院存在着分歧。太医院使张仲元与李崇光分别奏请光绪帝裁夺，此为其奏折之一。

（中国第一历史档案馆藏）

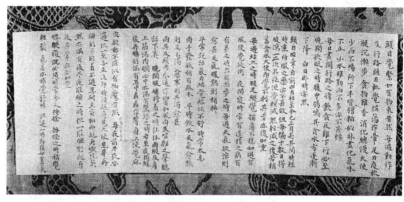

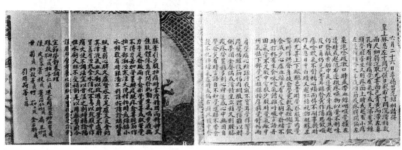

医学发展的最新成果方面，是史无前例的。此外，《正骨心法》首次吸纳上驷院绰班处蒙古正骨士的理论与手法技巧，充分体现了汉满正骨医学交流、融合的新成果。

第五节 内科学发展与学派争鸣

关于内科学概念，在清代仍不清楚。从其医学分科上看，大方脉、伤寒均属内科范畴。1866 年，皇室太医院更将大方脉、伤寒、妇人三科合并，统称为大方脉。以"内科"命名书名者，明代薛己已撰有《内科摘要》（1529），清代文晟之《六种新编》（1850）内也有《内科摘录》。然而，内科作为一个大科，究竟应包含哪些疾病，至今仍难以达成统一的认识。

一、内科学的发展

清代，继明代内科学领域的较大发展之后，总的来说，仍有新的进步，其特点是综合性专著不断丰富，疾病认识继续深入，论述内科常见病的专著增多，虽然总体上趋于保守，但学派之间的争论仍持续进行。与此同时，内科发展出现了许多医学家和著作，现择其有代表性者进行简要介绍。

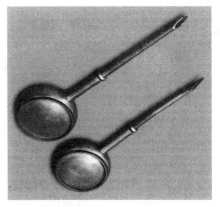

张璐（1617~1699），字路玉，晚号石顽老人，今江苏苏州人。初习儒，兼攻医药，明亡后弃儒业医，善治内科杂病，积累了丰富的经验，同时对伤寒学也很有研究。《张氏医通》（1695）一书，可以说是他数十年钻研内科杂病的总结。该书共16卷，以内科杂病之证治为主，兼论妇人、小儿及外科、五官疾病，其叙述体例，多仿王肯堂《证治准绳》。每病之后，先引《内经》、仲景论述为据，次列历代名家之经验，最后叙述自己的观点和治病验案，论点平和，内容丰富。从其学术观点来看，张氏倾向薛己、张景岳的学术思想，对"阳非有余，真阴不足"之阐述较为清晰，处方用药重视温补。由于选录前贤之说比较精详，理论联系实际比较密切，选方比较实用，对后世内科杂病的治疗有着广泛的影响。张氏对伤寒学也有较深入的研究，撰有《伤寒绪论》，推崇方有执、喻嘉言，持"三纲鼎立"说，列证140有余，分别论述其诊脉、察色、祛病及灸刺诸法，附载医方、方论140余首，反映了张氏30余年治疗伤寒病的心得和体会。张璐推崇唐代著名医学家孙思邈，认为《千金方》可与仲景书媲美，故撰有《千金方衍义》30卷，对《千金方》所收医方特点之研究颇有见解。

李用粹（17世纪），字修之，号惺庵，浙江鄞县（今浙江宁波）人，随其父李赞化迁居上海。他出身世医家庭，自幼得家传，又能博采群书。他精心攻读《内经》，并加以比较研究，又细参张仲景和金元四大家之著作和学术思想。他认为："书以载道，非博无由考其详；学以穷理，非约不能操其要。"这种读书的方法和要求是很有道理的。他在这一思想的指导下，汇取各家之长，删繁补缺，撰成《证治汇补》（1687）十卷，在内科疾病和妇科疾病方面，尤有所长。该书每证之下，先病因以详标本，次外候以察病状，次条目以审经络，次辨证以决疑似，次脉象以凭折衷，次治法以调虚实，次劫法以垂奇剂，次用药以指入门，续附证以博学问，终以方剂共十项，条理井然，便于浏览诵读。《证治汇补》亦为后世业内科者所必读之书，所以流传较广，影响较大。

沈金鳌（1717~1776），字芊绿，号汲门，晚号尊生老人，江苏无锡人。博通经史，终因屡试不进，乃于中年始致力于医学研究。沈氏认为：人之生至重，必知其重而有以尊之，庶不敢草菅人命，故以尊生书命名其丛书曰《沈氏尊生书》（1773）。该书由《脉象统类》《诸脉主病诗》《杂病源流犀烛》《伤寒论纲目》《妇科玉尺》《幼科释谜》《要药分剂》等组成，共 72 卷。作者解释为何在尊生书前贯以沈氏，强调著书是为了自藏、自阅，"何敢表示于人，自诩为著述也哉"，但当此书刊行后，却广为流传，得医界之推崇。该书重点以内科为主，因此，其论脉、论杂证、论伤寒、论方药，无不围绕之。其中尤以《杂病源流犀烛》为内科杂病专著，共 30 卷，分脏腑、奇经八脉、六淫、内伤外感、面部、身形等门，每门之下分述若干疾病，每病则叙述其源流、病证原委、形证、主治等。因病用方，理法方药结合紧密，除方药外，并多附导引、气功方法，为其特色。该书影响较沈氏其他著作更为广泛。

尤在泾（?~1749），名怡，号拙吾，别号饲鹤山人，江苏吴县人（今江苏苏州）。少年时家境贫穷，曾在寺院以卖字为生，后拜师学医，以好学刻苦深受老师赏识，诊治疾病经验和理论修养也日益长进。晚年，医疗技术益精，治病每多效验，与徐灵胎交往密切，同为当代名医。尤氏性静恬淡，不求名利，行医之暇，则以读书、灌花、饲鹤、观鱼为乐趣。他攻读医书十分认真，治学态度严谨，凡钻研之心得体会，"辄笔诸简端"，"务求当于古人之心而后已"。撰有《伤寒贯珠集》（1729）、《金匮翼》（1768）、《金匮要略心典》（1729）等，对清代内科学之发展做出了贡献。《伤寒贯珠集》等，是尤氏研究仲景学说的著作，对阐发仲景学说的要点颇有心得体会。徐灵胎称赞其著述"条理通达，指归明显，辞不必烦而意已尽，语不必深而旨已传"，"由此以进，虽入仲景之室不难也"。尤在泾临证多用仲景

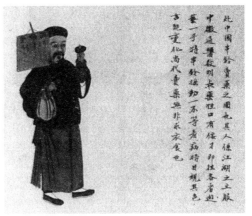

方，重视调理脾胃，是清代研究仲景学说并于临床取得显著成就的学者之一，其著作因紧密联系临床而有着广阔的天地。

林佩琴（约1790~1851），字云合，号义桐，今江苏丹阳人。虽于1808年举乡魁，但爱好方书，精于医术。他因感于当时一些医家治疗疫病，仍用张仲景伤寒法，每使轻者转重，重者每至不救，为了矫正时弊，勤奋钻研医学数十年。最初，虽未以医为业，然治疗邻里赢童贫叟之病者，每获佳效。如此，学验积累日富，晚年始着手著述，并于1839年，撰成《类证治裁》8卷。他以为诊治疾病，难于识证、辨证，而识证的重点，是阴阳虚实，六淫七情；辨证则须辨其在经络、腑脏、营卫、筋骨之不同病位。识证、辩证可谓中医学诊治疾病之首要任务。该书上自张仲景，中迄金元四大家，下至清代名家张璐、叶天士、程钟龄辈，无不采录其要。凡个人之治验者，每多附以治案，以为后学之借鉴。本书具有取材审慎，条理明晰，检用方便等特点。虽然初刻毁于兵燹，但1884年重梓仍得广泛流传和继之不断地刊刻，特别在内科临床上，是一部有价值的参考书。

二、内科学疾病专著增多

内科学疾病专著的增多，是清代内科学发展的一个特点。例如：论述虚劳，即主要包括肺结核及其他结核病的专著，有明末

清初的结核病专家汪绮石撰写的《理虚元鉴》(1771)两卷。书中提出：治疗虚劳病的原则，要注意"三本""二统"，即确定治病原则必须注意肺、脾、肾；二统是指辨清阴虚或阳虚，阳虚之病统于脾，阴虚之病统于肺。这一理论对中医治疗结核病是有一定指导意义的。在这一理论的指导下，汪氏对虚劳的治疗从病源、诊断、证候、辨析治疗、方剂、用药等，作了比较系统的论述，比如阴虚之证用清肺保肺，阳虚之证用健扶脾胃，均有独到之处。关于治疗痢疾的专书，有孔毓礼的《痢疾论》(1752)，强调传染病除"瘟疫而外，惟痢疾最险恶，能死人于数日之间"，全书收载治痢疾方剂一百余副，很有参考和指导价值。约同时期的痢疾专书，还有吴道源纂辑的《痢证汇参》(1773)十卷。这是一部研究痢疾的临床汇编，很有参考价值。又如疟疾专书，有韩善徵撰的《疟疾论》(1897)，他集古今有关疟疾的论述，阐析疟疾脉、因、证、治等内容，书末附有古今医家治疟之医案和治疗方剂，是一部很有参考价值的疟疾文献汇编，对后世影响较大。又如治疗脑血管意外的中风之专著更多，如汪启贤的《中风瘫痪验方》(1696)、萧埙的《中风证》(1722)、熊笏的《中风论》(1821)等，至今还都有其参考价值。在治疗霍乱的专著方面，有王孟英的《霍乱论》，我们在前面已经讲过，它是我国医学史上，描述1817~1820年间由霍乱弧菌引起的霍乱是从印度传入我国的生动写照。公元1821年在上海一带流行的霍乱，王孟英的《霍乱论》首先进行了一次真实记录。此外，还有一些其他方面与内科相关的疾病专著。

三、内科学学派林立

清代继明代之后，在内科方面，围绕着伤寒与温病，经方与时方等，可谓学派竞起。关于温病已述于前，关于思想意识将在后谈，这里只就有关伤寒之争论，做一些约略的评述。

伤寒"三纲鼎立"说的代表医家喻嘉言(1585~1664)，名昌，今江西南昌人，曾因上书言国事不就，后皈依佛门，兼事医术而知名。他提出：外感以冬月伤寒为大纲；伤寒六经以太阳经为大纲；太阳经又以风伤卫、寒伤营、风寒两伤营卫为大纲。他将仲景《伤寒论》中的397法分隶于三纲之下。宗此说者，沈明宗撰《伤寒六经辨证治法》(1693)，按三纲重编。其他如张璐(1617~1699)的寒温分论，吴仪洛的应用补注，周俊扬的重视经络，黄元御的畅发运气等，各有见解，各有所成，甚是活跃。此外，认为《伤寒论》应以方类证者，有两大代表人物，即柯琴和徐灵胎。柯琴(17世纪)，字韵伯，浙江慈溪人。他对喻嘉言、沈明宗的观点持反对意见，他认定六经之中应以辨证为主。他按照证随方分的原则，主张六经之中均以其主方类证。徐灵胎(1693~1771)，名大椿，晚号洄溪道人，江苏吴江(今江苏苏州)人，对天文地理、音律技击等无不爱好，其伤寒学说，在原则上与柯琴有一致之处，主张类方而不类经，故撰《伤寒类方》以阐明自己的学术观点。还有以法类证派，该派以尤在泾为代表，他的著作《伤寒贯珠集》，一反汲汲于《伤寒论》条文字句之流俗，概括出三阳篇无非八法而已，即正治、权变、斡旋、救逆、类病、明辨、杂治、刺法，立论确凿精审，非同凡响，为《伤寒论》之学习和研究开辟了新径。所有围绕着仲景学说的研究所展开的争鸣，无疑对仲景学说的继承发扬是有很大影响的。不过，这些学说在指导思想上都或多或少有意维护医圣张仲景的尊严，不敢也不愿越雷池半步。

中医对书写病历历来是十分重视的，尤以内科为最。喻嘉言《寓意草·议病式》(1643)，即有书写病历之标准格式："某年某月某地某人，年纪若干，形之肥瘦、长短？色之黑白、枯润？声之清浊、长短？人之形志苦乐？病始何日？初服何药？再服何药？某药稍效，某药无效？昼夜孰重？寒热孰多？饮食、喜恶多寡，二便滑涩有无？脉之三部九候，何候独异？二十四脉中何脉独见？何脉兼见？其症或内伤，或外伤，或兼内外，或不内外，依经诊断何病？其标本先后何在？汗、吐、下、和、寒、温、补、泻何施？其药宜用七方中何方？十剂中何剂？五行中何气？五味中何味？以何汤名为加减和合？其效验定于何时？——详明，务令一丝一毫不误，得众人之信誉，允为医门病历书写之模式，不必演文可也。"这是在前人基础上的一大进步。

第六节　外科学发展趋于保守

外科学的发展，清代不如明代，特别在学术思想上尤其不如明代。清代外科学家，由于社会思潮的影响和制约，一般在学术思想上都比较保守，有的甚至十分保守，他们对必须手术治疗的疾病，如脓肿之切开引流，也一概予以反对，使外科学的发展进步受到了阻碍。

祁坤，字广生，号愧庵，今浙江绍兴人，以精良的外科学修养和技术，于康熙年（1662~1722）任职太医院，后升为太医院院判，撰有《外科大成》（1665）一书，在外科领域有过许多精辟的理论。例如，他在论述脓肿切开引流的原则和方法时，指出："针锋宜随经络之横竖，不则难于收口，部位宜下取，便于出脓。肿高而软者，在肌肉，针（切开）四五分。肿下而坚者，在筋脉，针六七分。肿平肉色不变者，附于骨也，针寸许。毒生背、腹、肋、胁等处，切开刀宜斜入，以防透膜之害。"所有这些，用现代科学标准检验，是完全符合人体解剖、生理要求的。还必须指出：他对浅部、深部脓肿，胸部、背部脓肿切开的术式要求，即使是现代的外科医生也并非人人都可以掌握得很好。又如他对脓肿，特别是深部脓肿手术切开后的引流问题，也创造性强调："随以绵纸撚蘸玄珠膏度之，使脓会齐，三二时取出撚，则脓水速干矣。"这种设计和所用引流条油膏等，在理论和方法原理上与现代基本相同。绵纸即现代的纱条，玄珠膏与现代的凡士林，以及混合了消炎药物的凡士林药膏，并没有原则上的区别。

顾世澄，一名澄，字练江，安徽芜湖人，出身于世医家庭，后迁居扬州，积40余年之外科临床经验，声名甚著。1760年，撰《疡医大全》40卷。他的著作是集前人、家传、个人经验于一炉之结晶，所记病症十分丰富，一般外科书未载者，多可在该书中寻得，故名《疡医大全》。由于顾世澄撰述力求全面，所以为后世保存了许多珍贵资料，特别是外科手术资料尤其丰富。从行文看，有些外科手术，顾氏似有实践经验，并非全系资料汇编，例如唇裂修补术。他记述：整修缺唇，先将麻药涂缺唇上，后以一锋刀刺唇缺处皮，以磁碟贮流出之血调药，即以绣花针穿丝线缝住两边缺皮，然后擦上血调之药，三五日内，不可哭泣及大笑，又怕冒风打嚏，每日只吃稀粥，肌

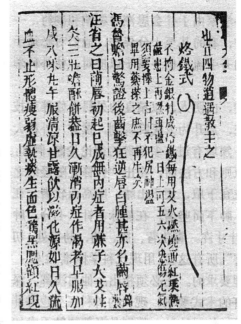

生肉满，去其丝线，即合成一唇矣。其他外科手术，如断指、趾再植术，断耳再植术，断鼻再植术，甚至阴茎再植手术，以及肛门闭锁、阴道闭锁之手术和扩张等，有的技术之高，甚至令人难以相信其可能性，但我们确信，顾氏的记录也绝非凭空杜撰。流传或有夸张者，但不可能完全出自虚构。顾氏的外科生涯主要是在清初，他对手术，对化脓性感染治疗原则的确立，还看不出清时中医外科学有很大的保守倾向。然而，18世纪中叶之后，中医外科学向着比较保守的方向发展的趋势日益明显。

王洪绪，名维德，号林屋先生，今江苏苏州人。他继承了曾祖若谷为传家而搜集的疡科有效医方，且自己有40多年的学习、研究和实践经验，对医学临床各科都有一定之治疗经验，尤其擅长外科疾病的诊治。王洪绪在外科疾病的治疗上，强调必须辨证论治，但对化脓性感染，则不分脓未成或脓已成，都主张"以消为贵，以托为畏"，极力反对并完全排除了化脓性感染中已成脓的切开引流手术。例如：他公开批判明代外科学家陈实功等，指责对待已化脓的病人要实行手术切开引流者"尽属刽徒"，"病人何能堪此极刑"，等等。他不分手术需要与否，一概予以反对，其

言语之烈，也是少见的。王洪绪在论述自己撰写外科著作之动机和目的时写道："余年七十有二矣，治病历四十余年，用药从无一误……因名《外科证治全生集》。"并表示对于他的著作"任坊翻刻，速遍海内"。故于1740年首次刊刻后，到1956年，200余年间共刻印近60次。光绪皇帝在位的34年间，刊行多达17次。因此，该书在清末民初，比任何外科著作之影响都要大，《外科证治全生集》所代表的王氏学术思想可以说是盛极一时。其保守思想也越来越大地禁锢着清代中叶之后的外科学家。必须指出，既不可完全否定王洪绪，也不可完全否定王洪绪对那些滥用外科手术者的反对，例如王洪绪强调瘰疬要禁针刀，这在当时是很正确的。他形象地批评有的外科医生为颈淋巴结核患者施行手术摘除，犹如割韭菜一样，割去一茬，又生一茬。这个比喻和论断都是很有实践根据的。但必须指出：王洪绪一概反对手术，甚至对已化脓的脓肿、深部脓肿，仍只相信消和用药"托"脓，使脓由里向外攻出，显然会贻误治期，甚至造成病人不该有的病残和伤亡。王氏笼统主张的"以消为贵""待其自溃"是很片面的。因此，一些有见识的外科医家，也对王洪绪的学术思想提出过批评意见。例如，1883年，中医外科学家马培之（1820~1898）就曾批评王洪绪，马培之，名文植，江苏武进（今江苏常州）人，孟河学派代表人物之一，1880年曾被荐为慈禧皇太后诊病，撰《纪恩录》，系统叙述了为慈禧皇太后诊疗的史实。在外科方面撰有《外科传薪集》与《马培之外科医案》（1893）。他评论王洪绪说："手术有当用，有不当用，有不能不用之别，如谓一概禁之，非正治也。……王氏《全生集》，近时业外科者，奉为枕秘，设遇证即录方照服，既不凭脉，亦不辨证，贻误匪浅。"这一批评和评价是很中肯的。王洪绪学术思想及其著作之所以影响如此深远，这固然与其所吹嘘的"全生"和"任坊翻刻"有关，更重要的恐怕还是因为这种思想，完全适应了病家畏惧手术的心理。不能不指出，这种思想束缚了许多外科学家的手脚，无形地阻碍了中医外科学的全面发展和进步。进步外科学家由此受到思想上和来自病家的精神压力。因此，19世纪以来的中医外科学家，在学术思想上几乎都是王

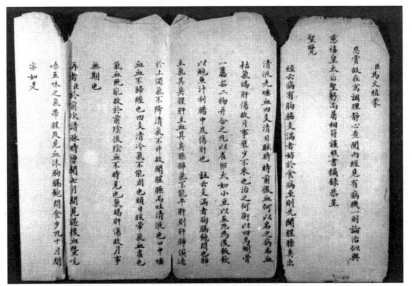

马文植关于治疗慈禧皇太后的奏折

马文植（1820~1898），字培之，江苏武进（今江苏常州）人，孟河学派代表人物，强调："看症辨证，全凭眼力；而内服外敷，又在药力。"马文植以医术闻名于世，后被召入京为慈禧皇太后诊治疾病。图为其引经据典就慈禧皇太后病情，探索治疗方案之奏折。（中国第一历史档案馆藏）

氏的继承者。例如，1831 年许克昌等所撰的《外科证治全书》，就是遵循王洪绪的学术思想和经验的典型例子。又如，1838 年邹五峰撰《外科真诠》，更使王氏的保守思想有所发展。

什么事都不是绝对的，在王洪绪等人的极力反对下，使得外科医生多轻视手术，认为手术非学者所为。但是，在一些外科学家手中或一些地方，外科手术仍有不断施行发展的痕迹。清代虽有一些外科手术记载，但谈不上外科学发展上的方向，甚或谈不上倾向，因为只是有一些零星的记载，例如：

脾切除术。该手术大约是在 18 世纪中叶进行的，记载这一手术者，乃清代传染病学者王孟英，王孟英是根据祖父的资料记述的。他说：浙江吴兴汤荣光，从树上坠地，腹着枯椿而破，伤口长二寸余，已透膜内，只见红肉（可能是脾脏），不见肠。复饮以药酒，使不知痛处，随用刀割伤口使宽，以铁钩钩膜内红肉出，则见其大如掌，乃宿患之疟母也（由于久患疟疾引起脾肿大，中医称之为疟母），始如法敷治疮口而愈，宿疾顿除。这里所讲的宿疾，是指时时发作的疟疾。久治不愈的疟疾，能引起脾脏逐渐肿大，这种病人若受外伤极易引起脾破裂。肿大的脾，正是会引起疟疾的疟原虫寄居导致的。这位病人因祸得福，在其濒临绝境的情况下，遇此外科医生果断地对其施以破裂脾脏摘除手术，不但保全了生命，还使疟原虫的栖息处所得以切除，所以久治不愈的宿疾——疟疾，也由此而得到了控制。

阑尾切除术。钱思元《吴门补乘》记载：有医者操浙音，至浦庄俶居张林庙，治病有奇效，就医者踵相接也。予家赁春人，夜患腹痛，诊曰非药石所能疗，使卧床上，投以药，昏然若睡，划开胸肉，随割雄鸡血滴入，有（似）蜈蚣昂头出，急将刀、钳去之，以药线缝其口，病若失。钱思元记载的此例，虽然人们在理解上还不尽相同，例如所说的"蜈蚣昂头出"，多数人认为是指发炎的阑尾，形甚相似，所以我们说这是清代所做过的一例阑尾切除术。同时，也有人认为是蛔虫，当然也是形甚相似。不过若是蛔虫，不切开肠管等是不得见的，而且蛔虫引起的剧烈腹痛，非药石所能疗也是罕见的。若是蛔虫引起的肠梗阻，那就不是少数几条的问题，也用不着急将刀、钳去之，用手一条一条或一团一团去之可也。这一手术的时间，大约是在17世纪。又一例阑尾切除手术可能是18世纪一位民间医生完成的。《清稗类钞·艺术类》记述的有关张朝魁的若干外科手术事迹，甚为感人。他说："乾隆时（1736~1795），辰谿（今湖南辰溪县）有毛矮子者，本姓张，名朝魁，年二十余，遇远来之丐，张待之厚，丐授以异术，治痈疽疮疡及跌打损伤危急之证，能以刀割皮肉，去淤血，又能续筋正骨。时有刘某患腹痛，骤扑地，濒死，张往视曰：病在大、小肠，遂开其腹二寸许，伸指入腹理之，数日愈。"历代中医论述肠痈（即急性阑尾炎），均述其在大、小肠间，这段文字虽然未能给我们作出确切论断提供足够的证据，但其所指是急性阑尾炎的可能性仍是最大的。

还有一些外科医疗技术，其设想也是很有科学价值的。例如骨髓炎之切开引流术。《靖江县志》记有外科医生孟有章，曾为一骨髓炎患者在麻醉下进行了手术切开、钻孔，并创造性应用麦管引流。据记载，章氏曾著有《刀圭图式》，可惜已淹没于因循守旧、视手术为剑徒的社会思潮之中，不得刊行而散佚了。麦管引流，似简单，实不简单，因为这种疾患若不作引流，其外口极易封口愈合，而深处仍不断化脓。麦管中空，与现代的胶皮管相似，既可使深部的脓汁被顺利引流而出，又无致外伤口封闭之患。待内部化脓停止，逐渐一步步取出麦管，则可治愈。所以说麦管引流从理论意义上讲，确实可以说是一个不小的创造。

第七节　正骨科学技术丰富多彩

专门治疗骨关节外伤的学科，在明代叫作接骨科，清代改名为正骨科，或谓伤科。清代《御纂医宗金鉴》中，集传统正骨理论与技术，广泛吸取上驷院绰班处蒙古正骨医士之理论与技术，用较大篇幅撰有《正骨心法要诀》一书。这能说明统治者出于战争的需要，而对骨伤科十分重视。清代正骨学派林立，又多相互为秘，不肯轻易传人。少数开明者，出于对骨伤科发展的需要之认同，还是使不少骨伤科专著问世。仅就19世纪而言，即有：钱秀昌的《伤科补要》（1808），胡廷光的《伤科汇纂》（1815），管颂声辑刊的《救伤秘旨、跌损妙方》（1852），赵竹泉的《伤科大成》（1891），以及不著姓氏的《少林寺秘传应验跌打损伤奇方真本》等，共约近百种之多。

就正骨手法而言，《正骨心法要诀》（1742）的论述总结具有权威性，其八法是："摸"，即用手细摸伤处，用以确定筋骨关节是否有折断、脱臼以及伤之新旧；"接"，是医生用手法或手术，使断离的骨折两端接合复位在正常位置；"端"，是医生用两手合力，将已断并移位的骨整复到生理解剖位置；"提"，是医生用双手或与助手协同，或以绳索、器械相助，将折断骨之陷下者提入原位；"按"，是用手或器具，将断离突出的骨端向下按压复位的手法；"摩"，是医者用手揉摩伤处，检查时用于体察伤势、部位，或用于扭挫伤未伤骨之治疗；"推"，用手臂之力，使离位之骨或脱臼之关节，复归原位；"拿"，以一手或双手紧握患处，用适量之力，使骨折、脱臼处恢复正常体位。骨伤科学家虽然派别很多，但其手法多不出此八法，差别在于熟练程度和在此八法上的独到运用之处。

对一般骨折的治疗，《正骨心法要诀》的叙述也是富有代表性的。该书不但文字简明易懂，而且还有图绘说明，使学习者易于掌握其手法要领。例如脊柱骨折。脊柱骨折是所有骨折中最难治疗的伤损之一。该书在前人经验的基础上，将"攀索叠砖用法"绘成图，在说明文字里阐述：凡脊柱骨、胸骨、肋骨等之骨折，都可用此法整复，其整复之方法是："令病人以两手攀绳，足踏砖上，医者将后腰拿住，然后分左右将病人两足下之砖去掉一个，使病人直身挺胸。少顷，又分左右各去砖一个，仍令其直身挺胸。如此者三，其足著地，使气舒淤散，则陷入之骨能起，错位之骨关节可直也。再将其胸腰以通木或竹帘围裹，用宽带八条，紧紧缚之，勿令窒碍。但宜仰卧，不可俯卧侧眠，腰下以枕垫之，勿令左右移动。"通木、腰拄及其用法，亦均一一绘图说明。

该书所论述的四肢骨折，如上下肢骨折、髌骨骨折，不但在诊断要领、方法上叙述简明，其整复方法步骤和固定器具等，也都绘有精致的图式，可使人们一目了然。如髌骨骨折，在叙述时指出：膝盖骨（即髌骨）覆于楗䯒（股骨、胫骨）二骨之端，本活动物也，若有所伤，非骨体破碎，即离位而突出于左右，虽用手法，推入原位，但步履行止，必牵动于彼，故用抱膝之器，以固定之，庶免复离原位，而遗跛足之患也。抱膝的设计既简单实用，又富有科学原理，其原理至今还为中西骨科医生所运用。

柳枝接骨与骨移植手术。对于复杂骨折，则往往需要手术切开复位，或因死骨游离，两骨断端不能接续。清代骨科医学家在前人基础上，创造性试用桑皮、柳枝接骨，按文献记载有成功之例者。但终因木质为人体异物，成功者少而失败者多，于是他们逐渐改为骨移植手术并获得成功，这是一项重大创造。

钱秀昌，字松溪，今上海人，曾因左臂骨折得杨雨苍治愈，后即师杨而继其业术，声名日著，撰有《伤科补要》（1808）一书。《伤科补要》论骨关节骨折脱位整复固定十则，论跌打损伤十七则，附方药92副，秘方47副，均配以歌诀，以助记忆。关于复杂骨折，他记述说：骨若全断，动则辘辘有声，如损未断，动则无声；或有零星败骨在内，动则淅淅之声，后必溃烂流脓。其骨已无生气，脱离肌肉，其色必黑。小如米粒，大如指头，若不摘去，溃烂经年，急宜去净。钱秀昌虽然没有应用柳枝接骨的记录，但在他的著作中，有苏昌阿的序叙述了该术的临床应用情况。序中说："余亲见折足者，医断其骨而齐之，中接以杨木，卧百日耳，步履不爽其恒，岂古医之奇者。"其实类似的接骨之术，在元代危亦林的《世医得效方》（1337）中已有端倪，危氏是用桑白皮涂药植入复杂骨折患者的骨肉之间，以达到内固定之目的，虽桑白皮被留植体内，但很难说这就是移植术。明末外科学家陈文治，字国章，浙江嘉兴人。1628年，他改进危亦林的方法，使之在内固定效果方面提高了一步，同时也向用于移植以接连断骨前进了一步。20世纪50年代末，中医对柳枝接骨曾进行过动物实验，实验证明确有一定的作用，被移植之柳枝在两断骨之间确有使骨细胞结合的桥梁作用。当然，由于柳枝在人体内是异物，因此效果终非理想。正因为如此，骨移植手术在此基础上便创造出来了。纵观古代文献，我国最早的骨移植手术可能要追溯到明代，据《云南通志》记载：陈凤典，河南新野人，跟随一位隐士学习接骨技术，成为当时外科、骨伤科名家。他曾进行过肠破裂吻合术、切开剔除箭镞术，最有名的是他曾为一位伤者进行过骨移植，使其骨折得以愈合的手术。可惜的是这一手术既未有人直接继承，也未见文献详述其方法与步骤。

江考卿（约1770~1845），乳名详，号瑞屏，今江西婺源人，精于医，以治疗跌打损伤著称于世，撰有《江氏伤科方书》（1840）。该书首论断死不治之症，后论12则骨折创伤的处理方法、穴位等，并载有通治方、秘方共68副，是一部极为简朴实用的著作。该书有江氏曾进行过骨移植术的记录："凡打伤跌肿，肉中之骨不知碎而不碎，医以手轻轻按摸痛处，若骨有声，其骨已破，先用麻药，然后割开……若骨碎者，再取骨出，即以别骨填接。外贴18号膏药，内服6号接骨丹。"这是我国已知的最有说服力的骨移植手术。我们现在还无法证明"别骨"的别字，是指别人之骨，还是指伤者本人别处之骨。因此，尚不能认定是否为异体骨移植手术。但无论如何，江氏的记录是一份极宝贵的历史资料，也是我国在骨科学史上的一项重要成就。

《伤科汇纂》（1815），是清代中期以后，骨伤科学家胡廷光，积一生之才学和经验，编纂的一部伤科文献汇编，内容十分丰富，参考价值较大。胡廷光，字耀山，号晴川主人，今浙江萧山人。父亲专伤科，廷光自幼随父学习，不满足于家传宝书《陈氏接骨书》一卷之论简而未详，乃以《正骨心法要旨》为经，以诸子百家为纬，广搜伤科诸要，更参以家传之法，附以已得之验，汇辑成编。该书分伤为44门，增方药千余副，书成12卷，为清及以前伤科之最。可惜，作者在封建社会末期保守思想的影响下，强调"……截兽体以续人体，虽有方书，不经而不用载也""执村媪之见，郢书燕说，虽亦幸中，不精而不足载也；至于剖肠剖肠，刮骨洗脑等法，非神农家事，惟汉华佗有其术，不传而无可载也"。以此可知，《伤科汇纂》虽以广收博采著称，然其所不载者，多为骨科手术和群众或民间医生的手法、手术和经验，这就暴露了胡氏也是一位学术思想比较保守的骨伤科学者。他似乎对这些方面的经验技术存在偏见而不予收录。必须指出，《伤科汇纂》集诸家有关骨解剖、生理及骨折脱臼整复手法之绘图共42幅，是十分珍贵的。有些图是转绘于前人的创作，但最有学术价值的骨伤整复图，很可能还是胡氏设计创作的。本书理伤手法贯穿全书，自成体系，井然有序，除广列诸方外，还强调骨伤科辨证用药，手法与方药并重，可谓集清以前骨伤科文献之大成。

骨伤科教学：正骨之优良与否，与能否掌握人体之骨骼结构密切相关。为使学习者能尽快领会其解剖关系，历代均有绘图，虽不精确，但大体可识。清代的骨伤科教学更有了形象的教具，这就是清代顾世澄《疡医大全》（1760）所记载的笔管教学法。该法是用绵帛包笔管，形成关节，令学生平时练习揣摸，体会人体关节间之关系和手法整复之要领。有趣的是《清稗类钞》记有："旧制，选上三旗蒙古士卒之谙习骨法者，每旗十人，隶上驷院，曰蒙古医士。凡禁廷寺人有跌损者。由其医治，限以期日……"又有"乾隆嘉庆间（1736~1820），最著名者为觉罗伊桑阿。……其授徒之法，先将笔管戕削数段，令徒包纸摩挲，使与其节合接，如未破者，然后如法接骨，恒奏效焉。"《清史稿》也有类似记载。蒙古族医术觉罗伊桑阿的教学法，与顾世澄的教学法如此相似，两人的生活时代又如此接近，真不知是谁学习谁的，抑或是两人在两地的同时创造。清代正骨医术，在蒙古族医学中虽未有专门著作留传，但却是占有较大优势的，他们整理出的理论"机触于外，巧生于内，手随心转，法从手出"，有着高度的理论概括和教学的指导意义。蒙古族医生整骨还强调：在整复固定后，要按骨折后的不同阶段，不同的伤折部位，进行不同手法的按摩和运动，并内服不同的药物。这确系很有科学价值的经验总结。

第八节　外治法宝库更趋充盈

外治法之起源可以追溯至很早以前，但严格讲，其研究范畴并不十分明确。在历代许多著作中均有其内容，但独立成书者，最具代表性的专著出现于清代，一为赵学敏的《串雅内编》和《串雅外编》（1759），一为吴尚先的《理瀹骈文》（1865），它们代表了外治法已步入专科，并有向临床各科治疗纵深发展的倾向。这些大都来自民间医生的简、便、验、廉的治疗方法，也逐渐登上了大雅之堂。

赵学敏（1719~1805），字恕轩，今浙江杭州人，博览群书，抄录积存者约千卷之巨，取民间方治之外治法，撰成《串雅外编》和《串雅内编》（1759）。外治法作为一种医疗技术和方法，在历代医学家的总结下，有着极为丰富的内容。但是，由于无人系统全面整理，其完全分散在各家著作之中。这些方法用药价廉，易于操作，多有佳效，逐渐被那些游走于民间的医生所掌握，并在实践运用中加以丰富和发展。以串铃为行医标志的民间医生，被称之为铃医；游走四方、四海为家的江湖医生，被称为走方郎中、游走医。这些游走不定的民间医生，大多以掌握并能运用外治法为特点，但由于他们之中的多数，文化水平低下，或只有此一技之长，故很少能有将外治法加以系统整理的能力，尽管他们多有丰富的外治法经验和技术。赵学敏，幼读经书，嗜好医学，既有较高的文化水平，又有医学修养，对外治法是否有效等有着较好的鉴别能力。他自己平素又喜爱搜集民间医药经验，所以为掌握外治法技术遍游南北，远近闻名。1758年同航海归来的同族铃医赵柏仁交谈，颇受启发。赵柏仁，或名柏云，今浙江杭州人，遍游南北，熟知民间走方郎中之顶串诸法，其治疗手段有不少超越辨证论治之常法者，有独到之处。乾隆二十三年（1758），因年老回归故里，且与赵学敏交谈投机，便将自己的终生经验和技术完全传授给学敏。学敏一一加以记录，从而成为其编撰《串雅》的基础资料。赵学敏在多年调查研究民间医药经验的基础上，又得赵柏仁传授，经一年的整理，终于1759年撰成《串雅》一书。《串雅》分内、外两编，《串雅内编》中选方427副，筛选认真，注重疗效，为我国少有的能反映民间医疗经验的专门著作。《串雅外编》尤其著名，所收外治法资料十分丰富。该书分外治法为禁药门、起死门、保生门、奇药门、针法门、灸法门、熏法门、贴法门、蒸法门、洗法门、熨法门、吸法门、取虫门等，共28门，包括各种外治法约600条。按其适应证来看，内、外、妇、儿、五官等科的一些急、慢性疾病，无不可以用外治法治疗。赵柏仁、赵学敏的努力，终于转变了一些医学人士对外治法的轻视思想，也转变了一些人对外治法怀疑和不信任的思想，从而把一向被视为医中小道的外治法，推上了大雅之堂，赋予了新的生命力，也为外治法更快地发展奠定了良好的基础。

清末，外治法有了进一步发展，外治法专著之最，莫过于吴尚先撰的《理瀹骈文》一书。吴尚先（1806~1886），字师机，今浙江杭州人。道光十四年（1834）举人，后随父迁居江苏扬州，弃儒业医，他对儒学与医学都有着较深的造诣。时当太平天国之际，药物供应十分困难，为了不使病人因缺药而误治，他专心于外治法之研究。他强调："治得其道，而所包者广，术取其显，而所失者轻。"为此，他还于扬州设立"存济堂"药店，专门研制膏药等外治法用药。他不但用外治法治疗疮疡等体表疾病，对内科、小儿科等之疾病，也采用外治法治疗，从而获得了丰富的医疗经验，而且取得了良好的效果，求治者车水马龙，络绎不绝。晚年，他在系统总结经验的基础上，编撰成《外治医说》一书，由于正文用骈文形式撰写，故改名为《理瀹骈文》。该书是一部以中医学理法方药为理论依据，而以外治法为主要内容的临床著作。他强调："外治之理，即内治之理；外治之药，亦即内治之药。所异者法耳。"又说:"外治必如内治者，先求其本，本者何？明阴阳，识脏腑也。"吴氏在此思想指导下，发展外治法，对将种种外治法纳之于中医理论指导之下作过很大努力，从而使外治法得到了更大的丰富和发展。他总结出敷、熨、熏、浸、洗、浴、罨、照、擦、溻、坐、嚏、嚏、缚、刮痧、火罐、推拿、按摩、灌导、割治等二十余种外治法，其中许多属于现代物理疗法的早期成就。就温热疗法而言，《理瀹骈文》所叙述者，有围罐发汗、煅坑出汗、铁熨、瓦罐熨、热砂熨、热瓶吸、火熏等。又如水疗法，包括水浴疗、水榻腹疗、热水熏蒸疗、冷水疗等。

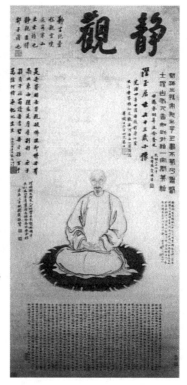

吴尚先画像
吴尚先(1806~1886)，字师机，号潜玉居士，潜玉老人，钱塘(今杭州)人，侨寓扬州。吴氏躬身灾区，施医药济人，尤精外治法，曾对膏贴、药熨、蜡疗、泥疗、发泡、针灸、按摩、刮痧、火罐等经济有效的疗法，进行广泛应用与经验总结，并撰成《外治医说》，后易名《理瀹骈文》，于同治四年(1865)刊行，影响深远。吴尚先遗像，可能是吴氏自画像，画像右上角有自题："潜玉居士七十三岁小像，""光绪四年十月自题于净心室"等。
(上海中医药大学医史博物馆藏)

还有蜡疗、泥疗、发泡疗法等。该书流传甚广，至今仍有着重要的现实意义。

继《理瀹骈文》之后，对外治法作出新贡献者是邹存淦。邹存淦，字俪笙，浙江海宁人，于光绪三年(1877)，收集外治方两千三百余首，分门别类辑成《外治寿世方》四卷，或名《寿世初编》。鉴于外治法不仅可作救急之用，且对某些内科和妇儿科疾病也有着比较好的治疗效果，其收录内容虽鲜有超出《理瀹骈文》者，然选方有其不同之处，且较简明扼要。倡言"世无不可外治之症，而见不必服药之功"。

第九节　妇儿科的经验积累和推广

清代妇产科学与小儿科学之发展，在明代成就的基础上，并未有什么突破性进步，但在经验积累和推广普及方面，确是很有成绩的。

一、妇产科学

在清代，妇产科专科医生虽不是很多，多数仍兼及内科或小儿科，但在医学著作中，不但有许多妇产科专书，而且有不少妇科与产科分述的专著，其流传之广也是少见的，足可证明普及推广之深入。此期影响最大的妇科著作有萧埙的《女科经纶》(1684)，《竹林女科》(1786)，《傅青主女科》(1827)，以及亟斋居士的《达生篇》(1715)等。萧埙(1660~？)，字赓六，今浙江嘉兴人，于康熙二十三年(1684)，撰《女科经纶》8卷，分经、育、胎、产、崩、带、杂证7门，列病证163种，引各家论述700多条，对普及中医妇产科学作出了贡献，流传较广。《竹林女科》是竹林寺僧医所撰妇产科学著作的总称，历经传抄、增广、节印等，其版本流传均甚广泛，如《宁坤秘籍》《妇科秘方》《竹林寺女科秘传》《竹林寺三禅师女科三种》等。从1827年首次刻印，到1959年间，连同相关者，约印行六十余次之多。竹林寺位于浙江萧山，自五代以下，因寺中僧人均有以善医妇科疾病者而著称，逐代相传，闻名远近，其所授均秘不外传。从清初开始，有各种传抄本、刻本行世。因此，书名、内容多有较大的差异，据统计其种类可达三十余种。所论经、带、胎、产，有简有繁，是清代妇产科学发展的一个很有影响的派别，其影响于南方甚大。

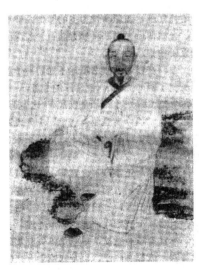

傅山画像

《傅青主女科》的作者是傅山。傅山(1607~1684)，初字青竹，后改青主，号石道人、朱衣道人，今山西太原人。少聪敏善记，性任侠，重气节。明亡后，绝意仕途，隐于医，精医术，尤擅女科，工书善画。他的多种医学著作，有的刊印，有的未刊印。顾炎武于康熙十二年所写序中曾说："予友傅青主先生手著《女科》一卷，《小儿科》一卷，

《男科杂症》一卷，诚医林不可不有之书。"《傅青主女科》之撰写当在清初，然第一次刻印已是1827年，可能与傅山之反清思想和屡次拒绝清廷令其为官的背景有关。但自该书刊印后，百年来竟刻印、石印、铅印及改编七十多次。该书分有带下、血崩、鬼胎、调经、种子、妊娠、小产、难产、正产、产后十门。作者积数十年之经验，运用中医脏象学说，阐明女

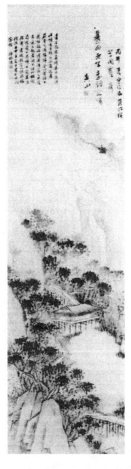

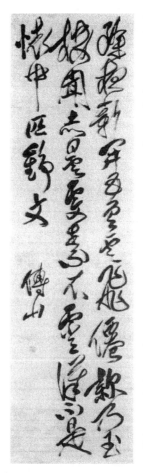

傅山《江深草阁图》轴（左）

绫本，墨笔，纵176.5厘米，横49.8厘米。

傅山（1607~1684），初字青竹，后改青主，阳曲（今山西太原）人，明末清初医学家、书法家、画家，擅山水，画作风骨奇峭，气魄宏大。

（故宫博物院藏）

傅山《草书诗》轴（右）

绫本，纵182.9厘米，横50.8厘米。草书笔力雄奇，笔势潇洒，气势磅礴，颇能代表其人性格。

（故宫博物院藏）

性生理、病理特点及诸种妇科疾患之临床症状表现。在治疗上，善于运用培补气血、调理脾胃为主的原则。世尊其说者，多获良好之疗效，表明傅山在妇产科学方面有着较深的造诣，故为近代妇产科学家所推崇。

专门写产科学的医书，虽然不如妇科学著作多，但到清代中期，还是出现了两部影响大、流传广的专著。一部是流传极广、极负盛名的《达生篇》（1715），一部是仅次于《达生篇》的《大生要旨》（1762）。《达生篇》的作者是亟斋居士，姓名、贯里未详，该书序中自称康熙五十四年（1715）记于南昌郡署之东堂。该书主要论述难产问题。分论原生、临产、试痛、保胎、小产、产后、死胎、胞衣不下、乳少等诸症，以及治疗方法。例如对临产之处

理，强调接生者必须善于区别试痛与正常产时之腹痛，避免过早地让产妇增加腹压，减少产妇因过于用力而疲倦导致娩出无力。该书所总结的临产格言"一曰'睡'，二曰'忍痛'，三曰'慢临盆'"六字诀，是十分符合临产生理要求的，这对减少产妇在产前的恐惧心理，按正常产程进行生理性分娩，具有重要意义，至今仍不失其实际指导意义。该书刊印之频密，流传之广泛，以及影响之大之深，都是罕见的。据《全国中医图书联合目录》（1991年版）所收，仅1827~1959年间，全国各地刊刻印刷之不同版次达133次之多。其次，《大生要旨》（1762），作者唐千顷，字桐园，上海人，一作江苏南京人。以善医闻于时，尝参阅《达生篇》《医方考》《绣阁宝生书》等，撰《妇婴宝鉴》五卷，即《大生要旨》。其内容包括种子、胎前、临盆、产后、保婴等，论述比较客观，富有科学见解。如所论之不孕症，阐述了应从男、女双方寻求原因，不可单纯着眼于女方。对妊娠期的调理，除强调要保持心情舒畅外，主张"体宜动而不宜逸"。唐氏很推崇《达生篇》临产时之"六字诀"原则。对早期破水、耻骨不开、临盆晕厥、胞衣不下、子宫下垂等难产、难症等，也都作了简明扼要的论述。因此，该书曾被誉为"家庭方书"，在清代和近代均有较大的影响。除原书被刊印三十余次外，还有叶灏之增订本和马振蕃的增订本也印有二十余次之多，说明其影响是很广泛的。

二、儿科学

清代小儿科，也在经验继续积累和知识进一步普及中，得到不断的进步，尤其是在防治小儿急性传染病方面取得了显著的进展。参见清太医院医学分科，痘疹从小方脉分出，独立设科，康熙坚意推广人痘预防天花，设种痘科等。我们仅就有代表性的人物、著作和成就略述一二。

陈复正，字飞霞，今广东惠州人。少学《易》及程朱之学，后曾于罗浮山修道，一则自身多病，二则志以医救人。攻医勤奋，行医云游四十余年，尤擅小儿科疾病的治疗。他在前人基础上，结合自身经验，撰有《幼幼集成》(1750)，六卷，是一部综合性儿科专著。其中颇多个人精辟的见解和论断，对清代儿科学之发展影响较大。他比较重视对小儿科疾病的鉴别和诊断，批评一般医生之误诊时指出，他们往往不细察病源，不辨小儿发热之性质，简单统归之为"惊风"。为改变这种情况，他特"新立误搐、类搐、非搐分门别证"一篇，称临床上小儿科疾病出现的抽搐、厥逆、内闭外脱等症皆以搐名之，反对用惊风。他不同意公认的"小儿为纯阳之体"的说法，批评一些医生在此理论指导下，滥用寒凉之剂，损伤小儿脾胃。在论述小儿指纹时，他表现了很重客观诊断依据的思想。他认为切脉对幼儿、儿童疾病的诊断是不可靠的。他说："小儿每怯生人，初见不无啼叫，呼吸先乱，神志仓忙，而（脉）迟数大小已失本来之象矣，诊之何益？不若以指纹之可见者，与面色病候相印证，此亦医中望（诊）切（切脉）两兼之意也。"并且提出"浮沉分表里，红紫辨寒热：淡滞定虚实"。实则大量临床经验总结之结晶。可贵的是，他还依据小儿内脏肌肤尚在发育阶段，药物多不能受的观点，反对杂药乱投，发展了小儿科疾病运用外治法的经验，如按摩、热敷、膏贴、针挑、刮痧、磁砭、吹药、蜜导等。

　　清代小儿科学之发展，除出现了不少综合性专著外，更昌盛一时的是专门论述天花、麻疹、猩红热等小儿科急性传染病的著作，这显示了我国儿科学发展的一个新高度。譬如人痘接种专家辈出，他们在人痘接种以预防天花的战斗中，为人类做出了杰出的贡献，前已提及。在此仅仅引述三位人痘接种专家的三个论点。例如：俞茂鲲，字天池，今江苏句容人，撰《痘科金镜赋集解》(1727)，提出："闻种痘起于明隆庆年间(1567~1572)，宁国府太平县，姓氏失考，得之异人丹传之家，由此蔓延天下，至今种痘者，宁国人居多。"为研究我国人痘接种史提供了宝贵的参考资料。他主张用经过多次接种之"熟苗"以增加种痘之安全有效性。又如张琰撰《种痘新书》(1741)，报道"经余种者不下八九千人，屈指记之。所莫救者，不过二三十耳"。这说明我国在18世纪中，种人痘以预防天花的成功率已达到百分之九十七左右，而没有经过筛选的痘苗和减毒苗，是不可能达到这一高水平的。再看朱奕梁关于人痘减毒和安全方面的改进，就可以知道张氏的高成功率不是偶然的。他在《种痘心法》(1808)一书中强调："其苗传种愈久，则药力之提拔愈精，人工选炼愈熟，火毒汰尽，精气独存，所以万全而无害也。若时苗能连种七次，精加选炼，即为熟苗。"这种选种育苗法与现代制造疫苗的科学理论和要求，在主要方面是完全一致的。

麻疹，更是小儿最常见的疾病，专著(或与天花、水痘等合编的著作)之多也是少见的。如谢玉琼撰《麻科活人全书》(1748)四卷。谢玉琼，字崑秀，今广西南宁宾阳人，所著是一部专论麻疹证治的名著，既综合反映了清以前，历代医家有关麻疹一病的经验总结和理论概括成就，又表现出谢氏本人在治疗麻疹一病上的理、法、方、药方面的特点。例如麻疹之病因，谢氏既论述了传统的理论，又指出"多带时行"，他强调了麻疹的传染性。他所论述麻疹在各地的不同病名、岁气和预解宣毒，为麻疹病名的统一做出了贡献，并萌发了预防思想。特别指出麻疹后期"余邪为殃"的经验，对医生防治麻疹的并发症提出了警告。这确是十分重要的。在麻疹的治疗方面，选方近三百首，特别是"宣解发表汤""葛根解肌汤"及其加减运用，是麻疹早期散发透表的效方，也是长期以来儿科医师所习用的基本方，可见其影响是很大的。谢氏擅长因证立方，因方用药，善于随证、随时取舍运用，再加上该书在汇集前人成就上所作的努力，终使之成为我国儿科学发展史上一部集麻疹证治之大成的著作。再有，陈耕道的《疫痧草》(1801)，虽然成书较晚，但对猩红热一病的传染途径为"气息

孙星衍尺牍（清代）
纸质，高23厘米，宽8.5厘米。
孙星衍（1753-1818），字渊如，阳湖（今江苏常州武进）人，清著名学者，精于经史文字之学，旁及诸子百家，尤精本草校勘，曾辑佚《神农本草经》。
（上海中医药大学医史博物馆收藏）

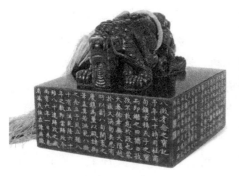

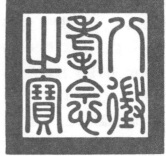

传染"，强烈程度是"一触即发"，以及预防隔离等，都有了比较正确的观点。在治疗上也汇集了相当丰富的对症处理经验及医疗大法，是一部反映清代医学家治疗小儿传染病水平的代表性著作。

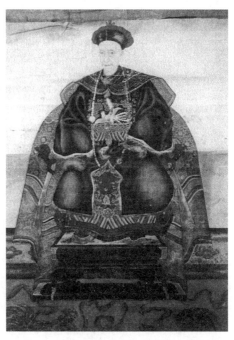

清代儿科学发展的另一特点，就是儿科医生在小儿脏腑发育未全的认识基础上，为避免用药对小儿发育造成了不良影响，逐渐总结出的小儿推拿按摩疗法，此疗法曾得到很大发展。17世纪的小儿推拿，以熊应雄辑的《幼科推拿广意》（1676）为代表，该书又名《小儿推拿广意》。熊应雄，字运英，四川人，以擅长小儿科疾病的治疗著称。在小儿疾病诊断上，强调视两目、听声音、视囟门、视形貌、视毛发，今日看来，确属重要。他认为推拿之法有效而受苦甚少，故常留心此道以疗小儿之疾，后与善于推拿的医学家陈世凯合作研讨，辑成此书。该书除总论小儿科疾病诊断诸法外，对小儿科疾患推拿之术、婴幼儿护养宜忌和推拿方法、图解、穴位等，均作了比较系统的介绍，并附歌诀帮助记忆，附常用方药以防推拿不效之用。该书内容切合实际，所以流传甚广。骆如龙，字潜庵，今安徽和县人，撰《幼科推拿秘书》（1784）五卷，该书为18世纪小儿推拿之代表作。骆氏学精儿科，对小儿推拿尤其擅长，该书对儿科疾病诊法，推拿穴位、方法，诸病推拿之适应证等，均有比较系统的论述。后经熊民新抄订，后世有改名为《幼科推拿全书》者，也足证明其影响之广泛。到19世纪，小儿科推拿专著则以夏云集的《保赤推拿法》（1885）为最。夏云集，字祥宇，又字英白，今河南息县人。于学举业、制艺之余，酷爱幼科推拿，后到金陵（今南京）育婴堂，得以大展其术，并辑此书，又名《推拿精要保赤必备》。该书语浅义显，附图明晰，可据以认证；按图索穴，即可研习施治。其后，该书也有多种增释、增图等。张振鋆的《厘正按摩要术》（1889），是在明代周于蕃撰《小儿推拿秘诀》（1612）的基础上，经张氏校订补辑而成的。张振鋆，名筱衫，今江苏宝应人。张氏所辑征引文献广泛，不仅增补内容多，而且在编次整理上有条理有系统，所以内容十分丰富，以其较高的临床参考价值为按摩界所赞赏，流传很广。以上小儿推拿专著，虽有雷同之处，但又各具特色，实为有清一代之代表，系小儿推拿之集大成者。现代许多流派之渊源，几乎都可以上溯至他们这里。

第十节　五官科医疗技术的发展

清初，继明代医学分科旧制，眼科、口齿、咽喉仍分三科，统治五官科疾病。嘉庆二年（1797）令三科合并为眼科与口齿咽喉两科，一直延续到清末。1886年太医院分科虽归并为五科，但眼科、口齿咽喉仍分立，也可看出清王朝对五官疾病，还是比较重视的。

眼科方面。影响比较大者，是文永周重编的《一草亭眼科全书》、黄庭镜的《目经大成》等书。

文永周，字卜庵，号郁然、豁然子，四川万县（今重庆万州）人，因眼科疾病久治不愈而弃儒习医，尤以眼科为其所长。他广收博采，对明代傅仁宇《审视瑶函》，明代邓苑《一草亭目科全书》，以及《异授眼科》《飞鸿集》等，无不予以精读钻研，心得体会日益宏富，不但治愈了自己的眼病，而且为人治病也每获良效。在此基础上，他取各家之长，或己用之有效者，编辑成册，名曰《一草亭眼科全书》，或名《感应一草亭眼科全书》等，共四卷，于1837年刊印流传。其中凡经文氏临证治疗获效验者，则注以"豁然子"字样以示区别，是流传较广的眼科专著之一。文氏还撰有《眼科七十二症问答病因丸散》，也有较大的影响。

黄庭镜（1703~1774?），字燕台，号不尘子，今福建建瓯人。初业儒，亦因目疾而专心致力于眼科疾病的学习和钻研，久而以善眼科而著称于世。后来，又从湖北武昌培风山人处，学习掌握了金针拨白内障等手术，医术益精，声名更大。为使其眼科医疗技术能流传于世，故撰《目经大成》一书，约成于1774年，1804年首次刊行于世。《目经大成》是一部富有总结性的眼科专书，体现了黄氏高深的眼科理论修养、精巧的眼科医疗技术，及丰富的医疗经验。例如关于白内障治疗的金针拨障手术，他正确强调：在"风轮与锐眦相半正中插入，毫发无偏"。这一定位是十分精明的，现代解剖证明该进针处正好是睫状体平坦部之中点，是最安全可靠的选择。这个进针部位，也是目前经国内外眼科专家实践证明的一个比较理想的手术切口部位。同时，他还以审机、点睛、射覆、探骊、扰海、卷帘、圆镜、完璧等拨眼八法为题，进行了比较系统的描述。其后更附有针拨白内障手术治疗的医案数例。该书对我国眼科，特别是眼科医疗技术之发展与传播，起了很大的作用。1804年该书刊印时，门生邓赞夫改书名为《目科正宗》，使之有着更广泛的流传。此外，顾养吾的《银海指南》（1810）四卷，是一部把眼病与全身病紧密联系为一体的代表作。他叙述了多种流行病、杂病与眼病的关系，视眼病为全身病的一个局部，例如：伤寒主目疾论，瘟疫兼目疾论，中风兼目疾论等，其立论颇富特点，也很有科学价值。同时，他还论述了十二经脉与眼病的关系，在一定程度上反映了眼病研究的进一步深入。

口齿咽喉科和耳鼻科方面：中医咽喉科，多包括有口齿与耳鼻疾患于其内，尚无一定的格局。有时口齿独立成科，有时则口齿咽喉并为一科。耳鼻疾病虽有专书，但仍多附于咽喉科中。是否分立或合并多因发病之多少而定。此期著名的咽喉科专著有张宗良的《喉科指掌》(1757)和郑梅涧的《重楼玉钥》(1838)等。

张宗良，字留仙，上海人，素精医理，以擅长咽喉科疾病的治疗而著称。其诊治重视神态、气色、切脉以及观察病变局部的色泽、听声音之高下浮沉，治疗每获良好的效果。他撰《喉科指掌》以总结其经验。在治疗上除善于用药外，对针灸疗法也有颇多阐述，为使学者读阅认证方便，该书还绘有图片。张氏还与佚名吴氏合撰有《咽喉秘籍》，或名《喉科秘旨》等。1818年又有署名包永泰的《喉科杓指》，是在张氏《喉科指掌》基础上加入牙齿门而成的。其删去原作者姓名，这种情况在有清一代并不少见。

郑梅涧（约1727~1787），名宏纲，字纪元，梅涧是号，又号雪萼山人，安徽歙县人。父郑子丰，从福建人黄明生学习喉科，并得其喉科秘书，以精于喉科而闻名于世。由于居处名南园，人们以南园喉科呼之。梅涧自幼在父亲的熏陶下，学习勤奋，认证准确，因常常急救危重喉证而得愈，名望四起，传颂不绝，求治者益众。他认为白喉一证发于肺肾本质不足者，或遇燥气流行，或多服辛烈之物感触而发。因此，治疗时十分重视养阴清肺，创制喉科名方"养阴清肺汤"。晚年积家传与个人终生之经验，撰《重楼玉钥》一书，是我国喉科发展史上的一部重要著作。该书曾经梅涧知己方成培整理，并由梅涧之子郑承瀚增补，于道光十八年（1838）初刊。该书内容丰富，对白喉之论述尤精。梅涧创制的治白喉主方养阴清肺汤，经现代实验研究，证实其对治疗白喉及其他喉证等有确效，被改名为"抗白喉合剂"。他所论喉科忌药，实乃后世《白喉治法忌表抉微》(1891)之渊源。又有方成培的《重楼玉钥续编》等。梅涧子郑承瀚，字若溪，一字枢扶，撰《喉白阐微》，可与《重楼玉钥》相辅相成，互为补充，使清代喉科发展到了一个新水平。还须指出，郑梅涧堂弟郑宏绩，亦当代喉科名医，因其居处在西园，其后人业医者，称之为西园喉科，以别于梅涧为首的南园喉科。歙县郑家世代以喉科闻名遐迩，为中医学喉科之发展作出了贡献，是中医喉科重要的学术流派之一。据说其孙辈现仍承继家学，是歙县的医林人物。

关于口齿科，尚有以论口齿为重点的医书，如姬舒庵撰《走马喉痹论》(1872)，以及不著撰者的《喉牙口舌各科秘旨》(1879)等。值得提出的是论白喉专书《白喉治法忌表抉微》，虽是耐修子继承郑梅涧学术思想整理发挥而成的，但其影响却很大。该书1891年首刊以来先后印行近七十次之多。

第十一节　针灸学发展与道光帝废除针灸

针灸学发展到清代，由于受当局歧视，故受到了很大的限制，加之封建礼教思想日趋浓厚，在思想上也受到了很大的压力，造成针灸在有清一代，特别是晚清，处于衰落或停滞不前的状态。即使是清初，针灸一科也只是出现了一些普及读物，或是综合整理的针灸著作。有影响的是汪昂撰写的《经络歌诀》(1694)，还有《经络穴道歌》等，后者是将《灵枢·经脉》所论述的十二经循行及其主病部分，编成七言歌诀体，用以便利初学者记诵，书后还附有奇经八脉的歌诀。该书多附于汪昂的《汤头歌诀》之后刊行，故得以极广泛的流行，群众学习针灸经络多以此为读本。18世纪，在针灸学方面影响较大者，以《医宗金鉴》中的《针灸心法要诀》为代表。该书属清代皇室全面整理的一部医学百科全书性质的书籍，虽然也有较高的学术内容，但其着眼点并非学术性，仍然是一部教科书性质的医学全书。针灸学作为其中的一个分册，是针灸学学术的简要整理，并不能看出有什么创造和明显的发展进步。但有一点很明确，清皇室在此刻对针灸还是重视的，仍视之为医学的一个重要分科，而且为了奖励参加编纂《医宗金鉴》的医学家，乾隆还为他们铸赠了针灸铜人。19世纪以来则发生了重大变化，道光二年(1822)，竟颁旨废除了针灸，说什么"针刺火灸，究非奉君之所宜，太医院针灸一科，着永远停止"。这种封建礼教扼杀医学科学的事，可谓空前的劣迹。自此之后，针灸在太医院便被永远地废除了。此举对针灸的发展，无疑

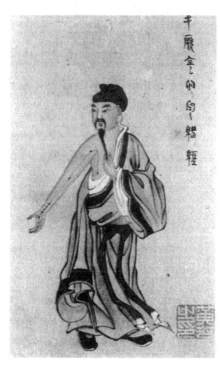

《彩绘明堂经穴图》
(清代)

写真画家黄谷绘于康熙甲子（1684）年。

该图共16幅，分为人体正面、背面经穴总图各1幅，裸体、经络分别以彩色表现。另12条经脉与任、督脉，各有1幅图。有男、女、儿童形，工笔彩绘，富有学术参考价值与文物价值。

（故宫博物院藏）

是一次严重的打击，对针灸发展造成的阻力和压力，自然也是不可估量的。但也必须指出，针灸在民间、在群众中仍得到了广泛的普及和推广，大量普及性针灸书不断得到刻印刊行。针灸学家廖润鸿，得师授《针灸集成》（1874）。廖润鸿（1835~？），字逵宾，湖南醴陵人，参以《医宗金鉴·针灸心法要诀》，除对《针灸集成》进行修正外，还编成《考正周身穴法歌》附刊于《针灸集成》之后梓行。该书所论禁针灸穴、别穴、要穴、奇穴、针灸禁忌时日、骨度法、诸病针灸法，以及十四经经穴与经外奇穴等内容，均系历代针灸家经验之积累。由于引用参考之针灸文献较多，虽可说在针灸衰落时期一枝独秀，但严格讲，该书实无什么新内容。此期针灸学发展虽无创新，但刊刻前代针灸之名著却仍然不少，这也从一个侧面反映了清代针灸发展的特点。

第十二节　王清任慧目躬身人体解剖

西周至秦汉间，中医人体解剖学曾经是很进步的。在《内经》及其他有关记载中，不但体表解剖是比较正确的，而且在有关内脏之大小、形状、部位、自重、容量、相互关系等方面，有许多记述同我们现代解剖所得是基本一致的。特别在申明解剖之目的时，明确指出是为了发展医学，是人体解剖不是动物解剖，这些均在人类认识自体方面处于先进的行列。但是，这个学科在医学发展的进程中，未能取得主导地位，逐渐为"气化"学派所战胜，使解剖学的发展越来越处于不被重视，甚至完全被忽视的境地，后来更被视为大逆不道，违反人伦，人体解剖甚至沦为被谴责的行为。因此，曾经很先进的人体解剖学在其后的两千年，基本上被废弃了，偶尔有所记述，也只是在罪犯身上进行，作为对罪犯的一种刑罚措施。即使如此，其记录也散佚不存了。而这样的例子，两千年当中，就我们已知者也不过两次。即宋仁宗庆历年间（1041~1048），吴简等制《欧希范五脏图》与宋徽宗崇宁年间（1102~1106），杨介等制《存真图》。可惜这两次在罪犯身上进行解剖所得之图绘均已散失不存。

清代医学发展在一些方面更趋保守，人体解剖更是不被允许的。医学家几乎无不满足于中医已知的脏腑经络等学说，极少提出对这些学说的不同看法或非议，更少有人主张从实际解剖人体出发，来改正和深化人们对人体内脏结构的认识。甚至1822年，最高医学学府——太医院的针灸科，竟因"非奉君之所宜"被取缔了，可想而知，其保守、封建、故步自封的思潮对医学科学发展的阻碍到了何等地步！在这种形势下，何谈人体解剖学之发展。说来也巧，正是在此时此刻，也正是在皇帝下令的地方，正在进行着一系列的人体解剖观察、记录、研究活动。不管这次解剖活动有多大进步，它都是一次重大的改革，是一次发展科学的伟大行动。进行这次解剖活动的医学家，就是令人永远崇敬的伟大的革新者——王清任。

王清任（1768~1831），字勋臣，今河北玉田人。《玉田县志》记载他"为武庠生，纳粟得千总衔，性磊落。精岐黄术，名噪京师"。王清任一生，活动于河北玉田、辽宁沈阳和北京一带，在北京设有药铺，名为"知一堂"。王清任常年坐堂行医，直至病死于北京朋友之家。

王清任在医疗活动中，日益体察到人体解剖学的重要，并欲使人体解剖知识，同中医学理论和临床实践结合起来，这一思想在当时是十分难能可贵的。正是在这一思想的指导下，他决心投身于人体解剖学的观察研究活动中。他的研究进一步深化了他的正确认识，当他总结这一看法时便明确提出："夫业医诊病，当先明脏腑""自恨著书不明脏腑，岂不是痴人说梦，治病不明脏腑，何异于盲子夜行！"他批评自古良医之所以无一全人，就是由于前代医学家著书立说时弄错了人体脏腑，使后学者遵行并依之立论，从而造成许多病情与脏腑不相符合。他认为："此医道无全人之由来也。"他的指责确实是有道理的。然而正因为如此，他遭到了一些人的非议甚至攻击。他也深知这一点，所以特别强调："千百年后，岂无知者。今余刻此图，并非独出己见，评论古人之短长，非欲后人知我，亦不避后人罪我，惟愿医林中人，一见此图，胸中雪亮，眼底光明，临证有所遵循，不致南辕北辙，出言含混，病或少失，是吾之厚望。幸仁人君子，鉴而谅之。"从这段文字可以看出，王清任研究人体解剖，特别是对于刊行自己的研究结论和所绘人体解剖图存有矛盾的心情和沉重的思想顾虑。他的确承受着比较大的压力，但终于以自己比较正确的行动，纠正了两千多年来一直被视为经典而实际上是错误的结论。他将自己通过人体解剖得出的结论公之于世，这确实需要大无畏的胸怀。医学科学家，任何从事科学研究的学者，都需要这种无私的胸怀和胆量。在英文版《简明不列颠百科全书》中，仅仅收录了两位中国医学家，王清任为其一，恐怕也非偶然。

严格的解剖，切实的记录：王清任进行人体解剖是完全没有条件的，为了完成此项事业，不得不把"解剖室"设在义冢墓地以及刑场上，所剖视者则只能是犬食之余的童尸和刑杀之后的尸体，可以想象其艰难和困苦的程度。他在记述这段经历时说："至嘉庆二年丁巳（1797），余年三十，四月初旬，游于滦州之稻地镇（今河北滦县西南丰润县间），其时彼处小儿正染瘟疹痢症，十死八九。无力之家，多半用代席裹埋彼处乡风，更不深埋，意在犬食，利于下胎不死。故各义冢中，破腹露脏之儿，日有百余。余每日压马过其地，初未尝不掩鼻，后因念及古人所以错论脏腑，皆由未尝亲见，遂不避污秽，每日清晨，赴其义冢，就群儿之露脏者细视之，犬食之余，大约有肠胃者多，有心肝者少，互相参看，十人之内、看全不过三人，连视十日，大约看全不下三十余人。"他既无福尔马林防腐，也无解剖台，而只有犬食之余、业已腐败的尸体和臭气熏天的田野大地。在这样的条件下，他探查的童尸不计其数，实际剖视观察综合成全尸约三十余例，这需要莫大的毅力！是什么力量促使他做此并不被人认可的事呢？正如他自己所讲，是为了医学发展！他必须改正历代医家沿袭已久的在人体解剖上的错误，所以他将自己的著作定名为《医林改错》。他还说过："余于脏腑（此处应作人体内脏解剖讲）一事，访验四十二年，方得的确，绘成全图，意欲刊行于世，惟恐后人未见脏腑，议余故叛经文；欲不刊行，复虑后世业医受祸，相沿又不知几千百年。"他的思想境界十分真切动人，也不难看出他的严肃认真和实事求是的科学态度。

王清任实地解剖记录，改正前人解剖之众多错误：首先是横膈膜的发现和正确记录，他对"膈膜一事，留心四十年，未能审验明确"，后遇朋友"所见诛戮逆尸最多，于膈膜一事，知之最悉"，"即叩拜而问之"。结合自己的实践观察，他在改正前人错误时指出："膈膜以上，仅止肺、心、左右气门，余无他物。其余皆膈膜以下物。人身膈膜是上下界物。""胸下膈膜一片，其薄如纸，最为坚实。"这一论断是很正确的，也是前人未曾提及的。关于肺脏，历来医学家都认为肺有六叶两耳，二十四孔。王氏认为：肺管"分为两杈，入肺两叶，每杈分九中杈，每中杈分九小杈，每小杈长数小枝，枝之尽头处，并无孔窍，其形仿佛麒麟菜。""肺下实无透窍，亦无行气之二十四孔。"他形象地比喻、正确地阐明了气管、支气管、细支气管、肺泡之间的关系。关于胃、胰，历来医学家也多无确切论述，王氏之解剖记录，使对其之认识大大提高了一步，从而也改正了前人的若干误解。如："胃腑之体质，上口贲门在胃上正中，下口幽门，亦在胃上偏右。幽门之左寸许名津门。胃内津门之左，有疙瘩如枣，名遮食（幽门括约肌）。胃外津门左，名总提（胰腺），肝连于其上。"应该说，王清任是我国第一个比较正确地论述了胃、胰、肝、胆，及胃出口、胰管、胆管等复杂关系的医学家。关于人体动脉、静脉系统，王清任的绘图和文字论述也在许多方面改正了前人的错误。如所述："左气门、右气门两管由肺管两傍下行，至肺管前面半截处，归并一根，如树两杈归一本，形粗如箸，下行入心，由心左转出，粗如笔管，从心左后行，由肺管左边过肺入脊前，下行至尾骨，名曰卫总管。"卫总管对背心两边有两管，粗如箸，向两肩长；对腰有两管，通连两肾；腰下有两管，通两胯；腰上对脊正中有十一短管，连脊。"限于基础和条件，如果把王清任的气管改为动脉管，他的描述就很少有被指责的余地了。在这里可以清楚看出，王氏所说的左、右气门，实际上指的是左、右颈总动脉；左右气门两管下行归并一根而入心者，即指从左心室发出的主动脉；由心左转出，至尾骨之卫总管，则是相对于降主动脉而言的；自腰以下向腹长两管，上管通气府者指的是肠系膜上动脉，下管王氏未搞清楚，所以说"独此一管，细心查看，未能查验的确，所以疑似""是通男子精道，女子之子宫"者。这也是一个客观的科学态度，并提请"后之业医者，倘遇机会，细心查看再补"。王氏所说的卫总管向两臂长者，是指左右锁骨下动脉；卫总管通两肾之管，是指左右肾动脉；卫总管通两胯之管，是指左右髂动脉；卫总管通脊骨之十一短管，则是指肋间动脉。从其改正之图形看，与之相伴行者，他称之为"荣总管"，显然即腔静脉。由于静脉在尸解时盛满血，所以王清任指出"即血管"；而动脉在尸解时，其血已排空，所以王氏误认为气管，当然他也就因此提出了了一系列的错误观点。可贵的是，他的解剖记录在解决这一系列错综复杂的问题时，给予我们比前人更加正确、更加科学的结论。而其谬误，只不过是科学前进路上不可避免的谬误。马克思、恩格斯教导我们评价一位科学家，首先要看他在前人的基础上为我们新提供了什么，而不是把他们的工作与我们相比，看他们哪些方面还不如我们。这个道理是易于为人们所接受的，这也是我们评价王清任的一个标准。

更有意义的是，王清任在论述动、静脉之形质部位时指出："卫总管体厚形粗，长在脊骨之前，与脊骨相连，散布头面四肢，即周身气管（动脉）。""荣总管体薄形细，长在卫总管之前，与卫总管相连，散布头面四肢，近肉皮长（生长），即周身血管（静脉）。"王清任虽未能分清动脉、静脉及其与心脏在血液循环上之功能等，但在解剖部位和彼此之关系的认识上，却大大地把我国解剖学向前推进了一步。还必须指出，王氏在脑之解剖生理功能方面，也做出了令人钦佩的成绩。这里仅节摘其论述："灵机记性不在心，在脑……不但医书论病，言灵机发于心，即儒家谈道德，言性理，亦未有不言灵机在心者。"他指出灵机记性在于心的观点是如何错误，以及灵机记性在于脑的依据后，又说："两耳通脑，所听之声归于脑……两目系如线，长于脑，所见之物归于脑……鼻通于脑，所闻香臭归于脑……看小儿初生时，脑未全，囟门软，目不灵动，耳不知听，鼻不知闻，舌不言。至周岁，脑渐生，囟门渐长，耳稍知听，目稍有灵动，鼻微知香臭，舌能言一二字……所以小儿无记性者，脑髓未满；高年无记性者，脑髓渐空。"确系真知灼见。李时珍曰：脑为元神之府。金正希曰：人之记性皆在脑中。人的思想、意识、记忆等，不在心而在脑的观点，显然是正确的，这一正确认识虽不自王清任始，但他在那种普遍认为灵机记性在心的医学界，敢于支持少数人的正确观点，并用解剖学证实眼视物、耳听声、鼻嗅味皆源于脑、系于脑，确实是非常正确的，是持科学态度者难以否定的。

对王清任在临床医学上的贡献，后世认识比较一致，大都予以肯定。然而对他在解剖学上的杰出贡献，却存在着截然相反的观点。有人推崇，有人指责，甚至有人咒骂。例如稍晚于王氏的医学家陆九芝，竟攻击王清任是"教人于骷髅堆中、杀人场上学医道"。但梁启超在《中国近三百年学术史》一文中，高度赞扬王清任"诚中国医界极大胆之革命论者"。还有人用现代解剖学水平衡量王清任的解剖实践，说什么《医林改错》越改越错，错上加错。也有现代人指责王清任狂妄、非古，批评《内经》就等于否定中医，是"一种遗毒"等。当然，也有现代学者肯定其解剖学贡献，特别是他那敢于冲破旧礼教、封建思想束缚的大无畏精神。应该说肯定者占多数。

第十三节　发展与普及的医方、本草

医方与本草，在中医学的发展中，大致可分为本草学（即中药学）和医方学（即方剂学）。二者之间关系甚密，往往是相互促进的。

一、本草学的新成就与本草普及书的大量刊行

同历代相比，清代在本草学的发展上，同明代、宋代或唐代相比，不仅未能后来居上，即使同水平发展也并不显著。综观清代本草学中比较突出的著述，是赵学敏编撰的《本草纲目拾遗》（1765）。赵学敏（1719~1805），字依吉，号恕轩，今浙江杭州人，嗜好医学，对药物学尤为有志。他一面夜读家藏医药书籍，一面在自家的药圃观察研究，同时还向当代名家和民间有识之士访求医药知识。后编撰医药书籍 12 种，名为"利济十二种"。但目前尚存于世的，只有《串雅》内、外编和《本草纲目拾遗》两种了。《串雅》是他根据民间走方郎中赵柏云的医疗经验，并结合个人所搜集的资料编撰而成的，可以说是一部民间医疗经验的宝库，其用药颇富简、便、廉的特点，详见前述。他还著有《本草纲目拾遗》，十卷，顾名思义，他是以弥补李时珍本草巨著《本草纲目》一书之遗漏阙失为编撰目的而进行的。赵氏为完成这一艰巨任务，参阅医药和非医药文献数百种。结合个人实地查访所得，共收《本草纲目》所未载的药物 921 种，其中包括国外传入的药物，如金鸡纳、胖大海、刀创水（碘酒）、鼻冲水（氨水）等。此外，他还在正误项下，纠正李时珍记述上的错误 34 条。他认为人部药"非云济世，实以启奸"，故不收列。在补收的正品药 716 种当中，还有如冬虫夏草、藏红花、建神曲、鸦胆子等富有药效的药物，都是由他首次收入我国本草学著作的。由于作者注重实物观察和实地采访，故该书内容大多翔实可信，有着比较大的参考价值。《本草纲目拾遗》是我国本草学发展史上继《本草纲目》之后的一部有代表性的专著，也是有清一代在本草学发展上最有成就的一部巨著。清代吴其濬所撰《植物名实图考》（1848），凡 38 卷，比《本草纲目拾遗》在学术上和内容上均有过之而无不及，但作者用意偏重于植物志，虽叙述了药用价值，却并非本草学著作，故我们还不能以此为清代本草学发展的新水平、新成就。

清代医学发展有一个最显著的特点，就是普及。本草学著作甚多，几乎都以普及为其所长，仅举数例说明之。

《本草述》，清初刘若金撰于1666年。该书只收比较常用的药物691种，分为

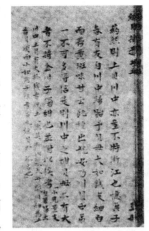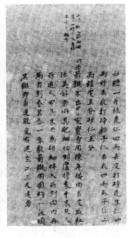

水、火、土、五金、石、卤石、山草、芳草、毒草、蔓草、水草、石草、谷、菜、五果等共计32部。以药物的阴阳升降学说，及其与脏腑经络关系为理论依据，加以作者经验发挥，对药物药性理论及临床应用，作了较为具体的论述，这是在《本草纲目》之后，对本草学的一次比较简明扼要的论述。尽管该书有32卷之多，但比《本草纲目》等，更为切合一般临床运用。因此，19世纪初，一位擅长药学的举人——杨时泰，在《本草述》的基础上，"为之去繁就简，汰其冗者十之四，达其理者十之六"，编成《本草述钩玄》（1842），只收药物五百余种，其内容也较《本草述》更加简明扼要，通俗易懂。据统计，这两部本草书自撰成之后，先后刻版印行有13次之多，可见其在普及药物学上的作用。

《本草备要》，是我国本草学发展史上普及作用最大的药物学著作。作者汪昂（1615~1695），字讱庵，安徽休宁人，早年业儒，30岁时弃举业，潜心医药学研究，积40年，博览诸子经史和各家医药书籍，虽不以医为业，然一心用于医药学的普及，撰述甚多，风行海内。对药物学之普及，亦甚重视，他认为过去的本草学著作，"读之率欲睡欲卧，以每药之下，所注者不过脏腑、经络、甘酸苦涩、寒热温平、升降浮沉、病候主治而已。未尝阐发其理，使读之者有义味可咀嚼也。即如证类诸本，采集颇广，又以众说繁芜，观者罔所折衷也"。批评诸家本草之内容文字死板，不能使读者产生兴趣，使本草书成为催眠曲。他编《本草备要》（初撰

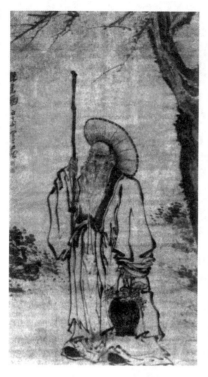

采药图（清·闵真绘）

闵真，广济（今湖北）人，号正斋，12岁丧父母，及长学绘事，追摹父母像以奉祀，人赞其孝。通山水花鸟，尤精篆刻，此"采药图"为其一。朱药器重之，闵当系乾隆时人。

于 1661 年，增订于 1694 年）时，确定了"主治之理，务令详明；取用之宜，期于确切；言畅意晰，字少义多"等原则，从结合临床实际出发，提高读者阅读的兴趣，此其一也。他还强调《本草备要》之作，"不专为医林而设，盖以疾疢人所时有，脱或处僻小之区，遇庸劣之手，脉候欠审，用药乖方，而无简便方书与之较证，鲜有不受其误者"。说明他编此书，并非专为医界学习研读之用，更有向一般群众普及本草知识之意，此其二也。再看书名，汪氏撰《本草备要》并非单纯追求删繁就简，同时还很注意对前人本草内容之未备者的收录，故名，此其三也。有此三者，该书之特点和重在普及之要求已十分清楚。《本草备要》共收常用药 478 种，选药甚精。书首论"药性总义"，叙药物性味，归经，炮炙大要等。各论于每药之下，首叙十剂所属，次则辨其气、味、形、色、入经、功用和主治，内容简要，文字明晰，颇受读者欢迎。自 1694 年首刊到 1955 年影印的两百多年间，前后共刊印出版达 64 次之多，差不多每四年便有一次刻印刊行，可谓本草书印行频率最高者。单此即可说明其在本草普及上的重要作用。此书还是慈禧案头常备之书。

《本草从新》，是清代许多具有普及作用的著作中的又一部影响较大的本草学著作，首次刊行于 1757 年。本书作者吴仪洛，字遵程，浙江海盐人，攻考科举不成后用心钻研医药学。汪昂的《本草备要》对其学习医药学之影响固然颇大，但汪氏之论述存在着拘泥古说之缺点，故吴氏在该书基础上，重加修订，约有一半内容仍依汪氏所叙，另一半内容则进行了修订或新增，例如新增的太子参、西洋参等，都是本书所首载。因此，在撰成后将该书命名为《本草从新》，共收药物720种，可以说是《本草备要》的修订本。该书首刊后，到1957年的200年间，刊行次数达51次之多，也创平均不到4年即有一次刊刻印行的纪录。如果将《本草备要》《本草从新》之刊行次数相加，在260年间刊行达115次，平均两年多即重印一次。足见其影响之大，需求之多，普及之广了。慈禧皇太后案头也备有此书，用以检验御医诊疗用药之正确与否。

清代普及本草学的著作还有很多，如《得配本草》，作者严西亭，名洁，又字青莲，浙江余姚人；施澹宁，名雯，浙江余姚人；洪缉庵，名炜，浙江余姚人。三人合作编纂该书。他们三人在临床治疗过程中，遇到疑难病情或险恶重症，便共同研讨，所谓"三人必反复辩论，以故试其药"，然后总结经验，记录在案，日积月累，颇多新知，从而共同编撰成《得配本草》（1761）。该书收药647种，除论述药物性味、功用、主治外，还阐述药物与药物之间的相畏、相反、相使、相恶，以及治疗过程中药物之协同作用，得、配、佐、和等，故名。该书有着较大的实用价值，因此，刊行后也很受医界的好评。

蒙藏医学在此期也很注重普及。18世纪，青海蒙古族医药学家——伊舍巴勒珠尔（1704~？），用藏文编撰了一部药物学著作，书名《药物名录和认药白晶药鉴》。该书是一部以认药、用药和叙述药物作用等基础知识为主要内容的药物学文献，曾被译为蒙古文流传，共收蒙藏医学比较常用的药物801种，其中珍宝类药物38种，土、石类药物72种，植物类药物335种，角类以及骨、肉、血、胆、脂、脑、皮、蹄甲、尿、粪、昆虫类药物109种，其他类247种，对蒙、藏医学用药知识的普及发挥了重要的作用。蒙、藏药学的普及著作还有数种，如19世纪内蒙古正白旗著名蒙药学家——罗布僧苏勒和木，也用藏文编撰了《认药学》一书，分为珍宝、土、石类药物识别知识，草木类药物识别知识，生于木、土、草原地带药物之识别知识，产于盐、灰、动物类药物的识别知识四部，共678种。分别按形态、生境、性味、功用、质量优劣等，进行了较全面的阐述，影响也很广泛。又如内蒙古奈曼旗蒙医药学家——占布勒道尔吉，用藏文编撰的《蒙药本草图鉴》一书，又称为《蒙医正典》，收载药物879种，附图579幅。该书在纠正蒙药品种混乱现象及错误方面作出了贡献。这本书至今仍是蒙藏医学学习、研究、鉴别、采集药物的依据。

蒙医学家，多以研究藏医学而著名。因此，他们在过去几乎都精通藏文和藏医经典著作，他们的著作也多用藏文写成。上述普及著作，最初均以藏文写成，其后才被译成蒙古文。所以在蒙古地区有两种文本同时流传。

二、方剂学的发展与普及

在中医学医方的发展方面，清代的发展特点大致与本草学相似。最富有代表性的医方著作，有《医方集解》《成方切用》《汤头歌诀》和《验方新编》等。

《医方集解》（1682），作者汪昂。汪氏撰《本草备要》的目的前已述及，那么为何要撰《医方集解》？其实在《本草备要》的凡例中已有交代，他说，"是以特著此编（指《本草备要》），兼辑《医方集解》一书相辅而行，篇章虽约，词旨详明，携带不难，简阅甚便，倘能人置一本，附之篋笥，以备缓急，亦卫生之一助"。可见汪氏撰此，是作普及本草学知识的姐妹篇，使本草、医方学相辅相成。作者正是在此思想指导下，在撰写《医方集解》时，深感明代吴崑所撰《医方考》（1584），虽然"文义清疎，同人脍炙"，但却是"一家之言，其于致远钩深，或未彻尽，兹特博采广搜，网罗群书，精穷蕴奥，或同或异，各存所见，以备参稽，使探宝者不止一藏，尝鼎者不仅一脔。凡病者观之，得以印证，用者据之，不致径庭……"汪氏之用心可谓良苦矣。《医方集解》采集古方三百多首，附方更多，按方药功用，分为21门，每方叙述其主治、来源、适应证、用药剂量、炮制方法、方义及加减等。每方之适用疾病病源、脉候、脏腑、经络、药性、治法等也力求详备。他力求简明切要，向读者提供尽可能多的各家有关方剂学的论述和实践经验。因此，该书刊行后三百多年来，颇得医家和病家的欢迎和好评，先后刊行约六十次之多。

汪昂的另一著作《汤头歌诀》，是把治疗疾病常用处方之药物组成和主治功用编成歌诀，用以帮助读者背诵和记忆。该书共选用常用方剂三百多首，编成二百多首七言歌诀，分为补益、发表、攻里、涌吐等类，每方附有简要的注释。1694年刊行后，不但刊行次数很多，流传甚广，而且有许多医家以《汤头歌诀》为基础，予以注释、发挥、续编，已知者有十余家。此外，仿效其体例，编写医方歌诀者更是不计其数。汪昂精心研读医学，不仅仅在临床诊疗上成绩斐然，更编撰中医普及著作，成绩巨大，影响深远，可谓中医之科学普及大家。

讲到医方的普及，我们必须提到《验方新编》，它的作者是鲍相璈。鲍相璈，清代官吏，今湖南长沙人，他少小即广求良方，乃承古今医籍及亲朋所传医方之简便者，于1846年编成《验方新编》，先后有8卷本，16卷本，18卷本，24卷本等刊本。虽然不是方剂学著作，但也是以医方为内容的专书。从学术价值上讲，它在中医方剂学发展史上，不一定能占什么地位，但在流传广度上恐怕要占第一位。根据《全国中医书联合目录》之统计，该书在1846~1955年间，刊行的各种本子竟达110种，平均不到一年即刊行一次。特别是19世纪末，平均每年竟有两至三种不同刊本问世。

第十四节　医学普及与文献整理

前面我们已经多次提到清代医学发展的一个特点，即医学知识的通俗性著作得到普及和推广。这种情况虽非来自统治者的政策推动，但在有清一代，这个发展的特点，实际上确是比较明显的。这类著作多以歌诀形式论述其理论和实践经验，而且发展到几乎遍及医学的各个领域。这里我们首先要讲的是《医宗金鉴》。《医宗金鉴》的主编是吴谦，他是奉了乾隆皇帝的命令编纂此书的，所以书名有时题为《御纂医宗金鉴》，应该说是一部官方编纂的大型医学丛书。

虽然该书完成后，在给皇帝的奏疏中强调：全书采辑《内经》至清代诸家医著"分门聚类，删其驳杂，采其精粹，发其余蕴，补其未备"，但在实际上发蕴补备之内容并不多。因此，评之为临床医学普及全书，或临床医学普及百科全书，也许更确切些，尽管其编写体例并不完全符合百科体的要求。从效果上看，两百多年来，《医宗金鉴》所发挥的医学普及、教育后学的作用及影响是很大且很深远的；而为学术研究提供参考和依据借鉴的作用却不是很明显。再从其实际内容来看，有：《订正仲景全书伤寒论注》《金匮要略注》《四诊心法要诀》《运气要诀》《伤寒心法要诀》《杂病心法要诀》《妇科心法要诀》《幼科杂病心法要诀》《痘疹心法要诀》《种痘心法要旨》《外科心法要诀》《眼科心法要诀》《刺灸心法要诀》《正骨心法要诀》，几乎完全以歌诀体为主要论述方法，论述临床医学各科的理、法、方、药。其优点不在于学术上的深广度，而在于以易学、易诵、易用为目的。从这一观点分析，《医宗金鉴》是一部巨型普及全书。清代其他医学普及著作，在医学理论问题、医学基础各科知识、医学临床各科知识等方面，几乎无不以歌诀、歌括、诗赋、要诀、韵编、韵语、图注、图说等形式出现，其中有不少在医学知识的普及中发挥了巨大的作用。例如：诊断方面有贺升平《脉要图注》（1783），王锡鑫《看病歌诀》（1847），何梦瑶《四诊韵语》（1872），方仁渊《舌苔歌》（1906）等；本草与药性方面有郭佩兰《本草汇》（1655），朱铨《本草诗笺》（1739）、何梦瑶《本草韵语》（1872），张秉成《本草便读》等；医方方面有汪昂《汤头歌诀》（1694），陈修园《时方歌括》（1801）、《伤寒真方歌括》（1801），陈元犀《金匮方歌括》（1811）等；临床方面有佚名《温病条辨歌括》（1798），张岱宗《胎产要诀》（1726），王廷钰《生产妙诀十六歌》（1886），张銮《幼科诗赋》，叶大椿《痘学真传》（1732），高文晋《外科图说》（1834），廖润鸿《考证周身穴法歌》（1874），洪寿曼《医学白话》（1907），陈修园《医学实在易》（1808）、《医学三字经》（1804），以及严燮《医灯集焰》（1864）等，举不胜举。这些著作的编辑，其目的首先是便于记诵，其普及性质是十分清楚的。在有清一代特别是中晚期，以便于学习、理解和掌握为目的的书籍就更多了，很多方面都有了专门的门径一类的著作。以下仅举其中影响最大的医学普及读物作些简要的叙述。

陈修园可称医学普及大家，作品甚多，尤以《医学三字经》（1804）流传最广。为"取时俗所推崇者，以投时好"，他曾托名叶天士编撰，以达广为宣传之效果，在获得成功后，陈氏郑重宣布"今特收回""属归本（即陈修园自己）名"。因为医界十分

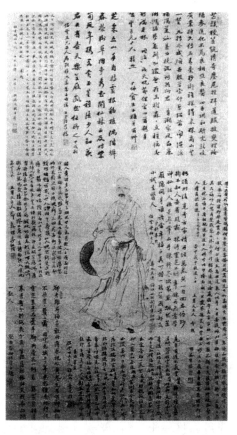

朱侣云画像
纸质，高97厘米，宽53.5厘米，清代闵形章绘。朱侣云，清代医生。
（上海中医药大学医史博物馆藏）

推崇叶天士，陈修园即借叶氏之名为自己的著作张目。该书用三字歌诀叙述，其目的在于"欲其便诵也，识途也"。文字简明，声韵顺口，其内容既重视选择经典医籍精华，使之以浅显形式表达其深奥医理，又结合评论历代医家之学说，使之深入浅出。因此，刊行后即风行海内，成为医学启蒙的佳作之一。

《汤头歌诀》（1694），是另一位医学科普作家汪昂的又一代表作。作者认为前贤方论卷帙繁复，不便携带诵读，他便将临床常用方剂编成歌诀，并按功效分门别类，以便检索。其特点是"歌不限方，方不限句，药味药名，俱令周明，病症治法，略为兼括。或一方而连汇多方，方多而省歌，并示古人用药触类旁通之妙，便人取裁"。全书收歌两百余首，书后还附有经络歌诀四首，也为医学启蒙入门的佳作之一。其刊行次数之多，亦是创纪录的。

《伤寒舌鉴》（1667），是一部诊断方面以绘图示教的普及专书。

作者张登，字诞先，江苏吴江（今江苏苏州）人，系名医张璐之长子，学有家传，并专门研究伤寒，尤其注重舌苔变化在伤寒诊断上的价值。他认为：邪气入里，其虚实寒热之机，必现于舌，非若脉法之隐而不显也，……惟验舌上苔色之滑、燥、厚、薄，昭然冰鉴，无所遁形。乃取明代申斗垣《伤寒观舌心法》为底本，削其繁芜，正其谬误，汰其与伤寒无涉之内容，补入他们父子在舌诊上的经验积累，绘成有关伤寒之各类舌苔图120幅。该书内容丰富，论述颇多经验之谈，观舌辨证，较脉诊更切实用，流传较广。虽然各图均加具体说明，然终因社会历史条件的局限，难以对千变万化的伤寒舌苔作出生动之描述。

《笔花医镜》（1824），是一部综合性医学门径书。作者江涵暾，字笔花。书名取可供医者借鉴之意，故为"医镜"。共四卷，分述四诊八纲、伤寒、时疫诸证、内科诸证、按脏腑分部辨证、用药、处方、儿科、妇科等，均取先理论后方药的方法，内容简明扼要，是启蒙入门佳作之一，流传甚广，也是刊行次数最多的创纪录医著之一。

《医学实在易》（1808）、《医学易通》（1877），是两部普及性医学综合性专书。《医学实在易》是陈修园以通俗易懂的语言编撰的，简要叙述了中医学的理、法、方、药等，其内容包括对脏腑、经络、四诊、运气等学说学理的介绍论述；对临床常见病证，按表里、虚实、寒热等，说明其治疗原则和方药的运用。为了帮助初学者记诵运用，并附有歌诀，百余年来很受广大读者的欢迎。该书1808年首次刊行后，流传较广。《医学易通》为潘蔚在《医学实在易》的基础上增辑而成，凡八卷，其中收有陈修园《医学实在易》、黄元御《四圣心源》，以及《医宗金鉴》中的医论、医方等内容。卷首以《四诊易知》为题，简述四诊之要点和原则，其后则依次分述表证、里证、寒证、热证、虚证、实证及幼科分类，叙述临床各种病证的证治和方药，理论浅近简明，病证具体易于掌握。并于各病证之后附有歌诀，以助初学者记诵。以上二书关系密切，并为医学知识普及的综合性专著，其影响也是很大的。

《时方妙用》（1803），也是陈修园的医学普及著作之一。该书列述以内科杂病为主，兼及妇科、眼科等之常见病证，并重点叙述常用之方剂药物及临床应用等。在临床运用方面，作者依据各种病证之症象，找出其主证，再按主证举出主治方剂，以及随症之加减用药。该书流传广泛，刊本甚多，是医学普及专书中又一种刊行率极高的书。

《医医医》（1902），是一部颇有趣味的医学批评科普专著，其内容主要是评医之过失，用以医治医界之弊病，故名之为《医医医》。作者孟今氏着重批评有些医生不学无术，或贪财误人性命。同时，也批评了历代统治者不重视医学，以及有些患者骄奢淫逸、重财轻命等时弊，其论述有颇多精辟见解。这对初学医者树立正确的医疗思想和高尚的医疗道德都是非常重要的。

以上所举数端，仅及其部分之要，实难尽其全貌。之所以罗列繁复如此，意在指出这类撰著至今还有很大的现实意义，使读者能识中医学之门径耳。

对医学文献的整理、校勘、注释，由于考据学之兴起，在医学领域也可以说是颇有特色的一个方面，并取得了若干成绩。

中医学发展两千多年来，一直十分重视和强调《内经》的理论指导。其次，对医圣张仲景的学术理论和医疗技术十分推崇，并奉之为经典。这些思想在医学领域历来都居于主导地位，甚至一些不满足这种倾向的医学家，在其阐述自己的学术见解时，也几乎很少例外地说明自己的理论和实践，而是本之于《内经》或仲师之某某观点，真正"离经叛道"者甚为罕见。这种基本上一统的医学发展倾向，自然而然地在医学家的思想上，打上了崇敬前人的印记，往往唯前人、古人为是。所以，历来的医学家们无不以读《内经》、攻仲师书为启蒙。由此，便给那些弃儒从医，文化水平修养高的医家们提出了一个任务，这就是校勘、注释、整理经典医学著作，以适应广大学习者的需要。因此，《内经》《伤寒论》《金匮要略》等书的注释整理研究，就逐渐形成了医学史上的一大学术领域，有时其争论甚至是十分激烈的。当然，这方面的医学家，在如何正确解释和理解经文方面，为后世做出了许多有益的贡献和启示。到了清代，注释、发挥《内经》《难经》《伤寒论》《金匮要略》的著作，在数量上空前增多。加之没落封建思想的影响，一些方面更加保守，唯经典医著为真理，甚至视为金科玉律，一字不可更改，这也给医学的发展造成了障碍。当然，这种对医学发展在思想上有阻碍的著作，应该说只是一小部分，其多数在发展缓慢的清代医学中，还是发挥了积极的影响。清代的注释发挥性著作在数量上明显超过明代。现根据《全国中医书联合目录》（1961年版）所收载之情况，将明清两代对《内经》《难经》《伤寒论》《金匮要略》之校注、注释情况列表如下。

明清校注《内经》《难经》《伤寒论》《金匮要略》著作数比较表

	明	清
素问灵枢注解合印	2	5
全注素问	2	4
校注素问	0	4
运气	7	22
校注灵枢	0	1
素问灵枢分类合编	5	3
难　经 摘要合编	6	22
其他	4	14
难　经	6	14
伤寒论注释	2	62
发挥	23	57
方论	1	18
歌括等	1	17
金匮要略注释	0	25
方论	0	2
歌括等	0	4
伤寒金匮合编	0	15
总　　计	59	289

清代医学发展在文献整理方面还有一个贡献，就是对医学全书、类书、丛书等的编著，也是富有成效的。著名的全书有《医宗金鉴》（1742）等，有名的类书有《古今图书集成医部全录》（1723）。至于丛书，则十分丰富，种类也较繁多，有名者如《四库全书·医家类》（1782），收医书97种，1816卷。其他汇刻丛书达70种之多，其中以周学海的《周氏医学丛书》（1891），计32种，影响较大。又如医学家个人之丛书，刊刻也较盛行，有较大影响者如《张氏

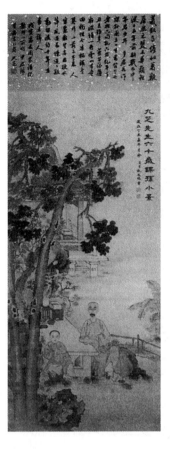

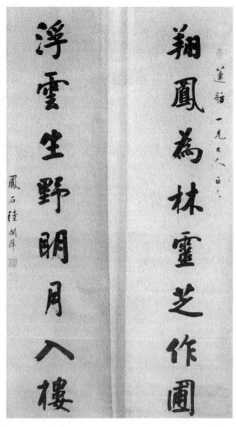

陆润庠书八言联（右图）

陆润庠，世医，父亲是著名医学家陆懋修，江苏苏州人。同治十三年（1874）状元，知医，画法清秀，曾任体仁阁大学士。曾为光绪帝、慈禧皇太后诊疗疾病。此为陆润庠书赠名医陈莲舫（1840~1914）之作。

纸质，长165厘米，宽42厘米。

陆懋修课孙小景轴（左图）

陆懋修（1818~1886），字九芝，今江苏苏州人，精研《素问》，恪守仲景家法，著作宏富。子润庠，知医。该图纸质，长130厘米，宽50厘米，题"九芝先生六十岁课孙小景"。

医通》，收有张璐、张登父子的医学著作7种，汇刻而成。徐灵胎《徐氏医书六种》（1764）、《徐氏医书八种》《徐氏医书三十二种》等，《陈修园医书》共分十六种、十五种、五种、九种、十四种、十八种、二十一种、二十三种、二十八种、三十种、三十二种、三十六种、四十八种、五十种、五十二种、六十种、七十种、七十二种等，可谓创个人医学丛书之最，其影响因大量且多次的刊刻自然是广泛深入了。晚清之个人医学丛书影响较大者，还有陆九芝《世补斋医书》（1866），唐宗海《中西汇通医书五种》（1884）等。

第十五节　丰富多彩的少数民族医学

中国是一个有56个民族的国家，几乎每一个民族在其历史上，都总结发展了自己的传统医药和卫生保健技术，其中尤以中医学（汉族医学）的历史最为悠久，理论和实践经验也最为丰富多彩。中国少数民族传统医学，其历史和内容虽然不能与中医学相比，但从各少数民族医学的个体上来看，同样犹如朵朵盛开鲜花，布满了民族聚居的祖国大地。各少数民族医学，不但在历史上为各个民族的生殖繁衍、卫生保健作出过重大贡献，同时还为中医学的丰富发展做出了许多卓有成效的成绩。而且，在现代条件下，仍在为各自民族和其他民族的疾病防治和卫生保健发挥着重要作用。中国少数民族医学也为国际学者所瞩目。

一、藏族医学

中国藏族人口约 628 万（2010 年），主要聚居于西藏自治区，青海、四川、云南、甘肃等省区也有分布。藏族语言属汉藏语系藏缅语族藏语支，使用藏文，多信奉喇嘛教。藏族有着自己悠久的丰富多彩的民族文化艺术和科学技术，为国外许多学者所注目，在国际上形成藏学。藏医学也已成为国外学者专门研究的领域。

藏医学，系指青藏高原地区，以藏族为主的少数民族总结创造的民族医药卫生知识体系。藏医学是中国传统医学的重要组成部分，具有悠久的历史和浓厚的民族特点，是一个有着丰富实践经验和独特理论内容的医学体系。

公元 8 世纪下叶，闻名于世的藏医学家宇妥·元丹贡布，系统掌握了藏族医学理论与技术，又游学了祖国内地和印度等地，考察学习中医学和印度医学的经验和理论知识，经过数十年的实践和钻研，编著成《四部医典》（藏名《据悉》），这是藏医学史上最富有影响的医学典籍。公元 17 世纪，清代藏医学家又对该书进行了全面的诠注和发挥，著成《四部医典：蓝琉璃》（藏名《据悉本温》）。《四部医典》是后世学习攻读藏医学必读的书目。与此同时，桑吉嘉措聘请洛扎·诺布嘉措等，以伦汀·都孜吉美的藏医挂图"曼汤"为基础，根据《四部医典蓝琉璃》的内容，于 1688 年绘成 60 幅，又据《月王药诊》等之尿诊、脉诊、火灸等绘成 19 幅，完成《曼汤》共79幅，即现今珍藏于西藏自治区藏医研究所之《四部医典系列挂图》（曼汤）。

清代，在五世达赖的重视下，任命洛桑嘉措于哲蚌寺甘丹颇章宫西侧设立医学校，即医学利众寺，以培养医学人才。日喀则也恢复了藏医讲习班。五世达赖圆寂后，医学利众寺也停办，但几年后，洛桑嘉措于布达拉宫对面的铁山，新办了一所药王山医学利众寺，使藏医学学校教育得以恢复与发展。《四部医典系列挂图》有着很高的学术意义和文物价值，现已出版了汉文本与英文本。《四部医典》现已有英、俄、蒙古、汉等文字节译或全译本流传于国内外。

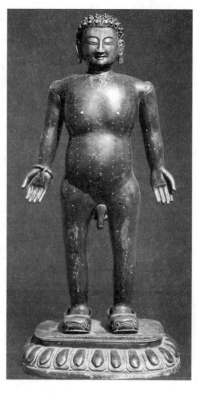

藏蒙医针灸铜人

铜质，身高61厘米，底座7厘米，铜人重21公斤，底座重7.9公斤，刻有藏文铭文，肩上是月形饰。曾遗失，为雍和宫蒙藏医诊所制作于1928年。"文革"期间由蒙医史学者带到内蒙自治区中蒙医研究所。

（内蒙古中蒙医研究所藏）

《四部医典》的理论部分，既吸收了中医学的阴阳五行、五脏六腑、四诊理论和方法技术等，也吸收了古希腊和印度的地、水、风、火四元素学说，结合本民族的经验积累，发展成为藏医三大元素、七要素、三秽物学说，认为人体从胚胎发育、生理、病理到疾病之诊断、治疗原则的确定，都与其相互之间的平衡、协调有着密切的关系。所谓三大元素学说即龙、赤巴、培根。"龙"或译为"郎"，属气、风。其功能是维持生命、肢体运动、气血运行，消化食物、支配呼吸和生殖功能；"赤巴"属火，有调节体温、主管饥渴与视觉等功能；"培根"属水、土，有增加胃液，调节肥瘦、睡眠，主管性格、味觉等功能。其次是七要素学说，即血液、唾液、骨、髓、脂肪、肉、精液，认为七要素各有一定量，平衡则健，失调则病。再次为三秽物，即汗液、尿液和粪便，三者也各有定数，过多或过少均系病态。藏医理论还认为三元素、七要素和三秽物各有平衡常数，如果相互之间不平衡则会致病。《四部医典》既反映出藏医曾受到中医学理论的影响，也可看出印度、希腊医学理论对其有所影响的迹象，同时还有本民族医疗经验的总结，这就是藏医学理论体系的民族特点。

藏医学的医疗技术和方药等是十分丰富的，外科手术、医疗器械、尿诊、脉诊、放血、外敷、药物炮炙、方剂配伍等，都有着自己浓郁的民族特点和广收博采的优势。在藏医学的发展过程中，约于公元 15 世纪后，逐渐形成了南、北两个学派。北派主要总结了北方高原多风寒的临床经验，对艾灸、放血、穿针等疗法有独特心得，喜用热药；南派主要总结藏南多河谷，气候温热、病多温热的治疗经验，用药擅长清解。两派互有争鸣，共同丰富了藏医学的学理和经验。

二、蒙古族医学

中国蒙古族人口有 650 万（2010 年），主要居住在内蒙古自治区，在新疆、辽宁等九个省市也有蒙古族居处，语言为阿尔泰语系蒙古语族。蒙古文是在回鹘文字的基础上形成的，已有七百多年有文字记载的历史。13 世纪初，成吉思汗统一蒙古，忽必烈建立了元朝，扩大了内外的科学文化交流对蒙古族的影响。蒙古族固有医学在这一内外交流中得到了极大的丰富和发展，在引进藏医学、中医学、维吾尔族医学等理论知识和医疗技术后，逐步形成了富有蒙古族特色的，适于防治草原多发病、常见病的蒙古族医药学知识体系。

蒙古族医学，是蒙古族人民千百年来生长在大漠南北严寒气候条件下，为适应游牧生活，并求得自身的健壮，同各种有害环境和疾病进行斗争的经验积累和理论总结。蒙古族医学的知识体系，除了自身之特点外，还有来自中医学的阴阳五行学说和医疗经验、药物方剂，与来自藏医学的三元素、七要素学说等，但并非生搬硬套，而是有自己民族医学之特点。蒙古族医学三根七素学说，来自藏医的三元素、七要素学说。虽然在解释人体和指导临床治疗上，蒙古族医师与藏医有许多相同相似之处，但蒙古族医学理论本身还是产生了不少独特理解和不同认识。例如：蒙古族医师医将藏医的龙、赤巴、培根三邪（病因）学说，发展成为赫依、希那、巴达干，以及血、虫、黄水六因辨证学说。这样，蒙医学部分理论虽源于藏医但也绝非藏医。将中医学的望、闻、问、切四诊，

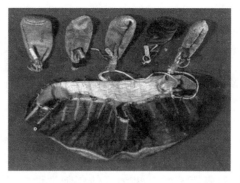

以及藏医学的问、望、扣三诊结合起来，形成自己诊断疾病的方法和技术，既重视中医学的切脉诊断，也很重视藏医学独具特点和富有科学内容的尿诊方法和要求。所有这些，都构成了蒙古族医学适于蒙古族草原生活和聚居大漠南北严寒风沙气候的独特的医疗保健知识体系。三根（三邪）学说、阴阳学说、五大元素学说、寒热对立统一学说、七元三秽学说、六因辨证学说、脏腑脉络学说等的综合运用构成了蒙古族医学独特的理论体系。

蒙古族医学，在明、清时期得到高度的发展。16世纪之后，蒙古族医学形成了三个学派，即传统的古代蒙古族医学派、藏医学派和近代蒙医学派，三个学派之间的争鸣交流，促进了蒙古族医学进入新的发展阶段。古代蒙医学派多主张保持传统的蒙医医疗理论认识和经验，他们常常用具有精神疗法和体育疗法效果的"安代舞"进行治疗，如正骨、正脑、治伤、酸马奶推拿、罨敷、矿泉疗法等；藏医学派则持藏医学《四部医典》的理论和技术，直接从藏医文献中吸取教益，与古代蒙医学派展开学理上的争鸣；近代蒙医学派，既重视古代传统医理和经验，又很重视从藏医学理论和经验中汲取营养，提出"六基症"学说，即赫依症、希拉症、巴达干症、血症、黄水症、虫菌症理论，并创造性地提出旱獭传染鼠疫的理论等。同时，他们还很重视从中医学、阿拉伯医学中吸取经验。清代蒙古族医学教育已有很大发展，例如1878年重建的"曼巴扎仓"学校，在校生一度多达200多人。此外，各地都有医学教育，已形成比较严格的管理制度，学制、考试、教学都比较严格，学生需参加答辩考试，及格者授予曼然巴（类似博士）学位。

三、维吾尔族医学

维吾尔族，古称袁纥、韦纥、回纥，因帮助唐朝平定安史之乱，与中原政权建立了密切的关系，与内地科学文化交流频繁。后改称为回鹘，元、明时期称为畏兀儿。维吾尔族现有人口 1000 万（2010 年），主要生活于新疆维吾尔自治区。维吾尔族语言属阿尔泰语系突厥语族，使用阿拉伯字母为基础拼音文字，有着悠久的文化艺术传统和科学技术知识。维吾尔族医学的形成，除民族性特点外，与其所处的地理环境也有着十分密切的关系。

公元 9 世纪后，维吾尔族医学内容日益丰富，逐步成为更具民族特色的医药学知识体系。现存的回鹘医学文献，反映了 9 世纪时高昌回鹘王国的医学片断，其内容颇富民族医学特色。有趣的是，阿拉伯医学之王——阿维森纳的代表作《医典》，与中医学、维吾尔族医学也有着密切的关系。《医典》不但从中医学中吸收了脉学、药物知识，更从维吾尔医学家法拉比的医学著作中摘录了大量资料。与此同时，维吾尔族医学的发展也从阿拉伯医学中不断汲取营养。清代维吾尔族医师的代表人物，当推贾马力丁·马合穆德·阿克萨拉依（1705~？），他是一位集大成的医学家，以阿维森纳《医典》的简缩本为蓝本，参考十余种医籍，用阿拉伯文撰成《阿克萨拉依》，即《白色宫殿》三卷。被誉为维吾尔族医学经典，百科全书。

维吾尔族医学理论的特点为四体液学说，即血液、黏液（痰液）、胆液与黑胆液。四体液在正常情况下，各有其不同的生理或相互之间协调的生理卫生作用；在非正常状况下，又各有其病理作用或相互之间不协调而产生的病理现象。四体液是组成人体的根本，在与外界或体内四大元素作用下，更会呈现出千变万化的生理、病理现象。四大元素即火、气、水、土，亦各有其不同的性质和作用。四体液与四元素在体内相互作用下的消长、盛衰的学说，还有气质学说等，便构成了维吾尔族医学的理论基础。在疾病诊断上，除通过中医学四诊，辨析病人四体液、四元素之消长变化以及病人气质等，以确定其疾病之属性外，还很重视对痰、尿、粪的细致观察。他们的切脉除接受中医学的脉诊理论与技术外，还很重视切脉之长短、宽细、高低以及确定是否为波浪式脉、钉钉式脉、鼠行急促脉等。在疾病诊断过程中，特别是确定治疗方案时，还十分重视对气质学说之运用。

维吾尔族医学治疗技术也十分丰富，除了一般的药物治疗外，物理疗法也非常盛行，特别是日光浴、水浴、沙疗、冷热敷、裹兽皮等，不但方法独特，且各有其适应证和比较好的治疗效果。例如沙疗是利用当地日光照射强、沙漠细沙表面温度可达80℃~85℃的自然条件，指导适于沙疗的风寒湿兼杂的关节痛病人，将自己疼痛的关节埋在细沙里，借助强日光照射，使细沙热度熨煨痛处，经过多次即可达到相当理想的治疗效果。

四、朝鲜族医学

中国朝鲜族，是17世纪开始由朝鲜迁入的，现有人口180万（2010年），主要聚居吉林延边朝鲜族自治州，有本民族的语言、文字和优美的民族文化艺术传统。

中国朝鲜族医学，源于朝鲜李济马的四象医学理论。李氏于1894年，在中国"太极生两仪、生四维"哲学思想和中医学"五行人"理论基础上，结合研究心得，创造性总结出"四象医学"理论和临床经验。四象医学理论随着朝鲜族迁入而流传于我国朝鲜族聚居区，并经中国朝鲜族医学家的丰富和发展，在延边朝鲜族自治州及其他地区得到较普遍的运用。

四象医学，就是按人的体态、性格、意志等，将病人分为太阳人、少阳人、太阴人、少阴人四象。其生理、病理、诊断、治疗、处方用药几乎无不以四象理论统括论述。例如，论人体脏腑为四脏、四腑、四焦等；论人体生理者有四大营卫、四大气血等；论人体病因者有四淫（风寒暑湿）、四情、四邪、四毒、四伤等；论人体疾病理论者有四情（喜怒哀乐）之过，四象人脏腑大小之变等；论人体疾病诊断之四诊、四象阴阳、四象辨象、四象辨证、四象病分类等；论疾病处方用药之四象药性、四象方剂、四象药理、药物归象、四象人别药、药不象反应等；论临床治疗的伤寒四象、外感诸病四象等。四象医学在诊断和治疗疾病的过程中虽有其局限性，但这一理论重视病人体质、性情、社会等因素，自成体系，并以之为诊断、选择处方用药的条件，有着很重要的参考价值和学术意义。为了使朝鲜族医学得到较好的继承发扬，延边自治州创办了朝鲜族四象医学研究所、四象医学门诊部等，对经朝鲜族医学治疗有效的疾病进行较严格的临床观察和研究。

五、壮族医学

中国壮族，系由古百越的一个分支发展而来的。秦汉后一般称西瓯，宋时始称僮，也有以俚、僚、俍、土等称谓者，1965 年改僮为壮。壮族语言属汉藏语系壮侗语族壮傣语支。唐宋时期，虽曾借用汉字造成壮字，但未通用，主要还是用汉文。现全国壮族人口约 1700 万（2010 年），主要聚居于广西壮族自治区。

壮族医学历史悠久，远在唐代已有以俚医而著称于世者。但历代壮医的医疗经验和理论，由于没有自己通用的文字而未有医药书籍留传，只能靠壮医们的口耳传授，加之可能存在的保守风格，秘不传人的习俗，使壮族医学在古代条件下每因流失而衰落，未能得到应有的提高和发展。因此，汉族官员、学者虽然仅知其一二，甚至或有偏见，但他们对于壮医的皮毛记载或零星叙述，却成为现代研究壮医的重要参考。尽管如此，数以千计的壮医一代代口传心授，还是留传了许多壮医医疗技术和疾病治疗方药。例如，壮药熏洗、佩药防治、植药敷贴、祛秽消毒、洗鼻雾化、隔离更衣、角吸疗法、药刮法、挟捏法、灯火灸、挑针疗法、陶针疗法、瓷针疗法、跖针疗法、颅针疗法、旋乾转坤针法、花山气功等，其防治疾病的范围是很广泛的，在用药方面也是十分丰富多彩的。为了发掘整理壮医的宝贵经验，广西壮族自治区创办了广西民族医药研究所等。他们经过艰苦的调研，总结出版了多部壮医学巨著。

六、彝族医学

中国彝族，现有人口约 870 万（2010 年），主要生活于四川凉山和云南楚雄彝族自治州等。彝族语言属汉藏语系藏缅语族彝语支，有彝族文字。彝族保存有本民族的历史、哲学、历法、谱牒、文字、医药、宗教等文献。彝族文化有其自成体系的一面，但也有接受中原文化影响的另一面，这在其医学的发展上也清晰可见。

彝族医学理论之形成，是总结吸收了"天开于子，地辟于丑，人生于寅"的"三正"哲理，阴阳五行学说，四方四季，八角八卦，十月太阳历，以及"人体同于天"，"人生肾先生，肾与脾成对"，脏腑经络学说，气血命门学说等，加以综合而创造出来的。在其实际运用中，或单一或复合以解释人体解剖、生理、病理、诊断治疗等问题。由于有关彝族的医学文献还比较少，且均为医学家传抄之作，其理论在系统性上，并未达到上述民族医学理论的境地，且与鬼神观念尚未完全分离，所以更为古朴，还有着原始医学的若干痕迹可寻。其医药学著作有《双栢彝医书》《元阳彝医书》《献药经》《聂苏诺期》等。

彝族医学发展到明、清时期，采药、炮炙、加工以及经营药田、药地等已有一些发展。在医疗用药上，动物药如爬行类动物的胆、肉等有六十多种，占其所用药物的近半数，且对此类药物治疗作用的认识，可能多从此类经验总结而来，如青猴胆可使人翻身灵便，狐狸胆可使人日走夜行，燕子胆可使人脚步伶俐，公牛胆可治疗坠崖受伤等。彝族在疾病认识上也很古朴，有风、箭、毒、邪、蛊、斯、于、鲁、伤、折、不通、疮、传染等 13 大证。其诊断方法除望、闻、问、切外，还有"剐鸡取象"法，此法是彝族巫医常用的一种诊断方法。彝医的治疗方法也比较丰富，如药物服用、冷热敷法、冷热擦法、麝艾等烧法、药石熏蒸法、煎洗沐浴法、铜钱等物刮治法、推拿按摩法、放血法、割治法、包扎捆治法、挑治法、吹治法等。

七、苗族医学

中国苗族与古代之九黎、三苗、南蛮等有着不小的渊源。苗族不但历史悠久，且在远古时已有了技术水平高明的巫医——苗父。现国内苗族人口约 940 万（2010 年），生活于贵州和湖南、四川等地。苗族语言属汉藏语系苗瑶语族苗语支，通用汉语和汉文字。

苗族医学理论与苗族传统的"雾罩"学说有着密切的关系。所谓雾罩就是"雾罩生最早，雾罩生白泥，白泥变成天；雾罩生黑泥，黑泥变成地"。苗医在这一思想的指导下，以气、血、水三元素解释人体的基本物质及其与外界大自然的关系。苗族医师认为人之生病，外为水毒、气毒、火毒所犯，内为情感、信念所动，亦有劳累所致。并据此总结出二纲五经三十六症七十二疾一百零八病的理论。所谓二纲，即所有疾病均分属寒、热两大纲，因此论病必须先辨寒热。

苗医诊断疾病也用望、闻、问、切四诊，但其内容和方法却有其独到之处，如切脉之部位有十二处之多，只腕部就分为五经十五关脉，或又以马步节律比喻脉象，故又有上马脉与下马脉（上下肢脉）之别。苗医药不分家，炮制、制剂的品种也很丰富。

苗医学有着久远的历史，但据现代学者研究，其形成时期约在清代全面改土归流之前，即雍正四年（1726），以职业苗医的产生与苗医体系的初步形成为标志。

八、傣族医学

傣族，汉晋时之汉文史籍称为滇越，现有人口约 126 万（2010年），语言为汉藏语系壮侗语族壮傣语支，有源于梵文的拼音文字，现通行西双版纳文（傣勐），多信奉小乘佛教。傣族主要生活在云南德宏、西双版纳、耿马、孟连等。傣族有傣历、傣文史籍等，也有自己的傣剧等文化艺术传统。

傣族医学理论认为维持人体生命活动的物质为"四大生机"，即土、水、火、气，任何一个生机出现偏差，均可使人生病。对每一种生机所引起的病证，各有其比较固定的治疗方剂与药物。其诊断方法也主要采用望、闻、问、切四诊。所用药物以本民族聚居区域内所产为主，很少使用其他地区的药物，且多自采自用，以鲜质为主。其处方既有单味药，又有复方，处方的药物组成一般为三至六味不等。傣族医学也有着比较系统的理论知识和十分丰富的医疗实践经验。20世纪60年代中，我国科学家经过实验研究，从傣族传统药物"亚乎鲁"（鼠耳草）中提取出一种具有高效松弛肌肉作用的药物，被命名为"傣肌松"，填补了我国肌肉松弛剂生产的空白。

中国少数民族传统医学，除上述外，还有布依族医学、白族医学、畲族医学、瑶族医学、土家族医学、侗族医学、黎族医学、纳西族医学等，也都各有特色，有的经过现代学者整理研究，形成专著出版，有的还待调查研究。

民族医学，不久前还被视为落后的、不科学的，除中国外，在世界各国几乎无不处于被取缔、排斥的地位。我国政府从自己的实际出发，不但给予中华民族的传统医学合法的地位，而且大量投资兴办传统医学医院、研究机构，取得了令世界瞩目的成就。世界卫生组织在中国传统医学为中国人民保健取得成就的启示下，为使人类能在2000年普遍享受医疗服务，号召各国政府重视和发挥民族医学的作用，并资助若干有条件的国家和民族地区发展本民族的传统医学。

民族医学的发展，必须认真重视其继承、发掘、整理、研究，也要培养后继人才，运用现代科学包括现代医学方法进行研究。在研究过程中，必须尊重传统医学的固有理论和经验，不可用现代医学作为标尺轻易予以否定。传统医学家与现代科学家、医学家的精诚合作，可以为人类挽救有可能被丢弃的极其宝贵的遗产。随着传统医学教育的改革和发展，传统医学的科研、教学、医疗等必将会有不断地变化，传统医学将越来越为人类卫生保健事业的青睐，必将对人类的卫生保健和疾病治疗，作出符合自然规律的贡献。

第十六节 医家第一要义——养生保健

医学的根本问题，或是根本任务，就是研究人体生命活动，预防疾病，增进健康，延长寿命，从而提高劳动力水平。而这一切，归根结底，要通过科学的技术、方法来求得健康。从这一认识出发，医学工作者所掌握的一切理论、技术、手段与方法，其第一要义就是养生保健。预防疾病的发生是第一位的，保持健康是第一位的；而治疗疾病则是被动的，是第二位的。所以，"不治已病治未病"，是中医学两千多年来不变的真理。这一优秀传统代有所成，代有发展，代有革弊兴利的改进，使中国养生保健学问更加进步。有清一代在养生保健知识领域，虽然混杂有腐败内容，但总体上是更符合"上工不治已病，治未病"的先进思想的。

关于养生学，其进步与否，主要表现在统治阶级和文人学士对探求延年益寿的态度。清代晚期虽明令在太医院废除了针灸一科，然而对延年益寿的追求还是十分关注的。例如：康熙帝、乾隆帝的养生、保健都是比较成功的。由于时代的发展和科学的进步，虽然他们不像秦皇、汉武和魏晋士大夫们那样醉心于长生不老术，也不再相信炼丹服石可以不死的神话，但追求长寿的愿望仍然是很强烈的。他们比较普遍地重视对补养药的服用、补养功的锻炼。这些方面，如果掌握得有法有则，确有一定的效果，然而实践经验证明，多数统治阶级，特别是皇帝等往往适得其反。例如：雍正帝青年时即醉心道家服石炼丹的理论与技术，登上皇位后更加依恋野道炼丹长生的鬼话，不但在紫禁城炼丹，更大规模地在圆明园恭身炼丹服石，后终于因服丹石，中毒暴死。中国历史上有不少统治者，只知寻欢作乐，沉迷酒色，纵欲竭精，结果因此而短寿。清代有关养生学的发展，在民间，也多以继承为其特点，

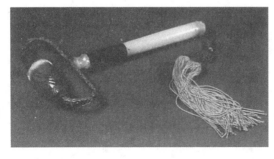

玉柄水晶按摩器
清宫廷卫生保健器物。玉柄，水晶质。（故宫博物院藏）

普及推广是其所长。其养生及有
关书籍刊行之多可谓空前。其
中，影响较大的有《寿世青编》
（1667），李中梓著，尤乘辑。李
中梓（1588~1655），字士材，号
念莪，上海人。尤乘，字生洲，
号无求学者，苏州人，曾跟随李
中梓学习医学，得其传，又遍访
名医，除增补其师之《诊家正

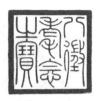

眼》《本草通玄》《病机沙篆》合为《士材三书》外，并将李中梓
的养生学专著《寿世青编》加以编辑刊行。该书重点辑录了前人
关于养生保健的理论和方法，书末还附有《病后调理服食法》，是
一部有参考价值的好书。尤乘自撰的《勿药须知》（1667），也是
一部养生学书籍。其次，是医学普及家汪昂的《寿人经》（1694），
顾名思义，该书名明确告诉人们，其内容是专门传播延年益寿知
识的。其中记述的八种导引坐功法，内容简明易学。此外，还有
《勿药元诠》（1682），是汪昂的又一科普佳作，除单独刊行外，还
被收入叶志诜的《颐身集》流传。《颐身集》（1852）是一部丛书性
养生专集，除包括汪昂《寿人经》《勿药元诠》外，还有元代丘处
机《摄生消息论》（1287）；明代冷谦《修龄要旨》（1442），以及清
代方开等的《延年九转法》（1852）。另一部影响较大的养生普及
作，是《内功图说》（1881）。作者潘霨，字伟如，清代官吏，曾
任兵部右侍郎，湖北、江西、贵州巡抚，精医，擅长导引养生术，
于1855年应召至京，进寿康宫视脉诊疾，名噪一时。所著养生学
书籍除《内功图说》外，还有《易筋经八段锦合刻》《灵芝益寿
草》等，对前人和自己的关于养生、导引、内功等理论进行了阐
发，对养生学的普及发展作出了贡献。其于1829年刊行之《易筋
经》，托名达摩禅师传授，所介绍的导引方法，与拳术健身的基本
功十分接近，也是一部身心保健的专书，曾流行一时，流传甚广。
晚清还传入了一些国外的养生方法，郑官应辑的《中外卫生要旨》
（1890），也曾流行一时，但影响并不大。气功是我国传统养生的

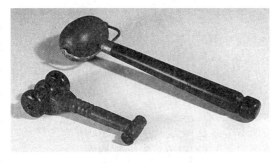

按摩器（清代）

两具、木质，分别长35厘米、18厘米。宫廷帝、后、妃等，不愿意男性按摩师直接接触其肌肤，多借助按摩器进行肢体肌肤的保健按摩。考究者有用玉、水晶等制作者。

（中国医史博物馆藏）

一个侧面，此期虽未见著名的传世之作，但不时有关于气功的小册子问世，特别是清皇室如意馆绘制的《内经（景）图》，虽仅在皇室传播。而白云观之石刻《内经图》则影响于大众。连同当代所刊前人之气功专著，说明气功养生也是比较流行的方法之一。

食疗方面，有清一代的食疗发展，在著作上可谓多而且广，但却很少有什么创新或特色。一般而言，多是一些食疗的资料汇集，或只是普及性读物。在这些著作之中，资料收集较富，内容比较切于实际，又附有救荒和食物、服药、妊娠应忌等，当以清康熙年间由沈李龙编纂的《食物本草会纂》（1691）为最。其次王孟英的《随息居饮食谱》（1861），李化楠的《醒园录》（1752），袁枚的《蔬汇》（1795）等，可称得上各有特色。由于王孟英撰写《随息居饮食谱》之时，正值太平天国革命之秋，王氏对粮缺价昂很是不满，因此在撰书时写道："石米八千，齑四十，茫茫浩劫……焉得枯道人秃笔一枝，画饼思梅，纂成此稿。"但其内容尚有新的进步，例如关于饮食概念的讨论："水，食之精；谷，食之本也。调味为制宜之具，蔬、果亦日用之常也，故曰饮日食。而考其实，辨之详。羽毛、鳞、介不言食，以非人人为常食也。"这些见解是有时代特点的。又如李化楠父子的《醒园录》，被誉为烹调佳作。在其各类食品中，每多药膳之记述，例如：千里茶，用白砂糖、白茯苓、薄荷叶、甘草为细末，蜜与枣肉为丸，行千里咽喉不坏。这是一部比较宝贵的有关食疗的著作。再如文晟辑的《本草饮食谱》（1850），经费伯雄鉴定，共收食疗药200种，每种各述其采用、主治和宜忌等。

中医养生学在此期间还被译成外文在国外出版发行。例如明代高濂的《遵生八笺》（1591），于1895年由来华的德贞（John Dudgeon）节译成英文，以《功夫，医学体操》之书名刊行。其后，尤乘所辑的《寿世编》，黄兑楣所辑的《寿身小补》等，也分别由

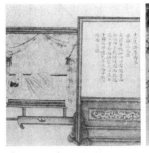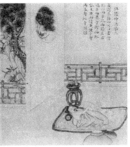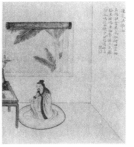

《按摩导引养生秘诀》彩图（清代）

纸质，绘者不详。《按摩导引养生秘诀》彩绘，共12幅，图像生动逼真，文字简明易懂，如"十二度按摩图第一，宁肺伏火法"，"壮精神法第二"，"运气法第三"等，均有文字描述其法之步骤、术势要求等，可徒手操作，不借器具。坚持按此法锻炼对祛病延年、卫生保健必有助益。

（中国医史博物馆藏）

国外和国内学者译成德文在欧洲刊行流传。中国养生学对国外产生了比较广泛的影响，中外在卫生保健方面于此期开始互有借鉴。

第十七节　医学革新的思想阻力

明代医学，我们介绍了若干革新之事例，但清代这类事例实在太少，只王清任可算得上一位革新者，保守思想确在清代有着比较大的市场，这种思想，也确实给医学的发展增加了不少思想阻力。现仅举三位医学家的保守思想为例作些说明。必须指出这并非要否定他们，事实上我们在前面已充分肯定了他们三人对医学普及所作的贡献。只是这种是古非今，今不如昔，唯古圣为是的思想，在有清一代的确比较明显，影响也比较大。

喻嘉言（1585~1664），名昌，江西新建（今江西南昌）人。明崇祯中以贡生被选入京都，上书言事，寻诏征，不就。清军入关后，削发为僧。后又蓄发还俗，游学江南。后侨居常熟，以医名世，治多奇中。《清史稿》谓其"才辩纵横，不可一世……从学者甚众"。撰有《尚论篇》《医门法律》和《寓意草》等。其《寓意草》一书之首，有喻氏论文两篇。一为《先议病后用药》，深刻论述了医生诊治疾病必须遵循的规范："故治病必先识病，识病然后议药，药者所以胜病者也。识病则千百药中，任举一二种，用之且通神（获效迅速），不识病则歧多而用眩。"他启发后学必须重视疾病的正确诊断，只有诊断正确了，用药才可以取得神效，否则会因误治而给患者造成莫大的损失，其理其意均甚真切。又一论题为《与门人定议病式》，强调一位好的医生，必须学会书写完整的病历。他不但制定了完整病历的标准格式，而且一一论述了四十多项如何询问和书写的内容，已如前述。所有这些均可看出喻氏学识渊博、疗效显著，颇得当代及后学者的推崇和爱戴，这是符合历史事实的。但也必须指出，他的学术思想是比较保守的，或可以说他是清初的泥古学者代表之一。

《尚论篇》（1648），是喻嘉言学术研究的代表作，也是反映他学术思想的代表作。喻氏在此书之首，以《尚论张仲景〈伤寒论〉大意》为题，对王叔和、林亿、成无己等整理注释《伤寒论》给予全盘否定，同时对以研究《伤寒论》而著称的庞安常、朱肱、许叔微、韩祗和、王实等，也都予以否定，甚至对葛洪、陶弘景、胡洽、徐之才、孙思邈等也都予以批评。他认为上述学者之研究仲景《伤寒论》，"乃仲景之不幸，斯道之大厄也"。就是对他自己研究《伤寒论》所著之《伤寒论条辨》，也认为是"大得尊经之旨，然未免失之过激，不若爱礼存羊，取而驳正之"。更有甚者，他紧接着还以《尚论仲景〈伤寒论〉先辨叔和编次之失》为题，批评王叔和整理研究是苟简粗率，蔓延赘辞，独遗精髓，碎剪美锦，缀以败絮，盲瞽后世，无由复睹黼黻之华。言语之烈，抨击之甚，早已越过学术意见之分歧和争鸣的界限。他甚至把所谓的"致令黄岐一脉，斩绝无遗，悠悠忽忽，沿袭至今，千古疑城，莫此难破"的"罪过"，统统归之于王叔和。认为"兹欲直溯仲景全神，不得不先勘破叔和"。"仲景之道，人但知得叔和而明，孰知其因叔和而坠也哉"。如此之谓，实则极矣。

为了彻底否定王叔和，喻氏又以《尚论仲景〈伤寒论〉，先辨林亿、成无己校注之失》为题，认为林、成之过错较王叔和尤甚，因为"王叔和于仲景书，不察大意，妄行编次补缀，尚存阙疑一线"，而林、成将叔和补缀之言"移编篇首"，使后学难以区分仲景、叔和之言，批评林、成"蔓引赘辞，横插异气，寸瑜尺瑕"，使后学者画蛇添足，舍本逐末，"煌煌圣言，千古无色"。甚至指责林、成"二家羽翼叔和以成名"，不但未能纠正王叔和编次之失，反而加重叔和的错误。

总之，喻嘉言完全否定王叔和、林亿、成无己以及历代以研究《伤寒论》而著称的医学家，如出于学术争论，即使言语过激，尚有可也。然而，所有这些批评、指责，却都是为他的泥古思想服务的，他独尊仲景为圣，认为能正确阐述仲景者只他一人，确是守旧思想的典型表现。如果说在《尚论篇》表现还不十分明显的话，在他晚年著作《医门法律》中已表露得非常彻底。他在《申明仲景律书》一节中，倡导仲景书"原文允为定律"。因此，他只"申明十义，不更拟律"。结合喻氏撰《医门法律》之本意，是力主以"法"和"律"的形式，来确立行医之规范，如有不符者，则视之为有过、有错、有罪等，并据之以处

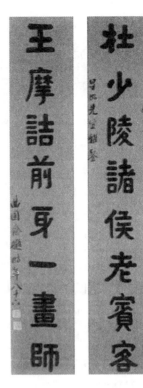

八言隶书联
立轴，纸质，水墨，164厘米×31.2厘米。俞樾（1821~1907）书该联于1907年，题识：撰句书奉星如先生雅鉴。曲园俞樾时年八十六。俞樾，清经学家，道光三十年（1850）进士，兼习医理，以治经学之法训释《内经》。后因家人多病逝而对医理生疑，认为"卜可废医亦可废"，且论"脉虚""药虚"。其所撰《废医论》，成为废止中医论者所据。据考俞氏晚年认为药不可废。俞氏废医之论实因庸医害人之反响。

之。他既定仲景《伤寒论》原文为定律，又怎能允许存在不同之理解和看法呢？更可笑者，喻氏作为一位医学家，竟将张仲景神化。他说："先圣张仲景……早与三世圣神诸佛诸祖把手同行，真医门之药王菩萨，药上菩萨也。"这种思想对医学学术发展是非常有害的。从喻氏所处时代来看，其守旧思想有着创始地位，虽不能使后学者皆倡其言，然对有清一代之泥古、信古、崇古、守旧之思潮，却有着比较明显的影响。由此而引发之抱残守缺、因循守旧思想，带给医学发展的无形阻力，是深远而广泛的。

徐灵胎（1693~1772），名大椿，又名大业，晚号洄溪老人，江苏吴江（今江苏苏州）人。探研易理，好读黄老，凡是经史、地志、九宫、音律、技击、句卒之法，均其所好，尤好医学。因此，自《内经》至明代之医家著作，他穷源极流，攻读甚勤。徐氏学识渊博，治疗颇多见识，以医术和著作闻名遐迩。徐氏撰著医书甚多，且多富有普及推广之效，他态度比较严谨，论述多深入浅出，故为后学者所赞赏。由于他医名卓著，于公元1760年被召入

京，原拟留太医院任职，因他固辞不受而作罢。1771年再次被召入京城，不幸于1772年至京后三天突然病故。徐氏著作丰富，先后刻印有《徐氏医书》《徐灵胎医学全书》等七部，其中有的印行二十余次，其影响和对推动医学知识普及之功，是不言自明的，对医学发展之贡献是不能被否定的。但也必须指出，继喻嘉言之后，其泥古的保守思想可能是清季中叶的大本营。这里仅摘录其有代表性的言论。他在《医学源流论·考试医学论》中强调："自然，言必本于圣经（指《内经》等），治必遵乎古法。"这可以说是他保守的学术思想的总纲领。

徐氏将《内经》《伤寒论》等比喻为"儒家的六经四书"。他强调："医家之最古者《内经》，则医之祖乃岐黄也。"对《神农本草经》，他说："本草之始，昉于神农，药只三百六十品此乃开之圣人，与天地为一体，实能探造化之精，穷万物之理，字字精确非若后人推测而知之者。"因此，他对《神农本草经》服石、轻身延年不死的论点，也都笃信不疑。对仲景《伤寒论》的思想观点尤为笃信，他疾呼："仲景伤寒论中诸方，字字金科玉律，不可增减一字。"同时，他还反复强调："其《伤寒论》《金匮要略》，集千圣之大成，以承先而启后，万世不能出其范围。"他对仲景之后近两千年医疗经验方几乎全盘否定，他说："后世之方，已不知几亿万矣，此皆不足以名方者也。"又说："唐时诸公，用药虽博，已乏化机。至于宋人，并不知药……元时号称极盛，各立门庭，徒骋私见。迨乎有明，蹈袭元人绪余而已。""然其大经大法，则万不能及。其中更有违经背法之方，反足贻害。"对后世近两千年无数医学家之耕耘，几乎一笔勾销。而对《内经》《神农本草经》《伤寒论》《金匮要略》等，则视为金科玉律。徐氏的学术思想，尊经崇古的学术观点，贯穿于他的多种著作之中，加之其著作流传十分广泛，故对后来医学家学术思想之形成也有着较大影响。徐氏继喻氏之后，在尊经崇古上，可以说是有过之而无不及，甚至在鬼神观念上也超出喻氏。作为一个堂堂医学大家，竟在自己的医学著作中对求鬼神治病之乩术深信不疑，并予鼓吹："夫乩者机也，人心之感召，无所不通。既诚心于求治，则必又能治病之鬼神应之，虽非真纯阳、仲景，必先世之明于医理，不遇于时而死者……"信古崇古，因循守旧，故步自封，其思想与宗教、迷信以及鬼神观念，在意识上可能是相通的。这在医学发展上，很难不产生消极的影响。

陈修园（1753~1823），名念祖，另字良有，号慎修，福建长乐县（今福建福州）人。少年时家境孤贫，因先祖通医，故边读经史边学医术。1792年中举，曾任直隶威县知县等官职，在保阳、高阳负责救灾。因水灾后疾疫流行，陈氏乃以自己的医术，令当时医家推广应用，得救者甚众。他为官清廉，关心群众疾苦，得众人佳评，而尤以医名震京师。1819年，以年老、多病退职还乡，继续以高明医术，开讲于嵩山井上草堂，为培养后学进余力，投学者甚多。林则徐在陈氏死后七年，为陈修园所撰《金匮要略浅注》（1803）作序时称赞："窃谓近世业医者，无能出其右边，今先生捐馆数年矣。"陈氏一生著作甚多，闻名于世者有《医学三字经》《时方妙用》《时方歌括》《医学从众录》《长沙方歌括》《医学实在易》等，均为医学普及推广的佳作，流传甚广，影响颇大，历来为初学医者所称赞。陈氏著作由后人辑成《南雅堂医书全集》（1820）16种《陈修园医书》16种、《公余医录》5种等约计20余部，对医学知识的普及推广做出了重大的贡献。现代中医学家誉《陈修园医书》16种为中医自学丛书、教科书，特别是在江南影响更大。但是，其学术思想确实过于尊经崇古，是有清一代第三个代表。例如：他在《神农本草经读》（1803）一书中，一概否定后世诸位本草学家对本草学发展所作的贡献，一再强调"唐宋以后，诸家之异说盛行，全违经训"。对后世经过无数医学家经验积累，用药日益丰富的状况，他却认为"药味日多，而圣经日晦"。基于以上守旧倒退的思想认识，他注释《神农本草经》时，强调自己的指导思想是"经中不遗一字，经外不益一辞"。更有甚者，他在论人参时竟说："今日辄云人参回阳，此说倡自宋元以后，而大盛于薛立斋、张景岳、李士材辈。而李时珍《本草纲目》，尤为杂沓。学者要于此等书焚去，方可与言医道。"甚至说李时珍的《本草纲目》"最陋""贻害至今弗熄""愈乱经旨"等。由此可见，陈修园在对待《神农本草经》和历代医学家、本草学家的态度上是何等显明，他评价的思想依据就是信古、崇古、尊经者是，不信古、不崇古、不尊经而有新经验、新见解者非。无疑，他的尊经复古思想，与徐灵胎如出一辙，而且相互仿效之。徐灵胎仿效喻嘉言推崇张仲景为菩萨，自信仲景虽逝世千年仍可以用灵魂为人治病；陈修园则仿效徐灵胎之作《医贯砭》，自撰《景岳新方砭》，专门攻击张景岳。如果说此为学派不同之偏见，那么陈修园在《长沙方歌括》等著作中，几乎对宋元以后医学家无不贬斥，而视仲景则为至高无上。如说："仲景为医中之圣，人非至愚孰敢侮圣，""医门之仲师，儒门之宣圣，凡有阐扬圣训者则遵之，其悖者则砭之，""至于李时珍、王肯堂之杂，李士材之浅，薛立斋之庸，赵养葵之妄，张景岳、陈远公、冯楚瞻之浮夸……诸辈臆说，不无朱紫之乱。"在《医学三字经》的文字里，也反映了他的这一思想，如说："李唐后，有《千金》，《外台》继，重医林。后作者，渐浸淫，红紫色，郑卫音。"这就把宋代之后的医学发展一笔抹杀了。

有清一代，喻嘉言（1585~1664）在前，徐灵胎（1693~1772）居中，陈修园（1753~1823）位后，互为呼应，且以多有医学之著，流传广泛而著称，影响是很大的。在学术思想上三人更相似，可谓有清一代思想保守、尊经崇古之三大家。他们的思潮与封建社会末期的意识形态相一致，互为影响。他们有形、无形地促成了很多医学家的保守思想，也有形、无形地阻碍了很多医学家的革新创新才能。清代医学发展进步缓慢，甚至某些方面停滞不前，除了社会、政治、经济

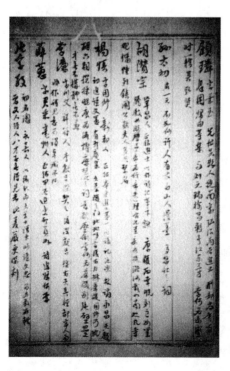

徐灵胎书稿（清代）
徐灵胎（1693~1772）名大椿，一名大业，晚号洄溪老人。江苏吴江（今江苏苏州）人。工文辞、精医学。此为徐氏撰写历代名人事迹之书稿真迹。（中国医史博物馆藏）

等因素之外，与他们三人为代表的思想阻力，不无密切的关系。我们如此分析和认识，绝不是全盘否定喻、徐、陈三家对医学发展的有益作用，而是要后来人对他们在医学科学发展上起到的阻力作用，有一个清醒的认识。医学同其他科学一样，要进步，要创新，要突破，就需要在前人的基础上，永远不满足于前人的成绩，敢于打破前人的学说、学理、贡献，把前人的成就大步地推向新的高峰。如果按照喻、徐、陈三家的思想行事，中国医学永远只能有一个张仲景。因此，研究他们，在对他们的积极方面给予充分肯定的同时，切不可忽视他们消极的一面，为我们的学习、研究提供借鉴。

第十八节　西医学传入与影响

中医学发展，在清代——特别是晚清——面临一个始微终著的西医学传入的挑战。西医之传入在明末清初，由于其本身并无明显优势，加之传入者又多传教士之辈，对医理医术之掌握也较粗浅，所以对中医学的影响甚微。但在 20 世纪前后，西医实现了现代化，帝国主义掠夺者，已深刻认识到西医对其笼络民心、钳制官员思想有颇多助益，他们逐渐借助西医以满足其经济、政治之需要。西医在中国开始大踏步发展，逐渐在学界、政界有了代言人，更因中国医疗保健之需要而加速扩张，中西医关系由不大相干、不为人所关注，到逐渐引起中医界的关注。在西医学理学术被国人重视的影响下，中医界有承认其先进者，乃用以解释中医之科学有理有据，为中医争是，争"科学"，说明中医早早已有认识，等等。

西洋医学传入我国，其历史也很悠久。但若就其有连续性、有现代医学概念，并伴随着文化传入性质来看，则大约始自 16 世纪。公元 1557 年，葡萄牙侵占我国领土澳门，1569 年卡内罗在澳门创办仁慈会，开设了圣拉斐尔医院和一个麻风病院。这是外人在我国创办医院之始。1573 年，意大利耶稣会传教士范礼安被任命为远东视察员，在中国沿海一带活动达 32 年之久，他总结经验认为，要到中国传教，必须熟悉中国语言，故有罗明坚于1579年，巴范济、利玛窦于1582年先后在澳门学会华语后，再深入中国内地，利用医疗进行传教活动。利玛窦在北京居住10年，与中国各界人士有着广泛的接触。

17世纪中叶之后，清王朝统治中国，西方传教士继续利用医药、天文、历算等西方科学技术来中国进行传教活动，并为列强对中国的文化、经济、军事侵略服务。1693年，康熙皇帝患疟疾久治不愈，传教士洪若翰（1643~1710，1685年受法王路易十四派遣，1687年来华，任法国传教团团长）、刘应（1656~1737，1687年来华），为康熙帝献上从西南亚寄来的金鸡纳一磅（约454克），这是奎宁第一次传入我国。康熙服药后疟疾很快被治愈，除重赏传教士外，并赐西安门一所广厦——救世堂，即北堂，作为天主教教堂。从此他们有了可靠的基地。

现仅就其后有名的传教医师活动情况作些介绍：

法国的罗德先（1645~1715），精外科，尤善药物制剂，1699年来中国，先居厦门，后奉召入京，先后两次为康熙皇帝治疗心悸和上唇生瘤。由于疗效显著，荣任内廷御医，此后即随侍左右，颇得皇帝信任，赐赏甚厚。法国的樊继训（1664~1703），外科医师，1700年来中国，曾在康熙皇帝小孙病危时为其授洗。其他如罗怀忠（1679~1747），1715年来中国，奉召进京，以精外科医理闻名于宫廷内外，在京设诊所，为京中教内外人治病，历30年。巴新（1712~1774），曾任波斯王首席医官，1765年来中国。乾隆第五子病时，召其入京，在宫内供职，居七年在京逝世。18世纪以后，美英二国取代了欧洲早期的资本主义国家的地位。1779年，英国商人团体来华，其随员即有医生，在广州、澳门均有医师驻住。如叶赖斯、皮尔逊（1780~1874）、斯当顿、马礼逊、李文斯顿、哥利支、禆治文（1801~1861）、伯驾（1804~1888）、洛克哈德等，先后来中国为其经济文化侵略服务，以医药卫生为手段进行活动。其中，英国船医皮尔逊于1805年把牛痘接种技术引入中国；禆治文于1830年到广州，是美国第一个来华的传教士医师；伯驾于1835年来华，在广州创办博济医院。1846年他在我国第一次使用乙醚麻醉施行手术，深得病人信任，为传教士在中国传教打开了局面。伯驾在中国的医疗活动有着明显的帝国主义目的。由于他为美国献计献策，以及在中国传教、办医院取得了突出的成绩，竟由一位医师、牧师一跃而升为美国驻华公使。继伯驾来华的美国传教士、博济医院院长嘉惠临，在赞扬伯驾"成绩"时，宣称"在西洋大炮无能为力的时候，他的医刀劈开了中国的大门"，一语道破他们在中国开办医院的最终目的。裨治文更明目张胆地宣传："欲介绍基督教于中国，最好的办法是通过医药；欲在中国扩充商品的销路，最好的办法是通过传教士。医药是基督教的先锋，而基督教又是推销商品的先锋。"在哥利支医师的倡导下，1838年2月21日，他们在广州成立了中华医药传教会，哥利支任会长，伯驾任副会长。同年4月哥利支、伯驾、裨治文联名签署了一份宣言，明确提出："利用医学来取得中国人的信任和尊重，它有助于把我们同中国的贸易及其一切往来置于更向往得到的地位。"所有这些自白清楚地告诉我们，由于西洋医学之传入，中国人民付出了极大的代价。鸦片战争后，中国沦为半封建半殖民地社会，腐朽的清政府开放口岸、割地赔款，美、英、德、法、意等国纷纷派遣传教士、医师到中国各口岸乃至内地进行活动。到19世纪下叶，来华的天主教会约有三十多个，另有八十多个女修会深入我国各地活动。他们创办医院、孤儿院、留养院、医学校……，以及翻译西医药书籍等。

在鸦片战争前，教会在华医疗事业的规模一般都很小，医疗上多只是诊疗所，即使医院收容病人，其规模也十分有限。但1842年中英签订《南京条约》后，迫使中国开放五大商埠，仅英属教会在华开办的医院，就有上海的仁济医院（1844），广州的金利埠医院（1848），天津的马大夫医院（1861），汕头的福音医院（1863），汉口的普爱医院（1864）和仁济医院（1866），杭州的广济医院（1869），武昌的仁济医院（1885），福州的柴井医院（1887），福建南台的塔亭医院（1887），北海的北海医院（1890），成都男医院（1894），宜昌的普济医院（1895）等。与此同时，美国教会在中国也创办了许多医院，除前已提及的博济医院外，还在宁波、上海、汕头、苏州、通州、保定、南京、九江等地创办医院。

传教士在中国创办医院的同时，也开始试用带徒方法培养中国人，随后即创办医学校。医学校则以1868年医药传道会在广州建立的博济医学校为最早。1883年，传教士在苏州建立了苏州医学校，1896年在上海圣约翰大学创办医学系。

译述西医书籍方面，约在19世纪，随着中国学习西医的人越来越多，西医药书刊被译成中文者才逐渐增多。影响最大的是英国医生皮尔逊介绍牛痘接种的《种痘奇法》(1805)，于1817年，由斯坦顿译成中文。邱熺就是中国跟随皮尔逊学习种牛痘并辑有《引痘略》(1817)的一位学者，他对在中国推广牛痘接种预防天花做出了杰出的贡献。1847年，戴维所撰的《初学者入门》，是用中英文对照的形式，介绍西医的解剖、疾病名称、药物和医学用语等。1843年，英国人合信与嘉约翰合作，有系统地将西医学书籍译为中文，前后共23年，计有《全体新论》《解剖生理学》《西医论略》(外科)《内科新说》《妇婴新说》《医学语汇》等。其后嘉约翰在广州又有二十余种西医中译本刊行。合信及嘉约翰的助手——伊端模，也曾继合信、嘉约翰之后，陆续翻译西医药书籍五种，于1894年刊行。德贞、弗赖尔及20世纪初的梅滕等，均在翻译西医药基础理论与临床各科医学著作方面，做出了贡献。

医学期刊的编辑出版方面，清末也已有所发展。我国最早的西医期刊，是由美国传教医师嘉约翰主编的《西医新报》(1880)，但其仅出版两年即停刊。1886年，伊端模在广州创办《医学报》，这是国人自办西医刊物之最早者。此后二十多年中，编辑出版的西医刊物约有十余种，其中由我国医学家主办的有留日医学生的《医药学》《卫生世界》，广州梁慎余的《医学卫生报》，叶菁华等编辑的《光华医事杂志》，以及上海丁福保主编的《中西医学报》等，在传播西医学知识方面发挥了较好的作用，为我国与西医师的学术交流方面作出了一定的贡献。

西医作为通行世界的现代医学体系，传入中国，大体经历了上述过程。随着时间的推移，西医也日益取得了重大的进步，在中国的传播也日益广泛深入。最初，在中国的西医都是各帝国主义传教部门派来的。他们办医学院校和吸收中国留学生到国外，相继培养了一批又一批中国的西医师。他们或单独，或合作，逐渐开始系统地将西洋医学的医学理论、医疗技术、医疗机构、医学教育等，介绍到中国。

西医学在我国，无论是医学理论，还是临床医学、医疗技术，或是预防医学、卫生保健事业，真正取得长足进展，应该说还是在 20 世纪后叶。

中医学在前面已说过，在清代其发展是缓慢的，这是与前代相比较而言的，而不是对其学术水平所作的结论。在学术水平的总体方面，与国外医学相比，与当时传入的西洋医学学术水平相比，中医学也绝非都是落后的。相反，在许多领域，中医学仍然继续处于领先地位，或处于较高水平。我们相信经过医史学家更多的进行东西方比较研究后，将会给予这一观点更充分、更有说服力的证据和论证。这里我们引用 18 世纪末一位英国人在中国考察后的看法。乾隆五十八年（1793），英国派马戛尔尼来华，要求与中国通商和互派使节，被乾隆皇帝以"与天朝体制不合，断不可行"而回绝，并认为"天朝物产丰盈，无所不有，原不藉外夷货物以通有无"。马戛尔尼在出使中国之后写道，"……余因知中国人民于机械学中未始无所优良，而于医学之外，科学及科学知识，则甚劣于他国"。从这段论述可知，中医学在当时仍是比较先进的。马戛尔尼虽然不加分析地否定了中国的机械学知识、科学与科学知识，但同时指出"而于医学之外"，说明他对中医学在当代的先进水平是不怀疑的。也正是这一时期，西方医学家仍很注意把中国的脉学、法医、药物学、养生学等著作，不断翻译成拉丁文、英文等介绍给西方的医学家。

第十一章
20世纪中医学发展历程

20世纪的100年，是中国人民不断革命，求生存、求进步、求发展的100年。在这百年中，社会政治变迁之频繁，也是中国历史上最剧烈的。既有封建社会晚期的剧烈演变，也有北洋军阀统治与封建复辟；既有旧民主主义革命，也有新民主主义革命；既有日本帝国主义侵略与日伪统治，也有如火如荼的浴血抗战；既有伟大的国内革命战争，也有保家卫国轰轰烈烈的反帝反侵略战争。在这100年中，前50年，统治当局几度要取缔中医，废止中医，不许中医发展提高。而此时，西医在中国也得不到很好的发展，在这种情况下，人们的医疗得不到保障。当时，我国人口的平均寿命降至35~38岁。据1950年估计，当时全国有西医不足2万人，中医50万人，毛泽东得知此情后，在全国第一届卫生工作会议上题词："团结新老中西各部分医药卫生人员，组成巩固的统一战线，为开展人民卫生工作而奋斗。"他批评了轻视、歧视中医的错误思想，制定了"团结中西医"方针政策。此后，中医科研院所，中医高等教育蓬勃发展，逐渐使中医被取缔、被消灭的命运得到了扭转。

第一节　20世纪前50年中国医学文化思潮

20世纪前50年，中国在关于医学发展问题上，面对有数千年传统的中医学与从西方传入的医学，曾两次掀起"消灭中医""废止中医"的巨浪。两次浪潮均非单纯的中西医学家们的学术争论，它们都有着政府支持的背景。

一、北洋政府时期废止中医教育的斗争

清末，围绕"新政"之改革问题，高层统治者间曾有过剧烈的斗争。太医院之医疗与教育也出现了新的趋势，例如：光绪帝患病，多次请西方使馆医生，或兼通中医西医的医生会诊、治疗；医学教育也有太医院院使奏请增加对西医生之培养等。医疗卫生体制也创设卫生科、卫生处、卫生司，以及创办官办医院等。中国留日学习西医归来之医生也日益增多，他们逐渐掌管了卫生行政大权。民初，这一趋势的发展加快。日本明治维新废止中医的政策，也被搬到中国，改头换面后得到实施。北洋政府教育会议，参照日本学制，制定《壬子癸丑学制》(1912~1913)，其医学教育中，完全没有了中医教育内容，企图实行自教育始以消灭中医的政策。

北洋政府教育部废止中医教育的法规颁布后，立即引起中医药界的强烈反对，各地代表于 1913 年 11 月 23 日起程赴京请愿。请愿书《恳请提倡中医中药、准予另设中医药专门学校以重民命而顺舆情事》，既申述了顺乎医学发展规律的五项重要理由，又提出了切实可行的八条具体措施。但北洋政府教育总长汪大燮坚决拒绝采纳，"医药救亡请愿团"不得不再送北洋政府国务院。1913 年 12 月 29 日，教育总长汪大燮接见要求为学会立案的北京医学会代表时，公然表态，"余决意今后废去中医，不用中药。所谓立案一节，难以照准"。还读及日本明治维新废止中医的成功经验。

此论一出，全国中医药界哗然，驳斥之文纷纷见于报端，北洋政府教育部在舆论压力下，似退非退，说什么"本部对于医学……并非对

法国使馆多德福医官为光绪帝会诊之脉案

纸质。光绪帝平素体质虚弱，戊戌政变后，光绪帝病情加重，法国使馆医官多德福被请入宫中进行会诊。此件为"光绪二十四年九月初四日法驻京使署医官多德福蒙约诊视"记录。

（中国第一历史档案馆藏）

中医、西医有所歧视也"。并表示不是要废弃中医，只含混推托，"暂从缓议"。1915 年，上海丁甘仁（泽周）兴办中医教育，上书申请立案，呈文大总统，由内务部转教育部，但此刻汪大燮已离职，教育部不便拒绝，便以文字游戏方式，肯定丁甘仁兴办中医教育之必要，但又以"本部医学专门学校规程内，亦未定有中医各科课程"，又将立案一事推回内务部。内务部批示"教育部既深嘉许，本部自所赞同，应准备案"。中医教育就在奔走呼号之下，第一次获政府备案。中医药界"似胜非胜"，因为，围绕中医药存废的斗争并没有终止，废止论者蠢蠢欲动。

二、国民政府卫生部第一次中央委员会议通过余岩《废止旧医以扫除医事卫生之障碍案》

国民政府于 1927 年 4 月 18 日在南京正式建立，卫生部部长由冯玉祥部下薛笃弼兼任，副部长由协和医学院公共卫生系主任兰安生举荐的刘瑞恒担任，他掌握着卫生部的实权，且不久后即接掌部长之职。

20 世纪 30 年代，围绕中医教育正式立案问题的斗争，仍然十分激烈，虽然中医界继上海丁甘仁创办中医学校之后，各地接连兴办多所中医学校，但中医教育仍未争得完全合法的地位。在中华教育改进会上，在全国教育联合会上，中医代表们先后提出中医应加入教育系统的八条理由，并要求：教育部聘请中医专家，议定中医学科课程；医学校内应设中医一科，需要时，亦得设立单科中医学校。此要求并不高，然而 1925 年 11 月 20 日，教育部召开部务会议，竟以"不合教育原理，未便照办"而予拒绝。与此同时，废止中医之论调，大行于道，连篇累牍。中西医之间的论争日益激化，双方已不再是学术争论，而逐渐形成政治论辩之冰炭之势。从朝野高官，到社会贤达人士，也逐步在此问题上形成了对立局面，废止论者多得到掌握实权者的支持，而争取中医合法地位的中医药界，虽有舆论与社会人群较广泛的同情，但不掌管卫生、教育大权，仍处于越来越明显的劣势地位。

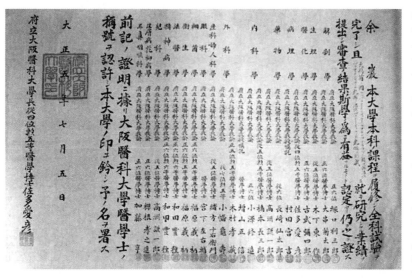

余岩的大版医科大学毕业证书

余岩（1879~1954），字云岫，浙江镇海人，1916年毕业于日本大阪医科大学。余岩留学日本期间，深受消灭中医思潮之影响，回国后即倡导批判中医，废止中医之言论与行动。1929年参加国民政府卫生部会议，提出《废止旧医以扫除医事卫生之障碍案》，并获得通过。因引起海内外中医药界强烈反对而被迫撤销。

    1928年5月，南京国民政府第一次全国教育会议，虽然由汪企张提出的"废止中医案"未获通过，但支持中医教育的提案也同时被封杀。而教育部继续坚持错误立场，于1929年4月29日，下令各中医学校改称传习所，并不得在教育机关立案。这充分说明教育当局几年前在文字上的退让是虚假的，而废止中医的政策根本未变。

    1929年2月23~26日，南京国民政府卫生部召开第一届中央卫生委员会，刘瑞恒部长主持，出席者有国民党中央代表，西医院校领导，以及上海、南京、北平、天津、广州市卫生局局长，中华医学会会长等人。其代表褚民谊、颜福庆、伍连德、胡宣明、余云岫、杨默、陈方之、胡鸿基、胡平、黄子方、全绍青、何炽昌，无一名中医，几乎完全是西医。难怪他们在会上讨论了有关废止中医的四项提纲，并一致通过了余云岫提出的名为《废止旧医以扫除医事卫生之障碍案》。如果该提案得到实施，中国医疗保健事业数千年积累的优秀遗产，就会被彻底消灭。

    面对如此残酷的局面，中医界、中药界，海内海外，无不为之震动，各地中医药团体、期刊报社、商会，纷纷致电南京政府，表示强烈反对。1929年3月17日，全国医药团体代表大会在上海开幕，有来自15个行省的132个团体，共262名代表参会。大

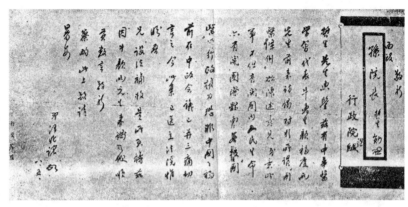

会提出了响亮的口号"拥护中医药就是保持我国国粹""取缔中医药就是致民病的死命""反对卫生部取缔中医的决议案"等。会场悬挂起巨幅标语："提倡中医以防文化侵略，提倡中药以防经济侵略。"在历时三天的大会上，提案达193件。大会议决：发表宣言；组织成立永久性全国医药团体总联合会；推选谢利恒等五人组成进京请愿团，要求撤销"废止中医案"；中医药学校加入全国学校系统准予立案等七项要求。请愿团于21~24日连续不断分别向国民党三代会、中央党部、国民政府、行政院、立法院、卫生部、教育部等请愿，"请求排除中国医药发展之障碍以提高国际上文化地位"，"明令收回废止中医议案，并于下届卫生委员会加入中医，以维国本而定民心事"。并走访国府各政要，寻求理解与支持。但教、卫两部仅作了很有保留的回应，教育部答称："今后对于中医学校一律组织中医讲习所，准予备案。"卫生部则电称："查中药一项，本部力主提倡，惟中医拟设法改进，以期科学化，中央卫生委员会议决案，并无废止中医中药之说。"应该说这次声势浩大的抗争，虽然未获全胜，但成绩不小，至少迫使国民政府卫生部不得不将"废止中医案"暂时搁置起来。中医界深知，请愿并未能改变教、卫两部掌权者废除中医的根本立场。

在中医界成立之全国医药总会的执、监委联席会议上，与会者商讨对策，为应对教、卫两部实际上仍坚持废止中医的举措，决定于1929年12月1日，在上海召开全国医药团体联合会第一次代表大会。这次会议的出席者有17省和香港，以及菲律宾等地

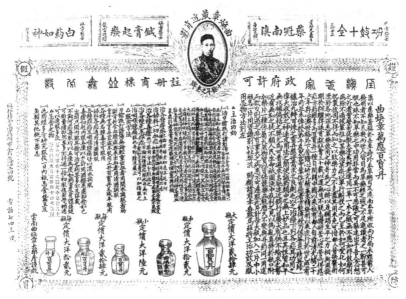

曲焕章大药房药票

纸质，1935年印刷，40厘米×27厘米。曲焕章（1882~1938），云南江川县（今云南玉溪）人，约于辛亥革命前后研制成万应百宝丹，即现在之云南白药，其止血等功效曾引起国内外关注。20世纪20年代，曲氏在昆明设药房销售该药。此药票上方正中为曲氏像，两侧印有蒋介石、唐继尧、龙云、胡汉民等题匾。1938年，国民政府令其交出白药秘方，曲氏因拒绝此令而死于囚室。

区的共 223 个团体、457 名代表，经过 5 天讨论，议决：组织由 23 人为代表的请愿团，提出更具体的要求，即撤销阻碍中医发展的各项政令。在海内外中医界的强大压力下，国民政府主席蒋介石不得不下令：撤销教、卫两部的命令，以示维护。至此，中医界之抗争应当说取得了胜利，然而教、卫两部对具体问题的处理上，仍然我行我素，或不断刁难，或违背《国民政府文官处公函》所申述的蒋介石手谕。实际上，再次请愿的胜利，又一次被逐渐淡化，并再次化为泡影。

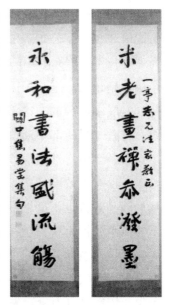

焦易堂书联

焦易堂，陕西人，曾任中央国医馆馆长。书联，纸质，长161厘米，宽38厘米。
（上海中医药大学医史博物馆藏）

　　中医界在不断斗争中增长了经验，他们逐渐认识到必须"有管理全国中医中药事宜之（行政）权"，遂决定具文呈请国府，仿国术馆设国医馆，于 1930 年 1 月，将设国医馆提案与馆章送呈国府。1930 年 5 月 7 日，国民党中央执行委员会召开第 226 次中央

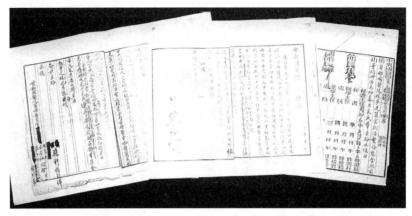

政治局会议时，行政院长谭延闿联合陈立夫、焦易堂等中委七人，在会上重提此案，获得通过，这就是 1931 年 3 月 17 日中央国医馆冲破重重阻力在南京正式成立的历史经过。

中央国医馆，经中医药界代表 217 人、社会各界代表 300 多人投票，推选出名誉理事 43 人、理事 98 人，于 1931 年 4 月 17 日，由国府 813 号令公布。中央国医馆理事会全体大会，推选陈立夫为理事长，彭养光等 10 人为常务理事，焦易堂为馆长，陈郁、施今墨为副馆长。中央国医馆之建立，可以说是中医药界保存中医药，发展中医药的一次不小的成果。中央国医馆与地方分馆、支馆，在教、卫两部不断改变脸谱的应付下，加之其本身只是一个半行政、半学术性组织，经费十分有限，甚至最终完全变成学术组织，没有了政府经费来源，再加上内部分歧等原因，作用越来越局限，效益也不断缩减。必须着重强调指出，如果没有举国上下的抗争，没有中央国医馆的建立与运筹，不但保存不了中医药的一线生机，而且这一中国人民数千年的珍贵遗产也必将遭受灭顶之灾。令人叹服的是在 20 世纪前 50 年间，中医学在不断的抗争中，依靠自身力量，先后兴办 70 余所中医学校，创办中医期刊近 200 种，出版中医图书，据《联目》统计，单理论本草部分，就有 400 多种，若将方书类、临床各科以及养生保健等统计在内，恐有 2 000 种左右。如此大量的期刊与图书，在激烈反废止的 50 年间展现在医学界面前、展现在全国民众面前，不能不认为中医药学有着旺盛的生命力，它已植根于亿万民众牢不可破的信念之中。所有这些发展与普及，为后 50 年中医药学能得到政府重视奠定了人才基础与图书资料基础。否则，若国民政府推动的废止中医政策得到实施，则 20 世纪后 50 年也只能有为数十分有限的末代中医了，即使有令后 50 年逢春的甘露，也难以组成浩浩荡荡的大军，取得发展如此迅速的重大成果。

20 世纪前 50 年，确是中医发展史上的一个黑暗时期。回顾这 50 年，首先是中国的积弱贫穷，广大人民谋求国家强大与人民富足，但此时此刻谁也未能拿出有效的办法，反而是着眼于列强思维，忽视中华固有文化的洋务思想、全盘西化思想几乎居于统治地位。中学为体，西学为用的思想占据主导地位时，在政治、军事、文化艺术以及医学界，西化就意味着进步，强调国学则被视为落后、不科学，这种现象几乎成为社会时尚。此风在医学界尤为突出。这是当时大潮使然，分析起来，那些持此种观点的医学界人士，大多数似乎也无可厚非。当然，那些心存宗派情绪者，他们并不认识中医，对中医一无所知，只是跟随大潮，听从少数人对中医的非议。他们不调查不研究，不考虑中国实际，一味跟着洋人的指挥棒跑，视中医药为落后、不科学，甚至视之为中国卫生事业发展的障碍。这些极少数代表人物的思想，应当予以澄清，予以分辨，给予批评，当然在批评中不可忽视还应尽可能地将消极因素转化为积极因素。

第二节　西医在朝，中医在野

20 世纪前 50 年，卫生事业的行政管理大权，基本上为国外留学回国的西医所掌握。而人数数十倍于西医的中医，则完全处于在野无权的地位，这种畸形必然造成唯西医科学，排斥中医甚至废止中医的局面。在这一主导思想的指导下，上节所叙两次大规模废止中医的政策，以及无数次小规模论争、冲突，必然导向中国医学史上前所未有的黑暗时期。两次大规模的论争，在表面上看，中医似乎都取得了胜利，但均因西医在朝掌权，中医在野无权，未能贯彻政令，最终还是两手空空，只能在精神上得到一些满足。

西医在朝掌权，他们不管在两次论争中，在舆论上遇到多大的挫折，在论争结束后，仍然可以我行我素。废止中医虽未能按原计划实施，但仍可以暗中推行，因为卫生部门的指导思想未变，他们有政府支持，有卫生工作方针政策制定与计划实施之大权，有人事权，有经费保证，有国际贷款，有国际交流与国内外考察的机会。而西医药学院不是政府创办，就是洋人传教士所办，因而经费充足，人才集中，学术水平得以不断发展进步。

中医在野无权，在两次全国性大论争中，虽然取得了不小的"胜利"，但无行政管理权，医疗、教育、科研学术，全无行政政府支持。中医一无人权，二无财权，虽然兴办了数十所中医学校，但均系私人所办，既无政府财政支持，规模也根本不能与西医院校相比，基本上处于孤立无援的境地。他们绝大部分迫于生计，根本没有条件进行中医科学研究。

在这样的医学发展模式下，中医药在中国完全丧失了主导权，医学的发展方向、目标完全被控制在根本不懂中医，也完全不想懂中医的人的手里。政策的制定、方针政策的执行、广大城乡人民群众的实际需要等，完全由这一小部分人所掌控，他们完全违背人民的意愿，不理会广大人民的迫切需要，照搬西方模式，在中国生硬推行外国的卫生模式，以只有数千人、万余人的西医从业者，抑制数十万中医药从业人员的积极性。这种极不协调的状况，在调动和充分利用中国卫生资源的工作中，不可能发挥应有的功能，不可能取得良好的效果。这就是 20 世纪前50 年中国卫生事业的畸形现象，它是中国卫生事业发展史上最为严重的教训。

我们不可否认，西洋科技、西方医学，在当时的历史条件下，有其显著的优越性，但其绝非一切都优于中医。中医药是中华民族数千年来赖以强身健体、制伏疫病的宝贵遗产，其优越的理论体系，极其丰富的疾病诊疗与卫生保健知识经验，不是西医所能取代的。如果当时的卫生决策人不犯上述错误，中西医和谐相处，相互学习，彼此尊重，一切都以四亿人民的卫生需求为出发点，共同反对宗派主义，像历史上无数次吸收外来文化、外来医学内容那样，既重视中医，尊重中医的理论与技术，又能让彼此之间的先进性得到发展，彼此存在的落后性在医疗对比中予以淘汰，将实践的有效性置于首位，那么，对医学的发展将是非常有益的。

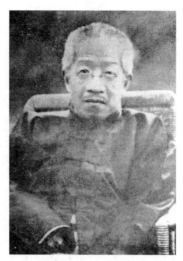

章太炎像

章太炎（1869~1936），名炳麟，浙江余姚人，民主革命人士思想家，精于医学书法。

（上海中医药大学医史博物馆藏）

第三节 中西医汇通学派评估

在西医传入后，留学日、美、英、德的大批西医也相继回国，西医逐渐完全控制了中国卫生行政管理权，中国医学院校毕业生也大量涌入西医大军，社会舆论也逐渐倾向于西医，中医则被扣上了落后、不科学的帽子。这是西医掌权，中医在野，二者之间存在学术宗派、思想宗派差异的必然结果。这种演变过程，就是中西医汇通派产生发展的过程。中西医汇通的根本特点，就是希望通过他们的研究，千方百计说明中医内容是如何符合西医的理论与技术，由此来证明中医的科学性。汇通者完全以西医为科学标准，只要中医符合西医理论，就说明中医也如何先进科学。我并非要否定中西医汇通派的积极作用，只是归根结底，它难以有积极向上的创新的作为。

一、中西医汇通学派的进步性、积极性

在中医与西医日益激烈的论战中，西医由于有政府的支持，握有行政大权，有相对雄厚的经济基础，且在医学发展上，引进并结合了先进科学技术，从而形成理论的实证性、可见性等特点，日益居于优势地位。这种社会舆论导向的逐渐转变，对中医学发

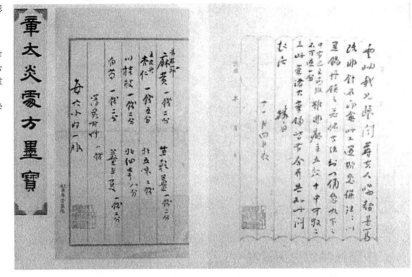

章太炎脉案处方影（近代）

纸质，长25.5厘米，宽13厘米，此为章太炎先生诊治余云岫夫人疾病之脉案处方。

（上海中医药大学医史博物馆藏）

展十分不利，中医界先进学者面对这一残酷的现实，出于巩固中医在此舆论论争中的有利地位的目的，奋发学习西医知识，以中医学固有理论与技术，论证中医早已符合西医的先进性与科学性，他们通过大量历史事实，进行了有理有据的论述。所有这些论证，都给予了中医与社会人士有力的鼓舞与支持，从而在一定程度上巩固了中医药学的阵地。因此，中西医汇通学派的汇通中西医研究，对巩固中医阵地发挥了重要的进步作用，不可低估。

中西医汇通学派的最大积极性，就是寻求中医药发展的新途径、新方法。这是应该予以充分肯定的。他们多数都认为必须吸收新知，借鉴西医，并汇通中西医，以求中医的发展进步。在他们之中，有肯定中医较多者，也有肯定中医较少者，但均以肯定中医为前提，这是中西医汇通学派的主流。

由于卫生领导部门不断推行其废止中医的方针政策，在中医固有队伍中，本来很热爱中医、有志中医事业的人，或以中医为业者，也逐渐对中医前途失去信心，纷纷放弃中医药行业，另谋出路；中医学校的学子，跟随中医为徒者，跟随中药师父为徒者，继承思想也有所动摇，纷纷求取他业。对中医中药前途的怀疑、动摇日趋严重，逐渐形成中医中药的断档危机，即所谓末代中医、末代中药。这一严重卫生社会问题，在中西医汇通学派的先进论述中，以丰富的实际比较与论证，说明中医、中药绝非落后，更非不科学，提出中医、中药在中华民族医药卫生保健中仍占有重要地位。中医中药队伍中对前途悲观失望者，有不少人重新振作了精神；中医中药后备之学子，有不少重新重视了对老师学识的继承学习，成为继承发扬中医药的优秀分子。这就更加彰显了中西医汇通学派的进步性贡献。

二、中西医汇通学派的消极性问题

中西医汇通学派的主观愿望是好的，但汇通的方法是以西医理论学说释解中医的理法方药，其目的多为论证中医药如何符合西医对人体、对疾病的正确认识，以求证明中医药并不落后，是科学的。如此逐渐扩展，有的有一定的参考价值，有的则多有牵强附会之处，其论述之参考价值不高，能够促进中医药发展者，也十分有限。从其方法与目的性分析，特别是指导思想，严格讲仍然是重西轻中的，或多或少以西医为先进、为典范、为标准，忽视了中医固有的整体性优势。在这种模式的影响下，中医医疗诊断逐渐西化，由中医之望闻问切、辨证论治，逐渐倾向于西医的诊疗模式，重疾病轻证候，诊断出疾病后，多不再讲究阴阳虚实寒热表里之八纲辨证、六经辨证、营卫气血辨证、三焦辨证等，也不再关注邪与正、人与病、病人与环境等辨证关系的探讨，逐渐走向由西医诊断，中医以针对性处方用药之道路。在举办中医学校教育上，也很少考虑中医药的优势特色，几乎完全借用西医医药学教育模式，教学体制、教学方法、教材选编要求等，也多参照西医教育规范，忽视甚至完全背离了中医师徒传授的优良传统。所培养之人才，往往对中医药知识缺乏牢固的基础。受医疗、教育逐渐西化的制约，中医科研人员的素质也逐渐转变，重西轻中之方法论慢慢取代了中医传统科研方法，这种倾向在20世纪后50年也日益明显，导致中医传统科研方法被忽视，或被视为落后，逐渐边缘化，甚至有被淘汰的危机。运用现代科学、现代医学研究而暴露的不能充分论证中医实质的问题，随着科研的深入也越来越明显。

第四节　毛泽东关注中医中药

1949 年 10 月，中华人民共和国建立，中国卫生事业也得到翻天覆地的改变。卫生部门坚持的重西灭中的态度，在毛泽东主席的指示下，逐渐得到扭转。"团结中西医"成为国家卫生事业的大政方针，中医研究院建立，强调关键在于西医学习中医，而不是中医学习西医。中医高等医学院的创办，中医医院的普遍设立，大型综合医院设中医科，中医人士参加各级卫生行政领导部门，中医人士被聘选为各级人民代表大会代表、各级政协委员会委员，中央正式成立国家中医药管理局以管理全国中医药工作……《中华人民共和国宪法》第二十一条明确规定"国家发展医疗卫生事业，发展现代医药和我国传统医药"，将中医与西医放在了同等重要的地位。如此重大而连续不断的举措，使中医药得到了史无前例的继承与发展，中医药学逐步从极度困难中走了出来，在各个领域呈现出欣欣向荣的景象，并不断获得重大医疗、教育与科研成就。

1950 年，新中国召开第一届全国卫生工作会议，在中医代表得知余云岫将在会上提出其改头换面的《废止中医以扫除医事卫生之障碍案》之后，中医代表一致提出了强烈的反对意见，使大会难以继续进行。毛泽东主席应会议领导之请求，接见了卫生部与各大行政区卫生部部分领导，正是在这次接见中，主席询问：你们西医有多少？中医有多少？并向卫生部门领导强调中西医团结合作的重要性，同时为大会题词："团结新老中西各部分医药卫生人员，组成巩固的统一战线，为开展伟大的人民卫生工作而奋斗。"会议在毛主席题词的指引下，总结了革命时期的卫生工作经验，制定了"面向工农兵，预防为主，团结中西医"的卫生工作三大方针。这使中医药学与中医药人员，在中国人民卫生工作中的地位得到了肯定。会议题词与卫生工作三大方针的贯彻执行，为中西医团结合作共同为人民卫生工作取得一个接着一个的

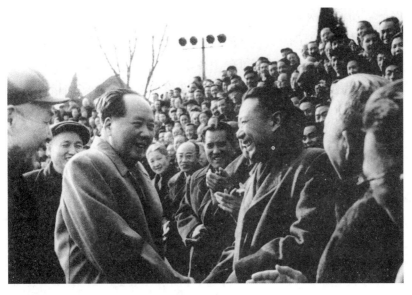

毛泽东主席接见卫生部中医研究院院长鲁之俊

鲁之俊（1911~1999），江西黎川人，1933年毕业于北平陆军军医学校，1939年赴延安参加革命，1944年学习中医针灸。曾为毛泽东主席针治肩周炎，获得良好效果。他编撰的《针灸讲义》在解放战争中发挥了重要作用。1950年《针灸讲义》获修订，改名为《新编针灸学》出版。1955年中医研究院（现中国中医科学院前身）成立，鲁之俊任院长。1956年起草中医发展12年规划时，毛泽东接见了他并同他亲切握手。

胜利，奠定了雄厚的思想基础。然而，要一下子改变卫生部门仍以西医思想为主导，对中医不懂不了解的局面，并非容易之事。因此，在20世纪50年代，为了正确贯彻执行对待中医的方针政策，毛泽东几乎年年都要就中医药问题进行指导，他强调："重视中医，学习中医，对中医加以整理，并发扬光大，这将是我们祖国对全人类贡献中的伟大事业之一，""我认为中国对世界上的大贡献，中医是其中之一项。""今后最重要的是首先要西医学中医，而不是中医学西医。""中医在人民健康的作用是很大的，但很少向领导上反映，原因是中医在野，西医当权。""各机构中应有他们（中医）的成分，看不起中医药，是奴颜婢膝奴才式的资产阶级思想。"并着重强调：今后无论哪一级卫生部门领导，若做不好中医工作，就将被撤职。为了促进中医发展，他还提出：成立中医研究机构，加强中药保护与产供销管理，整理中医药古籍。他在接见医药工作者的讲话中指出："把中医中药知识和西医西药知识结合起来，创造中国统一的新医学新药学。"当"西医学习中医班"经两年半学习毕业，卫生部党组由此向中央报告，毛泽东高兴地批示："此件很好，""中国医药学是一伟大的宝库，应当努力发掘，加以提高。"他强调有条件的省市都要举办西医离职学习中医班，预期以两年为期，1961 年"我们就将有大约两千名这样的中西医结合的高级医生，其中可能出几个高明的理论家"，并着重指示"这是一件大事，不可等闲视之"。

为了做好一项工作，毛泽东主席很少发出如此多的指示，也很少有过如此严厉的批评，甚至撤掉卫生部门主要领导者的职务，这也突出说明推进中医发展的工作有着多么大的思想阻力。同时，也说明了今天中医事业的成就是多么来之不易。

第五节 中医工作的巨大胜利

在毛泽东不断的亲切关怀和亲自指导督促下，卫生部开始贯彻执行关于中医的方针政策，但可以看出，这一工作在一定意义上几乎完全处于被动局面。正如一位老卫生工作者在回答毛泽东主席征求对卫生部的意见时所表达的那样："卫生部是算盘珠，""不拨不动。"毛主席说：那好，我们大家都来拨，让他动起来。大约每次毛泽东作出关于中医工作的重要指示时，除有中央文件下达外，《人民日报》《光明日报》《健康报》等，都要发表社论以贯彻执行。因此，广大中医中药界无不如久旱逢雨露般群情激动，积极性空前调动起来。中华人民共和国卫生部中医研究院（后更名中国中医研究院，2005 年建院 50 周年时，再次更名为中国中医科学院）的正式建立，北京、上海、广州、成都四所高等中医学院（现中医药大学）的举办，各省市中医医院的建立，使得中医不断发展壮大。现举一组数字加以说明，"据 1998 年统计，全国中医医院达 2522 所，其中包括中西医结合医院 40 所，民族医医院 123 所。中医医院床位 23.6 万张，中医人员达 35.3 万人，中医医院每年门诊平均达两亿人次，住院 250 万人次。全国有 75% 的县建立了中医医院，

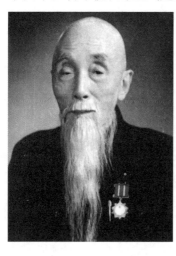

蒲辅周像

蒲辅周（1888~1975）四川梓潼人，1955年调中医研究院，后任副院长。著名中医学家，四届人大代表，第三、四届政协委员，精通中医内、妇、儿科，尤擅急性传染病治疗。邓颖超于蒲100年诞辰时题词赞扬："多年来我和周恩来同志受益颇多。"撰有《蒲辅周医案》《蒲辅周疗经验》等。

县级中医医院已达1885所，病床14.8061万张。此外，全国95%以上综合医院设有中医科，拥有床位三万多张。全国建成133所示范中医医院，60个中医专科专病急症中心。到1998年，培养高级中医药人才8.8665万人，西医学习中医人才5000人，并为100多个国家与地区培养中医药人才1984人"。

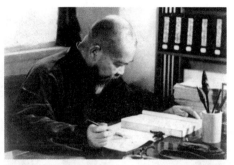

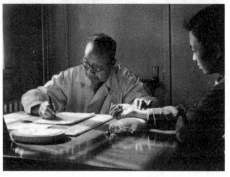

"据1997年统计：全国中医药卫生技术人员，达52.3823万人，其中中医师25.8123万人，中西医结合医师11151人，中药师8.6204万人。民族医学机构134个：其中藏医医院56个，藏医2288人，床位1470张；蒙医医院41个，蒙医2684人，床位1414张；维医医院30个，维医1871人，床位1371张；其他民族医医院7个，医师544人，床位374张。全国高等中医院校、系已有52所，其

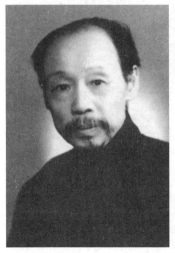

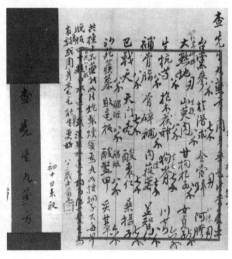

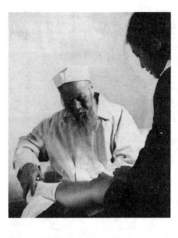
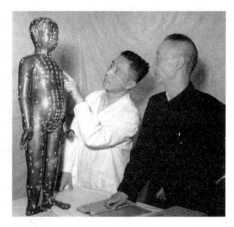

杜自明工作照（左）

杜自明（1878~1961）四川成都人，满族，著名中医正骨医师。1956年任中医研究院广安门医院骨科主任，撰有《中医正骨经验概述》等。

叶心清工作照（右）

叶心清（1908~1969）四川大邑人，著名中医针灸学家。1955年进入中医研究院针灸研究所工作。先后出诊也门、越南，曾为也门国王治愈风湿病，获"东方神医"称誉；为越南胡志明等诊疗，被授予金质"友谊勋章"。图右为叶心清先生。

中中医药 30 所，招生 10771 名，毕业 9454 名，在校生 41336 名；民族医院校 3 所，招生 364 名，毕业 378 名，在校生 1361 名；西医院校中医药系 22 所，招生 861 名，毕业 910 名，在校 3182 名。1997 年全国高等中医药院校研究生，招生硕士 727 名，博士 191 名；已毕业者硕士 474 名，博士 93 名，在校硕士 1841 名，博士 491 名"。

中医中药科学研究，从理论逐渐走向临床，在临床各科各病种医疗效果统计分析，医疗效果机理实验研究，中医基础理法方

毛泽东主席接见为他施行白内障针拨套出术的医护人员

1975年，毛泽东主席患白内障，周恩来总理集中中、西医眼科专家，观察中、西医疗法之优越性，最后为毛泽东主席选择了中西医结合之白内障针拨套出术治疗，术后毛主席恢复良好。图为治愈后毛泽东主席接见医护人员的合影。左三为中国中医科学院中医眼科专家、施术者唐由之研究员。

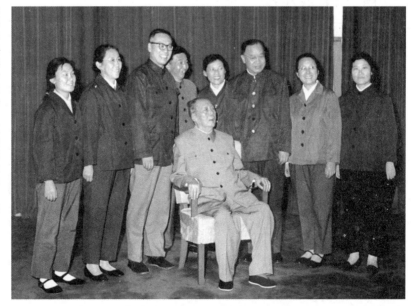

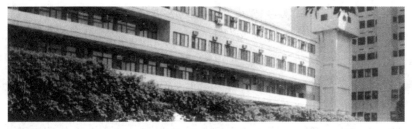

药实验研究，中药单味、复方等研究，医史、文献研究等方面，50年来发表的论文数以万计，出版专著数以千计。其中，不少杰出成果引起了国际学者关注，促进了联合国世界卫生组织对各民族传统医学的关注，也推动了世界卫生组织成立民族医学处，在有关国家与地区设立传统医学中心，进而推动各国与地区对各民族传统医学的继承与发展。中医药学因此也更加为全人类所重视。据不完全统计，现在全世界已有一百四十多个国家与地区运用中医针灸治疗疾病，已有一百三十多个国家与地区运用中医中药治疗疾病，已有不少国家由不承认中医中药到正式立法，或正在立法承认中医中药的合法地位。

第六节　中医发展融入西医学理问题

中医学发展到20世纪初，由于西医越来越多地传入中国，逐渐形成两种医学竞争的局面。西医学以其解剖、生理、细菌、疾病诊断，特别是外科手术治疗若干疾病的快速取效，逐步在民众中取得信赖。在社会变革中之洋务思想，对中华文化科学日益表现出的怀疑，甚至失望情绪越来越浓厚。中医为了求取生存发展，部分学者逐渐承认西医理论的可信性，在探索中西医汇通的方法与道路上，论述中医在学理、疾病认识等诸多方面，是如何自觉不自觉地与西医一致，从而证明中医也是科学的。虽然不承认，或极力反对西医以不科学、落后为由，对中医进行的批判，但却削足适履称中医如何与西医一样科学，给人一种勉强的感觉。这种倾向，数十年来得到了不断地发展，甚至在今天仍有不断的反映。只要国外或社会上出现某种新学说、新理论等，无论其是否真正科学，一些中医界学人就会持之为据，论述中医如何符合这些新学说、新理论，如何早已有之，等等。百余年来这种现象不断出现，我们很难证明其对中医发展究竟有多大的益处，有多大的必要性。或许这些论述可以调动某些中医研究者一时的积极性，但很难对中医发展发挥持久的作用，很难看到其对中医发展产生有益的借鉴。我建议大家坐下来总结如此作为的积极性与消极性，最好不要再作如此无为的研究与借鉴了，还是多多总结中医本身固有的理论特色，多多总结千百年来千万中医临床经验的规律性，多多总结中医理论与中医临床相互依赖、相互为用的内在规律性为好。现代科学理论与方法可以为我所用，但不能将其视为科学的唯一标准，用以论证中医的科学性。

对我们的老前辈，在百余年间所探索的中医发展道路与方法，无疑应予充分的尊重，但也必须思考一下，这些探索有哪些真正解决了中医发展的问题。越来越多的研究者深切体会到，过多强调运用现代医学其实限制了中医优势的展现。历史经验与教训应该承认，完全融入西医理论的检验论证，特别是近五十年的经验，这种全面融入西医理论的检验论证，还在不断地发展，但我们深切地体会到，经过百年的尝试，它收效甚微。那么我们为何不坐下来反思一下，总结一下成功的概率？认真思考并坚决调整一下科研的方向，至少在原有基础上总结经验教训，以拓展新的途径与方法，给被忽视的中医本身固有的发展途径、方法与研究思路以更多的关注。我一直认为，途径与方法应当多多益善，而且不要相互排斥，应当相互促成。

一个不可否认的历史事实，就是沿袭许久的以西医解释中医，符合者即科学，不符合者便视之为不科学，这种观点是十分错误的。正是由于这一标准之演化，导致中医教育照搬西医教育，中医临床疗效照搬西医科研模式，中医科研照搬西医科研方法，尚未有切实的基础就进入动物实验。而如此照搬照抄更源于西医传入之初，当时对中医解剖、生理等基础，也牵强地翻译出来，强行使得西医之心肝脾肺肾——与中医理论中的心肝脾肺肾——对称，但实际上两者之间的内涵，存在着极大的差异。相互之生理混乱了，病理更是混乱了，解剖内涵也混乱了。处处以西医代替中医，中医的理论认识便被废弃了，不用了。教学生，治病人，搞科研都脱离了中医本身固有的理论体系，严重点讲几乎被完全西化了。要不要回归本源？这是不是退化复古？我看未必。任何科学都有自己发展的规律，用西医发展的一般规律引领中医的发展，就医学总体而言，应当有其一致性，这可以理解，但中医与西医毕竟存在着对疾病与人体完全不同的理论与认识，要中医完全适应西医的理论思维，的确是很难的，甚至是不可能的。在这样的认识下，发挥中医理论思维指导下的科研、教育、医疗，是应予重视的。

第七节　中西医结合科研模式

1964年，毛泽东在同音乐工作者的谈话时指出："把中医中药知识同西医西药知识结合起来，创造中国统一的新医学新药学。"这是毛泽东主席在四十多年前发出的伟大号召，也是对中国中西医学术发展的重大期望。广大医学工作者积极响应，在医疗与科研中探索中西医结合的途径与方法，以求创造中国统一的新医学、新药学。

实践探索是十分辛苦而艰难的，一批研究人员在中医老师的指导下，实践着中西医结合的途径，创造着中西医结合的方法，希望能在他们的刻苦钻研中，在经验总结中，在不断继承与创新中，对创造中国统一的新医学、新药学作出自己的贡献。他们从风华正茂的青壮年，到现在的耄耋之年，半个世纪的艰苦探索，虽说取得了许许多多世所注目的科研成果，但距离能称得上中国统一的新医学、新药学的目标，还不知有多遥远的路程要走。第一代西医学习中医的专家们，有的已驾鹤西去，有的还在围绕着中西医结合事业，进行着探索与经验总结。但在他们不断地勤奋摸索中，时不时会听到一些令人感伤的声音，如当年动员与鼓励他们学中医、研究中医的个别领导，竟改变了态度，不辨是非地指责："正是西学中，中西医结合消灭了中医。"中西医结合事业是不可阻止的，这样的态度不会改变科研工作者们的探索精神。

医学工作者的探索和研究，将证明中国医药学是一个伟大的宝库。

大约在 20 世纪 70 年代，曾有一个很有权威性、有影响力的署名"侯勤文"的写作组，提出"中西医结合是中国医学发展唯一正确的道路"。在写作过程中，该写作组曾到中国中医科学院召开座谈会，征求意见，当时我曾表示：道路不能只有一条，特别说这是唯一正确的道路，恐怕有问题。大家在议论中，比较一致的看法和建议是至少要将"唯一"二字删掉。当时写作组表示同意，但文章最终还是一字不改地在重要报刊上正式发表了。这种对待医学发展问题的态度是很不严谨的，甚至完全可以说是错误的，探索未知的科学研究，怎么可以只认可一条道路，一种途径，一种方法呢？即使中西医结合已有非常充分的理论与经验，也绝不可以如此武断。况且，中西医结合在当时，甚至现今，仍然还在探索中。因此，我们应当继续为医学工作者创造条件，支持在西医学习中医者的思维方法主导下的中西医结合探索。他们是为了继承发扬中医、创新中医而进行研讨的，绝非轻视或想要消灭中医，如果为了消灭中医，他们何需终身奉献于如此艰辛的探索呢？如果说科研方法因为出身西医而有缺陷，其思路设计对中医学存在体会认识上的不足，那完全可以通过学术争鸣、学术讨论加以解决。以上我讲的是原是西医，经过学习中医后，从事中西医结合的研究者来思考的。这批西医学习中医的中西医结合研究者，其队伍并不大，质量、水平由于某些原因，可能有下降的趋势，希望卫生管理部门领导者关注一下，如果任其发展下去，必然会导致上述模式的中西医结合事业后继乏人。我非常希望卫生管理部门、中医管理部门的领导，继承毛泽东主席对西医学习中医的重视与期望，且是真正重视，决非口头！

关于中西医结合队伍，绝非只是西医学习中医者，目前中医药大学毕业，通过研究生培养的医学工作者们，他们在知识结构上也完全掌握了中西两套知识体系。他们也有着很好的科学素养，这批人对中医学理论知识的修养，必然优于"西学中"人员。在科研课题的设计、方法的制定，以及研究思路上，他们应该会充分考虑中医的特点和优势，不会出现大的偏差。西医学习中医又决心献身中医事业者，由于西学中队伍的中西医结合有萎缩趋势，他们的队伍在日益壮大，他们在中西医结合研究中，必将取得更为光彩夺目的成就。我之所以视这批生力军为中西医结合者，是因为他们的研究工作，包括基础理论研究、临床研究，强调多学科并重，借助于现代科学方法技术或现代医学方法技术。他们与西医学习中医者的中西医结合似无根本不同，但或许是后者在中医素质方面更优于前者，他们能更好地考虑到中医学的固有优势，特别是理论思维方面的潜在特长。因此，他们不会受西医学先入为主的思维影响，不存在思想方法上过多重视或过多强调西医理论，更不会受唯西医理论为是的思想影响。

我们中华民族的医学文化，是一座伟大的宝库，既是一份宝贵的遗产，又是从未间断应用的现代医学，只是由于帝国主义文化侵略，当时政府未能采取正确政策，以及前所论述的种种限制、取缔方针等，使之失去了自然发展成长的机会，失去了在自身发展中不断改进、继优去弊、日行完善的时机。今天与明天，我们更应该张开胸怀，开辟更加广阔的道路、途径、方法，迎接各路人马，建立浩浩荡荡的大军，共同继承、发扬、创新中医药学，成就中国统一的新医学、新药学。这个新医学、新药学，既不是现在的西医，当然也不是现在的中医。

多寿图（齐白石作）设色，纸本。126.5厘米×34厘米。齐白石（1864~1957）绘于1950年。题识：多寿，吾师陈少蕃先生尝题盗桃图句云，华实各三千年。笃敬先生荣寿古稀，八十七，齐璜。

第八节　创造统一的新医学不是梦想

中医学需要再创辉煌，中医学也能再造辉煌。她是一门科学，一座伟大的宝库，她的蕴藏非常丰富，这就是再创辉煌的基础，再创辉煌的条件。中医是科学，西医也是科学，虽然二者都存在着自己的优势，但也存在着自己的不足，各自都存在着对方所缺少的理论思维、方法特长。由于成长的历史环境、科学文化背景的不同，二者既各有其长，又各有其短。作为医学科学，与人际关系一样，你不可以以己之长与人之短相比，中医不可以用自己之长，同西医存在之不足比优越。当然，西医也不可以用自己之长，同中医之不足相比。如此相比，是不会得出客观真理的。如果硬要如此相比，以求得出对自己有利的结论，这种结论肯定很难成为科学发展自身的科学依据。我体会到，毛泽东主席在同音乐工作者谈话时，讲到中西医结合，创造中国统一的新医药学时，他是在自己亲身体验与调查中西医之优势与不足的基础上，作出论断的。他期望发挥中西医之长，将它们结合起来，取长补短，创造出既非西医，也非中医的——中国统一的新医学、新药学。在这里我认为创造是指创新，统一的新医学、新药学的"新"就是给创造的含义一个确切的注解。有人曾以医学不能创造为由，企图淡化甚至否定创造新医学的可能性，那是缺乏理论说服力的。

20世纪50年代中，对中医工作的方针强调：继承发扬祖国医学遗产。六七十年代，围绕着继承与发扬的关系孰轻孰重，孰先孰后等问题，进行过无数次争论。一时统一了认识，一时又推翻了共识，这也许就是真理性认识过程中的"否定之否定规律"，即"肯定否定规律"。在这一认识螺旋式上升的讨论中，一部分人强调继承，认为发扬是在全面继承的基础上，才可谈发扬；一部分人认为，继承是基础，当然重要，但不强调发扬，将永远是在原地踏步，很难得到提高，很难取得新的成果。两种对不同阶段相互关系的认识，应该说都没有错，均从不同阶段不同侧面强调了二者的关系。正是这些不断的争论，促进着中医学的发展，使继承与发扬在不同空间、不同学者、不同学术层面，得到认识上的肯定、否定规律的螺旋式前进上升。

在这些争论中，并非没有涉及创新，只是人们在五六十年代，将创新、创造新医药学的目标看得尚远，而且也视创新为发扬之内容，未独立提出。在中医学获得了较为全面系统的发展进步，并取得巨大成绩的今天，人们在新的历史时期，着重提出创新问题，应当说是很符合中医学发展的时代要求的。我很赞成在21世纪初，对中医学、中西医结合医学的发展，强调：继承、发扬、创新。在现今把创新提出来，作为一个重要的方针，与继承、发扬并列，它们之间的关系，应该是一个统一的整体，虽有阶段性之不同，但没有孰轻孰重或从属关系。在某些学科的不同阶段、不同从业者以及工作性质的差异上，继承、发扬、创新可以有先后或轻重不同的要求，但在继承、发扬、创新上孰先孰后、孰轻孰重是动态的，是可以不断变更的。对中医学术尚未入门，或刚入门的人而言，继承应该是首先的，重要的；发扬、创新必然只能是第二位的，甚至是尚可不予以考虑的问题。对中医学已有较好的掌握，或已有多年实践经验积累者，当然可以将发扬提到首位，继承可视之为必要时之补充（时语：充电），创新自然应该是重要的目标，应予以考虑。

中医药学的科研、教学与医疗，都必须强调继承、发扬、创新。继承是一切工作的基础，必须有扎实的基本功，即必须对中医药学特别是自己的专科、专病、研究领域，要有一个良好的继承，其中包括对古人的先进经验的继承，对当代先进的继承，甚至对走方郎中、铃医的经验的继承。只有良好的继承，才可能有发扬，才可能有创新。中医药科研如此，医疗如此，中医药教学也如此。从整体上讲，中医药学的继承、发扬与创新，没有孰轻孰重的分别，实践者可以根据自己的实际情况、客观需要与可能，予以辩证的掌握。

中医药学要发展，是科学发展的必然，是谁也阻挡不了的。中医药学可以沿着自身的发展规律逐渐进步，实现自身特殊条件下的现代化，也可以多学科参与，多途径、多方法实现现代化。只要是门科学，就永远地、不断地存在着现代化的问题。如果一门科学停止发展了，不再要求自身现代化，它就开始倒退了，开始步入衰落的深渊。在这一浩浩荡荡多学科参与的大军中，要团结合作，要相互尊重，可以批评相互之学术是非，但不可以否定别人有价值的研究成果，更不可学习那些"文革"语言，动不动给人家的工作贴上政治标签。我认为毛泽东主席对中医的热爱与期盼不是梦想，经过三五代或三五十代的努力，可能就可以实现。我们不可以自毁长城，在中医之间，在中西医结合之间，做自毁长城的事。既是学术研究，就不可能只有一种声音，不可能只允许全盘肯定的结论。百家争鸣对繁荣学术研究是非常重要的，有不同的声音，甚而出现相反的论说，应当允许，那样就不会出现"万马齐喑""众口一词"的局面，中医学才能繁荣昌盛。我们要开拓胸怀，凡是从事中医药研究，不论其方法、途径与结论如何，都要抱着热忱的态度接纳它。当然，我们还必须严肃地指出，那些视中医为伪科学的先生们，他们数典忘祖，是全盘西化思想的继承者，我们不能容许他们践踏中华民族优秀的文化遗产。

第十二章

中医学发展新视野

第一节　中医政策在实践中渐趋完善

19世纪至20世纪间，西学东渐，西方医学在中华大地上不断发展壮大，在新文化运动的影响下，政府与学术界不分政治、文化、科学之是非，笼统地将中医学归为旧文化、旧医而予批判，甚至欲予废止。1914年北洋政府不准中医办教育，1929年国民政府卫生部通过《废止旧医以扫除医事卫生之障碍案》，形成了他们对待中医的政策，从而明确其对待中国传统医学要以政府之力予以消灭的态度。

1950年，人民政府重视对中华优秀文化的继承，继承了1928年"用中西两法治疗"及延安时期提倡中西医团结合作的传统，于第一届全国卫生工作会议上，制定"面向工农兵""预防为主""团结中西医"三大方针，把中西医团结共同为全国卫生工作服务作为重要的政策。毛泽东主席在正确处理第一届全国卫生会议关于余云岫代表资格问题的争论时，特为会议题词："团结新老中西各部分医药卫生人员，组成巩固的统一战线，为开展伟大的人民卫生工作而奋斗。"（1950年8月）这就让中医在发展人民卫生工作方面有了平等的权利与义务，人民政府对待中医的政策也就有了依据。以下简要介绍卫生部设中医管理机构的情况。

1949年11月1日，中央人民政府卫生部正式成立。

1949年12月，卫生部建立医政司，其职责之一，仅有"中药之研究管理"内容，并无中医司局设施。

1952年，中央卫生研究院直属卫生部（中央卫生研究院前身为民国政府卫生署中央卫生实验院北京分院，1949年4月由中央军委卫生部接收，更名为中央卫生实验院，同年 12 月改归中央人民政府卫生部管理，1950 年 9 月经国务院文化教育委员会批准改称中央卫生研究院）。中央卫生研究院下设植物药系、中国医药研究所，研究所下设有医史研究室，同时，部直属单位还有针灸疗法实验所。

1954 年，中央卫生研究院中国医药学研究所（中药室、医史研究室）、卫生部针灸疗法实验所等划归卫生部中医研究院筹备处。

1954 年，鲁之俊、朱琏等奉命筹备建立卫生部中医研究院。

1954 年 11 月 6 日，卫人诚徐彪字第 509 号文正式任命薛和昉（中医）为中医司司长，赵树屏（中医）任副司长，鲁之俊（西学中）为医学研究委员会副主任委员，副主委有：黄家驷、白希靖、沈其震、张孝骞、沈克非、张昌绍等。

1954 年 12 月，中医司建制始由医政司分建。

1955 年 12 月 19 日，中华人民共和国卫生部中医研究院成立。

1956 年，北京、上海、广州、成都创建的四所中医学院正式开学。

1956 年 12 月 11 日，卫生部通知免去薛和昉（中医）中医司司长职务。

1956 年 12 月 29 日，国务院任命吕炳奎（中医）任卫生部中医司司长，何高民任副司长。

1959 年 10 月 10 日，中宣部批准郭子化（中医）为卫生部党组成员。

1960 年 1 月 13 日，内务部 52 号文通知郭子化任卫生部部长助理。

1961 年 7 月 9 日，国务院第 110 次全体会议通过任命郭子化为卫生部副部长的决议。

1964 年，国家科委正式成立"中医中药组"。

1965 年 6 月 7 日，中发（65）347 号文任命郭子化为卫生部党组党委委员。

1974 年，卫生部建立中西医结合办公室。

1977 年 12 月 18 日，中央机发（77）403 号文批准王文鼎（中医）任卫生部顾问，享受副部长待遇。

1978 年，卫生部中西医结合办公室撤销，恢复中医司。

1978 年 2 月 15 日，机发（78）73 号文批准胡熙明（中医）为卫生部党组成员。

1978 年 11 月，批准吕炳奎为卫生部党组成员。

1978 年 12 月 18 日，国政字第 76 号文批复吕炳奎任卫生部中医司司长，胡熙明任中医司副司长。

1984 年 11 月 5 日，中央中任（84）121 号文批准任命胡熙明（中医）为卫生部副部长。

1985 年，批准中医司司长吕炳奎离休。

1986 年 1 月 4 日，经国务院批准，国家中医药管理局正式成立，中医司撤销。

1988 年 5 月 3 日，国任字第 66 号文再次任命胡熙明任卫生部副部长，兼任国家中医药管理局局长。

1995 年 1 月 12 日，中宣部组字（1995）10 号文免去胡熙明卫生部党组成员、卫生部副部长、国家中医药管理局局长的职位。

张文康、朱庆生先后接任卫生部副部长兼国家中医药管理局局长。此后佘靖与王国强（中药）先后奉命出任卫生部副部长兼国家中医药管理局局长。

从上述卫生部司局设置、干部任免可以看出，卫生部对中医工作从不予重视到逐渐引起关注的一个漫长的过程，或能说明主要领导者十分被动，面对毛泽东主席不断强调要重视中医的压力而不得不采取的一些举措。同时，也能说明中医工作在若干具体措施下，不断获得令人瞩目的成就。中国传统医学正在引起人们对其看法的深刻变化。

中医政策是我国卫生工作的一项重要政策。这一政策，是基于我国存在着中医、西医两支卫生队伍，传统医学和现代医学并存的实际情况，从防病治病的实际需要和医学科学的发展规律出发而制定的。

中医政策，是毛泽东倡导并在革命根据地早已实行的政策。新中国成立后，毛泽东、周恩来等党和国家领导人，又作过一系列指示。1954 年，继 1950 年题词后，毛泽东强调："重视中医，学习中医，对中医加以研究整理，并发扬光大，这将是我们祖国对全人类贡献中的伟大事业之一。"1956年，毛泽东又提出"把中医中药知识与西医西药知识结合起来，创造中国统一的新医学、新药学"的目标。1958年，毛泽东又指出："中国医药学是一个伟大的宝库，应当努力发掘加以提高。"周恩来也多次对团结中西医，继承发扬祖国医药遗产，中西医结合等问题作过指示。根据上述中央和中央领导同志一系列指示，党的中医政策可概括为以下基本要点：①团结中西医，坚持"中西医并重"；②努力推动、发掘、整理、提高祖国医药学；③团结和依靠中医，发展和提高中医，更好地发挥中医的作用；④坚持中西医结合；⑤保持中医特色，发挥优势，逐步实现中医中药现代化。

2010年6月20日，国家副主席习近平出席澳大利亚皇家墨尔本理工大学中医孔子学院授牌仪式致辞："中医药学凝聚着深邃的哲学智慧和中华民族几千年的健康养生理念及其实践经验，是中国古代科学的瑰宝，也是打开中华文明宝库的钥匙。"

2012年6月，国务院总理温家宝在中国科学院第16次院士大会和中国工程院第11次院士大会上，发表题为《积极迎接新科技革命的曙光和挑战》的讲话，特别强调："当前，我国重大疾病防控任务十分艰巨，公共卫生体系和医学科研能力亟待加强。"他提出了四点意见，其中"四是重点研究现代中医诊治技术，中药资源可持续利用技术，中药制药、筛选、评价技术，以及中医药信息技术等"。

21世纪以来，中医政策逐渐概括为：中医不能丢，中西医并重，中医现代化，中西医结合。

第二节　中西医结合治疗急腹症新视野

急腹症是一组经现代医学确认，以急性疼痛为主的腹腔疾病的总称，指在人体生理、代谢等内环境紊乱的基础上，复受外界生物、物理、化学及精神因素刺激而发生的以急性腹痛为主证的腹腔疾患。我国常见的急腹症有：急性腹膜炎与腹腔脓肿、上消化道出血、胃十二指肠溃疡急性穿孔、急性肠梗阻、急性阑尾炎、胆道感染与胆石症、胆道蛔虫病、急性胰腺炎、腹部闭合性损伤及宫外孕等。20世纪50年代，医学界广泛开展西医学习中医的活动，他们在中西医结合研究中医学的发展中成长起来。他们根据六腑"以通为用"的基本理论，按照西医辨病、中医辨证、中西医结合分期分型的诊断内容，制定出通里攻下、清热解毒、理气开郁、活血化瘀、清热利湿与渗湿利水、温中散寒、补气养血等非手术方法的治疗法则，配合针刺、电针、穴位注射、电兴奋、拔罐、耳针、埋线、按摩及颠簸疗法等综合治疗，并正确掌握手术适应证，适时采取胃肠减压、服用西药、输血输液、灌肠等治疗措施，使急腹症非手术治疗获得很明显的效果。

1957年，山西医学院附属医院妇科专家于载畿教授和山西著名老中医李翰卿讨论共同治疗宫外孕的问题。以于载畿为首的山西医学院附属医院中西医结合治疗小组，从1958年开始，对中西医结合非手术治疗宫外孕进行了长期而艰巨的研究，不但总结出了一套非手术方法的治疗规律和护理常规，还提出了必须手术治疗的适应证。经过临床和实验研究最后确定的"宫外孕方"被收入高等医药院校教材《方剂学》中，得到广泛的传播和应用。该项研究对急腹症中西医结合治疗研究的开展富有启迪作用。

约同时或稍晚，大连医学院进行了急腹症中西医结合治疗之尝试，后可能因该院搬迁遵义而暂停这项研究。1973年，吴咸中与遵义医学院合作研究，并共同总结经验，编著《新急腹症学》。

1960年冬至1961年春，正在毕业实习的天津中医学院第二届西医离职学习中医班学员吴咸中等，同天津医学院附属医院和天津市第一、第二中心医院的外科医生共同开展了中西医结合治疗急腹症的研究工作。

吴咸中（1925～），满族，辽宁新民县（今辽宁沈阳市新民市）人。1948年毕业于满洲医科大学（现沈阳医科大学），1959年参加天津中医学院西医离职学习中医班，1961年结业，获卫生部颁发的金质奖章，其专业方向由普通外科转为中西医结合外科。吴咸中曾任天津医学院院长、南开医院院长、中西医结合学会会长、中华医学会副会长、WHO专家咨询组成员、中西医结合急腹症研究所所长，1996 年当选中国工程院院士，2005 年荣任资深院士。

在他数十年中西医结合治疗急腹症的研究中，他先后与老中医刘云鹤、赵恩俭合作，对急腹症理法、方药进行了系统分析研究，提出以气、血、寒、热、湿、食、虫为主要内容的急腹症病因、病机辨证论治方法与原则。他概括急腹症病理变化有机能障碍、炎症、梗阻、穿孔、出血、瘀血六类，临床治疗总结出：通里攻下、清热解毒、理气开郁、活血化瘀、清热利湿、温中散寒、健脾和胃、补气养血八法，并各指出其适应证、运用范围与方法等，成为中西医结合治疗急腹症学科带头人，也因此而获得荣誉。

吴咸中教授之成功，也获得了国际学者的关注，他曾先后应邀多次赴日、美、意、法、德、巴基斯坦等国讲学交流，并为国内培养硕士 20 余人，博士 19 名，国外进修生 10 名。

吴咸中的急腹症研究，首先广泛收集中医文献，认真学习各地经验，制定了共同的诊治方案及观察方法，然后在几个月的时间里治疗各种急腹症几百例。参加治疗、研究的学员和各医院的外科医生对有关资料进行整理和讨论，写出了《中西医结合治疗急性肠梗阻 100 例的初步临床报告》。制定了采用中、西医两种检查方法进行辨证诊断的程序，即定证型、定病因病位、定可逆性及可复性、定标本缓急。根据"四定"的结果，把治疗方法分为两类：①进行非手术综合治疗，必要时进行手术；②采取早期手术、术后根据需要配合针灸及中药治疗的方法。后者确比单纯的西医保守疗法见效快，比手术疗法痛苦小，它的主要特点是以积极主动的调节代替消极等待，以因人而异代替一般化处理。这一初步经验再次证明了中西医结合的优越性。

《祖国医学"下法"在现代外科综合治疗中的应用》一文，列举了运用下法的典型病例，明确了下法的应用原则，并探讨了下法的作用机制。吸取下法积极主动的治疗原则及灵活多变的方法，与现代医学相结合，可提高临床疗效。

《中西医结合治疗溃疡病穿孔 84 例的初步临床报告》，他们将溃疡病穿孔分为三期，并制定了不同的治疗原则，综合疗法大大缩小了手术的适应范围，使 90% 左右的患者免除了手术痛苦和手术后的并发症。

1961~1965 年，以吴咸中为首的中西医结合治疗急腹症研究小组除了对急性阑尾炎、溃疡病穿孔、急性肠梗阻进行了更广泛、更深入的研究，取得了更丰富、更深刻的经验和认识外，又开展了中医中药治疗胆道蛔虫，中西医结合治疗急性胆囊炎、急性胰腺炎的研究工作，取得了令人满意的效果。同时，还对急腹症的中西医结合诊断治疗规律以及针灸、中药的作用机理进行了初步探讨，总结出了可贵的理性认识。1965 年，中西医结合治疗急腹症研究小组总结的中西医结合治疗急性阑尾炎、穿孔腹膜炎 100 例的科研成果，通过了天津市科委的成果鉴定。

在西医辨病与中医辨证相结合的诊治原则指导下，充分发挥西医和中医两方面的特长，以西医的客观病理改变为诊断疾病的依据，用中医辨证施治的独特治疗方法分期分型立法处方，这是中西医结合治疗急腹症研究小组总结出来的成功经验。

1971 年，周恩来总理指示召开全国中西医结合工作会议，并在会上亲切接见了与会代表，在周总理对中西医结合工作做出重要指示后，中西医结合急腹症病房才又重新开办起来，1975 年成立了以吴咸中任所长的天津市中西医结合急腹症研究所。研究所从临床和基础两个方面进行深入研究，其辨证与辨病相结合的诊治方法日趋成熟，手术与非手术疗法的选择也更加合理。研究所进而规范临床观察指标，继续提高诊治水平，力求扩大治疗病种，以急腹症常用"八法"为突破口，提出"以法求理"，在国内首次对中医治则进行研究。

急腹症中西医结合治疗研究，值得进一步总结经验，实事求是地分析成功与欠缺，并在新的基础上坚持探索与改进，以尽快渡过科学研究所碰到的困难和不足。作为受过现代医学外科专业培养的学者，我认为这一方向值得重视与坚持。

第三节　中西结合针拨套出白内障手术之启示

白内障是眼科常见疾病，仅内服药物与针灸按摩等保守治疗是很难获得治愈效果的。大约于唐代，我国医学家已创造性应用"金针拨"白内障手术治疗，并获得了"豁然开云而见白日"的效果。记载该术的最早医学文献，即王焘《外台秘要》（752）："忽然膜膜，不痛不痒，渐渐不明，久历年岁，遂致失明。令观容状，眼形不异，唯正当眼中央小珠子里，乃有其障，作青白色。虽不辨物，犹知明暗三光，知昼知夜，如此之者，名作脑流青盲眼，未患时，忽觉眼前时见飞蝇黑子逐眼上下来去，此宜用金篦决，一针之后，豁然开云而见白日……"又如：石公集，同州（今陕西大荔）人，唐文宗（826~840在位）时，有石公集和周师两人，专治白内障，当白内障"硬如白玉"（已成熟），可用针拨，即愈。石公集专攻此疾已三代，治愈者二百多人。

宋代《太平圣惠方》卷33记述："凡内障之眼，形候甚多，"唯"老障者可用小针，嫩薄者须用大针，障浮者，去乌珠近下针之；障沉者须远下针……"并强调"妊娠产后斯疾者未宜下针。直候体力安平，方可开之"。对手术时机："并须候天气晴明，无风，仍静处，断除喧乱，安心定意，方可行针。"关于针拨白内障的方法步骤以及患者体位等，指出："随眼左右，向小眦头下针，隔鼻开眼者，鼻凝于手，下针不妙。令患人正面坐，手捉医人腰带，勿令放手，先将钝针，柱穴令定，便得眼惯，勿令转动，定呼吸气五十息，徐徐进针，勿令过重，亦不得全轻，初且须轻轻，未入即须稍重，针头若偏，或有伤损，血则随针出，即不可止，亦不得重手按之，恐血更多，可轻轻寰之，又须缓气，徐徐用力逼之，血即自止。"若针觉坚急者，则是入膜，若放手犹滑及未得全入，若已入了，其眼觉痛。若痛且住歇少时，更渐渐进之，临欲过膜，痛即更甚，方便用意针过，待痛稍定，即可倒针，向瞳人与瞳人齐平拨之，向下不得绝重手也，离瞳人微远，开眼便见物，既见物须捻眼合，缓缓抽针出了，停五十息久，开得明明见物分明，即以线封之，依法将息，勿令失度。"

明代眼科专家傅仁宇在其专著《审视瑶函》一书中，强调了手术器械金针之制备与煮沸消毒、方法步骤与术后护理等。例如：强调："煮针一法《素问》原无，今世用之，欲温而泽也，是法有益而无害，故从之。乌头、巴豆……将针入水于砂锅内，或罐内煮一日取出……"强调运用各种药物水煮三日方可用于手术。关于金针制造要求："金针柄，以紫檀花梨木，或犀角为之，长二寸八九分，如弓弦粗，两头钻眼，深三四分，用上好赤金，抽粗丝长一寸，用干面调生漆箍入柄眼内，外余六分许，略光不可太锋利，恐损瞳神，以鹅毛套收，平日收藏匣内。"

金针拨白内障手术强调："凡拨金针之时，须看患者之少、壮、老、肥、瘦。关于金针拨内障的方法与步骤，凡拨眼要知八法，六法易传，惟二法巧妙在于医者手眼、心眼，隔垣见症手法，探囊取物，方得其法。临拨先令患者以水洗眼，如水使血气不行为度。两手各握纸团，端坐椅上，后用二人将头扶定，医人先用左手大指、二指分开眼皮，按定里珠不令转动，次用右手持金针；如拨右眼，令患者视右方好下针，庶鼻梁骨凝手离黑珠与大眦两处相平，分中慢慢将针插下，然后斜向针首至患处，将脑脂拨下，复放下去又拨下来，试问患者，看见指动或青白颜色，辨别分明，然后将脑脂送至大眦近开穴处，护脂水内尽处，方徐徐出针，不可早出，恐脑脂复还原位，拨左眼视左锐眦。"其封眼法等，对术后护理提出了严格的方法与技术要求。

清代，金针拨白内障手术在医学界乃至民间医生中得到继承与发展，已经比较普遍。外科学家顾世澄于《疡医大全》，综合了前贤与诸多学者之论述。他首先比较精确地绘制了眼部解剖图、金针制作图示，并详述金针拨白内障的适应证、手术前准备与手术方法、步骤，以及术后护理等。

金针拨白内障术，改进为"中西医结合针拨白内障套出术"：在20世纪50年代，随着卫生部中医研究院的建立，首届西医学习中医研究班开班，全国形成重视中医、研究中医的高潮，首届中医学习西医研究班的青年中医唐由之于北京医学院经过五年学习而毕业后，被分配来到中医研究院眼科从事医疗与科研工作。从1958年开始，他借鉴中医金针拨障术的传统经验，创造性地将手术切口定在睫状体平坦部角膜缘外4 mm处，从而避免了前人在角膜缘切口进行内眼手术易致并发症的状况，从而改变了视睫状体平坦部角膜缘为危险区的观点。与此同时，他深感传统金针拨障术存在一大缺陷，即混浊的晶体虽然被拨落，不再阻碍视力，但往往难以避免晶体再上浮并继续阻障视力之后遗症。为此，他创造性进行了"白内障针拨套出（混浊晶体）术"的研究。为了适应新术式之需要，他对手术方式、手术器械的设计等，一一进行了改进。在这一手术中，必须用其发明的特制器械，将拨下的混浊晶体从切口中套出，以避免传统金针白内障术所拨下的晶体继续存积眼内而可能导致的后患。

中西医结合针拨套出术的成功，大大提高了白内障失明病人的治愈率，迅即于国内外得到应用与推广。20世纪60~70年代，这一术式在中国防盲工作中发挥了相当大的作用，他们组成医疗队下至白内障高发地区，使千百名患者"豁然开云而见白日"，为千百家庭带来了欢乐与幸福。

1972年柬埔寨首相宾努亲王患白内障，在北京301医院，由中西医结合眼科专家施行"针拨白内障套出术"而治愈。

1975年，毛泽东主席患白内障，周恩来总理亲自主持，请西医眼科与中西医结合眼科专家，分别演示白内障摘除术与白内障针拨套出术，严格比较后决定采用唐由之的"白内障针拨套出术"，于1975年8月为毛泽东治疗，获得了完满成功。毛泽东主席高兴地与他们合影留念，并题词赠予唐由之以示鼓励。

白内障针拨套出术于1966年获卫生部奖，1978年获全国科技大会奖，1985年获国家科技进步二等奖。现代科技日新月异，近来现代医学领域于眼科白内障手术之改进，又明显优于中西医结合白内障针拨套出术，该手术之优势地位已被取代。这为我们提出了一个值得考虑的问题，我们应当认识到，不进则退是科学发展的规律。

第四节　针灸已成为人类共享的医学

针灸医学是中国医学家一个伟大的创造，已经有了数千年的光辉历史，历代以针灸出名的医家数以百计，针灸著作有400多种。中国针灸科因清道光皇帝于太医院将其废止，民国时又被再次废止，是故日益衰落。然而在解放区，特别是在缺医少药的军队保健中，针灸曾发挥了重要作用。例如：中国中医科学院创院院长鲁之俊，于延安时跟随用针灸治愈毛泽东肩周炎的中医任作田学习针灸，并于临床中研究针灸，使针灸在解放战争中，在官兵疾病防治方面得到普遍推广与应用。另一位跟随鲁之俊学习针灸、研究针灸、推广针灸的朱琏也作出了重要贡献。例如：创办针灸实验所，为全国高等医学院校举办针灸学习班、培养教师，编撰巨著《新针灸学》，等等。

1951 年 7 月，政务院文教委员会批准卫生部建立针灸疗法实验所，由时任卫生部妇婴保健局局长的针灸专家朱琏任领导。

1955 年 4 月 15 日，毛泽东主席在杭州接见朱琏时，有一番谈话。毛主席强调："针灸是科学，不是土东西，全世界各国都要学。""今天是庆祝针灸，""中医的经验需要有西医参加整理研究，单靠中医本身是很难的。"

1955 年 11 月 19 日，在卫生部中医研究院即将正式成立时，中苏 1956 年技术交流协会提出："苏方希望派三名专家来华研究针灸治疗方法，期限三个月。"

1956 年 4 月 13 日，苏三名专家来针灸研究所学习，教材用的是《新针灸学》俄文本。经过三个月学习回国后，他们在苏联大力推广针灸并继续科学研究针灸。

随着 1955 年 12 月 19 日卫生部中医研究院（即今中国中医科学院）正式成立，中国首家针灸研究所同时诞生。针灸在全国蓬勃发展，医疗推广、针灸教育逐渐发展，针灸科学研究深入展开，针灸作用机制、经络实质，特别是针灸止痛乃至针麻作用原理之研究日益广泛而深入。针灸事业与针灸学术不断获得成果，特别是 20 世纪 70 年代以来，随着中国针灸在国际上的影响逐渐扩大，国际学者对中国针灸认识的加深，中国在联合国合法地位之恢复，发生了多件震撼世界的事情，掀起了世界各国人民了解针灸、学习针灸、运用针灸的热潮。例如：

1971 年美国著名专栏作家詹姆斯·赖斯顿（James Reston）访

华期间突患急性阑尾炎，于北京协和医院进行了阑尾切除术，但次日出现术后腹部胀满感，遂接受中国针刺与灸疗，效果良好。出院回国后，他以《现在让我告诉你在北京的阑尾炎手术》为题，于 1971 年 7 月 26 日在《纽约时报》头版转 6 版长篇发表，文中还讲述了他参观上海针刺麻醉手术等见闻。自此，美国媒体对中国针灸的兴趣大增，仅 1971 年即有二三百篇关于针灸的文章发表，这为 1972 年美国总统尼克松访华从而掀起国际针灸热拉开了序幕。

1972 年 2 月 21 日 ~28 日，美国总统尼克松应邀访华期间，周恩来总理陪同他观看了针刺麻醉下进行的甲状腺切除术；24 日，尼克松总统访华团成员 30 余人，于北京医科大学第三医院观看了由辛育龄主刀，在针刺麻醉下施行右肺上叶切除术的全过程。代表团回国后纷纷称赞"针刺麻醉"的神奇，再一次引起美国民众与世界多个国家对中国针灸的关注，针灸热在国际上不断增温。

1975 年 10 月，中国中医科学院应国际朋友的要求，于针灸研究所举办"外国医师针灸学习班"，为期三个月，有来自 9 个国家的 19 名医师参加，这是继苏联三名专家来华学习针灸疗法后一次新的开端。继此之后，外国要求来华学习针灸的学者日益增多，为了满足国外学者的要求，我国受联合国世界卫生组织之委托，先后在中国中医科学院（北京）、上海中医药大学、南京中医药大学开办了三个国际针灸班，招收有志于中国针灸的外国医师参加学习。1983 年，这三个国际针灸班分别更名为中国北京国际针灸培训中心，中国上海国际针灸培训中心，中国南京国际针灸培训中心。截止到 2010 年，三个中心已为 140 多个国家培养了数千名针灸人才。

1987 年 11 月 22 日，经过国际针灸界学者之酝酿及讨论，一致决定成立非政府性针灸团体国际联合组织——世界针灸学会联合会，总部设在中国北京。该组织目前已拥有了 50 多个国家和地区的 109 个团体会员，代表着 20 多万针灸工作者。据有关统计报道，在联合国世界卫生组织的提倡下，现在已有 160 多个国家和地区成立了针灸组织，有数以亿计的患者接受针灸治疗，针灸已成为许多国家和政府认可的医疗保健技术。

这一趋势还在不断发展，我们可以毫不夸张地说，中国针灸已是人类共享的医学。

第五节　针灸理论研究百花齐放

60年来，关于针灸研究，中国政府给予了较多的重视，投入了足够的人力与财力，一是对针灸临床治疗各种疾病疗效的观察、统计与相关学术论文发表，二是对针灸治疗疾病作用机制的研究，三是对针灸经络的实验观察，四是对针灸止痛、麻醉作用的实验观察与研究。前二者已取得世所公认的成就，以下仅就后二者进行一些论述。

（一）针灸经络实质的研究

此项研究由于研究者认知不同，或可将其分为若干学派。他们各以自己关于经络问题的实验研究、临床观察、实践验证，抒发自己的见解，形成争鸣局面，至今尚未形成一致的观点。中国传统医学认识人体与疾病的一个重要的理论，即十二经络加任督二脉，形成所谓"十四经"，人体360多个腧穴都分布于经络的径路上，中医诊疗，特别是针灸和按摩诊疗，基本上以此理论为指导、为依据。20世纪50年代起，医学家们在探讨如何才能更好地研究中医自身的理论的过程中，逐渐形成了以"经络学说之实质"为重点的研究方向，并获得了国家的支持，从而全国上下围绕此中心展开了系统的调研与实验研究。

1971年，中国人民解放军309医院发现了一位大肠经循经感传显著的病人。1972年，他们组成经络研究协作组对1000名受试者进行了系统调查，循经感传的出现率为18.3%，显著性感传出现率为1.3%。卫生部据此制定了全国统一的调查方案和循经感传显著程度的分型标准，大规模的经络调查工作随即在全国各地展开。随后，有28家科研医疗教学单位，用统一规定的以低频电脉冲刺激经穴的方法，严格按统一标准调查了63228人，其中感传出现率为20.3%，显著性感传出现率仅为0.35%。1972~1979年，共调查了约

20 万名受试者，调查结果证明了循经感传现象的客观存在。

至 20 世纪 70 年代末，又围绕着早期的推论和设想进行了大量的实验研究，积累了很多研究资料，逐渐形成了两种不同的观点，即"中枢兴奋扩散"（简称中枢观点）和"外周动因激发"（简称外周观点）。

两种观点都主要以神经系统的生理功能作为研究的出发点，但二者的分歧主要是对循经感传的特殊路线和规律的具体形成部位存在着不同的看法。

中枢说和外周说都有一定的依据，但也都不能对所有的循经感传特征做出圆满的解释。两种假说争论的焦点是在外周究竟有没有与循经感传等经络现象相应的有别于神经系统的某种实质性体系，或者这些现象仅仅是中枢神经系统机能活动的特殊表现。

众多研究者经过几十年的刻苦研究，并没能得出一种可以说明循经感传机理的确切结论，以上假说都是有待深入研究和完善的发展中的理论。

关于经络实质的研究，纵观历史我们不能不注意到朝鲜的金凤汉，根据报道，他的实验研究发现了所谓"凤汉小体"。中国在得知其报道后，即派多名专家赴朝考察学习。这些赴朝专家观察了金凤汉的实验，详细了解了其实验方法与结论，于显微镜下观察等，未敢认可也未予否定。回国后，他们又多次严谨地重复其实验研究，都不能证实"凤汉小体"的存在。因此，此项研究不得不暂停。近年来，据说韩国有学者认为"凤汉小体"确实存在。作为科学问题，这一研究尚需严肃对待。

（二）经络实质探讨

循经感传的客观性在一定程度上证明了经络的存在，从而促导人们去探究经络的客观实体形态，即人们所说的"经络实质"。

持续几十年的"经络实质"研究，实际上主要是研究了与循经感传及其他经络现象相符合的古典经络循行路线上表现出来的各种物理化学特性，有人称之为经络循行路线的客观检测。

对经络线的理化特性的研究以电阻抗特性研究为最早。工业部设计总局副局长张协和，仿照日本中谷义雄发明的测定皮肤电阻的仪器，设计制造了几个不同型号的"经络测定仪"，帮助医生用中医理论诊断疾病。张协和可以说是中国经络客观检测的先驱。

1978年，北京大学张人骥等，采用四电极法测定28名正常人皮下约2mm深处的阻抗分布，将沿肢体纵向出现的低阻点连接起来，画出了与传统的经络路线十分接近的低阻线。低阻线两侧对称、稳定、可重复，被认为反映了经络的客观存在，因而被称为"低阻经络"。

1960年，贵阳医学院乔晓波曾报道在人体的穴位上注入32P后，用r闪烁计数器记录放射性强度，测试到的十二条高强度线与十二经脉的循行路线基本符合；而在非经非穴的部位注射，则观察不到循经迁移的现象。这一研究结果得到了福建医学院等其他研究者的证实。20世纪80年代以后，罗马尼亚、法国和中国学者使用r照相机发现了具有类似经脉循行线的放射性同位素迁移轨迹，开拓了同位素示踪研究的新前景。

除上述电同位素迁移特性外，经络研究者们还进行了光学特性、热学特性、磁特性、力学特性、组织液压及其传播性、离子特性及氧分压、二氧化碳释放和pH环境特性等多方面的研究，从多种不同的角度证明了经络的客观存在。但企图沿着古人划定或今人测定的路线寻找出独立于其他已知结构的实体，仍然看不到任何希望。现在要做的是，经过近20年的冷静思考，应认真总结古人与现代国内外学者围绕"经络实质"问题进行探索所得的成果、经验、教训，度过目前的"高原期"，再次深入地分析、研究、实验、观察，按照科学发展规律再认识"经络实质"问题。

第六节　针刺麻醉原理研究新启示

中医用针灸治疗各种疼痛已有数千年的历史，治疗各种疼痛可谓针灸医疗强项之一。将针刺用于麻醉手术，唐代政治家、医学家狄仁杰（630~700）便有这一经历。狄仁杰于显庆年间应制入关，路遇一富家小儿鼻端生赘瘤，大如拳，根细，痛难忍。狄于其脑后针刺寸许，针气达于瘤处即拔针，赘瘤应手而落。小儿鼻端瘤很可能就是在针刺麻醉下成功摘除了。

1958年，国内在研究针刺止痛，特别是手术后止痛经验总结的启示下，西安市第四人民医院外科、上海市第一人民医院外科、运城地区人民医院外科、长沙市人民医院外科等，在总结针刺解除外科手术后疼痛效果佳的基础上，将针刺止痛尝试应用于外科扁桃体摘除手术，又成功实现了在针刺麻醉下进行拔牙、白内障手术、疝修补术、阑尾切除手术，均获比较好的麻醉效果。

1960年，广西柳州结核病院介绍针麻下肺叶切除手术成功12例；1966年2月，在上海召开的全国针麻工作会议上，介绍了上海中西医合作针麻肺叶切除40例以及北京结核病研究所针麻肺叶切除术等6个单位的学术报告。1972年周恩来总理亲自过问并指示：光会做手术不行，还要讲出道理。并提出加强针麻作用原理的研究。北京医科大学痛生理研究所韩济生正是在此背景下决心投入针麻原理实验研究的。

美国总统尼克松访华，其随行里格将军等30余人于北京参观了针麻手术后不禁惊叹："真是不可思议！"此后，有30多个国家先后前来考察、学习，一些医学科学家从此也投入到这一研究工作中来。

1973年冬，由卫生部长钱信忠主持，在西安召开了全国针麻研究工作会议。会议总结了以往的经验，制定了针麻效果的评定标准，并成立了颅脑、颌面口腔、耳鼻咽喉、甲状腺、肺切除、胃切除、输卵管结扎、剖宫产、子宫切除、阑尾切除、疝修补以及骨外科等多种具体手术的针麻协作组。

1978年6月20日至7月4日，在北京召开了全国针麻研究工作座谈会，北京妇产医院、第三军医大学、广西医学院、贵阳医学院、中国医学科学院、武汉医学院和安徽中医学院等单位，分别介绍了研究经验，还特约中国科学院生理研究所张香桐教授介绍了瑞典、日本有关疼痛生理和针刺效应机理研究的情况。至1979年，全国已用针麻进行大小手术100多种，达200余万例，一般认为头、颈、胸部手术的针麻效果较好。颅脑外科手术的优良率为76.6%，全喉截除优良率在70%以上，各类甲状腺手术、肺切除术、剖宫产、输卵管结扎等手术的优良率均在80%以上。针麻体外循环心内直视手术共进行了350余例，也取得了较高的成功率。

20世纪60年代以来，国内外学者从事针麻原理研究十分普遍，他们在各自研究领域进行了大量的实验研究与观察整理，促进了研究之逐步深入。

1972年，韩济生等用两只家兔脑脊液交叉灌流的方法证明，针刺家兔足三里可使其脑内释放出某些具有镇痛作用的化学物质。接着对中枢5-羟色胺（5-HT）、中枢儿茶酚胺、中枢阿片样物质（OLS）等多种化学物质进行了研究，鉴定了具有阿片样作用的肽20多种，总称为阿片肽。其代表性品种脑啡肽、强啡肽、肝内啡肽，都可作用于阿片受体，发挥镇痛作用。韩济生等用脑内注射微量纳洛酮阻断阿片受体的方法探寻OLS转递针刺镇痛的作用部位，发现伏隔核、杏仁核、缰核、中脑导水管周围灰质（PAG）中的OLS在针刺镇痛中起到了重要作用。并发现在它们之间存在着一条环形神经通路，称之为"中脑边缘镇痛环路"。这一环路一旦被针刺激活，即可以往复进行，效应会持续一个相当长的时间。如果阻断了其中一个环节，针刺镇痛的后效应就大大缩短。

韩济生研究成功后，先是获得了国家自然科学二等奖，1985年又获得了国际脑研究组织与美国神经科学基金会联合颁发的"杰出神经工作者奖学金"。此外，他还被美、英等27个国家和地区100多所大学和研究机构邀请作学术演讲200余次。1990~2002年，他被聘任为世界卫生组织科学顾问，1991年又被聘任为美国国立卫生研究院（NIH）顾问，1993年当选为中国科学院院士。

第七节　中西医结合治疗骨折的思维

中医骨伤科在几千年的广泛积累中，拥有了极为丰富的理论知识与医疗技巧，并总结出十分丰富的经验，秘传于父子、师徒之中，隐匿于民间。由于旧社会统治者的歧视，特别是 20 世纪以来，西风东渐，政府推行全盘西化，实行废止中医政策，民间骨伤医生首当其冲，遭受到更为严厉的打击。无论城市骨伤医生，还是乡村骨伤医生均处于日渐衰落之处境。

20 世纪 50 年代以来，在政府的关注与提倡下，中医骨伤医疗技术的继承与发扬，得到医学界，特别是西医学习研究中医学者的关注，在全国迅速形成高潮。

以著名骨科学家方先之及其学生尚天裕为首的天津医院骨科，在中西医结合治疗骨折方面取得了突出成绩。

1956 年尚天裕曾参加天津市举办的第一期在职西医学习中医班，但因没有正确认识而退学。后来于临床中看到了中医用手捏、贴膏药、捆竹帘、打夹板、按摩正骨手法，使许多骨折患者，其中包括一些经自己治疗未愈的患者恢复了健康，他似乎找到了骨折治疗的一条新路。随后，他亲自拜访天津有名的骨科中医苏绍山，并将其聘请进了医院，有了患者先请中医治疗。尚天裕拜中医为师，从头学起，学了就用，中医不治的，他再采用西医方法治疗。

他们不仅把天津市有经验的老中医都请到医院，从头学起，而且到全国各地求师访贤，登门求教，向更多的老中医学习。通过采取"请进来"和"走出去"两种办法，他们扩大了眼界，广开了思路，发现中医骨伤科人人有特长，各有各的巧妙之处。他们从中医各家所采用的木板、竹帘、杉皮、纸壳等外固定用具中，选择了具有弹性、韧性和可塑性的柳木，依照肢体外形，设计出适用于肢体各部位骨折的各种外固定形式的夹板，推广于全国，发挥了重要作用。

尚天裕教授不单重视民间中医骨伤医生的理论与技术之调研学习，而且重视骨伤专著文献的调研学习，以丰富自己的中西医结合骨伤理论与学术经验。

他们在清代《医宗金鉴·正骨心法要诀》论述的"摸、接、端、提、推、拿、按、摩"骨折复位传统八法的基础上，采用 X 射线诊断、麻醉下复位，以及借鉴解剖、生理、病理、生物力学等现代科学成就，经过实践总结出十大手法："手摸心会、拔伸牵引、旋转回绕、屈伸收展、端挤提按、摇摆触碰、按摩推拿、成角折顶、夹挤分骨、对扣捏合。"这些手法可以灵活地应用于各种骨折。

中西医结合治疗骨折的方法与单纯西医方法相比较，表现出明显的优越性，可使骨折愈合加快，病程缩短，骨折不愈合率降低，关节僵直、肌肉萎缩、骨质疏松、骨折迟延愈合和不愈合等合并症，即所谓"骨折病"基本消失。

1963 年，方先之代表中国外科代表团，在罗马召开的第 20 届国际外科年会上宣读了用小夹板固定治疗前臂骨折的论文，引起国外学者的兴趣。1964 年，国家科学技术委员会组织全国中西医专家对天津医院用中西医结合方法治疗 5400 余例骨折的成果进行了鉴定，经鉴定，专家认为这是一项重大科研成果，建议普及推广。

尚天裕（1917~2002），1944 年毕业于西北医学院（现西安交通大学医学院），1949 年为天津市第一医院外科主治医师，1951 年入抗美援朝医疗队，1952 年起任天津人民医院骨科主治医师、主任医师、研究所所长等。由于他于中西医结合治疗骨折上有突出贡献，1975 年调任中国中医科学院副院长、骨伤科研究所所长，继续中西医结合骨科之科研与教学。尚天裕先后发表论文 170 多篇，专著 30 多种，先后被译为英、德、日文发行。他培养硕士47 名，博士 14 名。此外，尚天裕还先后获国家、省部级奖项 20 余次，1988 年获世界文化协会授予的"爱因斯坦科学奖"。

第八节　惠及人类的抗疟疾新药青蒿素

青蒿在《神农本草经》中已有记载，"草蒿，一名青蒿"，所论治疗"留热在骨节间"，尚未明确指出其治疗疟疾之作用。晋代葛洪《肘后备急方》首次报道："青蒿一握，以水二升渍，绞取汁，尽服之。"以治疗疟疾寒热。明李时珍《本草纲目》还记述有《仁存方》："五月五日天未明时采青蒿阴干四两，桂心一两为末，（疟疾）未发前，酒服二钱。"即使用青蒿酒治疗疟疾寒热。关于品种，宋沈括《梦溪笔谈》鉴别黄蒿与青蒿后指出："至深秋，余蒿并黄，此蒿独青，气稍芬芳，恐古人所用，以此（青蒿）为胜。"其实，古文献、医药文献记述青蒿的药用价值十分广泛，例如《肘后备急方》记载的除用青蒿治疗上述疟疾寒热外，还可用于治疗金疮补损。《重庆堂随笔》指出："青蒿，专解湿热，而气芳香，故为湿瘟疫疠要药。又清肝血分之伏热，故女子淋带，小儿疳痨神剂，《本草》未发，特为发之。"总之青蒿之功能用途在历代医学家笔下，治疗寒热疟疾者仅只若干之一耳。

20世纪60年代中期，越南抗美战争不断升级，疟疾严重影响士兵战斗力。应越南领导人的要求，毛泽东主席、周恩来总理指示有关部门把研究防治疟疾药物作为一项重要、紧急的援外、战备任务。军事医学科学院、第二军医大学和广州、昆明、南京军区所属的军事医学研究所立即展开了研究工作。

这一紧迫而艰巨的研究任务，单靠军队的科研力量，在短期内难以完成。1967年5月23日，国家科委、中国人民解放军总后勤部在京召开了有关部委、军队总部直属和10个省市自治区、有关军区所属的科研、医疗、教学、药品生产单位参加的"疟疾防治药物研究工作协作会"，讨论制定了《疟疾防治药物研究协作规划》，并将这一任务称为"523任务"。会上明确要求：以"远近结合，中西医结合，以药为主，重在创新，统一计划，分工合作"为指针；组成一支多部门、多地区、多学科、多专业、军民结合、科技骨干相对固定、有60家单位500余人参加的科研队伍；药物研究重点为解决恶性疟抗药性问题；要中西医结合，重视从祖国医药学宝库中发掘研制新药的方向。

与此同时，原本的王牌抗疟药氯喹等由于疟原虫产生抗药性而失效，美国自1964年开始，筛选30万个抗疟化合物，英、法、德等国也大力研究。我国自1967年开始，曾组织7个省、市的药学家全面筛选中草药3200多种。中国中医研究院（今中国中医科学院）中药研究所，在院领导重视下成立了以屠呦呦为组长的研究组，他们坚持走继承发扬中国固有医药学遗产之路，从系统分析研究历代医药学家的医学与药学著作入手，同时眼睛向下，广泛查阅地方医药卫生志与群众来信，向老医师、老药师学习，汇总有关方药2000余种，经过初步整理，完成了640种以抗疟为主的抗疟方药集。在此基础上，屠呦呦与她的课题组结合动物模型进行筛选，并分析研究了引致失败的因素、方法、思路等。他们从1000多年前，我国晋朝医学家葛洪《肘后备急方》记载："青蒿一握，以水二升渍，绞取汁，尽服之"。屠呦呦从中得到新的启示，认识到青蒿筛选失败可能与温度、酶解有关，于是重新设计实验，改进方法。1971年，屠呦呦提出用乙醚提取青蒿，使青蒿提取物抗鼠疟之抑制率终于达到了100%，此时已是第191次实验研究。理论联系实际，实验室密切结合临床，屠呦呦为了病人的安全，除做动物毒理实验外还亲自试服，在此基础上亲赴海南找病人服药，终于取得了首次30例第一手临床实验用药的成功资料。

屠呦呦于1972年3月在南京"5·23"会议上报告了这一令人瞩目的结果。从青蒿有效成分中分得单体，命名为"青蒿素"，并在化学结构鉴定研究中取得了青蒿素及其衍生物的一系列数据。1973年，她首次把青蒿素单体推向海南疟区进行临床观察，证实青蒿素为青蒿的抗疟有效成分，宣布抗疟新药青蒿素正式研制成功。青蒿素是一个带过氧基因的新倍半萜内酯，是与氯喹等抗疟药化学结构完全不同的抗疟新药。中药研究所临床病例529例及各地区、各单位扩大临床2000多例之验证证明，青蒿素抗疟疗效高于氯喹。青蒿素临床治愈率为100%，具有速效、低毒特点，而且对氯喹有抗药性的疟疾有特效，在抢救脑型疟疾上疗效突出，挽救了很多危重疟疾病人。

1981年，我国接受世界卫生组织的请求，以联合国开发署、世界银行、世界卫生组织热带病研究疟疾化疗工作组的名义，在北京召开了青蒿素专题国际会议，屠呦呦以"青蒿素的化学研究"为题作了学术报告。会议认为，青蒿素的发现不是简单地增加了一个抗疟新药，更重要的是发现了这种化合物的独特化学结构，为进一步设计合成新的抗疟药指出了方向。世界卫生组织以此提出了全球抗疟措施，带动了国际抗疟领域工作的新进展。目前英、美、法、荷、瑞士等10多个国家正在我国研究的基础上做进一步的研究。青蒿素已成为国际公认的创新药物，1992年获得国家发明奖。

为了解决青蒿素存在的问题，屠呦呦不断优化结构，通过7年的进一步努力又成功地创制了新一代一类新药双氢青蒿素，其抗疟疗效高于青蒿素10倍，将偏高的复染率减低至1.95%，并解决了剂量大的问题，使青蒿素具有"高效、速效、剂量小、安全、口服方便、研制简便、复染率低"等优点，被认为是一种比较理想的口服抗疟治疗药。

1990年，中医研究院（现中国中医科学院）中药研究所邀请有关科研单位，对双氢青蒿素进行了药理和安全性方面的重新研究和评价，并与广州中医学院合作开展了临床试用研究，证明双氢青蒿素具有良好的抗疟效果。双氢青蒿素于1992年完成研制工作，获得新药证书，并正式生产销售。

青蒿素及其衍生物的发明，是世界抗疟药研究史上继奎宁和喹啉类抗疟药之后的重大突破，是发掘、继承和发扬祖国医药学宝贵遗产的一项重大成果，是中国科学家对世界医药学做出的巨大贡献。

屠呦呦及其团队，从中医药伟大宝库发掘的抗疟新药——青蒿素，为其系列产品研发奠定了基础，从而挽救了全球数百万疟疾病人的生命，对人类的疟疾防控工作发挥了重要作用。

为了表彰屠呦呦及其团队的创造性杰出贡献，美国于2011年度授予屠呦呦教授素有"美国诺贝尔奖"之美誉的拉斯克奖。美国《细胞》杂志9月13日发表题为《青蒿素：源自中草药园的发现》，赞扬屠呦呦从中草药中研发抗疟新药青蒿素，挽救了无数生命，其中包括生活在全球最贫困地区的儿童。英国布拉特福德大学生命科学部特别顾问艾伦·辛慕斯博士，药物创新学院院长保尔·特尼认为青蒿素是一个有力的证据，说明了中医药对全球的价值所在及对全人类福祉的意义。他们对屠呦呦的成功表示祝贺，并表示"希望中医药能够全球化"。屠呦呦获得了2015年度诺贝尔生理学或医学奖，并于2019年中华人民共和国建国70周年之际获得了共和国勋章。

屠呦呦，中国当代著名药学家，女，1930年12月出生于浙江宁波，1955年毕业于北京医学院药学系，同年到卫生部中医研究院（现中国中医科学院）中药研究所工作，曾脱产参加西医学习中医班学习中医，两年结业。屠呦呦长期从事中西药结合研究，并于1967年奉命参加国家重点科研项目"抗疟新药研发"。

第九节　抗癌阵线高水平成就

中国传统医学对肿瘤、癌肿的认识，应该说有着很悠久的历史。一般来说，医学家对良性肿瘤强调手术切除，或用结扎法使之逐渐脱落；对恶性肿瘤大多反对手术切除，因为不当手术非但不能治愈，反而会导致病人过早死亡。但在宋代，特别是明代的外科医学家，对于"翻花疮"的甲状腺癌、乳腺癌，锁肛痔的结肠癌，或形如灵芝、菌状的体表癌肿等，记述了他们运用砒霜、砒石、雄黄等制剂进行治疗的丰富经验。两千年前的《神农本草经》已就属于肿瘤性质之疾病，总结了许多用于治疗的药品。唐孙思邈《千金方》已出色记载雄黄制剂可以治疗癥瘕积聚（多属内脏之肿瘤）。元危亦林《世医得效方》用雄黄制剂治疗痈疽坏烂及诸疮发毒，其所指之坏烂与发毒，显然多属于久治不效或已恶化的癌疮。宋《太平圣惠方》《圣济总录》记述砒霜时，指出可治"久恶疮"，雄黄可治"毒蚀下部、肛门如虫"，雌黄，"治一切恶疮""治胃反呕吐不止"等。明代著名外科医学家陈实功《外科正宗》，创造性制作"三品一条枪"，以砒石、白砒或雄黄等炼制并制作成三种锭剂，用于癌肿不同部位、不同阶段。他记述"三品一条枪"，分上中下三品，其上品锭子用于治疗十八种痔，"十四日期满痔落"；"中品锭子去五漏（各类漏管）、翻花（各种癌肿溃破如翻花状）、瘿瘤"；"下品锭子治瘰疬、疔疮、发背、脑疽"等化脓性感染中之危症。根据陈氏对上述疮疡"起初一小瘤如豆大，或再生之渐渐肿大，合而为一，约有寸厚，或翻花如杨梅、如疙瘩、如灵芝、如菌，形状不一"之描述，显然多属癌肿者。

20世纪50年代，继承并发扬中医在中国大地上曾形成高潮，普遍流传于民间，或历代医学家专著中的治癌肿经验，得到了学者们的重视。例如：辽宁卫生部门整理编写的《中草药新医疗法资料选编》，可能就是 1958 年"百万锦方运动"的产物，其中就有治疗皮肤癌的验方："白砒二钱，小麦粉一两。将小麦粉制作成不粘手程度的糨糊状，加白砒，捻成线状细药条（按：与陈实功"三品一条枪"的内容与制作相类）。用时将病变部位常规消毒、局麻后，用 1 号注射器针头在肿块周围 0.5 公分处刺入肿瘤根部，然后将药条由孔处插入，用无菌敷料盖上，待肿块脱落后，每日换药膏至愈。"

据中西医结合血液病专家周霭祥教授《我的医学生涯》[1]介绍："20 世纪 70 年代初设计的，由青黛、雄黄组成的青黄散，治疗慢性粒细胞白血病（慢粒）及急性早幼粒细胞白血病有较好的疗效，早有文章发表，其中对慢粒的疗效，有效率达 90% 以上，曾获 1980 年度中医研究院（现中国中医科学院）科技成果二等奖。对青黄散治疗急性早幼粒细胞白血病，曾申请科研课题，评审者认为雄黄毒性大，未予批准，研究因此中断。"十分可惜。周教授于 20 世纪八九十年代间，曾在《中国中西医结合杂志》《白血病杂志》发表有关论文 9 篇。

最近，饶毅等所著的《中药的科学研究丰碑》是一篇对科学研究实事求是、认真严谨的佳作，我十分钦佩。但可能限于篇幅，在《三氧化二砷和张亭栋》一书中，本应力求更全面些，例如对本文上述辽宁研究团队与周霭祥的工作，只字未提，我觉得有些缺憾。

1972 年，哈尔滨医科大学附属第一医院中医科张亭栋与韩太云合作，从民间中医处得知可用砒霜、轻粉和蟾酥等治疗淋巴结核与癌症。1974 年，由哈医大一院中医科、检验科署名，发表了题为《癌灵一号注射液与辨证论治对 17 例白血病的疗效观察》一文[2]。1979 年，荣福祥、张亭栋在《新医药杂志》，张亭栋、荣福祥

1　见中国中西医结合学会《中国中西医结合医学家传》，中国协和医科大学出版社，2007 年，P292 ~ 294。

2　见《哈尔滨医科大学学报》，1974。

在《黑龙江医药》先后发表"癌灵1号"以及《癌灵一号注射液与辨证论治治疗急性粒细胞型白血病》。他们于1981年对73例病例进行总结报道：完全缓解达24%，总缓解率达86%。

1985年，上海第二医科大学王振义用全反式维甲酸治愈一例5岁白血病儿童。1987年，王振义课题组在《中华医学杂志》（英文版）报道用全反式维甲酸（合并其他化疗药物或单独）治疗6例急性早幼粒细胞白血病。1988年，王振义课题组在美国《血液》杂志发表论文，总结他们用全反式维甲酸治疗24例急性早幼粒细胞白血病，使病人病情获得完全缓解的案例，从而使这一方法迅速在国内外得到推广，为急性早幼粒细胞白血病病人带来福音。

1996年8月1日，美国《血液》杂志发表陈竺、王振义、陈赛娟等带领上海血液研究所，用体外培养白血病细胞，开创对三氧化二砷治疗白血病作用的分子机理研究的文章。

1998年，世界权威医学杂志《新英格兰医学杂志》，发表美国纪念斯隆－凯特琳癌症中心和康奈尔医学院的Soignet等的论文。他们给常规化疗后复发的12例急性早幼粒细胞白血病病人使用三氧化二砷，观察到11例病患的症状完全缓解，其机理可能和细胞部分分化以及细胞凋亡有关。[1]

同年，陈国强、陈赛娟、王振义、陈竺于《中西医结合杂志》专题笔谈中介绍"自70年代初期，哈尔滨医科大学在临床实践中发现三氧化二砷治疗急性早幼粒白血病有效，近两年，我们与哈尔滨医科大学合作，应用氧化砷注射液治疗对全反式维甲酸和常规化疗药物耐用的急性早幼粒白血病复发病人"。肯定了他们与哈医大的工作。

2012年1月，全美癌症研究基金会宣布，将第七届圣捷尔吉癌症研究创新成就奖，授予中国工程院院士王振义和中国科学院院士陈竺，以表彰他们在急性早幼粒细胞白血病（APL）研究中取得的原创性成果及开发的全新疗法。

陈竺（1953~），江苏镇江人，中国血液学、分子生物学家，

1　以上参见饶毅等《中药的科学研究丰碑》,《中国中医药报》,2011年9月16日第三版。

上海第二医科大学血液病学硕士，法国巴黎第七大学博士，中国科学院院士，美国科学院外籍院士，法国科学院外籍院士。曾任中国卫生部部长。

第十节　活血化瘀法研究不断开创新领域

活血法、化瘀法是中医医疗中十分古老的治病法则之一，将两法合而并用，则成活血化瘀法，这也有着很悠久的历史。历代医学家在医疗实践中，不断总结经验，使活血化瘀法日趋完善。在他们的著作中，对各类临床疾病何以需要活血化瘀治疗，活血化瘀的理、法、方药，以及疗效观察，进行了内容十分广泛的记载。

20世纪50年代后期，中西医结合方针确立后，活血化瘀的显著疗效又在中西医结合的研究中得到了现代医学的验证，进而引起学术界的广泛关注。40多年来血瘀证和活血化瘀研究前后被列入四个五年计划，成为中西医结合学术研究有活力、见成效、受国内外关注的领域之一。该研究以冠心Ⅱ号治疗冠心病、心绞痛为先导，陆续取得了许多成果，阐释了血瘀证的科学内涵，使医学界对血瘀证的认识产生了从传统到现代的飞跃，尤其在冠心病以及其他危重疑难病治疗方面取得了许多宝贵经验，不仅在创新的基础上提高了中医药学术水平，而且在某些方面丰富了现代医学科学内容。2004年2月20日，时任中共中央总书记、国家主席胡锦涛亲自将国家科学技术进步奖一等奖获奖证书，授予"血瘀证与活血化瘀研究"项目负责人，中国科学院院士、中国中医科学院首席研究员陈可冀教授，这是中医、中西医结合界科研工作者第一次获此殊荣。

1960~1966年，中国医学科学院血液学研究所对复方通脉灵进行了系列研究，先后采用理气、活血、化瘀等中西医结合方法治疗硬皮病104例，其间经历了精减药味，不断总结改进并进行实验研究等，使疗效不断提高。此后，将成果扩大用于胶原纤维硬化的烧伤、外伤性瘢痕、血栓闭塞性脉管炎等，同样获得较好疗效。他们遵循"异病同治"原则，扩大治疗范围，开始治疗冠心病、脑血栓等血瘀证患者，并逐渐由活血化瘀法治疗硬皮病等研究，转而为"活血化瘀治则"的研究。

中医研究院（现中国中医科学院）著名心血管病专家郭士魁，治疗冠心病以注重活血化瘀为特点，善用血府逐瘀汤、失笑散、丹参饮和活血通脉膏等活血化瘀方剂。一直从事心血管病研究的陈可冀，1958年始，和赵锡武、郭士魁等与中国医学科学院阜外医院协作研究中医药治疗高血压病和冠心病的规律，并于1961~1962年，进行了一系列活血化瘀临床研究工作，结合郭士魁的经验写成《冠状动脉粥样硬化性心脏病治疗规律的探讨》一文，在《中医杂志》发表。1970年，卫生部根据党中央的指示，首先在北京组织了北京地区防治冠心病协作组，中国医界逐步形成了庞大的活血化瘀研究队伍。例如：中国医学科学院分院等10个单位，完成了"活血化瘀治则的研究"，证明活血化瘀药物具有止痛、增加外周血液量的作用，初步阐明了气滞血瘀与循环障碍的关系；中国中医研究院西苑医院等三个单位完成了"中医活血化瘀治则原理的研究"，辨证运用活血化瘀治则，以冠心Ⅱ号川芎等药物治疗心肌梗死、脑卒中、高血压及血栓形成，取得较好疗效，并通过动物实验初步阐明了活血化瘀方药的抗血栓形成、溶血栓、改变血栓结构、降低纤维蛋白稳定性、保护心肌等一些作用的原理；北京中医学院（现北京中医药大学）、上海第一医学院（现上海复旦大学医学院）等九个单位，分别完成血液病变学、微循环、血流动力学与血瘀本质及活血化瘀原理等实验研究，均取得了有价值的结果。

以上初步研究成果的取得，显示了血瘀证和活血化瘀研究的科学价值。进入20世纪80年代，特别是以陈可冀为主任委员的中国中西医结合研究会活血化瘀专业委员会成立之后，有组织、有计划的血瘀证和活血化瘀研究以更快的速度向纵深发展。

陈可冀（1930~），福建福州人，1954年毕业于福建医科大学，1956年调中国中医科学院，先后师从冉雪峰老中医、岳美中老中医，系统学习中医临床知识。1978年与赵锡武老中医、郭士魁老中医同时被任命为西苑医院心血管病研究室主任，他发现郭士魁老中医运用清代王清任的血府逐瘀汤治疗心绞痛发作获效后十分重视，这也就是他此后多年着力于"血瘀证与活血化瘀研究"的信念源头。1998~2008 年，陈可冀先后出任中国科学院院士、生物医学部副主任、中国科学院学部主席团成员。

2004 年 1 月 30 日，国家主席胡锦涛在人民大会堂为陈可冀亲自颁发"血瘀证与活血化瘀研究"国家科学技术进步奖一等奖（2003 年度）。

中医传统临床医疗法则之一的活血化瘀法研究，以及取得的成果，不但启迪了对中医临床广泛存在的"血瘀证"的研究，使其获得更加广泛的重视与自觉运用，明显拓宽了中医的视野。这也使中医迅速由心绞痛、心血管病、脑血管病等，展开了对更加广泛的领域的探索，因为"血瘀证"在中医领域是一个十分广泛的病因病机的诊断病证名。同时，活血化瘀研究成果启迪了人们对中医传统"治则"的关注。

第十一节 应对 SARS，获得佳效

2003 年年初，冬去春来之际，一场突如其来的不明病因的传染病以令人措手不及的速度袭击我中华大地，这就是习称的"传染性非典型性肺炎"（严重急性呼吸综合征）。然而 20 世纪 50 年代曾流行过的传染性非典型性肺炎，并没有此次这样凶险。由于对其病因尚不清楚，姑且简称其为"非典"。世界卫生组织将其命名为 SARS。

2003 年 1 月 2 日，在广东省河源市卫生局发出第一份 8 名医务人员受感染的报告后，全国各地陆续出现类似病人的报告，但未引起卫生部门领导的着重关注，因而当局未能采取措施，未能紧急实施《中华人民共和国传染病防治法》，动员防疫。等中央两会于 3 月 5 日开幕，并于 10 天后结束时，已失去了最佳控制阶段。4 月 21 日，全国累计病人已突破 2000 例；5 月 12 日，发病人数更突破 5000 例，据报道死亡病例已达 252 人，形势非常严峻。

幸运的是，面对这样一场突如其来的疫病灾害，中央领导发

扬中华民族的优良传统，继承 20 世纪 50 年代"预防为主""卫生工作与群众运动相结合"的经验，在与 SARS 的战斗中，举国上下，万众一心，迅速扭转了被动局面。6 月 24 日，世界卫生组织即宣布"取消对北京的旅游限制建议"。说明我们经过两个月的战斗，SARS 在北京已得到有效的控制。仅简要回忆如下：

2003 年 1 月 2 日，广东最早发现 SARS 疫情，引起国家卫生部与世界卫生组织的关注。2 月 18 日，通过对从两例广东 SARS 病人提取的病毒标本进行分析，发现衣原体颗粒，我国疾病预防控制中心的专家认为这可能是感染非典型肺炎的病因。但中国工程院院士钟南山教授根据临床实际情况，认为典型的衣原体可能不是致病原因。

4 月 12 日，广州与香港，科学家从广东非典型肺炎患者的气管分泌物中分离出 2 株新型冠状病毒，研究结果显示冠状病毒的一个变种可能是非典型肺炎的病因。4 月 16 日，世界卫生组织正式确认了这一结果。冠状病毒基因测序、基因密码破译报告也陆续出台。

本次 SARS 感染最为集中、最为严重的居民生活小区是我国香港特区的淘大花园。香港环境、交通和工程秘书在和其他 8 个政府部门的合作下，利用流行病学、环境和实验室研究，进行广泛的流行病学调查，最后确定被 SARS 病毒污染的水是可能的暴发来源。他们表明：一名 33 岁的男性 SARS 患者于 3 月 14 日出现 SARS 症状，先后于 3 月 14 日和 19 日拜访了居住在淘大花园 E 座的一位亲戚。当时，他有腹泻症状。与两位亲戚和两名护士的感染有直接关系的这位 SARS 患者乃是疫情暴发的源头，随后疫情迅速传播开来。

北京是本次受 SARS 流行影响最为严重的城市。但实际上，由于 SARS 在广东省及香港地区流行之初，人们对此病的认识不足，没有及时采取有效的防疫措施，以致疫情扩散开来，其实北京最初的 SARS 病例都是输入性的。而当 SARS 在北京开始流行之后，北京又成为疫情输出地。

2003 年 4 月 12 日，卫生部、财政部、铁道部、交通部、民航总局联合下发《关于严格预防通过交通工具传播传染性非典型肺炎的通知》。

卫生部、铁道部、交通部、民航总局组织有关专家，制定《交通工具中传染性非典型肺炎及疑似病人密切接触者的判定及处理原则（试行）》，对飞机、火车、汽车、轮船等水、陆、空各种交通工具的 SARS 防疫工作做出了明确的规定。

4 月 23 日，国务院总理温家宝等在会议上强调：把防治 SARS 作为当前政府工作的重中之重，组织成立国务院防治非典型肺炎指挥部。要求指挥部扎扎实实地，一是做好防治工作，准确统计并及时公布疫情；二是做好卫生检疫工作，加强对车站机场、码头、出入境口岸和汽车、火车、飞机等重点部位流动人员的卫生检疫工作，切断疫病传播途径；三是组织科技攻关；四是做好后勤保障工作；五是把农村疫情的防治工作做在前面；六是加强学校的疫情防治工作；七是加强社会治安综合治理；八是大力宣传党中央和国务院的正确决策，宣传传染病防治法与防治知识；九是加强国际合作，加强与世界卫生组织的合作；十是把北京市防治工作作为全国的重中之重抓紧抓好。

国务院防治非典型肺炎指挥部由国务院副总理兼卫生部长吴仪出任总指挥，把疫病的防治当作"天大的事"来抓。

防治 SARS，总指挥果断采取了建立专门医院、隔离患者与疑似患者密切接触者、疫区封闭管理、交通关口检疫、旅游限制等各项有效措施，对病人、密切接触者的鉴定及隔离办法都做了明确的规定。此外，采用各种形式向广大民众宣传防治 SARS 的知识，提高全民族的防疫卫生意识，最大限度地控制了具有强烈传染性的 SARS 患者在社会上流动。

国务院在 2003 年 5 月 12 日公布了《突发公共卫生事件应急条例》6 章 54 条，卫生部按《突发公共卫生事件应急条例》的规定，制定并发布《传染性非典型肺炎防治管理办法》。鉴于北京市疫情比较严重，北京市政府发布了《北京市对非典疫情重点区域隔离控制通告》，对疫情比较严重的疫情居民区、居民楼、疫情工地、疫情医院，以及被指定集中收治 SARS 病人或 SARS 疑似病人的医院、综合医院的发烧门诊等处实行隔离控制管理。

中共中央总书记、国家主席胡锦涛同志多次对全国防治 SARS 的战斗亲自做出部署。在 4 月 28 日下午中共中央政治局进行第四次集体学习时，他表示：在当前这场防治非典型肺炎的斗争中，我们要大力弘扬万众一心、众志成城、团结互助、和衷共济、迎难而上、敢于胜利的精神。

5 月 1 日胡锦涛主席在天津检查非典型肺炎防治工作时又强调，夺取防治非典型肺炎斗争的最终胜利，关键是要发挥科学技术的重要作用，制定和实施科学的防治策略。要求真正做到早发现、早报告、早隔离、早治疗，坚决防止疫病的扩散和蔓延。要集中力量进行科学攻关，要向广大人民群众宣传预防非典型肺炎的方法，让科学防病知识走进千家万户，广泛动员全社会实行群防群控，打一场防治疫病的人民战争。强调要认真贯彻《中华人民共和国传染病防治法》，切实落实其各项措施。

胡锦涛主席对北京市防治非典工作做出重要指示："要重视发挥专家的作用，积极采取中西医结合的治疗方法，实施科学防治，提高诊疗水平。"

在防治 SARS 的斗争中，值得深思的一个问题，是中医学在 SARS 防治中所应起的作用。在 SARS 流行之初，广东省的中医工作者面对这场突如其来的灾难，首先感觉到身上的重任，而为国分忧、为民解难的高尚职业责任感与临危不惧、救死扶伤的奉献精神，使他们投身于这场抗击 SARS 战争的第一线。专家邓铁涛先生提出了中医药防治非典的具体思路与办法。但是，在北京 SARS 流行之初，人们对于中医药在治疗 SARS 方面的作为仍然缺乏足够的认识，中医很难介入该病的治疗。2003 年 4 月 18 日，卫生部、非典防治领导小组根据中医专家的意见发出通知，向全国推荐由国家中医药管理局组织专家制定的《非典型肺炎中医药防治技术方案（试行）》。5 月 8 日下午，中共中央政治局委员、国务院副总理兼卫生部部长、全国防治非典型肺炎指挥部总指挥吴仪应中医界的要求，亲自与中国中医科学院名誉院长王永炎院士等 16 位知名中医药专家进行座谈。吴仪强调：中医是抗击非典型肺炎的一支重要力量，要充分认识中医药的科学价值，积极利用中医药资源，发挥广大中医药医务人员的作用，中西医结合，共同完成防治非典型肺炎的使命。

国家中医药管理局遵循特事特办的原则，中医药防治 SARS 的工作全面展开。北京中医师组成医疗队进入各定点医院，与西医工作者并肩作战。中日友好医院还建立了专门的中医药独立治疗 SARS 病区，中医药治疗 SARS 的优势逐渐显露出来。与此同时，中药预防的药毒试验与中药治疗的筛选工作也在紧急进行。

5月18日卫生部常务副部长高强视察中国中医科学院时表示：要通过总结分析中西医结合防治非典的经验，建立中西医结合预防治疗疾病的模式，坚持预防为主和中西医结合的方针，早日夺取抗击非典的胜利。他指出：非典是一种全新的疾病，现在还没有特别有效的预防和治疗手段，西医和中医都在摸索，希望通过这次防治工作，探索中西医结合治疗疾病的规律，建立一套成熟有效的机制。

在5月25日举行的"海峡两岸中医药防治 SARS 研讨会"电视电话会议上，中国中医科学院根据北京一千余名患者接受中医和中西医结合方法治疗的经验，观察总结后指出其优势在于：早期干预，可阻断病情进一步发展；可明显减轻患者中毒等临床症状；能缩短发热时间和病程，提高临床疗效；促进炎症吸收，减少后遗症；减少激素使用量及西药的毒副作用，减少全身并发症。由此得到吴仪副总理评述："中医药学凝聚着中华民族的聪明智慧，是我国各族人民在长期与疾病作斗争过程中不断创造、积累、丰富和发展起来的一门科学，中西医结合，发挥两种医学各自的优势，将是我们防治 SARS 的法宝。"

国家科技部副部长李学勇6月2日到中国中医科学院视察时，首先对该院使用中医药防治 SARS 取得的成果表示祝贺。他强调："国际上普遍认为我们进行了非常有益的、独特的有效探索。可以说在防治 SARS 方面，中医药为中华民族和人类的健康又一次做出了贡献。"他比较指出："中西医结合治疗 SARS，优于单纯的西医治疗。"

10月8日~10日，由世界卫生组织（WHO）与中国国家中医药管理局联合主办的"中医、中西医结合治疗 SARS 国际研讨会"在北京召开。会上世界卫生组织专家对中医、中西医结合治疗 SARS 的作用给予高度评价。

第十二节　再现人类共享中医学之辉煌

如何评估中医学，近百年来的确存在着诸多歧见，我从事这方面的研究已有一个甲子，如果归结为一句话，那么应该是：中国医药学之成就，人类共享之辉煌。特别于 20 世纪中下叶，再现了这种共享之辉煌。从历史上讲，中外学者并未有不同认识，可以说史实昭昭，乃中外学者之共识。从公元 6 世纪以来，中医学实际上已逐步成为人类共享的医学，可以说在当时已具有主流医学之地位。

公元 561 年，中国医学家、佛教徒知聪，携《神农本草经》《脉经》《明堂图》与佛经等 164 卷，赴朝鲜传授医学、佛经等。约一年后又应日本人之邀，再赴日本传授医学与佛经。中医学传入朝鲜被誉为东医学，或发展为四象医学，成为朝鲜国医。中医在朝鲜曾"登第入仕"，中医传入日本则被誉为汉方医学、皇汉医学，亦成为国医，日本学者曾尊之为"医药始祖""和医主使"。3世纪，中医学者董奉曾赴越南行医，越南亦称中医为东医，中医师在越南曾被封为"国师"。7世纪前后，中医学被佛教徒带至印度，中医曾被誉为"神州上药"。10世纪，阿拉伯医学之父，阿维森纳撰《医典》时，大量吸收中医学的脉学、疾病医疗方法与技术，以及药学知识等。此后百余年间，阿拉伯学者誉中医为"伊儿汗的中国宝藏"。与此同时，中医学在东南亚也得到较为普遍的信赖。十七、十八世纪，中医学直接或间接由阿拉伯传至欧洲，乃至美洲与非洲。

天花是一种烈性传染病，以迅急、猛烈、高死亡率而危害人类三千多年。15世纪，天花在欧洲开始流行，欧洲人口因天花暴发而大量减少。法国国王路易十五、英国女王玛丽二世、德皇约瑟夫一世、俄皇彼得二世等，都是因感染天花而死亡的。据统计，18世纪欧洲死于天花者达亿人以上。

1688年，俄罗斯派医学专家来北京学习中国人发明的人痘接种预防天花的技术，中国人痘接种预防天花的成功经验，由俄罗斯或直接由中国传至土耳其。英国驻土耳其公使夫人——蒙塔古（1689~1762）将人痘接种术传至英国，乃至法国、美国。法国著名思想家伏尔泰（1694~1778）曾批评那些怀疑者，并称赞中国预防天花的人痘接种术，是全世界最聪明、最讲礼貌的一个民族的伟大先例和榜样。美国著名科学家富兰克林（1706~1790）在儿子死于天花后，对未给孩子接种人痘深感懊悔，并大声疾呼在美国推广中国人痘接种术。美国第一任总统华盛顿（1732~1799）在富兰克林的影响下，不但为家族，而且为他的军队接种了人痘，从而避免了天花的肆虐，保存了军队在统一战争中的实力。

与此同时，西方传教士来中国传教的活动日益增多，他们为了传教，逐渐将西方科技与医学带到了中国。当他们发现中医学治疗疾病的优越性后，开始翻译中医、中药、针灸、法医等著作，并带回欧美出版。据统计，公元1700~1840年间，西方传教士、医师先后将中医药著作翻译成法文、德文、英文、俄文，累计译成作品约有60多种。

以上略举中国医学先后在亚洲、欧洲、美洲之传播、应用已形成相当广泛之影响，我称之为中医学成为人类共享医学的历史。由于猛烈的欧风西雨伴随着帝国主义列强之贪婪，日本明治维新废止汉方医学，以及国人提倡新文化运动，废止旧学思潮的影响，中医学被推到了废止的行列。中医学优秀精华未得继承即被扭曲、被唾弃，昔日为人类共享的医学，就这样被割断了。

20世纪50年代，中国领导人实行正确对待中华民族优秀传统文化、医学科学的方针政策，中医药学重新得到政府的重视。政府不断创造条件，为中医药学继承、发扬作出了许许多多成绩，使中医药学不但在国内得到不断提高，而且逐渐引起国际学界之关注。历史似乎如此有趣地重演了。公元1955年11月《中苏1956年技术交流协定》确定"苏方希望派三名专家来华研究针灸疗法，期限三个月"。

4月13日，三名苏联专家到中国中医研究院针灸研究所学习，7月17日结业回国。回国后，他们迅速举办学习班，很快将中国针灸推广开来，以后，苏联医师掌握针灸者数以千计，并不断增加。

中国重视传统医学在人民卫生工作中发挥的作用，以及不断取得的成就，引起了世界卫生组织的关注。1979年，世界卫生组织建立了传统医学处，并成立了专家咨询团，中国中西医结合医学家陈可冀被聘任为该团顾问，借以促进世界各国传统医学的发展。此后，中国建立了7个传统医学研究中心，进一步引起各国卫生部门与学者的重视，从而兴起了世界范围内关注各民族传统医学的新潮。中国的经验与成就引起了各国卫生界、医师们的关注，以至于世界各国皆提出了来中国考察、到中国学习的要求。

（一）世界针灸学会联合会在中国成立

随着中国针灸学的蓬勃发展，国际学者在针刺止痛、针灸治疗若干疾病的卓越疗效以及针刺麻醉取得的成功的启迪下，更加重视中国针灸学，世界许多国家的针灸医生学术团体也相继诞生。20世纪70年代后，中国为满足外国医师学习针灸的普遍要求，先后在北京、上海、南京等地开办了国际针灸学习班，20多年来为120多个国家或地区培训了数以千计的针灸医师，他们回国后即致力于发展针灸医疗与学术交流活动。与此同时，各国针灸学术团体、学者先后在日本东京、法国巴黎、美国内华达卡森城、斯里兰卡科伦坡等地召开过7次世界针灸大会，每届会议有17~54个国家和地区的学者参会，发表针灸论文总数达600多篇。各国针灸学者和针灸学术团体普遍希望，中国针灸界联络世界各国之学术团体成立国际针灸学术组织，以更加有效地增强各国针灸学之交流，促进国际针灸学的普及与发展。应国际针灸学者之要求，1984年8月12日在北京成立了世界针灸学会联合会筹备委员会。经过3年的协调、筹备，1987年11月22日，第一届世界针灸学会联合会（简称"世界针联"）在北京成立，这是一个总部设在中国北京的非政府性针灸团体国际联合组织。来自 30 多个国家和地区的针灸学术团体，包括 54 个正式团体、5 个准团体、3 个预备团体的代表参加大会，会议选举中国针灸学专家鲁之俊和日本高木健太郎为名誉会长，中国卫生部副部长兼中医药管理局局长胡熙明为会长，法国阮文仪、日本山村秀夫等 6 人为副会长。世界针联是一个旨在促进世界针灸界之间的了解与合作，加强国际针灸学术交流，进一步发展针灸学，为人类健康做出贡献的非政府性国际学术团体。在召开世界针联成立大会的同时，还举办了第一届世界针灸学术大会，来自法、美、意、西班牙、塞内加尔、日本、新加坡、韩国等 57 个国家和地区的 516 名代表与中国的 509 名代表就针灸临床、针刺麻醉及针灸理论研究等进行了广泛的学术交流。

世界针联成立后，陆续组织召开了针刺麻醉与针刺镇痛机理讨论会、国际针灸教育研讨会（中国北京）、第二届世界针灸学术大会（法国巴黎）、国际针法现场研讨会、第三届世界针灸学术大会等重大学术会议；还与各国会员研讨了争取针灸在各国合法化、确立合法地位的问题，并着手开展了针灸教育国际规范化、国际针灸医师考核等工作。国际针联创办有《世界针联通讯》《世界针灸杂志》（1991）等刊物。目前，世界针联已有团体会员 109 个，代表近 60 个国家和地区的 20 余万名针灸工作者。

中国针灸科学已传至 160 多个国家和地区，在人类保健与医疗活动中发挥着日益巨大的作用，成为名副其实的人类共享之医学。为了规范国际通用的标准针灸穴名、穴位，世界卫生组织西太平洋区于 1982~1987 年先后在马尼拉、东京、香港、汉城（今首尔）召开了 4 次工作组会议，最终确定以汉语拼音穴名、汉字与英文字母数字编号为标准穴名三要素，取代了威妥玛式英文拼音穴名，突出了针灸源于中国的史实。1989 年世界卫生组织在总部召开了全球性国际标准针灸穴名科学组会议，审议并采纳西太平洋区推荐的标准针灸穴名为国际标准针灸穴名，会后由世界卫生组织编印与出版施行。

世界针联第一届名誉会长鲁之俊，会长胡熙明，任期

1987~1990年；第二届名誉会长鲁之俊，会长王雪苔，任期1990~1995年；第三届名誉会长鲁之俊，会长陈绍武，任期1995~1999年；第四届会长邓良月，任期从2000年开始；现任第五届世界针联会长为刘保延。

2010年11月16日，中国中医针灸正式通过联合国教科文组织保护非物质文化遗产政府间委员会第五次会议审议，被列入人类非物质文化遗产代表作名录。中医针灸为世界医学宝库中独具特色的财富和人类历史上的伟大发明之一。

（二）世界中医药学会联合会在中国成立

继世界针联之后，世界中医药学会联合会（以下简称"世界中联"）成立于2003年9月25日，是经中华人民共和国国务院批准，民政部登记注册，总部设在北京的国际性学术组织，现任主席是原中华人民共和国卫生部副部长、国家中医药管理局原局长佘靖女士。目前，世界中联已有58个国家和地区的201个团体会员。

世界中联的宗旨是增进世界各国（地区）中医药团体之间的了解与合作，加强世界各国（地区）的学术交流，提高中医药业务水平，保护和发展中医药，促进中医药进入各国的主流医学体系，推动中医药学与世界各种医药学的交流与合作，为人类的健康做出更大贡献。

世界中联的主要任务是：制定并发布与中医药有关的国际行业标准，并以此为基础，开展国际认证。通过国际标准化建设，推动中医药在世界各国健康有序的发展。组织中医师、针灸医师、中药师、中医护师、技师、中医教师的资格（水平）国际考试，有利于提高从业人员的水平，确立学术地位；开展国际培训、人才交流、远程会诊，建立门户网站，开展信息咨询、信息服务，出版发行学术刊物，举办国际会展，构建国际交流平台，以促进中药、保健品和医疗器械的国际贸易；组织评选中医药领域唯一的国际奖项"中医药国际贡献奖"，授予各国在中医药医疗、教学、科研和推动中医药立法等方面取得优秀成果的团体和个人。

2009年10月2日，世界中联在北京举办新闻发布会，发布《世界中医学本科（CMD前）教育标准》，明确中医本科教育的基本要求与本科毕业生的基本要求，为中医教育与资格认证提供了依据。

国际标准化组织正式成立中医药技术委员会，秘书处设在上海，国际疾病分类与代码（ICD-10）首次纳入中医药。中医药技术委员会秘书处由国家标准化管理委员会、国家中医药管理局共同负责指导与管理，促成中医药进入国际标准。

据统计，1987年美国有2500名有执照的针灸师，到2008年，这个数字已增加到1.78万人。在英国，中医行业从业人员有一万多人，分别在3000多家中医诊所执业，每年接诊患者人数超过100万。在法国，针灸行业从业者近万人；在瑞士，针灸医疗服务机构已有100余家；在德国，有500多家西医医院设有中医门诊部，年诊治20万人次。据不完全统计，目前国际上中医药从业人员约有50万名。

2011年，中医药经典《黄帝内经》《本草纲目》入选世界记忆名录。中医药典籍被译为英文、德文等西方文字的品种数不断增加。

（三）中西医结合学科国际化

中西医结合继承研究中国传统医学，50多年来取得了丰富的成就，启迪了世界医学发展的一些重要领域，从而促使许多现代科学家开始重视中医药并参与中医药研究。中西医的合作研究正在改变着科学家们陈旧的观点。

1997年，中西医结合学会在北京主办了第一次"世界中西医结合大会"。大会主题为"继承、发扬、结合、创新"。来自国内外的1106名学者出席了会议。著名泌尿外科专家，全国人大委员会原副委员长吴阶平教授任大会名誉主席，陈可冀任大会主席。大会收到国内外学术论文1800余篇。

2002年10月，在北京隆重召开了第二次"世界中西医结合大会"，来自中国、美国、日本、英国、澳大利亚、新加坡、俄罗斯、印度、韩国、越南以及中国香港、中国台湾等 27 个国家和地区的 1300 多位专家、学者与会。美国白宫补充与替代医学政策委员会原主席詹姆斯·戈登、美国 FDA 官员陈绍琛、日本和汉医药学会会长寺泽捷年、美国加州大学洛杉矶分校东西方医学中心主任许家杰、中国香港特别行政区卫生署署长陈冯富珍、中国台湾台大医学院原院长杨思标等来宾出席了大会。这次会议集中展示了世界各国传统医学与现代医学结合领域的发展水平和丰硕成果，学术水平较高，学术氛围浓厚，学术交流形式活泼多样，扩大了中西医结合医学在国内外的影响。

2007 年 9 月，第三次"世界中西医结合大会"在广州召开，来自美、日、英、德、韩等 15 个国家和地区的 1200 余名代表出席。世界卫生组织西太区官员在开幕式上致辞指出：经过十多年的精心培育，世界中西医结合大会已成为世界著名品牌会议，不断扩大中国中西医结合的国际影响。

与此同时，中国中西医结合学者也走出国门，以专科、专病的中西医结合研究举办国际会议，从而在更深层次加强了国际中西医结合学术交流。

2001 年 6 月，陈可冀、吕维柏、廖福龙等中西医结合专家出席在美国波士顿哈佛大学医学院召开的"中美二十一世纪东西方卫生保健展望大会"，陈可冀主持传统医学和结合医学分会场研讨会。2003 年 10 月，中国中西医结合学会与台湾长庚纪念医院在厦门市联合举办"海峡两岸中西医结合学术研讨会"，近百名大陆、台湾学者共同交流了海峡两岸的中西医结合研究成果和进展。2004 年 11 月，该研讨会在台湾举办，由中国中西医结合学会 30 名专家、学者组成的代表团赴台出席会议。2004 年 8 月，在哈尔滨召开"首届国际中西医结合风湿类疾病学术会议"。2004 年 9 月，在广州召开"第二届国际中西医结合肿瘤学术会议"。2004 年 11 月，在广州召开"第四届中韩皮肤病学术交流会"和"第二届中英皮肤病会议"。2005 年 8 月，在扬州召开了"第三届海峡两岸中西医结合学术研讨会"。2005 年 10 月，在上海召开了"首届国际中西医结合肝病学术会议"。2006 年 7 月，在天津召开了

"第四届国际中西医结合肾病学术会议"。2007 年 7 月，在青岛召开了"国际中西医结合变态反应学术会议"。2007 年 8 月，在哈尔滨召开了"国际血瘀证及活血化瘀研究学术大会"。2007 年 11 月，在上海举办了"首届国际中西医结合大肠肛门病学术论坛暨第十二届全国中西医结合大肠肛门病学术会议"。2007 年 11 月，在北京召开了"中西医结合实验医学创新与发展国际研讨会"。这一系列的国际交流活动，展示了中国结合医学多个领域的研究进展和最新成果，扩大了中西医结合的国际影响，树立了中国中西医结合学会及有关专业委员会的国际形象，让世界了解了中西医结合医学，也让中西医结合医学走向世界。

随着中国中西医结合研究工作的深入和国际交流的加强，在中国中西医结合医学的影响下，国际上也兴起了结合医学研究热潮。美国在一些著名的学府里成立了替代医学研究中心，目前已分别在哈佛大学、斯坦福大学、加州大学、哥伦比亚大学、马里兰大学、弗吉尼亚大学、得州大学、密歇根大学、爱荷华大学和堪萨斯大学等成立了 12 个国家补充替代医学研究中心。中国中医科学院和北京大学作为合作方，参与了美国替代和补充医学中心国际合作项目。在日本，有 44 所公立或私立的药科大学或医科大学建立了专门的生药研究部门，20 余所综合性大学设有汉方医学研究组织，均有现代化的设备、水平较高的科研人员及丰厚的科研经费。调查显示，在科技发达的国家和地区，每年有 20%~65%的患者接受补充和替代疗法治疗。美国初步统计，应用结合医学的著名医院有 35 家。在英国、德国、荷兰、日本、马来西亚、菲律宾、韩国、新加坡等国家，结合医学都能在医院得到广泛的应用。德国人对补充和替代医学的接受程度，高达 65%，美国达40%，英国为 20%。估计有 6000 万美国人使用过替代疗法。日本公众在保健、医疗方面，对汉方医学持信任态度者已占大多数，明治维新所推行的废止汉方医学政策所造成的影响，正在改变。

1992 年，美国国会授权美国国家卫生研究院成立替代医学办公室，之后又于 1998 年将其升级为国家替代医学中心，反映了美国政府乃至主流医学界对中医等传统医学的逐渐重视。世界各国也都相继成立了结合医学学会。在美国，涉及替代医学和补充医学的学会有 60 余家。随着公众对结合医学的认可和政府对结合医学的重视，结合医学在国外的快速发展有了良好的环境和条件。

上述挂一漏万的记述，证明了中医药学、中医针灸学与新兴的中西医结合医学在西方经济发达国家，欠发达国家已经形成了相当大的影响，得到了当地政府、学者与广大群众的信任与关注。据统计，中国针灸已在 160 多个国家和地区有所推广，或已获得政府管理部门的认可，或已在医学科学研究、教育、医院设立机构；中医药也得到 130 多个国家和地区的认可，已将其用于保健与医疗。这些都充分说明中医药学的国际化已远远超过了历史上的国际化水平，我们可以不夸张地估计中医学已经越来越广泛地受到世界各国的重视，已应用于保健与医疗，中医学必将再现人类共享的辉煌。

※　※　※

2020 年年初，我国湖北武汉暴发新型冠状病毒感染所致的肺炎（简称"新冠肺炎"），疫情来势凶猛。习近平总书记于第一时间，迅即发出指令，号召举全国之力，上下团结一致，严防严控，投入战胜疫情之战斗，并要求全军与 19 个省市组织战胜疫情之医疗队，先后多次组织专家、医护人员等 42000 多人，分批次赶赴湖北武汉重灾区，与当地医护人员等团结奋战，抢救危重病人，提高治愈率，降低死亡率，迅速排除疑似病例，安定民心。经过两个多月日日夜夜的战斗，终于使得全国乃至重灾区武汉、湖北之新发病例归零。这一伟大的胜利得到世界卫生组织以及许许多多国家领导人、学者、专家之好评。

截止到 2020 年 4 月 4 日，我国确诊新冠肺炎患者达到 81639人。近日从国外输入确诊病例高达 888 例，而国内在新增病例归零后，偶有个例病患报告。治愈出院已达 76751 人，死亡 3346 人。可以看出防控形势已转为"外防输入，内防反弹"，我们的胜利指日可待。然而，来自 204 个国家和地区的报道显示，全球新冠肺炎发病已逾百万，国外形势越来越严峻。回顾疫情暴发之初，美国发病者仅数例，他们个别领导不仅误失应对之最佳时机，甚至还以"中国肺炎"等恶语相加。不料，4月4日，美国新冠肺炎确诊病例竟突破31万例，死亡率也急剧上升。有美国学者称，美国新冠肺炎病死者可达10万~24万人。必须指出：病毒无国界、无种族，人类必须共同应对！

在这一举国上下团结一致，与新冠肺炎的战斗中，中国医学家、科学家以及社会各界人士共同创造了奇迹，为全人类战胜疫情创造了经验，可以说是"立了大功"。在这广大的医学家队伍中，中医、中西医结合专家们，在防疫、抗疫战斗中，发挥了重要的作用。中医在数千年的发展中，有着光荣的战疫经历，也积累了丰富的战疫经验，还有过杰出的创造发明。例如：人痘接种成功预防烈性传染病天花获得成功，开创了人类免疫技术之先河。中医虽然限于历史条件，尚未对细菌、病毒有明确之认识与应对之方法，但其独特的中医学理论思维与丰富的技术，仍然一次又一次取得了成功，"中国医药学是一个伟大的宝库，应当努力发掘，加以提高"给我们指明了正确的方向与方法。

在本书即将出版之际，有机会回顾近半年之疫情是让人心生感叹的。中国已完全控制了疫情，即便个别地区偶有散发疫情，也能得到迅速控制。如今除了听听每日间或的数例境外输入病例，我国经济以及社会各方面的生产、生活已基本恢复正常。同时，我们还密切关注着美国之疫情的发展。令人担忧的是十个月过去了，美国疫情仍未得到控制。截至10月31日，美国疫情竟有多达904万人发病，死亡人数达到近23万人。美国人口只占世界总人口的4%，其疫情死亡率却高达20%以上，尤其令人难以理解的是，美国的科学技术和卫生条件都位居世界前列，其人口总数不到中国的四分之一，而其新冠肺炎的发病率却高出中国百倍，其死亡率更是让人瞠目结舌。这其中的道理不得不让人深思。

2020年10月31日
写于美国总统大选前夕

附录一
作者与海外的医史学术交流

一、与东南亚的学术交流

首次出国，随团访问泰国

我应邀出席"中华人民共和国今日中药展览会，中医药学术交流会"，大会虽有学术交流内容，但两国之中药商贸依旧是会议的主题。会议由中泰两国联合组织，于1983年10月28日~11月13日在泰国曼谷"萱庵蓬御苑"举行。泰国副国务院院长披猜·叻打军、卫生部长玛律·汶纳、泰中友协主席察猜·春哈汪少将与泰国中华总商会主席黄作明等，分别任名誉顾问与名誉主任委员。中国代表团由各方面负责人员33人组成，其中北京中医药大学副校长王玉川教授任副团长。我任代表团顾问兼专家组组长。专家组由10位知名学者组成，各带有自己的学术论文在大会交流；计有李经纬《中国本草学发展史述要》，甄志亚带了中国历代著名医学家画像与相关论文，王绵之带了《遣药组方的原则性与灵活性》，胡世林带了《人参与参类药物》等。大会还有国内著名中医学家邓铁涛、罗元恺等书面交流。在大会上的交流者还有来自泰国、马来西亚、新加坡、中国香港等的著名学者。参加学术报告会的代表约五百人，除中国、东盟各国与韩国外，还有来自香港、台湾等地区代表数十人。会上会下学术交流气氛十分浓厚。专家诊疗活动更是活跃，除有来自泰国各地的群众外，有新、马不远千里到曼谷请求中国专家诊治，排队挂号者数以千计。我们根本无法满足其需求，后来只好限制发号，但请诊者一日多于一日。中药展览也十分成功，成交额创下新高，在交易中我专家组还与东盟各国学者、药材商就药材品质、规格等交换了意见，同时听取了他们的意见与要求。这次交流大会十分成功，丰富的学术交流与良好的治疗效果，为中医进一步走向东南亚、走向世界发挥了重要作用。泰方等多次向我们表示："轰动了泰国，""影响深远，""大大增加了泰国人民对中医中药的了解与信任，""以前泰国除华裔外，他们从不用中医中药，现在泰国人请中医诊病，购用中成药的日益增多，从人数上看已超过了华裔。现在要求系统学习中医的学生不断增加，泰国华裔知名人士多次向代表团要求，希望接受他们的子女到中国学习中文，学习中医中药。"

在我团拜会副国务院院长、卫生部长时，他们也一致提出希望中泰两国加强医药交流，交换中药标本、种子，在泰国引种中药，发展泰医泰药等。

会议期间，泰皇后代表泰皇接见了代表团全体团员，东道主杨锦忠代表展览会双方向泰皇捐款慰问泰灾区人民。

我们的学术论文，除在大会报告外，还出版了《中医药学术交流会》专刊。我的论文与几位资深专家的论文全文，不仅详细摘要，还刊登在数家中文报刊，这也是前所未有之盛况。

出访马来西亚与新加坡

1996 年我应邀参加第五届亚细安中医药学术大会，做了题为《中西医结合历史经验》的学术报告。会后，应新加坡我的博士生陈鸿能（1996 年获博士学位）之邀请，访问了新加坡中医学院等。亚细安中医药学术会议每两年举办一次，轮流由东盟各国中医师公会等主办。截止到 1996 年该会已举办五届，分别在新加坡、曼谷、吉隆坡等举行，每届到会代表等皆近千人或千余人，并邀请中国中医专家十人左右到会做学术论文报告，有时还邀请中国管理中医药的官员参加会议，港、台学者也每多有数十人参加会议。该会在扩大中医药在亚洲的影响、交流学术经验、促进亚洲中医药学术界相互了解等方面，均发挥了重要作用。正是在这次会议上，陈鸿能介绍杜雪美与我认识，她后来报考我的博士研究生，2001 年获博士学位。该会在增进港、台学者与大陆学者之间的学术交流与友谊等，创造了很好的条件。我通过几次会议，认识了台湾地区的多位朋友，建立了友谊，交流了学术。

二、与美国医史学术交流

1984 年 5 月 16 日~6 月 11 日，应美国科学促进会之邀请，由中国科协组成中国科学家代表团访美，参加在纽约举行的美国科学促进会 150 周年学术会议，并应邀于会议前后，赴华盛顿、费城宾夕法尼亚大学科学史系，波士顿、西雅图、旧金山等地进行学术交流，参观有关博物馆等；并参观访问了哈佛大学、麻省理工学院、加州伯克里大学，以及各学科、类型之博物馆十余所，特别是直接相关的陆军病理博物馆，给我留下了很深的印象。

中国科学家代表团组成人员：

团长：柯俊，中国科学院院士、中国理工大学前校长、冶金与冶金史教授；团员有席泽宗，中国科学院院士、中国自然科学史研究所所长、天文学史教授；李经纬，中国中医研究院中国医史文献研究所所长、中华医史学会主任委员、中国医史学教授。另外还有西安、天津等科协副主席及作为团秘书、翻译的中国科协梁慧同志等，共七人。

在近一个月的访美期间，我应邀在大会、座谈会上等共作论文报告与专题介绍十次，其题目为《中国古代医学科学技术发明

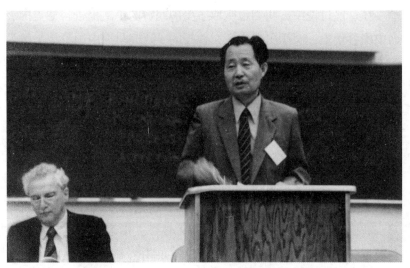

作者演讲时留影
1984 年应美国科学促进会邀请，作为中国科学家代表团一员访美，参加美国科学促进会150周年学术会议。会前，应美国著名中国科学史、医学史专家席文教授邀请于宾夕法尼亚大学科学史系，作题为《中国近年出土医药卫生文物》演讲。后于纽约美国科促会150周年大会上作题为《中国古代医学科学技术发明举隅》学术报告，会后访问了哈佛大学、西雅图、旧金山等，分别应邀作了多次学术演讲。图为在宾夕法尼亚大学科学史系演讲时，席文教授主持演讲会并翻译（左下坐者为席文教授）。

举隅》《中国现代之医史学研究》《中国古代传统医学科技成就》《中国针灸》《中国出土医学文物》《中国中西医结合》《中国医史文献研究所》等，每次报告或发言均引起与会者的普遍兴趣，相互讨论、交流各自的研究心得与问题意见。我关于中国人痘接种预防天花的创造对人类的伟大贡献，以及中国医学史上许许多多杰出创造与发明等，引起与会科学家的关注，有的提出疑问，有的查询细节等，我均给予了圆满的解答。

美国科学促进会 150 年会学术论文题录与摘要（英文）中，做了如下介绍：《中国古代医学科学技术发明举隅》，李经纬（研究员、博士，中华人民共和国，北京，中国中医研究院中国医史文献研究所），本文讨论了以下内容：一、在免疫学原理的基础上，论述了两千多年以前中国人预防与治疗狂犬病的办法，即采用患狂犬病的狗的脑组织敷贴伤口；二、口服沙虱粉预防恙虫病；三、用接种病人自身血液和浓液来预防和治疗疖肿（这可能是最早的血清接种疗法，之后被成功地应用于天花预防的人痘接种术或可认为是由此发展而来）；四、缺唇修补术与肠吻合术，证明了中国在公元 3~4 世纪时期的整形及腹部外科手术水平；五、骨及关节损伤的诊断与矫形治疗技术，使骨伤科早在公元 8 世纪变形成独立的医学分科；六、中西医结合的新发展及前景展望。会后还收到英国等欧洲学者来函索取有关资料。

在这些讨论中，我们也听取了美国同行的论文报告，如美国著名中国科学史、医学史专家席文教授的《研究早期中国科技与医学新方向的看法》、法娜尔的《中国传统医学的思维方法》《黄帝内经之阴阳五行学说》《中国传统医学在美国的传播》、弗克斯的《医学科学社会学问题》等，以及诸多学者的非医学论题但在内容中多涉及中国传统医学的报告，他们的新思维、新方法对我也很有启发，对我引导国内医史学研究与指导研究生也很有借鉴意义。

在这些交往中，认识了许多美国同行，并建立了友谊，他们先后来我们研究所访问、考察、进修，或送博士研究生来我所学习，有的学习时间长达一年。如席文教授，学习时长半年，费侠莉教授，学习时长半年，吴一立博士，一年；韩松博士，一年等。

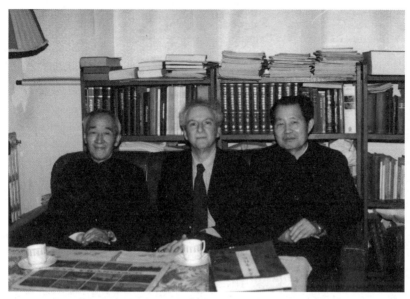

与此同时，结识了多位美籍华人同行，建立了更密切的友谊。另外，在美各大城市访问中，还与我国台湾的学者建立了友好交往，共同讨论了中国近现代医学史研究的观点、方法等，增进了相互了解，有的还建立了较长期的相互交流关系。

在美国参观最多的是各大城市的综合博物馆与专科博物馆，特别是各研究机构、各类学校，几乎都有自己的院、校、所史陈列室，而且都很受重视，往往设于显要地位，内容丰富，能给人以启迪。相比之下，我们在这一领域太落后了，太不被重视了。在许多美国博物馆均有丰富的中国文物，特别是一些有关医药学的博物馆，收藏中医针灸、手术、图册文献之多令人吃惊。

美国科学促进会 150 届年会（纽约），除做了学术报告外，还举办了大型展览，其中最引人注目者是一台机器人，它可以与人交谈，互致问候。我也曾与之握手交谈，但当时它尚不能用中文对话。

第二次访美是在 1988 年 8 月，我曾到圣迭哥参加第五届国际中国科学史学术会议，在会上报告了我的新论文，即《北宋皇帝与医学》，用大量史实论述了中国传统医学的蓬勃发展与政府的政策因素有着极为密切的关系，特别是国家领导人的认识与重视，是医学科学发展能否取得进展的一个重要方面。中文稿在 1989 年《中国科技史料》十卷三期发表。该文约三万字，以十分充足的论据和切合实际的分析，形成一些有指导意义的意见，得到学者们比较广泛的好评，也为自己和他人开拓科学发展与政策因素的研讨创造了较好的条件。在以后的年代里，讨论政策与科学、医学发展关系的论文有了明显增加。我个人在国际学术界的知名度也不断增加，国际学术会议邀请我参加的函件明显增多，有时一年之中接到三至五次邀请，但多因经费未能成行（按：我所有到国外参加的学术活动，都是国外资助的）。

本次会议的筹办者是以程贞一教授为代表而成立的华人学术团体——为公研究院，我的长篇论文受到会议东道主的重视，被收入大会论文集（英文），但因经费不足，至今尚未印出。

三、赴日医史学术交流

应邀参加日本医史学会 86 届年会

日本医史学会每届年会，都会邀请世界著名医史学家作特别演讲。1986 年在青森弘前市举行的第 86 届年会会议代表，主要是日本医学界、医史界代表五百多人，来自国外的只有我与原联邦德国一位学者在会上演讲。会议邀我向大会作题为《中国医史学研究 35 年》的学术报告。该文用一万多字以科学研究、出土医史文物、医史教学、研究教学机构建设、医史学会、医史杂志、国内外交流等方面的内容为主题，综述了我国在 1949~1985 年间医史学科的发展状况，报告间与报告后引起日本医史学界浓厚的兴趣，讨论十分热烈，特别是出土医史文物幻灯片的丰富内容，备受瞩目（此后中华医学会副会长鲁之俊，原中医研究院院长，访日时日方提出举办中国医史文物展览的要求，其中我负责针灸、马王堆、环卫、个人卫生、饮食卫生等文物的展览）。说明中国文物出土在日本医学、医史界，引起普遍的关注。

我在日本医史学会 86 届年会上的特别演讲，日本同行给予了很高的评价，不但在会上给予充分的报告与讨论交流时间（不限），而且以中文与日文，先后在《日本医史学杂志》上全文发表，这种重视是少见的。通过该文，我比较全面系统地向日本朋友介绍了中国古代医学的重要成就，以及新中国成立后35年间我国医史学研究所取得的巨大成绩。

把中医工具书介绍到日本汉方医学界

1984年，日本出版商根据其国内学界之要求，在翻译出版了我们编撰的《中医名词术语选释》后，决定翻译我与全国著名中医学家共同主编的《中医大辞典》。为此，他们邀请我与人民卫生出版社责任编辑贾维诚先生等赴日，与日本汉方医学界名流见面，讨论日译问题。日本方面出席座谈会的有矢数道明、间中喜熊、大塚恭男等十余名，座谈会上我介绍了我们编写小、中、大型中医工具书《中医名词术语选释》《简明中医辞典》《中医大辞典》八个分册的编纂与出版情况，重点介绍了选词、释文等的基本要求等。日本学者们就选词、释文以及日译等各方面，提出了他们的意见，并普遍认为分册翻译《中医大辞典》是一项很有意义的工作，对中日医学界学术交流非常重要。这次座谈会虽然时间很短，所交换的情况也不可能深入，我也只能作为参与《中医大辞典》编委会办公室主任（后任主编）与八个分册的百余位作者之代表，在某种意义上讲来还只是象征性的。但对中医工具书大、中、

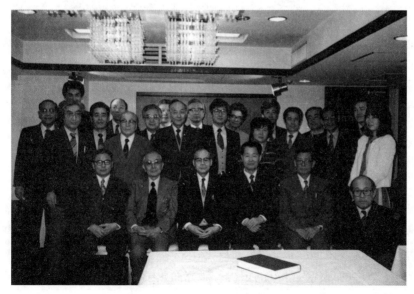

与矢数道明等日本学者合影

1984年，作者为《中医大辞典》日译问题，应邀访日，前排就座者，右三为作者，左三为日本著名中医学者矢数道明博士。

小型之日译在日本出版意义深远，反映了中日中（汉方）医学家深入交流学术的迫切性，使中日中（汉方）医学界对规范两国传统医学的要求提上了日程，这是中日中（汉方）医学共同探索统一名词术语的一个良好的开端。

《中医名词术语选释》在国内曾获全国科学大会奖，该书由日本"中医学基本用语邦译委员会"中泽信三等学者翻译成日文，书名为《中国汉方医语辞典》，由日本著名汉方医学家、东亚医学协会理事长矢数道明医学博士撰写了日本语版序，1980年正式出版发行，在日本汉方医学界引起广泛的良好的影响。

《中医大辞典》八个分册（《医史文献分册》《基础理论分册》《中药分册》《医方分册》《内科分册》《妇儿分册》《外科五官分册》《针灸按摩养生分册》）陆续在国内出版发行的同时，日本雄浑社投资中国组织日译，初稿完成后再约请日本学者校译审定，然后出版发行日译本。我们原以为日译出版会影响中文版在日本的发行，实际并未有明显的影响，八个分册陆续出版，仍不断为日本汉方医学界所欢迎，在日发行量无明显减少。足可证明这一巨大工程在中日两国医学家中，有很高的评价。八分册修订合编本于1995年出版后，仍为日本学术界所关注。

东亚传统医学现代化问题讨论

1986年，应美国东方文化研究中心吴燕和教授的邀请，我赴日参加"东亚传统医学现代化研究学术会议"，本会原定在韩国举行，由于中韩尚未建交、签证出现困难而改在日本东京举行。在这次会议上，有来自美国、韩国、日本与中国的代表不到20人，人数虽少，讨论问题却比较广泛，特别是东道主日本代表，曾就传统医学在日本日益为人群所重视的情况，进行了比较广泛的调查研究。调研认为：从人群到政府乃至药品进口、成药生产销售，均有力说明中医学（汉方医学）在日本人群的信任呈上升趋势，中药材、中成药消费量年年增加。引起会议代表的浓厚兴趣。因为19世纪中，日本明治天皇推行兴西灭中的政策，近百年的坚持已使日本汉方医彻底被消灭，但日本汉方医的继承却取得已获医学博士学位的现代医学家的重视、研究而延续下来。因此，20世纪

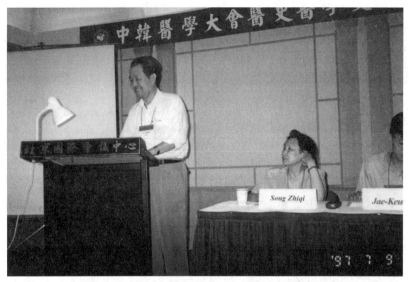

日本汉方医，几乎全都是取得医学博士学位的现代医学家，即我
国的西医学习研究中医的中西医结合医学家。在东亚传统医学现
代化讨论中备感亲切，我除发表中西医结合的广阔前途和方法途
径等有关看法外，还发表了题为《中国传统医学养生学》的论文，
并放映了数十张富有历史学术价值的养生文物图片与精美的清代
养生画卷，其中多数是第一次发表，所以美、日、韩代表均十分
重视，他们迫切要求我能提供复制品。在这样盛情要求下，我不
得不将这些幻灯片借给美国吴燕和教授复制。他们信守诺言，即
只作个人、朋友欣赏之用，不用于出版。

四、未成行的印度医史交流

1987年，国际社会学协会医学社会学、传统医学与现代医学
关系研讨会在印度新德里召开，会议邀请我参加，我提供了题为
《中国传统医学发展与政策因素》的论文，但因会议资助经费不足，
我决定不亲自出席，但我的论文很受会议的重视，除在大会书面
交流外，Stella R. Qvah 于会后多次与我联系，希望将该文收入他
编著的《*The Triumph of Practicality*》一书中，并提出做些修改与

补充。为此，我还作了若干调查研究进行了充实，改题为《中国传统医学与现代医学的结合》，然后寄给了他，不料这位澳大利亚学者未征求我的意见，竟将他署为该文的第一作者，我被排为第二作者，该书正式出版后只给我一本样书和 20 份抽印本。我的这篇论文回顾了中国历代医学发展与政策因素的关系，重点论述了 20 世纪 50 年代以来，我国政府重视传统医学与现代医学结合的政策，是如何促进中医学在科研、教育、医疗等方面所取得的卓越成就。这篇文章对西方学者了解中国医学界中西医结合来龙去脉与取得的重大成果等，发挥了重要的作用，反响也是比较大的。此后，我相继收到多封来信，希望进一步了解或到中国找我交谈。外文出版社还陆续用英文、法文及其他语种出版了我题为《中西医从对立到结合》的文章，从而进一步扩大了影响。

正是由于这次会议的影响，印度国际阿育吠陀研究所《古代生命科学》总编 K.Rajagopalan 博士来函，希望我为该刊提供一篇研究论文，以纪念该刊出版五周年。为此，我特意撰写了题为《八世纪前中国按摩与印度按摩的传入》的医史文章，被发表在该刊 1986 年 7 月纪念专号上。

五、与欧洲的医史学术交流

关于国际亚洲传统医学会议

1980 年，在我任中国医史文献研究所副所长以及 1982 年正式建所任所长期间，多次接待了德国慕尼黑大学医史研究所文树德博士(后任所长至今)，双方建立了较深的学术交流关系。当文树德博士参与国际亚洲传统医学研究会领导时，他要我推荐一位代表与会。因为会议交流中心议题为本草学，我推荐了郑金生参加在德国举办的第二届会议。此后，在他筹办在印度召开的第三届会议时，邀我撰写了讨论中西医结合的方法、途径与内容的文章，但因旅费未获东道主的理想解决，我取消了此行计划。但国际亚洲传统医学研究会，推选我作为该会的名誉理事，英国李约瑟博士等国际著名学者也被特邀为该会名誉理事。在第三届大会召开时（1987），尽管我未到会，仍被推为大会主席团代表，这也说明中国传统医学在亚洲传统医学界的重要地位，也是国际学术界对我多年的中国医史学科研工作与社会活动的一次肯定。

国际合作编撰《中医学规范辞典》

随着我多年主持编撰的《中医名词术语选释》（1973）、《简明中医辞典》（1979)、《中医大辞典》等八个分册于1982年陆续出版，在国际传统医学界引起巨大反响。先后有英文、日文等节译、全译本在国内外出版。以上三种小、中、大型中医工具书的中文本，在十多年中的总印数已达百万册，在国际上也产生了比较强烈的冲击。如前所述，在日本已组织了日译与出版。正是在这样的情况下，德国慕尼黑大学东方研究中心著名汉学家，多年从事中医学英译、德译的学者满晰博教授，多次向我与卫生部、中医研究院领导致函，表示愿与我们合作编撰《中医学规范辞典》，经过双方多次研讨，签订了合作协议书，由我们提供中文范本，由德方联络国际有关学者共同翻译为英、德、法、俄、西班牙、阿拉伯与日文陆续出版。这个庞大的工程，必然会有难以预料的困难与问题，特别是经费。合作开始时，双方均能按计划共同工作，德方为我们提供的必要设备也已到位，我们也按时完成了我们所承担的初步工作任务。1990年我作为该课题的总主编与蔡景峰主编应邀赴德国慕尼黑大学东方研究中心，与执行主编满晰博教授研讨了中文稿的定稿事宜。同时，我们三人组成的主编小组，还赴英国剑桥，参加第五届国际中国科学史学术会议，会上满晰博教授还以此项合作为题宣读了论文，引起国际上许多著名学者的兴趣，纷纷表示祝贺，可以说是反响强烈，这也说明各国学者在研究中医学方面，深感此项工作的急迫性。

在合作的过程中，我们逐渐了解到满晰博教授对中医学名词术语之释文十分坚持己见，为了不使这项巨大工程受损，我们尽可能照顾他的观点。然而，由于始料未及的种种主客观原因以及难以克服的困难，此项编撰翻译工作受到严重影响，这一巨大工程的进度便大大延迟了。虽然如此，我们仍希望能有人能接着完成此项合作任务，以造益于国际中医学界。

鉴于此，我们于 1991 年，以《中医学名词术语译释研究》为题，向国家自然科学基金会申请，获得三万元的资助，计划在与德国合作的基础上，以规范化标准化为要求，首先完成 8000 条中医名词术语中文释文，然后译为英文、日文，这一计划已经基本完成，将由外文出版社首先出版中英文对照的规范化辞典。以期达到中文释文规范化、英译规范化目标，逐步解决在此领域存在的混乱，提高科学性。不料该书稿至今尚未出版。

国际中国科学史学术会议

国际中国科学史学术会议是由国际研究中国科学技术史的各国专家联合组织举办的，发起时牵头者为英国研究中国科技史的著名专家李约瑟博士，他的一生都献给了辉煌巨著《中国科学技术史》。这一伟大的工程，计划为 7 卷 34 册，惜未完成李博士即与世长辞，现正由他的助手们继续编写。正如他长期的亲密助手，后来成为李氏的夫人鲁桂珍博士在 1989 年所指出的："并非人人都能看到自己的成果，通过经常召开的一系列国际会议而传之久远。"但这对李约瑟来说已经实现了。他对中国纯粹科学与应用科学的历史所作的研究工作，促成了一系列关于中国科学史的国际学术会议的召开。中国科学院院长卢嘉锡，在 1989 年为《中国科学技术史》中译本的所作的序中，以七绝奉赠李约瑟博士："颂我古今不薄今，烛微知著为求真。辉煌七卷科学史，天下谁人不识君！"

我先后参加了第三届、第五届、第六届国际中国科学史学术会议，发表了《试论中国古代的外科手术》《北宋皇帝与医学》《诸病源候论病因学研究》等。我尤为看重后者，因为我在 1962 年步入医史研究还不久，曾陪同老师陈邦贤教授接待李约瑟夫妇与鲁桂珍博士，他们俩来中医研究院访问时，李约瑟博士曾亲切询问我的研究工作以及今后的计划。当时，我除了给他介绍了我的医史研究课题，还提出以后要研究《诸病源候论》的病因学说计划，李老听后表示十分赞赏，并给予亲切的鼓励。不料"文革"及其前后影响近二十年，未能实现我向李约瑟博士曾表述的计划。至1988 年接到第六届国际中国科学史会议在剑桥举行的通知后，我放下手中的其他科研工作，集中精力对《诸病源候论》的病因学

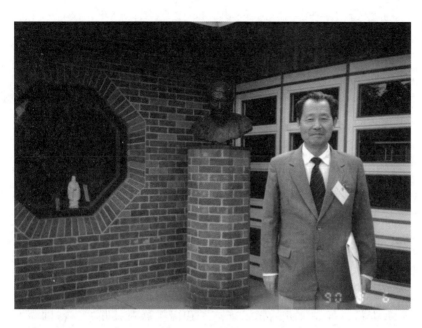

成就，进行了比较深入系统地研究，并撰写了以《诸病源候论病因学研究》为题的学术论文。1990 年，当我参加在剑桥举行的国际中国科技史学术会议期间，与蔡景峰教授专程去李约瑟博士、鲁桂珍博士家拜访，并恭贺李约瑟博士九十高寿，他虽然已认不出我，但当我提到 28 年前在中医研究院的一段谈话时，他立刻记起当时我们谈话的内容。我告诉他我参加本次大会的论文正是 28 年前曾向他提及的研究计划时，他高兴地说："很好、很好。"我说："由于诸种因素，太晚了，太晚了。"为了不过多影响他的工作与休息（因为他已 90 高龄，行动已十分困难，外出刚回来），合影后，又闲谈了数句，我们两人便告辞了。此后，在会议期间，在宴会上我与李约瑟博士与夫人鲁桂珍博士还数次见面。之后，两位将自己的终生精力献给中国科学技术史、医学史研究的老人，竟相继离开我们，我们备感悲痛，因为国际学术界失去了两位杰出的中国科学史学者。

李约瑟：1900 年 12 月 9 日生于英国一位医生家里，1995 年 3 月 24 日晚逝世于英国剑桥寓所，享年 95 岁。

鲁桂珍：1904 年 12 月生于中国江苏南京一位中医家里，1991 年病逝于英国剑桥寓所。享年 87 岁。在李约瑟夫人于 1987 年逝世后，李约瑟于 1989 年与其亲密合作共事 50 余年的鲁桂珍博士结婚。李约瑟时年 89 岁，鲁桂珍也已 85 岁，这恐怕也是一场世所罕见的高龄婚礼。

六、参加在多伦多召开的世界中医学学术大会

1995 年 10 月 8 日，由加拿大"全加中医药针灸协会"作为东道主，在多伦多举办了"世界中医学会学术大会"。到会的有来自加拿大、美国、中国、中国台湾、英国等国家和地区的百余人，会议取得圆满成功。

全加中医药针灸协会于 1994 年 6 月 5 日正式成立，已有会员三百多人，是一个华人学术团体，他们团结加拿大中医药针灸等从业人员，促进彼此的学术交流，积极扩展对外联系，特别是加强与中国的联系。本次大会有卫生部陈敏章部长、胡熙明前副部长、中医药管理局陈士奎司长题词祝贺。陈司长还应邀参加了大会，并作了学术报告。

我以《中医学免疫的历史经验与现代发展》为题，报告了我多年研究的新成果，从历史追述开始，重点介绍了中国古代在免疫思想、免疫技术方面的杰出成就，然后重点论述了近几十年中医药学方面免疫研究的新成就，分析了中医药免疫治疗的未来。发挥了较好的作用，很受代表们的重视。我参加在多伦多举办的学术会议，往返旅费等均由墨兰香医师资助，并住在她家，照顾十分周到，我内心十分感谢。但对她回国工作的愿望，我却难以协助实现。加拿大现政府比较重视多民族文化，在这一思想指导下，中医、针灸在加拿大得到很大发展，据说单多伦多一市，就有中医、针灸诊所五百家左右，若加上中药店等就更多了，中医药学非但为华人社会所推崇重视，更得到加拿大其他民族的关注，他们往往也请中医、针灸医师为他们诊治疾病。加拿大若干大城市的卫生当局也多给中医、针灸以重视。因此，除中医、针灸诊所很多外，中医、针灸学校，学习班也有多所。我在多伦多期间，就与一所中医针灸学院签署了合作办学的意向书。

总结我先后十余次应邀访问泰国、日本、美国、德国、英国、加拿大、马来西亚、新加坡，以及七次访问我国台湾，我的学术交流与论文报告有一个中心点，就是向东西方学术界广泛报告被埋没了百余年的中医学历史成就。我的所有论文，都从不同角度突出我国医学科学在历史上为人类所作出的杰出贡献，用大量确凿的史实论证，恢复百余年来帝国主义文化侵略对我国医学文化所造成的无知或扭曲的历史面貌，争取恢复本应属于我们的历史尊严和荣誉。同时，对国内而言，希望能通过这些论述，增强学术界、医学界与全国人民的爱国主义思想，中国人民的自豪感，对未来的信心。例如：没有我们中国人创造发明的人痘接种技术，预防烈性传染病天花所取得的成功，该术就不可能传至世界各国并为人类预防天花作出贡献，也就不可能为英国琴那医师所掌握、所应用、所改进，从而发明牛痘接种技术预防天花的更安全方法，更不会有全人类于 1960 年消灭天花的壮举。又如：用咬伤人的狂犬脑，敷贴被咬伤部位以防止狂犬病的发作，这一创造性总结和用以预防狂犬病的技术，在我国医学上运用了千余年，但终因缺乏现代科学研究而未能使之现代化，也未能制造出疫苗。虽然法国科学家据我们今天所知，并未直接从中国得到借鉴，但中国"以毒攻毒"的思想，由于日本学者北里柴三郎与德国学者合作而在欧洲有所影响。"以毒攻毒"思想，对欧洲学者在免疫技术方面的卓越贡献不无关系，思想火花是最为宝贵的。

　　现在人类对许多传染病，都创造发明了疫苗从而成功的进行预防，使人类特别是婴幼儿的死亡率大大降低，健康水平不断提高。

　　虽然，我与国内外学术界的交流，远不能说发挥了重要影响，但在世界中医热、针灸热、中药热的形成和加温上，起到了一些有益的催化作用，我想这也是我们医史研究工作者感到欣慰的地方。

七、与台湾地区学术界的合作与交流

　　祖国宝岛——台湾，由于清政府腐败，于 1895 年被日本军国

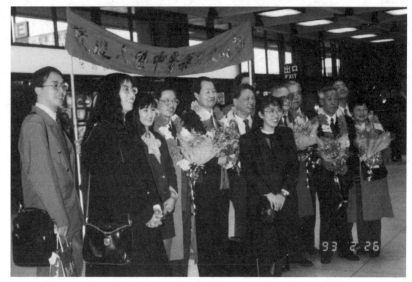

欢迎大陆中医学者
访台

1993年2月26日，
大陆中医学者陈可
冀（左六）、李经
纬（左五）等一行
6人，应台湾地区
中国医药学院邀请
访问台湾，就两岸
中医学术交流等进
行研讨，图为中国
医药学院代表赴台
北机场迎接时之情
景。

主义所强占。日本帝国主义在第二次世界大战中被打败，无条件
投降，台湾于1945年回归中国。1949年国民政府因在大陆战败
而渡海，形成海峡两岸对峙局面。20世纪80年代，两岸关系缓
和，台胞来大陆探亲访友者络绎不绝。与此同时，我有机会在国
外访问，结识台湾学者多人，无论老专家、青年学者均相处如亲，
在学术上彼此帮助。在国内工作中也越来越多地接待台湾学者，
他们很高兴到中国医史文献研究所、中国医史博物馆访问、参观，
讨论学术，探索研究观点，同文同种同语同俗，没有任何阻碍。
交流中他们一再表示：欢迎去台湾参观访问。数十年间留下了许
多美好的回忆，我也从与台湾学者的合作与交流中，获得了许多
宝贵的经验。

　　十多年间，我与台湾学者建立了十分密切的学术交流与医史
研究关系，首推中国医药学院（现中国医药大学）哈鸿潜教授。我
还记得，我们初次见面是在我筹办的中国医史博物馆，当我引导
他参观该馆后，他以自己研究海内外针灸铜人的著作相赠，给予
我很多启示，我也赠送了我的著作，两人相谈甚为投机，友谊在
不断地交流中日益加深。我们的讨论慢慢集中在如何合作进行学
术研究上。由我设计并任常务副主委的《中国医学通史》（卫生部

陈敏章部长任主委），在设计编撰提纲时，我特别强调：将台、港、澳医学发展作为该专著的创新点之一，但当初对选任作者尚无把握，当两人谈及台湾医学史时，我建议哈教授分神承担，他很客气表示："这是一个空白点，可以试试，不知能否做好?"令人十分欣慰的是他得到立夫先生与中国医药学院的立项资助，并有高田教授（当

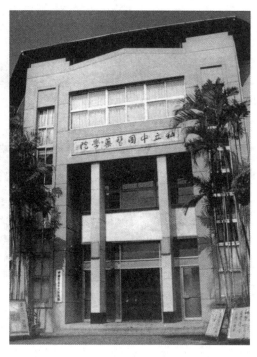

台湾地区中国医药学院（现中国医药大学）

于1958年，由台湾中医章勤、陈固、陈恭等，经多年申请，终于台中市创办中国医药学院。自1972年由陈立夫出任董事长以来，学院获得明显发展。下图为书有"私立中国医药学院"大门。

时任讲师）参与深入调研，遍访原住民地区与各有关医疗机构原始档案，获得了大量史料，撰写了有关研究论文十余篇，大多先后在《中华医史杂志》发表，并按《中国医学通史》体例要求，填补了历来中国医学史之空白。与此同时，通过哈教授的介绍，我还与陈立夫先生建立了友谊。1991年，立夫先生得知我在主持《中国医学通史》的研究与编撰工作，特为《中国医学通史》题赠："集五千余年吾祖先之智慧，以现代之科学方法整理之，俾有助益全人类之健康幸福，此之谓'从根救起'，其功大矣！中国医学通史出版，陈立夫题颂。"立夫先生于同年7月请哈教授转致他给我的亲笔信，就《立夫中医药学术奖设置办法》《候选人提名及评审作业要点》，征求我的意见。8月15日，立夫先生又乘哈教授来北京参加中华医学会医史学会"第一届国际中国医学史学术会议"之机，再次请哈教授带上他给我的亲笔信，希望能就在大陆建立提名机构提出具体意见。学术会议后，我就立夫先生的委托，向哈教授表示：立夫先生不顾94岁高龄，为发展中医药事业不断操劳，令人十分钦佩；为了顺利实现立夫先生奖励中医药学之有卓

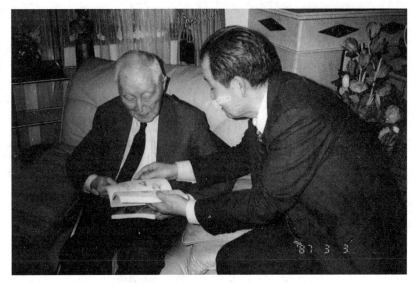

越贡献者，我提出四点意见，建议奖项之设不涉政治，纯属民间性质；将每届获奖者两名增为三名，即除中医、针灸外，增加理论研究一名（若无适当人选，可缺）；"立夫中医药学术奖提名委员会"设在中国中医研究院等。哈教授表示，他认为上述意见很好，回台后即向立夫先生报告，以尽快达成共识。他指出：此奖项绝不涉政治，是纯学术纯民间性质，目的只有一个，即为了发扬民族传统文化，发扬中医药，吸引各国学者共同发扬中医药。

经过多次反复协商，就立夫中医药学术奖候选人的委员会成员、工作程序以及推荐内容表述等，大家迅速达成了共识。立夫先生聘我为大陆提名委员会召集人，并立即着手第一届候选人提名。在十年五届的提名中，共有六名大陆医学家获此奖项：第一届（1994）获奖者陈可冀、韩济生；第三届（1998）获奖者尚天裕、萧培根；第四届（2000）获奖者朱丽霞；第五届（2002）获奖者沈自尹。在立夫中医药学术奖的颁发实践中，我们提名委员会越来越感到，传统研究者难以有获奖机会，我即向立夫先生提出如何改变这种情况的问题，立夫先生1997年创设"立夫中医药著作奖"，或即缘于此议。第一届获奖者有王洪图等，著作为《黄帝内经研究大成》，吴咸中等，著作为《中国急腹症治疗学》

等；第二届获奖者有李经纬等，著作为《中医大辞典》，王柏祥等，著作为《中医肝胆病防治大全》，杜建等，著作为《中西医临床老年病学》等。

第六届国际东洋医学会学术会议在日本召开，会议曾特邀我参会并主持分组学术交流，但我因故未能出席大会。第七届大会由中国医药学院（台中）承办，哈教授受大会组委会委托，以学术组召集人名义，于1992年2月致函，特邀我作为大会荣誉演讲人。我很高兴有此机会到台参加盛会，并按会议中心内容之《东洋医学的源流与发展》为题，撰写了论文。不料由于该会属于国际会议在台举行而未能成行。我的论文由哈教授在大会上宣讲，反响很好。会后，哈教授告诉我，为了海峡两岸中医药界能有效交流，立夫先生打算举办会后会，这就是"海峡两岸中医药教育及学术交流研讨会议"，于1993年2月26日~3月9日在台中举行。应邀赴会的内地学者有：医史学家李经纬，中西医结合医学家陈可冀，实验针灸学家王佩，生药学家徐国钧，制药学家毛夙斐，中医内科学与中医教育学李明富、陈子德等。会议就中医科研、教育等情况与问题交流了意见，并参观了中国医药学院的主要设施。又应台湾有关单位邀请，参观并访问了阳明医学院、台北中医师公会、厚生基金会、"国际医学科学基金会"、台北荣民总医院、"中央研究院"生物医学科学研究所，以及台北、台南、高雄、彰化、云林等医疗教育机构。主人还安排我们参观了台北故宫博物院、台中自然博物馆、医药学院医史博物馆，以及日月潭等。会议期间，3月3日上午，立夫先生在寓所会见了

陈立夫先生书赠李经纬教授。

惟天下至诚为能经纶天下之大经，立天下之大本（中庸）

经纬先生雅正

陈立夫

内地学者，讲述了他对中医、西医、中西医结合等的观点。立夫先生较系统地阐述了他的体会与认识，有理论，有经验，内容丰富，很有说服力。他说："今天两岸研究中医药最大的问题，就在于大家不懂中国文化。""有很多自认为是的中国当代学者，一再批评中医药不科学，试问他们真的了解中国文化吗？""中医药学是中华文化最具体的生命科学。""我们应当重视中华文化传统教育，强调文化、医史教研。""中医、西医各有其所长，各得真理之一半，都未得其全，如果这两种知识能结合起来，精诚合作，爱其所同，敬其所异，定能产生一种新的医学，造福人群，必定无限量。""我不同意中医科学化口号，因为中医是科学的。故我提出中医现代化，中西医一元化，为吾人之共同奋斗目标。"令我十分感动的是，他对我们说："毛泽东对中医药，他是有功的。斯大林派医生给他看感冒，他要吃中药以作挡驾（插话：毛泽东一生竭力提倡继承发扬中医与中西医结合），所以我将来要给毛泽东写传，要颂扬他。"接着他还介绍了他所著《中医学之理论基础》一书的"中和位育原理""致中和，天地位焉，万物育焉""中医是致广大，西医是尽精微"等思想。

在学术交流活动中，我先后以《中国大陆出土医药卫生文物简介》《中国古代医学科学技术发明举隅》《中国中医研究院硕士、博士研究生教育情况》为题作了学术报告。

海峡两岸中医药教育及学术交流研讨会议，在台湾中医药界引起广泛反响，各大报纸进行了广泛报道，大陆媒体也作了介绍，《参考消息》还转载了七位教授在台活动的照片。我们回京后分别向有关领导进行了口头与书面汇报，这对增强两岸的学术交流、相互了解与增进友谊，起到了很好的效益。

第一届立夫中医药学术奖颁奖大会，1994年3月15日~20日在台北园山饭店举行，我应邀同两位获奖者与会。会中我们提出不会见记者，会标不要出现中华民国字样等，主人都一一应允。例如会标在当场两次撤下中文与英文中华民国的内容。本来这次会议，邀我在大会致辞，但有关领导指示：因为是学术交流，颁奖大会就不要参加了。因此，我取消了致辞。现在我愿将原拟致辞内容录出，以为纪念：

尊敬的董事长、各位学长、各位教授朋友们、同道们：

今天我以十分兴奋的心情，应邀参加这次隆重的富有历史意义的大会。首先请允许我向三位荣获第一届立夫中医药学术奖的陈可冀教授、李国雄教授、韩济生教授，表示热烈的祝贺，期望他们在新的起点上更上一层楼。中医药学有着数千年悠久历史，在数千年的发展中，创造了光辉灿烂的科学文明，为人类作出了重要贡献。中医药学以其独具特色的理论体系，丰富多彩的医疗技术经验，绵延不断，仅就存世典籍而言有近万种之巨，诚可谓世所罕见。近数十年来，虽然现代医学突飞猛进，然而作为传统医学的中医药学仍能一枝独秀，以其丰富的内涵和高效价，正在引起人们越来越广泛的关注，向着人类共享医学的方向迈进。

半个多世纪前，中医药面临着被废止被取缔的命运，斗争十分激烈，董事长立夫公独具慧眼，他以大无畏、科学的胆识卓见，即刻站在保护中医、支持中医药界要求的前列，数十年如一日，特别是当他迈入古稀之年，更全身心为发展中医药学教育、医疗、科研而奔走呼号，成效卓著，硕果累累，桃李满天下。更令人钦佩之举，他慷慨解囊，筹措资金，建立基金会，奖励中医药先进，实可与诺贝尔奖媲美。先生聘我与十名著名中医学家组成大陆协助委员会，由我任主任委员，我们向评审委推荐了大陆富有代表性的六位候选人。幸运的是有两名获首届殊誉，甚为宽慰。

我们坚信，立夫中医药学术奖必获成功，立夫先生的宏愿一定能实现。故此，我代表大陆协助委员会，并以我个人名义，以崇敬的心情为立夫中医药学术奖的成功，表示热烈祝贺，向董事长表示诚挚的敬意，祝董事长健康长寿。祝中医药学术研究在世界范围内不断取得新的成就，祝中医药学在成为人类共享医学的道路上不断取得巨大的进展。

会议期间还举办了中医学术交流，获奖人就其获奖研究领域作了学术报告。主办人就台湾地区《中医药现况与展望》等作了介绍，内容十分丰富，富有说服力，展示了台湾地区中医药学教育、医疗、科研的实力。我作为特邀代表，于学术交流会议上，为中国医药大学的硕士、博士研究生等，作了题为《中国医学史研究的方法论问题》的学术报告。

第二届立夫中医药学术奖颁大会，于 1996 年 4 月 27 日~5 月 5 日在台中举行，中医、中药获奖人为日本三位学者；针灸学获奖者为瑞典学者。由于大陆没有获奖者，我被特邀进行学术交流演讲。根据学术交流主办者意向，结合我自己的实际情况，就《中国医学通史的研究与编撰》《中医名词术语译释研讨》《中国古代医学文物之调研》《中医古代医学人物评价问题》等，与我国台湾中医学界研究生等，进行了比较广泛的交流与讨论。

第三届立夫中医药学术奖颁奖典礼，于 1998 年 4 月 28 日在台湾地区中国医药研究所会议厅（台北）举行，获奖人有大陆尚天裕、萧培根与加拿大波梅兰兹（Pomeranz）教授三人。大会的学术交流上，我还主持了中医奖获得者尚天裕教授题为《中西医结合治疗骨折新疗法》的学术报告；难波恒雄、谢明村教授主持了中药奖获得者萧培根教授题为《面向 21 世纪的中药现代化》的学术报告；Peter J. Hand、张永贤教授主持了针灸奖获得者波梅兰兹教授题为《针刺的神经生理学》的学术演讲。会后即移师台中继续进行学术交流活动，我为大会作了题为《中国少数民族传统医学》的报告，报告配以文物文献照片四十多幅，取得了较好的效果。

"两岸中医药现代化现况及发展"研讨会，是由台湾地区中国医药研究所与卫生署中医药委员会为指导单位，台湾中西医整合医学会主办，中国医药学院、长庚大学医学院、中医师公会联合会、药师公会联合会、药剂生公会联合会协办的一次两岸中医药现代化问题学术研讨会。会议于 1999 年 7 月 3 日~11 日，分别在台北、台中两地举行。7 月 4 日研讨会在中国医药研究所（中国台北）举行，会议首先由台湾老一辈医学权威人士杨思标教授致欢迎词，所长陈介甫致辞。学术报告有：李经纬《唐宋医学教育》、李春兴《台湾中医发展简史》、杨思标《台湾中医现代化之步骤》、陈可冀《大陆中西医结合医学之现况及成果》等，并集中三小时进行了热烈的讨论。7月10日研究会移至中国医药学院（中国台中），分别由李经纬、陈可冀等主持，研讨内容偏重临床疾病治疗问题的经验交流。7月6日还于彰化秀传纪念医院进行了肝病研讨会。于灵惠应邀以《慢性乙型肝炎——全身性综合征》为题，报告了自己多年的研究体会。

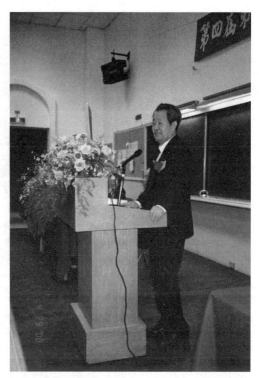

演讲时留影

2000年4月19日，应邀于台湾地区台中市中国医药学院（现中国医药大学）为硕士班、博士班演讲，题目为《中国医史研究方法论》。

第四届立夫中医药学术奖颁奖典礼，于2000年4月22日~28日在台中中国医药学院（现中国医药大学）举行。本届获奖学者有：中医学奖获得者韩国柳基远教授；中药学奖获得者日本山田阳城教授、中国台湾地区陈介甫教授；针灸奖获得者中国大陆朱丽霞教授等五位。颁奖后，由董事长立夫公、黄维三、谢明村等首先致辞，同时举办获奖专家学术演讲，会后为了能使更多学者得到听取专家学术演讲的机会，我们被邀致各有关单位进行学术演讲。我以《中国医学史教学问题研讨》为题，先后在中国医药学院、中国医药学院北港分部及附属医院、中山医学院、长庚大学中医学系及附设医院中医部等，进行了学术演讲。4月27日，我还应特别邀请赴台中县"医护技术学院"为师生等约两百人，作了题为《中国古代卫生保健》的学术演讲，演讲配以中国古代卫生保健文物照片数十张，边讲边看，取得很好效果，讨论热烈，特别是校长与老师、教授，反映积极。

第五次立夫学术奖颁奖典礼，由于董事长立夫先生谢世，大会延至2003年，分别在台北、台中举行，我因已曾多次访台等原

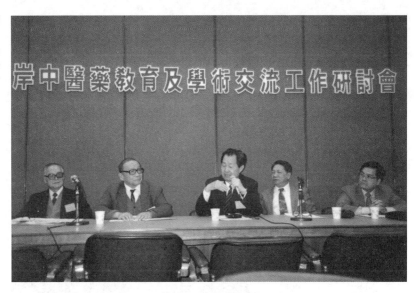

因，未获台办批准，故虽然应邀，但未成行。本次由我们推荐的
沈自尹获得中医学奖。会后，立夫先生三公子陈泽宠之妻林颖曾
女士专程到上海为沈教授颁奖，并专程赴北京致谢。

在这十多年的交流中，我主编的《中华医史杂志》，发表台湾
作者有关台湾医史论文十多篇，我主编的《中国医学通史》纳入
了台湾哈鸿潜教授、林昭庚教授、高田教授、李春兴博士关于台
湾医史的论著。同时，我应邀担任台湾地区《中国医药杂志》编
委，为该杂志审阅论文，并在该刊发表《中国古代免疫思想、技
术与影响》《东西方医学交流与中西医结合》《孙思邈养性、养生
与老年医学撷要》等多篇论文。随着研讨与交流的不断深入，我
与台湾地区学者的友谊也有所增加，例如应邀与成功大学医学院
公共卫生学系陈美霞教授合作，帮助她在研究大陆赤脚医生、合
作医疗制度、中医政策等方面，给予力所能及的资料收集与研讨
方面的协助。我在访台时，还与她进行着问题广泛的研讨等。又
如哈教授介绍我参与台中自然博物馆有关医学部分的研讨，为中
国医药大学立夫中医药博物馆有关文物的复制，帮助与上海、陕
西、成都与中国医史博物馆建立馆际合作等。与此同时，我还应
杨老思标教授之邀，参与筹备关于在台举办中西医结合医学院与

教材建设等工作。台湾地区有多位学者在跟随我攻读博士学位。

回顾我的大半生，几乎走遍了祖国各省市自治区，但对台湾地区的访问最为频繁，对医学教育、医疗、科研学术单位以及景点、文物古迹、博物馆的参访次数之多，更是 30 个省市之冠。通过这些访问，我增长了许多知识，留下了绵久的怀念，并形成了一个强烈的习惯，即每天的《参考消息》中有关台湾地区的内容，必仔细阅读，每天中央台之《海峡两岸》节目，一定要看。

附录二

中医学要事年表

公元前	
前 4000	在龙山文化晚期，中国人已会酿酒。
前 1700	相传伊尹创制汤液。陶器的发明，为汤液的创制提供了物质保证。
前 1300	甲骨文中记载人体解剖部位名称和各部疾病，尤以龋齿为较早的疾病记录。《尚书·说命》，"若药弗瞑眩，厥疾弗瘳"。反映殷商时代已知药物对人体的作用。商代已设有管理医疗卫生的官员，即"𣂪"，为疾小臣。商都设有下水道。中国人民已知讲究住宅、身体、饮食卫生，并应用石器、骨器、青铜等制作卫生和医疗用具。
前 1121	中国已知利用微生物和酶加工食品的技术。
前 1100	西周时已确立了一整套医政组织和医疗考核制度：置医师，掌医之政令；又分医学为疾医、疡医、食医、兽医等，为医学分科之始。当时政府机关已设官员掌管藏冰，变火，以救时疾。《周礼》载："春时有痟首疾，夏时有痒疥疾，秋时有疟寒疾，冬时有嗽上气疾。"《礼记》载："孟春行秋令，则民大疫，""季春行夏令，则民多疾疫。"当时已认识四季多发病以及四时气候异常变化可能引起的流行疾病。 《黄帝内经》《黄帝外经》约成书于此时。中医学已形成了以五脏六腑、经络气血、阴阳五行和天人相应为主体的理论体系，《黄帝内经》《黄帝外经》对血液循环已有认识，人体内脏解剖已有正确记述。针灸放腹水已用于临床治疗。公然与巫术鬼神观决裂。
前 656	晋国骊姬以"堇"（乌头）作为毒药使用。
前 585	晋国韩献子谓："居土薄水浅之地，有沉溺（湿疾）重膇（足肿）之疾。"
前 581	中国已广泛应用针灸疗法。
前 556	《左传》有襄公十七年"国人逐瘈狗"的记载。
前 549	晋国然明论程郑有惑疾（惑疾为精神病中之幻想）。

前 541	秦国医和倡导阴、阳、风、雨、晦、明六淫致病学说。医缓为晋景公诊病时，认为其病已"病入膏肓"。
前 522	此时有疥和痁（久疟）病之记载。
前 500	公元前 5 世纪，医学家秦越人（扁鹊）诊病已用望、问、闻、切的诊断法，尤长切脉诊断。并曾用针灸，按摩，汤药等综合治疗，抢救尸厥（休克？）获愈。有关于用毒酒进行外科手术麻醉之记载。《扁鹊内经》《扁鹊外经》约成书于此时。1973 年在湖南长沙马王堆出土的简帛医书有《五十二病方》《足臂十一脉灸经》《阴阳十一脉灸经》《导引图》《却谷食气》等十余种，约成书于这一时期。《五十二病方》强调预防破伤风，对腹股沟疝的治疗已创用疝带和疝罩，并已有原始的手术修补。对肛门痔漏论述详实，手术和非手术方法丰富。已用水银制剂治疗皮肤病等。有《足臂十一脉灸经》《阴阳十一脉灸经》，是现存最早记载经脉学说的文献。
前 400	燕国陶制下水道设置已很精致。《山海经》记载药物百余种，并叙述数十种疾病的治疗及预防方法。《山海经》又载："高氏之山，其上多玉，其下多箴石。"晋代郭璞注："可以为砭针，治痈肿者。"《说文解字》注："砭，以石刺病也。"进入青铜时代后，则出现青铜砭针。
前 380	《行气玉佩铭》和《庄子·刻意》都有气功等医疗体育的记载。马王堆汉墓出土的帛画《导引图》是我国现存最早的医疗体育图。
前 217	秦始皇令方士献仙人不死之药，炼丹术兴起。秦阿房宫设浴池、冰库，并有十分坚固的直径约六十厘米的管道组成的下水道。秦设厉人坊以收容麻风病人。
前 205	淳于意生。他的《诊籍》记载 25 个病案，是中国最早的病历记录。1972 年发掘的马王堆汉墓女尸肌肤、内脏、脑均保存完整，说明当时已有相当先进的防腐技术。《淮南子·记论训》记有："目中有病无害于视不可灼也，喉中有病无害于息不可凿也。"
前 140	讲究个人卫生，收拾痰涎，已用唾壶。
前 117	开始描述消渴病（糖尿病）。
前 115	张骞出使西域，带回红蓝花、番红花、胡麻、蚕豆、葫（即蒜）、胡荽、苜蓿、胡瓜、安石榴、胡桃等。
前 101	已有汤、散、丸、药酒等剂型。
前 100	张衡作《温泉赋》，记述矿泉治病。
前 71	此时宫廷设有女医、乳医。

前 32	饮茶之说，约始于此时。
前 26	侍医李柱国校方技书，有医经 7 部，经方 11 部。
前 12	《汉书》籍武发箧中有裹药二枚赫蹄书，是迄今考古发掘的包药用纸之始。
公元	
1	我国第一部药物书《神农本草经》约成书于此时。记载药物 365 种。其中已叙述了麻黄定喘、黄连治痢、常山止疟等。
2	民疾疫者，舍空邸第医药——为公立时疫医院之滥觞。
16	王莽使太医尚方与巧屠作人体解剖，量度脏腑以为医用。
25	置太医令，掌诸医。下设员医 293 人，员官 19 人。另设药丞、主药、方丞、主方各 1 人。
27	《论衡·解除篇》提出蚤、虱有吸血之害。
44	马援在交趾，军吏经瘴疫死者十之四五，自此将疟疾传至中原。
127	以"合黄整(即瓦罐)置石胆、丹砂、雄黄、矾石、慈石其中，烧之"之升华法，炼制外科用药。
148	安息王子安清(世高)来中国，为史籍中记载中国与阿拉伯医药发生关系之始。
150	梁冀卖牛黄牟利，说明当时医生已利用牛、马之胆结石为药。
162	陇右军中大疫，死者十之三四，皇甫规亲入庵卢巡视。庵卢乃野战病院之始。
186	毕岚创造翻车渴乌(洒水车)用洒南北郊路。
190	《难经》约成于此时。该书对人体解剖等作了相当精确的描述。简牍《治百病方》(甘肃武威汉墓出土)成书。 华佗在此时前后，应用酒服麻沸散进行全身麻醉，并在麻醉下进行腹部肿瘤摘除、肠吻合术等。
196	已记述"眼角磴缘结膜炎"(《释名》：瞙)。
196~204	张仲景著《伤寒杂病论》，确立了辨证施治、理法方药的临床诊治体系。描述了肠痈(阑尾炎)、肺痈(肺脓疡)、阴吹(阴道直肠瘘)等等。创用人工呼吸法急救自缢以及灌肠术等。 中国切脉诊断疾病的专书——《脉经》成书。
255	医为司马师手术切除目瘤。
259	皇甫谧撰成《针灸甲乙经》。

265	《崔氏方》载有白降丹之制法。
281	葛洪生。葛洪的《肘后救卒方》，首先描述天花在中国的流行，并论述了沙虱（恙虫）病及应用虫末外敷、内服预防恙虫病的方法。创用咬人狂犬脑外敷被咬伤口，以防治狂犬病发作。 他在炼丹中，涉及几十种药物，并记述了一些化学反应的可逆性及金属的取代作用。被尊为化学之鼻祖。
304	《南方草木状》，记有生物防治技术。
356	实行传染病隔离措施：凡朝臣有时疾，染易三人以上者，身虽无病，百日不得进宫。
392	唇裂修补手术获得成功。
401	5 世纪上半期临床治疗使用泥疗法和蜡疗法。
420	早期的金针拨白内障技术用于临床。胡洽居士著《百病方》，始用水银制剂利尿。
465	宋齐之间有释门深师、支法存描述诸脚弱（脚气病）证治。 陈延之撰《小品方》约成于此时。
420~479	雷教编成药物炮炙加工专著《炮炙论》。
491	私立慈善医院（廨）在吴兴水灾时建立。
499	《刘涓子鬼遗方》论述金创、痈疽、疮疖等化脓性感染之诊断和治疗原则，是现存较早的外科专著。
500	陶弘景著《本草经集注》《肘后百一方》等书。 葛洪的《肘后救卒方》传入日本。
512	姚法卫著《集验方》，所载人体寄生扁形动物所致病例，为世界最早记录。
514	中国针灸传至朝鲜。
550	中国针灸传至日本。
552	梁元帝萧绎时，以《针经》赠日本钦明天皇。
562	吴人知聪携《明堂图》等一百六十余卷医书至日本。
581	孙思邈生。
600	记述蟹蝼疮（肋间神经炎）。
601	记述治疗浮肿病忌盐。
608	日本医师惠日、福因来中国学习医学。
610	隋代巢元方等著《诸病源候论》，详述数以百计的疾病病因和证候，该书记有肠吻合术、大网膜结扎切除术、血管结扎术等外科手术方法和步骤。

618	中国医学教育在前代基础上逐步发展完善。唐太医署分医学为四科，各设博士、助教以教授医学。其教材、学制、考核均较先进，是中国历史上较早的医科大学，师生三百四十余人。
629	中国广泛设立地方医学校教授医学。
641	文成公主嫁藏王松赞干布，所带中医书由哈祥马哈德瓦和达马郭嘎译为藏文，开始了藏汉医学的频繁交流。
650	医学家广泛应用海藻、昆布、海蛤等，制成丸散，治疗地方性甲状腺肿。
652	山西绛州僧，病噎食（食管癌），遗令弟子在他死后进行病理解剖，得见扁体肉鳞状物。孙思邈的《备急千金要方》成书，是中国较早的临床百科全书。记载用羊肝、猪肝煮汁治夜盲症，用龟甲治佝偻病，用谷皮、赤小豆等煎汤防治脚气病等。其中所述下颌脱臼手法复位、导尿术、食管异物剔除术均较科学。并绘制彩色经络穴位挂图。运用接种血清、脓汁治疗疖病等。
659	唐高宗李治接受苏敬等的建议，命令各地将所产之地道药材并绘图送京，由苏敬等24人，据之对前代本草著作进行修订。书成后，名曰《新修本草》，由政府颁行全国，是中国第一部药典。此时已使用汞锡银合剂，作为齿科之填充剂。
667	拂菻国遣使献"底也迦（为含阿片之制剂）"。
682	孙思邈逝世，《千金翼方》书成。
683	秦鸣鹤治唐高宗风眩疾，刺百会、脑户两穴而愈。
684	李谏议论消渴病（糖尿病），小便至甜。
685	崔知悌卒，生前著有《骨蒸病灸方》《产图》等。曾提出骨蒸（肺结核）与瘰疬（颈淋巴结核）同源。
693	中国医学教育制度传入朝鲜，朝鲜置针博士，教授中国医学。　安金藏剖腹，医纳五脏，以桑皮线缝合得愈。
701	水蛭疗法用于临床。　日本颁布大宝律令，引进中国医学教材和教育制度，设医师、医博士、医生、针师、针博士等进行医学教育。　开元年间（713~741），陈藏器著《本草拾遗》，创"十剂"（方剂）分类法。并载"罂粟"入药。据传此时已有人痘接种术之发明。
732~733	京城长安、洛阳以及其他各州设立病坊（医院）。
752	王焘撰《外台秘要》，集唐以前医学之大成。记有金针拨内障法及白帛浸全日尿各书记日以观察黄疸疗效的技术等。

753	藏医文献《据悉》(《四部医典》)约成书此时。
754	中国鉴真和尚抵达日本，传授中国科学文化及医学。
762	王冰重新编次注释《黄帝内经·素问》。
820	装义眼成功。
841	蔺道人《理伤续断方》，科学地论述了肩关节、髋关节脱臼手法复位、四肢及脊柱骨折的手法复位、手术复位，以及夹板固定的方法和步骤。　刘禹锡著《传信方》，记载芒硝(硫酸钠晶体)再结晶的精制工艺。
852	咎殷著《经效产宝》。
879	外科手术使用乳香酒进行麻醉。
919	中国籍波斯人李珣所著《海药本草》行世。
936	和凝著《疑狱集》，为法医学之始。
937	曾进行瘿瘤(甲状腺肿)切除术。
934~965	韩保升删订《新修本草》等，编成《蜀本草》。
947	以冰罨贴胸腹四肢治愈契丹主热病。为中国冰罨疗法之始。
951	临床已使用鼻饲给药。
958	占城国贡蔷薇露。至北宋宣和年间(1119~1125 年)，引进蒸制药露法。
959	中国有植毛牙刷。
973	刘翰等人编成《开宝新详定本草》，次年重定为《开宝重定本草》。
978	翰林医官院(中国最早的医学科学院)组织编撰《圣惠方》等。
982	用芥子泥外敷法治疗风湿病。
982~992	王怀隐等修订《太平圣惠方》，颁诸州，设医学博士掌之。
984	日本人丹波康赖所著之《医心方》成书。
998	于诸路设置病囚院(罪犯医院)。
1026~1027	宋代王惟一著《铜人腧穴针灸图经》，次年又主持铸造针灸铜人两具。是最早的针灸教学模型。
1023~1063	宋仁宗时，丞相王旦得峨眉山神医为幼子王素接种人痘预防天花获得成功。
1045	根据解剖刑犯内脏，绘制欧希范《五脏图》。
1057	宋代设校正医书局于编集院，全面校勘 10 世纪以前的医籍。

1060	宋代官办医科大学——太医局，学生定额120人。分大方脉、风、小方脉、产、眼、疮肿、口齿兼咽喉、金镞兼书禁、疮肿兼折伤九科。　掌禹锡等编著《嘉祐补注神农本草》。
1061	中国政府再次令各地绘图呈送所产药物，并由苏颂编成《图经本草》。
1068	医官马世辰应邀前往高丽国治病。
1075	《苏沈良方》首载秋石制取法，有学者认为系最早的性激素制剂。
1076	改革医学教育，采用"三舍法"，重视临床实习考察，令学生300人分习各科。　京师、开封道等设官营药铺——熟药所。
1082	唐慎微著《经史证类备急本草》。
1086	记述银作镀金工人为水银所熏，引致头手俱颤；又贾谷山采石人，石末伤肺等职业病。　韩祗和著《伤寒微旨》。　王安石新法失败，医学三舍法教育制度被废止。
1093	董汲著《小儿斑疹备急方论》，为中国第一部小儿急性斑疹热专著。
1095	11世纪前后，中国火葬之风盛行。中国南昌于夏季有制售驱蚊药者。
1098	杨子建著《十产论》。
1100	庞安时著《伤寒总病论》。
1103	恢复医学三舍法。
1106	泗州刑人时，郡守遣医与画工往视，并绘制成图，医学家杨介校以古书，编成人体解剖图《存真图》。
1107	陈师文等校正《太平惠民和剂局方》。
1114	中国政府设医药和剂局、医药惠民局。实行药政管理。
1116	寇宗奭著《本草衍义》。
1111~1117	宋徽宗赵佶与医官合编《圣济总录》。
1117	中国政府公布次年运历，示民预防疾病。
1118	中国派兰茁等赴朝鲜教授医学。
1119	阎孝忠辑《钱乙小儿药证直诀》，为我国现存最早之儿科专著。翰林医官院人员达979人，次年精减2/3。
1127	首都(临安)设专人于每年新春清理下水道(地沟)，建立每日扫除街道垃圾及清除住户粪便等公共卫生制度。　窦材著《扁鹊心书》，首载山茄花(曼陀罗花)和大麻花作全身麻醉剂。

1131	中国政府设养济院收治无依及流离病患之人。
1132	许叔微著《普济本事方》。
1133	张锐著《鸡峰普济方》。
1137	始有镶牙术。 临安府将近城寺院等，设为安济坊，收治无依病患。
1144	成无己著《注解伤寒论》。
1149	陈旉《农书》内，记录农村对垃圾粪便之合理处理和利用。
1150	刘昉等编《幼幼新书》。
1156	《小儿卫生总微论方》刊行。
1165	宋代东轩居士《卫济宝书》首先记述了"癌"。
1170	洪迈刊《洪氏集验方》，首次记述同种异体骨移植术。
1174	陈言著《三因极一病证方论》。
1176	预防呼吸道传染病，强调：鼻闻臭秽，能致瘟疫传染。
1181	郭雍著《伤寒补亡论》。
1182	刘完素著《素问玄机原病式》刊行。
1186	刘完素著《素问病机气宜保命集》。 张元素著《珍珠囊》。
1189	张杲著《医说》。 崔嘉彦著《崔氏脉诀》。
1195	中国诸路提举司，置广惠仓，修养胎令，保护孕妇婴孩。
1200	张杲已能明确鉴别天花、水痘。
1220	王执中著《针灸资生经》并刊行。
1217~1221	张从正著《儒门事亲》。
1227	艾原甫著《本草集议》，有"猪胆合为牛黄"之记载，为最早之人工牛黄。
1232	药肆中始有"饮片"之名。
1237	宋代陈自明《妇人大全良方》成书，是中国现存最早之妇科专著。
1247	宋慈撰《洗冤集录》，系现存第一部法医专著。其中人体解剖、法医检查、鉴别中毒、急救等达到先进水平。该书流传国外，有多种外文译本。
1249	李杲著《脾胃论》。
1253	严用和著《济生方》。 李杲著《内外伤辨惑论》。
1254	陈文中著《小儿痘疹方论》。

1265	请尼泊尔人阿尼哥修补明堂针灸铜人像。
1268	中国颁布卫生法规，设官医提举司掌医户差役词讼。令各路荐举，考试儒吏（法医），执掌卫生法规。禁售乌头、附子、巴豆、砒霜等剧毒药品，禁卖堕胎药，禁止乱行针医。因医死人，必须酌情定罪。
1270	南宋末已成功栽培茯苓。 元政府设"广惠司"，掌修制回回药物。
1280	元制规定，向大汗献食者，皆用绢巾蒙口鼻，俾其气息，不触饮食之物，是为应用口罩之最初记载。
1285	各路医学教授学正，训诲医生每月朔望到指定处交流经验。
1292	元政府在大都（北京）、上都（多伦）各置回回药物院。
1294	曹世荣著《活幼心书》。
1297	杭州有冷水浴场。
1300	滑寿发现小儿麻疹之黏膜疹。
1301	外科已应用水疗法。
1316	政府规定医生必须精通十三科之一，始准行医。
1330	忽思慧《饮膳正要》成书，是第一部营养学专著。
1331	李仲南著《永类钤方》，首次提出"俯卧拽伸"复位法治疗脊柱骨折。指出膝关节"半伸半屈"最有利于髌骨骨折之整复固定。
1335	齐德之著《外科精义》。
1337	危亦林著《世医得效方》，首创"悬吊复位法"治疗脊柱骨折。
1341	杜本著《伤寒金镜录》，列三十六舌苔图，是最早之舌诊专书。
1347	朱震亨著《格致余论》《局方发挥》。
1359	滑寿著《诊家枢要》。
1368	王履著《医经溯回集》。
1384	徐彦纯著《本草发挥》。
1403~1408	明政府编成大型类书《永乐大典》，其中收载明代以前的大量医书。
1406	明太祖朱元璋之子朱橚等著《救荒本草》。《普济方》约成书于此时。
1443	明太医院复刻《铜人腧穴针灸图经》，并重铸针灸铜人。
1476	兰茂《滇南本草》约成书于此时。
1492	王纶著《本草集要》。

1505	梅毒（广疮）经广州传入中国。
1513	李濂著《医史》。
1529	高武著《针灸聚英》并刊行，同时铸男、女、童子铜人各一座。 薛己著《内科摘要》。
1535~1550	中国土茯苓输至印度、土耳其、波斯，被视为治花柳良药。 沈之问《解围元薮》为第一部麻风病专著。
1549	江瓘著《名医类案》。
1554	薛铠著《保婴撮要》，创用烧灼断脐法预防婴儿破伤风。
1556	徐春甫著《古今医统大全》。
1565	楼英著《医学纲目》。 陈嘉谟著《本草蒙荃》。
1567	安徽太平县以接种人痘法预防天花，逐渐传至全国。
1568	徐春甫等在直隶顺天府（今北京）组织成立"一体堂宅仁医会"。
1575	李梴著《医学入门》。
1578	李时珍《本草纲目》成书。1590年首次印行金陵刻本。
1586	马莳著《黄帝内经素问灵枢注证发微》。 《医部全录·诸余龄》记诸氏与徐镗结"天医社"。
1591	高濂撰辑《遵生八笺》。
1601	杨继洲著《针灸大成》。
1602~1608	王肯堂著《证治准绳》。
1604	龚云林著《小儿推拿秘旨》并刊行。
1615	龚廷贤著《寿世保元》。
1616	蒙族医学家精骨伤科，创用患者入新杀驼腹内，成功急救其战伤所致的休克。
1617	陈实功著《外科正宗》，记述鼻息肉摘除术、气管缝合术等。
1620	武之望著《济阴纲目》。
1622	缪希雍著《炮炙大法》。
1624	张介宾著《类经》。
1632	明代陈司成著《霉疮秘录》，是我国第一部梅毒学专著。论述了梅毒的接触传染、间接传染、遗传以及预防治疗等。
1636	胡慎柔著《慎柔五书》。

1637	宋应星著《天工开物》，强调采煤时排除毒气，防止冒顶等安全卫生措施。
1640	张景岳撰《景岳全书》，记有鼓膜按摩术与自家耳咽管吹张术。
1641	胡正心著《万病验方》，提出蒸气消毒法。
1642	吴又可撰《温疫论》，论述传染病传染途径、病源及特异性等。
1644	清政府设查痘章京，理旗人痘疹及内城民人痘疹迁移之政令。负责施天花患者隔离政策之监督与实施。 傅仁宇著《审视瑶函》。
1662	北京通沟洰(下水道)，其沟皆以巨石筑之，其中管粗数尺，皆生铜所铸。 中国黄履庄仿制显微镜。
1667	张璐著《伤寒缵论》《伤寒绪论》。
1669	柯琴著《伤寒来苏集》。
1670	张志聪著《黄帝内经素问灵枢集注》。
1675	中国渔阳天花流行，有人设坛厂，购求出痘夭亡儿尸，用于火化以控制传染。
1681	康熙帝访得种痘名医朱纯嘏，为皇室子女接种人痘预防天花成功，并命令全国推广人痘接种以预防天花。
1682	汪昂著《医方集解》。
1683	荷兰东印度公司医生瑞尼(W. T. Rhyne)，介绍中国针灸术到欧洲。
1687	赵献可著《医贯》。
1688	俄罗斯遣人至中国学习预防天花之人痘接种。
1693	康熙帝患疟疾，久治不愈，传教士洪若翰(Jean de Fontaney，1643~1710)、刘应(Claude de Visdelou，1656~1737)献上金鸡纳治愈，康熙帝赏赐房屋，即天主教北堂。
1694	德医甘佛氏介绍中国针灸术到德国。 汪昂著《本草备要》。
1695	张璐著《张氏医通》。
1697	王宏翰卒。 王氏为我国第一个接受西说之医家，生前曾撰《古今医史》。
1717	中国人痘接种术传入土耳其。英国公使夫人蒙塔古(Montagu，M. W.，1689~1762)在土耳其学得人痘接种术，为子女和皇家子女接种人痘以防天花，1721年，人痘接种术传入英国。

1721	人痘接种术传入美国，最初未得学术界认可，一名普通医生波尔斯东（Boylston）在美国首先推广中国人痘接种术。
1723	清政府编成大型类书《古今图书集成》，内有《医部全录》520卷。
1727	清代刑律规定：凡庸医为人用药针刺，因而致死者，责令别医辨验药饵、穴道，如无故害之者，以过失杀人论，不许行医；若故违本方，诈疗疾病，而取财物者，计赃准窃盗论；因而致死，即因事故用药杀人者斩。
1727	程钟龄著《医学心悟》。　巫山县潘毓祺设医馆，以药防治瘟疫。
1736	中国蒙古族医觉罗伊桑阿，以袋装笔管模拟骨关节进行整骨教学。
1740	王洪绪著《外科证治全生集》。
1742	乾隆帝诏令吴谦等编撰《医宗金鉴》并刊行。
1743	德国推行中国人痘接种术以预防天花。
1744	中国李仁山在日本长崎专施中国人痘接种术以预防天花。
1746	叶天士著《温热论》《临证指南医案》。
1750	陈复正著《幼幼集成》。
1752	张宗良著《喉科指掌》。
1759	赵学敏著《串雅外编》《串雅内编》并刊行。
1761	吴仪洛著《成方切用》。
1765	赵学敏著《本草纲目拾遗》。
1768	中国桐城疫疹（猩红热）流行。余霖著《疫疹一得》论述之。
1770	魏之琇著《续名医类案》。
1772~1781	清政府编辑大型丛书《四库全书》，著录医书97部，存书目94部，附录6部。
1786	清政府命各省广劝栽植甘薯，以备荒疗痴。陆耀因有《甘薯录》之辑。
1792	唐大烈主编《吴医汇讲》，为我国最早医学杂志。
1794	中国始制狗皮膏，由是流传。
1797	王清任于滦州查视义塚及刑场，曾剖视人体之脏腑等，于1830年撰成《医林改错》，纠正前人解剖中的许多差误。
1798	吴鞠通著《温病条辨》。

1805	英国皮尔逊（Pearson）的《种痘奇法详悉》在广州刊行，牛痘传入中国。 清代程文囿著《杏轩医案》，详论血崩（宫颈癌），石淋（膀胱结石）等。 高秉钧著《疡医心得集》。
1808	钱秀昌著《伤科补要》。
1820	真性霍乱（俗称吊脚痧）传入中国。
1821	汪期莲辑《瘟疫汇编》，记载苍蝇为瘟疫（霍乱）传染之媒介。 天津发生疫病，寇兰皋以隔离与焚名香、嗅香药得免。
1822	道光帝以针刺火灸非奉君所宜，下令在太医院内废止针灸科。
1827	罗天鹏创造医疗幌床，用于正骨等患者以舒通血脉，帮助消化。
1828	北京设种痘公局。
1834	高文晋著《外科图说》，记述外科刀剪钳针等器械图式。
1836	中国第一次施行乳癌切除手术。
1837	林则徐上奏道光帝禁烟、戒烟。
1838	郑梅涧著《重楼玉钥》。
1840	江考卿著《江氏伤科方书》，创用骨移植术治疗复杂骨折。
1844	中国第一次施行膀胱结石摘除术。
1844~1848	英、美以教会名义相继在澳门、厦门、宁波、上海、福州等地设立医院和医学校等。
1848	吴其浚著《植物名实图考》及《植物名实图考长编》。
1851~1864	太平天国兴办医院、疗养院，并明令禁止鸦片，废除娼妓。
1852	天津设保赤堂（后改名保赤牛痘局）施种牛痘。 王孟英著《温热经纬》《王氏医案》等。
1858	陆定圃著《冷庐医话》。
1861	苏州雷允上创制六神丸，治咽喉诸病颇效。 陈国笃著《眼科六要》。
1863	费伯雄著《医醇剩义》。 屠道和编著《本草汇纂》。 江南始设痘局。
1864	吴尚先著《理瀹骈文》。
1868	中国河南设施种牛痘局。 费伯雄著《医方论》。
1871	中国福建一带发现丝虫病（阴囊象皮肿）患者。
1872	中国第一所中西医院成立，为香港东华医院，分中西医两部分诊疾病。
1873	中国海关（上海、厦门）开始办理检疫。

1875	中国第一次施行卵巢肿瘤截除手术。
1880	《西医新报》在广州发行,为我国最早之西医杂志。
1881	天津开办医馆。
1882	雷丰著《时病论》。 李纪方著《白喉全生集》。
1884	唐宗海著《中西汇通医书五种》。"中西汇通"之名自此始。
1885	佛山创办中国疯人院。
1887	《中国医学杂志》创刊。
1891	第一所女子医校苏州女子医学校成立。
1891~1911	周学海编著《周氏医学丛书》并刊行。
1892	朱沛文著《华洋脏象约纂》,试图汇通中西医学。 马培之著《外科传薪集》。
1894	余景和著《外科医案汇编》并作气管切开术,抢救白喉患者。
1899	广州女子医学校成立,后改名夏葛医学院。
1900	柳宝诒著《温热逢源》。
1901	郑肖岩著《鼠疫约编》。
1902	天津设立第一所军医学校北洋军医学堂,后改为陆军军医学校。
1903	京师大学堂设"医学实业馆",二年后改称医学馆。 北京医学院成立。
1904	广州华南医学院成立。 《医学报》创刊。
1906	北京协和医学院成立。协和护士学校同时诞生。 "中国医药学会"成立。
1907	"中国国民卫生会"成立。
1908	南京举办中医考试。
1909	中华护士会成立,为我国第一个护士组织。
1910	上海设立隔离医院。
1911	第一个卫生教育组织"中华卫生教育会"成立。 伍连德主持扑灭东北鼠疫大流行获得成功,伍氏担任在沈阳召开的国际鼠疫会议主席。 奉天南满医学堂成立。
1912	杭州医科特别学校启用。 上海震旦大学医学校启用。 东三省防疫事务处成立,提出"中国人自己办检疫"。
1913	湖南雅礼医学校在长沙筹备,并开始授预备课。 北京中医学会成立。

1914	北洋政府鼓吹废止中医，遭到全国中医药界的强烈反对。　陈邦贤先生发起成立"医史研究会"。
1915	中华医学会成立。　《中华医学杂志》创刊。
1917	北京同仁医院牙科训练班开学。
1919	北京中央防疫处成立。　陈邦贤《中国医学史》刊刻发行。
1920	中国解剖及人类学会成立。
1921	谢观等编成《中国医学大辞典》。
1922	恽铁樵著《群经见智录》。
1909~1924	张锡纯著《医学衷中参西录》。
1924	陈克恢肯定麻黄素的止喘功能，并少量提取。
1926	中国生理学会成立。　伍连德所著的肺鼠疫论文发表，倡导"将检疫收归卫生署办，由中国人担任检疫官员"。　当局禁止把中医课程列入医学教育规程。
1927	广州第一中山大学医学院成立。　北平大学医学院成立。　哈尔滨医学校奠基。　裴文中等在周口店开始发掘中国猿人"北京人"。　曹炳章著《增订伪药条辨》。
1928	毛泽东在《井冈山斗争》一文中强调："用中西两法治疗"疾病。　国民政府设立卫生部，建立中央医院，扩充中央防疫处与教育部合组医学教育委员会，颁布药典等，两年后，又撤销卫生部，于内政部设卫生司。
1929	公布国民政府行政院卫生部组织法，同时公布全国卫生行政系统大纲。药师暂行条例及医院、药商、麻醉品等管理规则等。　国民政府召开第一次中央卫生委员会，通过余岩等"废止旧医以扫除医事之障碍提案"，全国中医药业纷纷罢工停业抗议，该案被迫取消。　国民政府当局通令中医学校改称中医传习所，次年又改称中医学社。　何廉臣编《全国名医验案类编》。　12月2日在周口店发现第一个完整的猿人头盖骨化石。
1930	中国海港检疫处建立。　政府公布中央防疫组织条例等。　伍连德博士任海港检疫管理处处长，兼上海海港检疫所所长。
1931	"中央国医馆"成立。　承谈安著《中国针灸治疗学》。　中国工农红军卫生学校在江西苏区成立。1934年随部队长征。1940年留延安部分在延安柳树店新建校址，并改名为"中国医科大学"。1946年随军北上，1948年到沈阳后定址组建"中国医科大学"。

1932	中华医学会与博医学会合并为中华医学会，有会员 1200 人。 王吉民、伍连德合编《中国医史》(英文版)并出版。
1933	中华苏维埃共和国临时中央政府颁布了《卫生运动纲要》。
1935	南京中央大学医学院成立。 谢观著《中国医学源流论》。 陈存仁等编《中国药学大辞典》。 中华医学会中华医史学会创立。
1936	中国火葬会成立。 国民政府颁布"中医条例"。 曹炳章辑《中国医学大成》。 吴克潜编《古今医方集成》。
1939	白求恩医生逝世于河北省完县。
1941	毛泽东为延安中国医科大学题词"救死扶伤，实行革命的人道主义"。
1945	日本帝国主义销毁在东北的细菌制造所，导致鼠疫再次发生。
1946	成立延安总部卫生部。
1947	《中国医史杂志》前身《医史杂志》创刊。
1949	10 月 1 日中华人民共和国成立。〖BHDG8*5〗
1950	北京中医学会成立。 编纂《中华人民共和国药典》。 第一届全国卫生会议召开，制定"面向工农兵""预防为主""团结中西医"为卫生工作的三大原则。毛泽东题词："团结新老中西各部分医药卫生人员，组成巩固的统一战线，为开展伟大的人民卫生工作而奋斗。"卫生部颁发《种痘暂行办法》。
1951	中华人民共和国卫生部接收协和医学院。 卫生部公布《医院诊所管理暂行条例》《医院诊所管理暂行条例实施细则》。 卫生部公布《中医诊所管理暂行条例》及其实施细则。
1952	卫生部发出指示要求实行全民普及种痘。 政务院发布关于全国各级人民政府、党派、团体及所属事业单位的国家工作人员实行公费医疗预防的指示。
1953	劳动部召开全国劳动保护工作会议。拟定《加强劳动保护工作的决定》《工厂安全卫生暂行条例》《保护女工暂行条例》。 全国流行性乙型脑炎防治专业会议在北京召开。 卫生部指示浙江、安徽、福建、江苏、湖北、湖南、江西、广东、广西、云南等切实做好血吸虫病防治工作。 东北化学制药厂试制氯霉素成功。《中华人民共和国药典》正式颁布。
1954	中央皮肤性病研究所成立。 上海成立中医医院(上海市第十一人民医院)。 卫生部发布《接种卡介苗暂行办法》。 中央人民政府卫生部改名为中华人民共和国卫生部。《人民日报》发表题为《贯彻对待中医的正确政策》社论。

1955	卫生部公布：补充"卫生工作必须与群众运动相结合"为卫生工作四大原则之一。 卫生部生物制品研究所试制地霉素成功。 中华人民共和国卫生部中医研究院正式成立。周恩来总理题词"发扬祖国医药遗产，为社会主义建设服务"。该院建立之初为：中华人民共和国卫生部中医研究院，1995年建院40周年时更名为中国中医研究院，2005年正式更名为中国中医科学院。 全国第一届西医学习中医研究班开学。 卫生部中医研究院成立中医教材编辑委员会。
1956	卫生部召开全国卫生工作会议，制定卫生事业十二年远景规划。 中央卫生研究院改名为中国医学科学院。 成都、上海、北京、广州四所中医学院相继成立。 卫生部中医研究院主办的医学史高级师资进修班开学。
1957	上海第二医学院成功施行心脏直视手术。 中共中央、国务院发出"除四害，讲卫生"指示。
1958	中国肿瘤医院在京设立。 陕西全省统一制"消瘿盐"，防治地方性甲状腺肿。 上海试制成功麻疹减毒活疫苗。 上海第二医学院附属广慈医院成功抢救烫伤面积达89.3%的患者。 上海成立伤科研究所。 试制金霉素、地霉素、四环素、红霉素成功。 武汉生物制品研究所冻干狂犬病疫苗试制成功。 上海市成立高血压病研究所。 山东中医学院成立。 台湾地区私立中国医药学院成立。 毛泽东主席在《关于组织西医离职学习中医班总结报告》上批示："中国医药学是一个伟大的宝库，应当努力发掘，加以提高。" 西安第四人民医院使用针刺麻醉摘除扁桃腺成功。 中西医结合非手术疗法治疗急性阑尾炎、胆结石、胆道蛔虫病及血栓闭塞性脉管炎取得成效。
1960	中国第一所神经外科研究所在北京成立。 11月最后一例天花被消灭。
1961	医史学会组织百余名中医、西医、医史工作者，在雍和宫探讨藏族和蒙族医学。
1962	中国第一批脊髓灰白质炎减毒活疫苗制成。
1963	上海第六人民医院陈中伟医师断手再植成功。
1964	中国研制成非锑剂口服新药治疗急性血吸虫病获得疗效。 中国药典1963年版（一部中药）出版。 国家科委成立中医中药组。 中西医结合治疗骨折，抗白喉合剂治疗咽白喉等通过卫生部鉴定。
1965	毛泽东主席号召"把医疗卫生工作的重点放到农村去"。
1966	协和医院妇产科治疗绒毛膜上皮癌和恶性葡萄胎获成功。 中国首先人工合成牛胰岛素。

1969	周恩来总理指出:"要提倡西医学习中医,形成风气。"
1973	湖南医学院等解剖马王堆一号汉墓女尸,其肌肤,内脏、组织细胞等清楚可见。
1974	上海第二医学院在针刺麻醉下进行体外循环心内直视手术成功。 中药麻醉用于临床手术获得成功。
1975	内蒙古积极发掘整理提高蒙医蒙药学,编写蒙医蒙药书籍32部。
1977	11个国家18名医师在北京学习中西医结合治疗骨关节损伤先进经验。
1978	脊髓灰质炎糖丸疫苗效果显著。 中医研究院招收我国历史上第一批中医和医史研究生。 屠呦呦抗疟新药青蒿素在中医研究院取得成功。
1979	北京市中医医院关幼波医师将治疗肝病经验输入电子计算机成功。 中华全国中医学会在北京成立。 中华医史学会恢复活动并举办第四届全国医史学术会议。
1980	中国计划生育协会在京成立。 世界卫生组织核定并承认中国为彻底消灭天花的国家之一。 《中华医史杂志》在京复刊。 卫生部发布1978~1979年全国医药卫生科技成果奖励项目104项。
1981	中国已做肾移植800余例,肝移植54例,甲状旁腺移植25例,心脏移植3例。 其他器官的移植亦相继开展。 黑龙江18万儿童服用亚硒酸钠,经两年观察,确认该药为防治大骨节病较理想药物。 中国中西医结合研究会成立。
1982	我国第一部大型中医工具书《中医大辞典》分册陆续出版。 世界卫生组织确定上海华山医院为神经科学研究中心。 北京市神经外科研究所为世界卫生组织协作中心。 中国医史文献研究所在京成立,李经纬任所长。
1983	中国人工器官及生物材料学会在重庆成立。 中医研究院切开挂线疗法治疗高位肛瘘和人体平衡测量仪通过成果鉴定。 针麻用于前颅窝手术通过鉴定。 中国首次从大白鼠肺脏中检测出流行性出血热抗原。 侯祥川促营养科学基金会成立。 中国计划生育委员会主任钱信忠获联合国人口奖。 我国已先后向四十多个国家和地区派出医疗队。 乙型肝炎免疫球蛋白研制成功。 1978年以来,有四千多位医药专家参与编写的《中国医学百科全书》编写工作全面开展,现已分卷陆续出版。 西藏建立第一所藏医学校。 中国已为近百个国家培养七百多针灸医生。 中国孕产妇平均死亡率已降至5/‰,城市围产儿死亡率降至15‰~20‰,农村为20‰~30‰。 针麻肺叶切除通过鉴定。 王秀瑛获南丁格尔奖。 金宝善在北京逝世。

1985	卫生部决定停止使用"赤脚医生"名称，凡经考试考核，可分别改名为"乡村医生"，或称"卫生员"。　司堃范、梁季华、杨必纯获第30届南丁格尔奖。　陈中伟当选国际显微重建外科学会主席。　急性传染病在我国的发病率比1984年下降16.2%，死亡率下降12.6%。　中央书记处指出："要把中医与西医摆在同等重要地位，"强调中医必须保存和发展，必须积极利用先进的科学技术和现代化手段，促进中医发展。　美籍阿根廷旅游者由协和医院确诊为艾滋病，这是我国报告的第一例。　卫生部决定将艾滋病列入国境卫生检疫监测。　中国预防医学科学院主持成立了"艾滋病监测小组"。　中国针灸学会升格为一级学会。　全国县以上中医医院发展到1414所。　辽宁、陕西、湖北、四川、上海、吉林、湖南、黑龙江、江苏等省市之中医研究所升格或新建为九个中医药研究院。　全国病床发展到222.9万张，医药卫生人员达341.1万名，其中中医师、西医师72.4万人。　首都医科大学改名中国协和医科大学，四川医学院改名为华西医科大学，北京、山东、西安等医学院改名为北京、山东、西安医科大学，上海第一医学院改名为上海医科大学，武汉医学院改名为同济医科大学，中山医学院改名为中山医科大学。　中国中医研究院建院30周年，胡耀邦、李先念、彭真、习仲勋、胡子昂、周培源等为纪念会题词。张仲景铜像在中国中医研究院揭幕。
1986	胡耀邦、李先念、陈云、彭真、邓颖超为全国首届护理工作会议题词。　国务院7月20日批准成立国家中医管理局。　首都医务界庆祝钟惠澜教授从医执教60周年，叶剑英赠送"仁者寿山河"字幅。　世界卫生组织儿童体格生长、社会心理发育合作中心，儿童心理卫生合作中心及传统医学合作中心，分别在上海、南京、北京成立。　钱伯煊病逝，终年90岁。　我国第一所培养针灸、骨伤科专门人才的中国中医研究院"北京针灸学院"，9月1日开学。　1963年以来，我国向50个国家派出医疗队员8800多人次，治疗病人1.6亿人次。　卫生部顾问马海德，获美国腊斯克基金会公共服务奖。　乙型肝炎血源疫苗等16项成果，获卫生部1986年度重大医药卫生科研甲级成果奖。　《中华人民共和国国境检疫法》公布。　顾伯华等所著《老中医治疗浆细胞性乳晕瘘管经验》等7项获国家中医管理局1986年重大科技成果甲级奖。

1987	卫生部、国家中医管理局联合发出《关于加强中药剂型研制工作的意见》。 陈敏章任卫生部部长。 国家中医管理局发布《中医科研计划课题管理办法(试行)》。 卫生部下达《中药保健药品的管理规定》。 国务院发布《野生药材资源保护管理条例》。 世界卫生组织传统医学合作中心主任会议在北京举行。 世界针灸学会联合会在北京成立,总部设在北京。
1988	经国务院批准,卫生部发布《中华人民共和国药品管理法实施办法》。 《中国中医药报》在京创刊。 国家中医管理局发布《中医药科学技术进步奖励管理办法(试行)》。 国务院决定将中药管理职能由国家医药管理局划归国家中医管理局,更名为国家中医药管理局。 《中国药典》英文版(1989)出版发行。
1989	国家中医药管理局发布《中医师、士管理条例》。 国务院发布《关于加强爱国卫生工作的决定》。 国家中医药考试中心,国家针灸考试中心成立。 世界卫生组织在日内瓦召开国际针灸穴位名称科学组会议
1990	国家中医药管理局六部、委、局联合发出《关于整顿中药流通秩序的通知》。 中国中药企业管理协会在北京成立。 全国医药卫生科技成果展览会在京举行。参展2500项,145项获奖,其中金奖10项,银奖18项,铜奖21项,优秀奖96项。 卫生部成立国家预防和控制艾滋病专家委员会。 中国中医药文化博览会在京开幕。
1991	陈敏章部长接受世界卫生组织颁发的"人人享有卫生保健金质奖章"。 江泽民为国际传统医药大会题词:"弘扬民族优秀文化,振兴中医中药事业。" 国际传统医药大会在京召开,国际传统医药展览开幕,会议通过《北京宣言》。
1992	国家中医药管理局印发《中药饮片生产企业质量管理办法(试行)》和《中药饮片生产企业质量管理检查细则(试行)》的通知。 《耳穴名称和部位》国家标准发布实施。 中国北京同仁堂集团成立,并庆祝同仁堂开业323周年。 国务院106号令发布《中药品种保护条例》,北京藏医院举行开诊典礼。

1993	国家中医药管理局印发《全国示范中医医院建设标准》。 卫生部发布《国家中药品种保护评审委员会章程》，第一届国家中药品种保护评审委员会成立。 国家教委批准北京中医学院、上海中医学院更名为北京中医药大学、上海中医药大学。
1994	吴阶平教授荣获比利时皇家医学科学院授予金质国王奖章。 "人参博物馆"在吉林抚松长白山开馆。 国家中医药管理局发布《中医病证诊断疗效标准》，于1995年在全国实施。 全国中医防治传染病学术会议在南京召开。 人事部、卫生部、国家中医药管理局关于继承老中医学术经验的581人，经4年学习获准出师。
1995	广州、南京、成都中医学院，分别更名为广州、南京、成都中医药大学。 国家中医药管理局发布《中医药专利管理办法（试行）》。 经国家中药保护品种评审委员会评审，卫生部批准，已有8批373个品种获国家中药行政保护。其中一级保护6种，如云南白药等，二级保护367种。 江泽民为中国中医研究院建院40周年题词："发展祖国医学，弘扬民族精神。" 江泽民为亳州药都题词："华佗故里，药材之乡。" 全国民族医药工作会议在昆明举行。 郭霭春等整理研究的《素问》获国家科技进步二等奖。 张伯礼等发表的《发表的中医舌诊客观化研究》获国家科技进步三等奖。
1996	江泽民为北京中医药大学、上海中医药大学40周年分别题词"发展中医药事业，培养跨世纪人才"（1996年8月28日）；"发展中医中药，为人民健康服务"（1996年11月6日）。 国务院办公厅下发关于继续整顿和规范药品生产经营秩序、加强药品管理工作的通知。 世界针灸联合会第四届世界针灸学术大会暨会员大会在美国举行。中国卫生部长陈敏章为大会题词："提高针灸学术水平，沟通信息，交流经验，为人类健康服务。" 江泽民在全国卫生会议上讲话，在"关于建设有中国特色的社会主义卫生事业"的讲话中强调"中西医并重，发展中医药"。 西藏自治区藏医院建院80周年庆典在拉萨举行。美、德、瑞典、英、荷兰、意、西班牙、捷克、匈牙利、中、印尼、智利、丹麦、斯洛伐克14国GOM国际研究发布宣言，号召审查"医学目的"。敦促医学从治愈和高科技转移至照料，重点在公共卫生和预防疾病。国际研究小组警告：目前医学的发展战略是在全世界创造供不起的、不公正的医学。

1997	中共中央国务院《关于卫生改革与发展的决定》，强调新时期卫生工作的方针是："以农村为重点；预防为主；中西医并重；依靠科技与教育；动员全社会参与，为人民健康服务，为社会主义现代化建设服务。"决定第五以"中西医并重，发展中医药"为题，从三个方面强调了发展中医药的任务。　吴阶平为中国民族医药学会成立大会题词："弘扬民族医学，服务健康事业（1997 年元月）。"　首届世界中西医结合大会在北京隆重举行。　国际针灸培训中心工作会议在南京召开。　全国中医药对外交流与合作会议在北京召开。　北京中医药大学"211工程"建设正式立项。　张惠源等主持的"全国中药资源普查"获国家级中医药科技进步奖二等奖。
1998	1998 年 6 月 26 日，第九届全国人大常务委员会第三次会议通过《中华人民共和国执行医师法》。　卫生部副部长朱庆生在"纪念毛泽东同志关于西医学习中医重要批示发表 40 周年大会"上作题为《坚持中西医并重，促进中西医结合，为建设有中国特色社会主义卫生事业而奋斗》的长篇讲话。　李经纬等主编《中医大辞典》、马继兴等《神农本草经》之研究成果分别获得国家中医药科技进步奖三等奖。　《中华本草》精选本首发式在南京举行。　江泽民为西安制药厂 60 周年题词："发扬延安精神，振兴民族药业（1998 年 10 月 20 日）。"
1999	国家中医药管理局发布题为《中医药事业辉煌 50 年》一文，指出：全国卫生部门共有中医药专业技术人员 51.438 万人，县以上中医医院 2629 所，病床 26.0386 万张。1978 年恢复研究生培养以来，硕士授予单位 26 个，专业点 260 个；博士授予单位 14 个，专业点 74 个；已毕业硕士 4300 名，博士 400 名。中药生产经营：中药种植面积 1150 万亩，建有中药生产基地 600 多个。1998 年底已有 13 家企业通过 GMP 认证。　纪念针灸学家承淡安诞辰 100 周年暨国际针灸发展学术研讨会在江苏江阴市召开。　世界卫生组织（WHO）传统医学和现代医学结合会在北京举行。　韩济生等《镇痛与吗啡镇痛的有效性》获国家自然科学奖二等奖。　彭怀仁等《中医方剂大辞典》获国家中医药科技进步奖三等奖。

2000	国际传统医药大会在北京召开。有 24 个国家卫生官员，近 30 个国家和地区 800 多名学者参加大会，参加大会的国内学者 1500 多人。会议就"21 世纪传统医学的发展与应用"的主题进行了深入的交流。　国际藏医药学术会议在拉萨举行，有来自 10 个国家的 23 名学者与包括台、港在内的中国藏医药专家 640 人参加大会。　世界针灸学术大会在韩国汉城举行，有来自 30 个国家和地区的 1000 多位学者参加，会议就"提高全球针灸研究水平的"主题广泛交流了经验。　徐锦堂等《天麻种子与真菌共生萌发及生长机理和纯菌种伴播技术研究与应用》、王建华的《脾虚证辨证论治的系统研究》、雷菊芳的《传统外用藏药创新产品奇正消痛贴膏的开发与产业化生产》等六项获国家中医药科技进步奖二等奖。
2001	国际蒙医药学术会议在内蒙古呼和浩特召开，有来自 9 个国家的学者与国内学者 300 多人参加了大会。　海峡两岸中医药学术大会在北京召开。　陈可冀等所著《方剂与证的药物动力学研究》、徐东铭等所著《66 种常用中药材质量标准及其对照品的研究》，分别获得国家中医药科技进步二等奖。　根据《中华人民共和国国民经济和社会发展第十个五年计划纲要》总体要求，从中医药事业的实际情况出发，提出"大力发展中医药，促进中西医结合"的战略任务，《中医药事业"十五"计划》颁布。计划强调：合理配置中医药资源，加强中医医疗机构建设，推进中医药科技进步，培养社会需要的各类中医药人才，发挥中医药在农村卫生保健中的作用，推动中药研究与中药产业的结合，大力促进中西医结合，加快民族医药发展，扩大中医药对外交流与合作等 10 项主要任务。
2002	第二次世界中西医结合大会在北京召开。　国务院批准成立世界中医药学会联合会。　科技部副部长李学勇的《全球中医药科技发展呈现三大新趋势》一文指出"随着经济全球化和科技经济一体化进程加快……中医药科技发展呈现出向现代化中药转变，标准规范研究成为热点，多学科综合研究理论越来越深的三大趋势"。他还指出：针灸被逐步引入正规医疗之中；中医药被有些国家列入医学院校的必修课，并设立相关专业；70 多个国家制定了草药法规；120 多个国家和地区已有各种类型的传统医药机构；世界草药市场年销售额已超过 160 亿美元，并以每年 10%~20% 迅速递增。　经国家科学技术奖励办公室批准，中华中医药学会科学技术奖设立，该奖项与先期设立的中华医学会科学技术奖并列为医学科学部级奖。　首届国际中医药教育研讨会在北京召开，有来自亚、非、欧、美洲等及国内代表共 160 多人参加大会。会议发表《世界中医药教育者北京宣言》。

2003	《中华人民共和国中医药条例》由温家宝总理签署第 374 号国务院令正式公布，2003 年 10 月 1 日起实施。　中日针灸学术会议在北京举行。　国际维吾尔医药学术会议在新疆乌鲁木齐举行。　首届世界中医药大会在墨尔本举行，有来自澳大利亚、中国、美国、加拿大、英国、日本、韩国等 20 多个国家的 600 名代表出席，进行了多种形式的广泛交流。　抗击 SARS。世界卫生组织 2003 年 4 月 5 日在广州新闻发布会上公布：中国第一例 SARS 病人为佛山一男性患者。　2003 年 2 月 6 日，SARS 在广州进入发病高峰，全省发病病人高达 218 例，3 月 16 日广东报告病人已超过千人。　2003 年 2 月底至 3 月初，在北京召开"两会"。3 月 2 日一位由广东回山西的商人发病，由山西转北京 302 医院，成为北京第一例输入性 SARS 患者。经治，该患者或在山西的接触者有 13 人疑似感染，302 医院有 30 多人疑似感染或感染。　3 月 15 日，世界卫生组织将其非典型肺炎正式定名为"SARS"并宣布该疫已构成"世界性健康威胁"。　3 月 17 日，世界卫生组织宣布应中国政府 3 月 10 日请求，将派专家来华，重点辨别"非典型肺炎"与"SARS"的关系。　3 月 23 日，世卫专家一行五人抵达北京，4 月初赴广东考察，4 月 8 日专家组经调研认为：广东防治卓有成效，SARS 治疗经验可供借鉴，中西医结合治疗很有特色。　4 月 20 日，中共中央决定高强同志任卫生部党组书记，免去张文康同志卫生部党组书记职务，次日任职仅一月的张文康部长辞职。高强宣布中国内地非典病例 1807 例，死亡 79 人，北京确诊 339 例。说明张文康部长的"4 月 2 日的 1190 例，死亡 46 人，北京发现输入性 12 例"疫情报告不切实际。　5 月 29 日，全国累计报告病例 5325 人，死亡 327 人。疫情向好的方面发展。在党中央国务院的直接领导、关注、支持下，疫情得到有效控制。　6 月 2 日，北京新收治直接确诊"非典"者为零。　5 月 23 日、6 月 24 日世卫先后取消广东、香港的旅行警告，解除对北京地区的"旅游警告"。
2004	国务院副总理兼卫生部部长吴仪以《努力促进中医药事业的发展》为题，在全国中医药工作会议发表的讲话。讲话回顾了 2003 年抗击"非典"期间，按照党中央国务院的决策部署，中医药战线为取得抗击"非典"的阶段性胜利做出了积极贡献，并提出五点意见：充分认识中医药的地位、作用和前景；坚持继承创新，促进改革发展；进一步发挥中医药的作用；切实加大对中医药事业支持的力度；中医药系统要加强自身建设。

2005	张伯礼等的《复方丹参药效物质及作用机理研究》等 5 项中医药成果获国家科技二等奖。 南非实施中医师永久注册。 中国与新加坡签署《中医药合作计划书》。 我国中药产品出口 8.3 亿美元，其中提取物达 2.9 亿美元。 联合国艾滋病规划署执行干事皮奥访问国家中医药管理局，对中医药防治艾滋病充满兴趣。《澳洲中医药报》在墨尔本创刊。 被淹没 400 多年的彩绘《补遗雷公炮制便览》仿真影印版出版。 中医药国际考试实行重大改革，以适应中医药日益国际化的需要，此举有助于提高中医药国际考试"品牌"。 由科技部、农业部、卫生部、中国科学院等与四川省政府共同召开的，有 43 个国家与地区和国际组织共 3000 多名代表出席的"第二届中医药现代化国际科技大会，两岸四地(内地与台、港、澳地区)共谋中医药发展"在成都隆重举行。 在中国中医研究院建院 50 周年隆重庆典前，经国务院机构编制委员会办公室批准，中国中医研究院正式改名为中国中医科学院。 俄罗斯副总理茹科夫等访问中国中医科学院。 白俄罗斯卫生部长巴斯多亚尔克一行访问中国中医科学院。
2006	全国中医药院校校长论坛强调："要控制规模、减少资源浪费，"认为中医教育要"精英教育"，不能"大众化"，"要有特色，一拥而上弹奏不出妙曲"。 活血化淤干预冠心病介入治疗再狭的多中心临床及机制研究等获首届中国中西医结合学会科技一等奖。 卫生部长高强在全国卫生工作会议上指出："加大对中医发展支持力度。" 国务院发布《国家中长期科学和技术发展规划纲要》，中医药传承发展列为优先主题。 在非洲国家艾滋病防治研修班上，马里卫生部长、艾滋病防治委员会官员特拉奥认为"特别是接受中医药治疗的患者延长了寿命，改善了症状，使我们看到了中医药在艾滋病治疗中的作用与优势"。 世界中医学会联合会在京召开主席会议，强调：加速推进传统医药传播与发展。 广州中医药大学"211 工程"建设成效显著。 霍英东为广东省中医院捐款 500 万元港币用于培养中医药人才。 九个传统医药项目列入国家文化遗产名录。 中国中医科学院就中医药治疗艾滋病与坦桑尼亚莫西比利国立医院签订第七阶段合作备忘录。《中医药国际科技合作规划纲要》发布，推进中医药国际科技合作，让全人类共享中医药成果。 中国藏医药文化博物馆在青海西宁落成开馆。 国家投资 4000 万元资助中药标准研究。 卫生部、国家中医药管理局发言人先后就"取消中医"网上签名一事严正指出"中医药是我国医药卫生领域中不可分割的重要组成部分"，对"取消中医"的论调"予以驳斥"。卫生部指出："坚决反对废除中医中药"的讨论话题。《中国中医药报》与美国《国际日报》合作推出《中国中医药·专报》。 中国科学院陈竺副院长指出："中西医整合可有效促进中医现代化。"《世界中医药》杂志创刊。《针刺镇痛的节段性机制与全身性机制研究》获首届中国针灸学会科技一等奖。

跋

刚过喜寿之年，又逢从事中医史研究 50 周年纪念，此刻，我的国家科研项目等业已完成，海内外博士研究生也先后毕业，受聘参与的 20 世纪北京中医药学史研究课题与北京中医药数字博物馆建设项目，也已基本完成或已告一段落。因此，忙忙碌碌 50 年后，显得过于空闲，产生了些许寂寞感，思想上时常浮现一种考虑：是否将放置多年的《中医外科史》提上日程？是否写一部图文并茂的《简明中医史》？或试图对一生医史生涯进行个人总结？有时甚至思潮反复，反倒增加了几分烦恼。正在这种不决之际，恰好碰上海南出版社刘逸先生约谈，邀我撰写一部《中医史》，希望书中多一些插图，适当突出中医文化。与刘先生的交谈，实在是良机难逢，我不顾年高思拙，竟一口应允，很惬意于方案策划，并择吉启动了编撰《中医史》的工作。

我用了约一年的时间完成了《中医史》的撰写、打印、校阅与插图。对比较迟钝的我来说，可算是最快的速度了。之所以比较快速，主要是因为我 50 年的医史生涯几乎完全醉心于中医史调研，相继有主编与专著《中医大辞典·医史》(1980)、《中国医学百科全书·医学史》(1987)、《中医人物辞典》(1988)、《中国古代医学史略》(1990)、《古老的中国医学》(1990)、《中国古代医史图录》(1992)、《中国通史》与《中华文明史》之医学史部分、《中国医学通史》之古代卷、近代卷、现代卷与医史文物图谱卷四巨册(1999)、《中外医学交流史》(1998)、《学科思想史文库·中医学思想史》(2005)的资料与创作经验积累。特别是近些年，主持了《国家重点医药卫生文物收集调研和保护》等科技部课题，完成了《医药卫生文物 5021 种精品集》等，更先后在国内外学术期刊、学术会议发表论文约 200 篇，从而掌握了相当丰富的资料与文物图片，给《中医史》的撰写奠定了很好的基础，创造了优越的条件。

《中医史》的撰写，既得益于上述专著与论文的启示，这里还要感谢50年医史研究生涯中许许多多同事、师友以及30多位国内外硕士、博士、博士后学生们的大力支持，这也是我在不到一年的时间内能够顺利完成图文并茂的《中医史》的重要因素。特别要感谢直接参与《中医史》撰写中资料整理、文稿打印、文物资料照片之翻拍与制作，以及繁难校阅的王振瑞博士、杨金生博士，以及李志东、明岚、董书平、李俊、李繁荣、苑彩霞、王彤、刘学春等，他们的辛勤努力，认真帮助，为《中医史》的完成，是一个重要的因素，在此对他们的鼎力帮助，再次表示诚挚的谢意。

《中医史》之完成出版是件值得庆贺的喜事，这本书在论述中涉及十分广泛，特别对20世纪围绕对待中医发展十分复杂而激烈论争的纷繁问题，进行了初步的梳理，提出了个人对若干事件与问题的观点与看法，若有不确或错误处，恳切盼望读者与学术界先进给予批评指正，我将虚心接受，认真分析研究，严谨对待。

《中医史》插图相当丰富，是从数千幅文物照片、资料中精选的，其中有数幅由于联系上的困难，一时尚未取得有关作者的许可，希望出版后得到他们的谅解，并与我取得联系，我们将按国家相关规定支付相应的稿酬。

《中医史》的撰写，虽然如上所述，有着较好的资料与文物照片资料条件等，但由于个人的关系，难免出现差错，还望广大读者给予批评指正。

2007年元旦，于中国中医科学院中国医史文献研究所

图书在版编目（CIP）数据

中医史 / 李经纬著. —— 海口：海南出版社，
2022.3

　ISBN 978-7-5730-0347-8

　Ⅰ. ①中… Ⅱ. ①李… Ⅲ. ①中医学－医学史 Ⅳ.
①R-092

　中国版本图书馆CIP数据核字(2022)第005528号

中医史
ZHONGYI SHI

作　　者：李经纬
策划编辑：李继勇
责任编辑：余传炫
责任印制：杨　程
印刷装订：北京天恒嘉业印刷有限公司
读者服务：唐雪飞
出版发行：海南出版社
总社地址：海口市金盘开发区建设三横路2号　　邮编：570216
北京地址：北京市朝阳区黄厂路3号院7号楼102室
电　　话：0898-66812392　010-87336670
电子邮箱：hnbook@263.net
经　　销：全国新华书店经销
版　　次：2022年3月第1版
印　　次：2022年3月第1次印刷
开　　本：787 mm×1092 mm　1/16
印　　张：36.5　彩插：2
字　　数：570千
书　　号：ISBN 978-7-5730-0347-8
定　　价：98.00元